Ralf Lobmann (Hrsg.)
Komplikationen des Diabetes Mellitus

Ralf Lobmann (Hrsg.)

Komplikationen des Diabetes Mellitus

Praxisorientiertes Wissen zu Begleit- und Folgeerkrankungen

DE GRUYTER

Herausgeber
Prof. Dr. med. Ralf Lobmann
Klinik für Endokrinologie,
Diabetologie und Geriatrie
Klinikum Stuttgart
Prießnitzweg 24
70374 Stuttgart
Email: r.lobmann@klinikum-stuttgart.de

ISBN: 978-3-11-058899-6
e-ISBN (PDF): 978-3-11-059095-1
e-ISBN (EPUB): 978-3-11-058901-6

Library of Congress Control Number: 2021940482

Bibliografische Information der Deutschen Nationalbibliothek
Die Deutsche Nationalbibliothek verzeichnet diese Publikation in der Deutschen Nationalbibliographie; detaillierte bibliografische Daten sind im Internet über http://dnb.d-nb.de abrufbar.

© 2022 Walter de Gruyter GmbH, Berlin/Boston
Einbandabbildung: gettyimages/Eivaisla/504134675
Satz/Datenkonvertierung: L42 AG, Berlin
Druck und Bindung: CPI books GmbH, Leck

www.degruyter.com

Grußwort

Liebe Kolleginnen und Kollegen,
sehr geehrte Leserinnen und Leser,

mehr als 7 Millionen Menschen in Deutschland leiden unter Diabetes mellitus, jedes Jahr erkranken weitere 500.000 neu. Die Betroffenen haben ein bis zu 2,6-fach höheres Risiko für einen frühzeitigen Tod, ihre Lebenserwartung ist um 5 bis 6 Jahre reduziert. Diabetes gilt unverändert als Treiber von Herzkreislauf-Erkrankungen und bestimmt Prognose und Lebenszeit.

Diabetes verursacht somit nicht nur individuelles Leid, es entstehen durch diese Erkrankung auch hohe Kosten. Mit ungefähr 37 Milliarden Euro liegt Deutschland auf dem vierten Platz der Länder mit den höchsten jährlichen Gesundheitsausgaben für Diabetes. Von dieser Summe entfällt der überwiegende Teil auf die Behandlung von Folgeerkrankungen.

Mit „Komplikationen des Diabetes mellitus" halten Sie ein Buch in den Händen, das umfassend, profund und aktuell über Diagnostik und Therapie sämtlicher Begleit- und Folgeerkrankungen informiert. Für dieses Vorhaben konnten namhafte Autorinnen und Autoren aus relevanten Fachdisziplinen gewonnen werden, unter anderem aus Kardiologie und Gefäßchirurgie, Neurologie, Psychologie und Zahnmedizin. Das vorliegende Werk stellt die „klassischen" Begleiterscheinungen an Augen, Nieren und Nerven dar, darüber hinaus beleuchtet es aber auch psychische Aspekte und Auswirkungen auf die Zahngesundheit, die in der Literatur bislang wenig Berücksichtigung fanden.

Besonders vulnerable Gruppen, zu denen Kinder und ältere Menschen zählen, werden ebenfalls berücksichtigt. In Anbetracht der langen Erkrankungsdauer stellt bei Kindern und Jugendlichen die Vermeidung oder zeitliche Verschiebung von Folgeerkrankungen ein vorrangiges Therapieziel dar; bei älteren und hochbetagten Diabetespatienten wiederum muss die Therapie häufig vereinfacht und mit altersgerechten Assistenzsystemen unterstützt werden, um stark schwankende Blutglukosewerte oder nächtliche Unterzuckerungen auszuschalten. Abgerundet wird der Überblick durch die Darstellung spezieller Situationen wie etwa ein Krankenhausaufenthalt, die intensivmedizinische Behandlung oder das perioperative Diabetesmanagement.

Der Herausgeber dieses Werkes, Professor Dr. med. Ralf Lobmann, hat schließlich ein wichtiges Kapitel zum Diabetischen Fußsyndrom (DFS) beigesteuert, einer ebenso häufigen wie bedrohlichen Komplikation. Ralf Lobmann war zehn Jahre lang als Sprecher und Vorsitzender der Arbeitsgemeinschaft Fuß der Deutschen Diabetes Gesellschaft (DDG) aktiv und hat in dieser Zeit die Versorgung von Menschen mit DFS stark vorangebracht – unter anderem mit der Zertifizierung von Fußbehandlungseinrichtungen und dem Recht auf eine Zweitmeinung vor Amputationen. Der Dank unserer Fachgesellschaft gilt ihm daher an dieser Stelle in doppelter Hinsicht:

https://doi.org/10.1515/9783110590951-201

für sein erfolgreiches Engagement in unserer Fachgesellschaft und die umsichtige Zusammenstellung dieses Buches. Das Buch „Komplikationen des Diabetes mellitus" schließt eine wichtige Lücke und bietet jedem diabetologisch Tätigen ein hervorragendes Rüstzeug für die tägliche Arbeit.

Professor Dr. med. Andreas Neu
Präsident der Deutschen Diabetes Gesellschaft

Vorwort

Diabeteskomplikationen sind die limitierenden und kostentreibenden Faktoren des Diabetes mellitus.

Auch wenn eine optimale Einstellung der Blutglukose die unbedingte Voraussetzung für die Vermeidung diabetesassoziierter Komplikationen ist sind diese dennoch nicht immer vermeidbar.

Die Kenntnisse über die Pathogenese, Diagnostik und Therapie dieser Komplikationen im Kontext des Diabetes sind daher für alle die Menschen, die an einem Diabetes leiden, behandeln unabdingbar.

Dieses Buch möchte dabei helfen die Komplikationen aus der fachlichen Perspektive verschiedener medizinischer Disziplinen von Experten ihres Gebiets zu beleuchten und den State of the Art von Diagnostik und Therapie aufzeigen.

Ich freue mich daher, dass es gelungen ist, zahlreiche renommierte Experten für dieses Projekt zu gewinnen.

Wir, die Autoren, hoffen mit dieser strukturierten und in dieser Form erstmals gebündelten Übersicht eine Hilfestellung geben zu können, um Sie bei der alltäglichen Versorgung der Ihnen anvertrauten Patienten zu unterstützen.

Ihr
Ralf Lobmann

https://doi.org/10.1515/9783110590951-202

Inhalt

Autorenverzeichnis

Hansjörg Bäzner
Neurologische Klinik, Klinikum Stuttgart,
Katharinenhospital
Kriegsbergstr. 60
70174 Stuttgart
E-Mail: h.baezner@klinikum-stuttgart.de
Kapitel 4.3

PD Dr. med. Anke Bahrmann
Universitätsklinikum Heidelberg
Klinik für Kardiologie, Angiologie
und Pneumologie
Im Neuenheimer Feld 410
69120 Heidelberg
E-Mail: anke.bahrmann@med.uni-heidelberg.de
Kapitel 9

Dr. Marco Codagnone
Urbanstr. 16
70734 Fellbach
E-Mail: marco.codagnone@gmail.com
Kapitel 5.3

Prof. Dr. James Deschner
Poliklinik für Parodontologie
und Zahnerhaltung
Universitätsmedizin der
Johannes Gutenberg-Universität
Augustusplatz 2
55131 Mainz
E-Mail: james.deschner@uni-mainz.de
Kapitel 6

Dr. Stefan Dörr
Klinik für Endokrinologie,
Diabetologie und Geriatrie
Klinikum Stuttgart
Prießnitzweg 24
70374 Stuttgart
E-Mail: s.doerr@klinikum-stuttgart.de
Kapitel 5.3

Dr. Gerald Engels
Chirurgische Praxisgemeinschaft
am Bayenthalgürtel
Bayenthalgürtel 45
50968 Köln-Marienburg
E-Mail: gerald.engels@cid-direct.de
Kapitel 5.4

Prof. Dr. Thomas Forst
Clinical Research Services
Grenadierstr. 1
68167 Mannheim
E-Mail: thomas.forst@crs-group.de
Kapitel 10

Prof. Dr. Hans-Peter Hammes
Universitätsmedizin Manheim
Sektion Endokrinologie, V. Med. Klinik
Theodor-Kutzer-Ufer 1–3
68167 Mannheim
E-Mail: hp.hammes@umm.de
Kapitel 3.2

Dr. Nina Hanschke
Klinik für Psychiatrie und
Psychotherapie für Ältere
Klinikum Stuttgart –
Krankenhaus Bad Cannstatt
Prießnitzweg 24
70374 Stuttgart
E-Mail: n.hanschke@klinikum-stuttgart.de
Kapitel 12.1

Dr. Martin Holder
Klinikum Stuttgart, Olgahospital
Pädiatrische Endokrinologie und -Diabetologie
Kriegsbergstr. 62
70174 Stuttgart
E-Mail: m.holder@klinikum-stuttgart.de
Kapitel 8

Prof. Dr. Bernhard Kulzer
Diabetes Zentrum Mergentheim
Forschungsinstitut der Diabetes Akademie
Bad Mergentheim (FIDAM)
Theodor Klotzbücher Str. 12
97980 Bad Mergentheim
E-Mail: kulzer@fidam.de
Kapitel 12.2

Holger Lawall
Praxis für Herzkreislauferkrankungen Ettlingen
Max Grundig Klinik Bühlerhöhe
Lindenweg 1
76275 Ettlingen
E-Mail: holger.lawall@gmail.com
Kapitel 4.1

Prof. Dr. med. Ralf Lobmann
Klinik für Endokrinologie,
Diabetologie und Geriatrie
Klinikum Stuttgart
Prießnitzweg 24
70374 Stuttgart
E-Mail: r.lobmann@klinikum-stuttgart.de
Kapitel 1, 5.1, 5.3, 7

Prof. Dr. Nikolaus Marx
Chefarzt der Klinik für Kardiologie,
Angiologie und internistische Intensivmedizin,
Klinik MI
Uniklinik RWTH Aachen
Pauwelstr. 30
52074 Aachen
E-Mail: med-klinik1@ukaachen.de
Kapitel 4.2

Dr. Stephan Morbach
Marienkrankenhaus Soest,
Abteilung Innere Medizin
Widumgasse 5
59494 Soest
E-Mail: stephanmorbach@gmail.com
Kapitel 5.4

Dr. med. Lena Katharina Müller
Universitätsmedizin der Johannes Gutenberg-
Universität
Klinik und Poliklinik für Mund- Kiefer- und
Gesichtschirurgie, plastische Operationen
Augustusplatz 2
55131 Mainz
E-Mail:
Lena_Katharina.Mueller@unimedizin-mainz.de
Kapitel 6

Prof. Dr. Dirk Müller-Wieland
Med. Klinik I,
Universitätsklinikum der RTWH Aachen
Arbeitsgruppe kardiometabolische Prävention
Pauwelstr. 30
53074 Aachen
E-Mail: dirmueller@ukaachen.de
Kapitel 2

Prof. Dr. med. Kristian Rett
Endokrinologie München
Endokrinologie und Diabetologie
Promenadeplatz 12
80333 München
E-Mail: kristian.rett@amedes-group.com
Kapitel 3.3

Prof. Dr. Robert Ritzel
Klinik für Endokrinologie,
Diabetologie und Angiologie
München Klinik Schwabing und Bogenhausen
Kölner Platz 1
80804 München
E-Mail: Robert.Ritzel@muenchen-klinik.de
Kapitel 3.1

Prof. Dr. Gerhard Rümenapf
Klinik für Gefäßchirurgie
Diakonissen-Stiftungs-Krankenhaus Speyer
Paul-Egell-Str. 33
67346 Speyer
E-Mail: gerhard.ruemenapf@diakonissen.de
Kapitel 5.4

Priv.-Doz. Dr. Katharina Schütt
Klinik für Kardiologie, Angiologie und internisti-
sche Intensivmedizin, Klinik MI
Uniklinik RWTH Aachen
Pauwelstr. 30
52074 Aachen
Kapitel
E-Mail: kschuett@ukaachen.de
Kapitel 4.2

Dr. Henning Schwert
Neurologische Klinik
Klinikum Stuttgart, Katharinenhospital
Kriegsbergstr. 60
70174 Stuttgart
E-Mail: h.schwert@klinikum-stuttgart.de
Kapitel 4.3

Prof. Dr. Norbert Stefan
Medizinische Klinik IV der Universität Tübingen
Ottfried-Müller-Str. 10
72076 Tübingen
E-Mail: norbert.stefan@med.uni-tuebingen.de
Kapitel 11

Jürgen Stumpf
IETEC Orthopädische Einlagen GmbH
Produktions KG
Am Frankengrund 3
36093 Künzell
E-Mail: Juergen.Stumpf@ietec.de
Kapitel 5.2, 5.2.9

Priv.-Doz. Dr. Christine Thomas
Klinik für Psychiatrie und
Psychotherapie für Ältere
Klinikum Stuttgart –
Krankenhaus Bad Cannstatt
Prießnitzweg 24
70374 Stuttgart
E-Mail: c.thomas@klinikum-stuttgart.de
Kapitel 12.1

Herbert Türk
Türk Fuß-Vital-Center
Lossburgerstr. 9
72250 Freudenstadt
E-Mail: herbert@tuerk-fds.de
Kapitel 5.2, 5.2.9

Dr. Karl Zink
Diabetesklinik Bad Mergentheim
Theodor-Klotzenbücher-Str. 12
97980 Bad Mergentheim
E-Mail: zink@diabetes-zentrum.de
Kapitel 5.2

1 Epidemiologie des Diabetes mellitus

Ralf Lobmann

Weltweit leidet ca. einer von elf Erwachsenen (ca. 463 Millionen) an Diabetes mellitus, ca. 90 % davon an Diabetes mellitus Typ 2 (DMT2), insbesondere in den Entwicklungsländern. Somit zählt Diabetes mellitus zu den größten Volkskrankheiten. Zudem hat einer von 13 Erwachsenen (ca. 374 Millionen) eine gestörte Glukosetoleranz. Die Prävalenzen des Diabetes mellitus nehmen weltweit zu. Die standardisierte Prävalenz für Diabetes mellitus insgesamt ist von 8,9 % im Jahr 2009 auf 9,3 % im Jahr 2019 gestiegen. Dies geht vor allem auf einen Anstieg des Diabetes mellitus Typ 2 zurück, allerdings wird auch ein Anstieg der Prävalenz vom Diabetes mellitus Typ 1 (DMT1), besonders bei jüngeren Kindern, beobachtet [1–3]. Dieser Anstieg kommt parallel mit einer erhöhten Prävalenz der Adipositas bei Kindern vor [4]. Bemerkenswert ist auch, dass die Prävalenzen des Diabetes mellitus höher in Stadtgebieten (10,2 %) als auf dem Land (7,2 %) sind, allerdings mit einer Ausgleichtendenz. Diese Beobachtung liegt möglicherweise an den zunehmenden städtebaulichen Lebensbedingungen.

Prognostiziert ist ein Anstieg der Diabetes-Prävalenz im Jahr 2030 auf 10,2 % bzw. auf 10,9 % (ca. 700 Millionen) im Jahr 2045 [1].

Die Inzidenz des DMT2 variiert deutlich zwischen verschiedenen ethnischen Gruppen, besonders bei Jugendlichen aus Minderheitsgruppen, was in epidemiologischen Studien aus den USA klar zu belegen ist [5].

Mit zunehmendem Alter steigt ebenso die Diabetes-Prävalenz an. Ca. 20 % der Menschen > 65 Jahre leiden unter Diabetes. Bedauerlicherweise geht man von einem noch nicht diagnostizierten Diabetes mellitus bei ca. 50 % der Erwachsenen aus.

Die erhöhte Diabetes-Prävalenz geht mit einer erheblichen ökonomischen Belastung einher. Weltweit wurden im Jahr 2017 die jährlichen Kosten zur Diagnose und Therapie des Diabetes mellitus auf ca. 727 Milliarden Dollar geschätzt [6].

Die absolute diabetesbedingte Sterblichkeit stieg die letzten Jahre weltweit an, was auf die alternde Bevölkerung und die zunehmende Zahl der Diabetes-Erkrankten zurückzuführen war. Allerdings kam es zu einer Senkung der Mortalitätsrate bei Diabetikern, die sogar stärker als die Mortalität der Gesamtbevölkerung ist. Logischerweise stützen diese Daten auf eine Optimierung der Therapie-Optionen bzw. der Diabetes-Komplikationen in Hinsicht v. a. auf die kardiovaskuläre Mortalität [7,8]. Dieser Trend betrifft nicht nur die Typ-2-, sondern auch die Typ-1-Diabetiker [9].

Was insbesondere die Prävalenz des DMT1 angeht, variiert diese je nach Alter, Geschlecht, Ethnizität, Geografie und Familienanamnese. Das Manifestationsalter des DMT1 liegt am häufigsten zwischen dem 4. und 6. Lebensjahr oder am zweithäufigsten in der frühen Pubertät. Interessanterweise und im Gegensatz zu den meisten Autoimmunerkrankungen findet sich der DMT1 häufiger bei den Männern als bei den

https://doi.org/10.1515/9783110590951-001

Frauen, zumindest in europäischen epidemiologischen Studien, mit einem Verhältnis von ca. 3:2 [10,11].

In Deutschland werden regelmäßig Studien zu Prävalenzen und vereinzelt auch zu Inzidenzen des Diabetes mellitus erstellt. Die Prävalenz des Diabetes mellitus Typ 2 wird dabei meist auf 7–9 % geschätzt, allerdings mit zunehmender Tendenz [12].

Der Prävalenzanstieg ist auf mehrere Faktoren zurückzuführen, wie alternde Bevölkerung, niedriger Bildungsstatus, BMI > 30 kg/m^2 sowie Implementierung des HbA$_{1c}$ zur Diagnostik des Diabetes mellitus [13].

Laut den aktuellen Daten der Deutschen Diabetes Gesellschaft haben ca. 6,9 Millionen Menschen in Deutschland einen DMT2 und 32.000 Kinder und Jugendliche sowie 340.000 Erwachsene einen DMT1. Ca. 2 Millionen Menschen sind allerdings noch nicht diagnostiziert [14]. Diese Dunkelziffer scheint in den letzten Jahren rückläufig zu sein [13]. Das mittlere Alter bei Erstdiagnose des DMT2 liegt bei 61 Jahren bei den Männern bzw. bei 63 Jahren bei den Frauen. Ähnlich zu den Hochrechnungen über die weltweite Diabetesprävalenz wird erwartet, dass diese in Deutschland in den nächsten Jahrzehnten zunimmt. Schätzungsweise werden im Jahr 2040 ca. 8,3 Millionen Menschen in Deutschland unter Diabetes mellitus leiden, was einem Prävalenzanstieg von ca. 20 % entspricht [15].

Interessanterweise hat eine Deutsche Studie gezeigt, dass die gesamte Prävalenz des DMT2 > 40 % in hospitalisierten Patienten älter als 55 Jahre beträgt. Bei insgesamt 14 % davon war anamnestisch der DMT2 bei der Erstaufnahme nicht bekannt [16].

Literatur

[1] Saeedi P, Petersohn I, Salpea P, Malanda B, et al. Global and regional diabetes prevalence estimates for 2019 and projections for 2030 and 2045: Results from the International Diabetes Federation Diabetes Atlas, 9(th) edition. Diabetes Res Clin Pract. 2019;157:107843. doi: 10.1016/j.diabres.2019.107843. PubMed PMID: 31518657.

[2] Collaboration NCDRF. Worldwide trends in diabetes since 1980: a pooled analysis of 751 population-based studies with 4.4 million participants. Lancet. 2016;387(10027):1513–30. doi: 10.1016/S0140-6736(16)00618-8. PubMed PMID: 27061677; PubMed Central PMCID: PMCPMC5081106.

[3] Collaboration NCDRF. Effects of diabetes definition on global surveillance of diabetes prevalence and diagnosis: a pooled analysis of 96 population-based studies with 331,288 participants. Lancet Diabetes Endocrinol. 2015;3(8):624–37. doi: 10.1016/S2213-8587(15)00129-1. PubMed PMID: 26109024; PubMed Central PMCID: PMCPMC4673089.

[4] Dabelea D, Mayer-Davis EJ, Saydah S, Imperatore G, et al. Prevalence of type 1 and type 2 diabetes among children and adolescents from 2001 to 2009. JAMA. 2014;311(17):1778–86. doi: 10.1001/jama.2014.3201. PubMed PMID: 24794371; PubMed Central PMCID: PMCPMC4368900.

[5] Mayer-Davis EJ, Dabelea D, Lawrence JM. Incidence Trends of Type 1 and Type 2 Diabetes among Youths, 2002–2012. N Engl J Med. 2017;377(3):301. doi: 10.1056/NEJMc1706291. PubMed PMID: 28723318; PubMed Central PMCID: PMCPMC5639715.

[6]   Ogurtsova K, da Rocha Fernandes JD, Huang Y, Linnenkamp U, et al. IDF Diabetes Atlas: Global estimates for the prevalence of diabetes for 2015 and 2040. Diabetes Res Clin Pract. 2017;128:40–50. doi: 10.1016/j.diabres.2017.03.024. PubMed PMID: 28437734.

[7]   Gregg EW, Cheng YJ, Srinivasan M, Lin J, Geiss LS, et al. Trends in cause-specific mortality among adults with and without diagnosed diabetes in the USA: an epidemiological analysis of linked national survey and vital statistics data. Lancet. 2018;391(10138):2430–40. doi: 10.1016/S0140-6736(18)30314-3. PubMed PMID: 29784146.

[8]   Heidemann C, Du Y, Paprott R, et al. Temporal changes in the prevalence of diagnosed diabetes, undiagnosed diabetes and prediabetes: findings from the German Health Interview and Examination Surveys in 1997–1999 and 2008–2011. Diabet Med. 2016;33(10):1406–14. doi: 10.1111/dme.13008. PubMed PMID: 26498983.

[9]   Grauslund J. Long-term mortality and retinopathy in type 1 diabetes. Acta Ophthalmol. 2010;88 Thesis1:1–14. doi: 10.1111/j.1755-3768.2010.01906.x. PubMed PMID: 20500731.

[10] Gale EA, Gillespie KM. Diabetes and gender. Diabetologia. 2001;44(1):3–15. doi: 10.1007/s001250051573. PubMed PMID: 11206408.

[11] Harjutsalo V, Sjoberg L, Tuomilehto J. Time trends in the incidence of type 1 diabetes in Finnish children: a cohort study. Lancet. 2008;371(9626):1777–82. doi: 10.1016/S0140-6736(08)60765-5. PubMed PMID: 18502302.

[12] Heidemann C, Du Y, Schubert I, Rathmann W, Scheidt-Nave C. [Prevalence and temporal trend of known diabetes mellitus: results of the German Health Interview and Examination Survey for Adults (DEGS1)]. Bundesgesundheitsblatt Gesundheitsforschung Gesundheitsschutz. 2013;56 (5–6):668–77. doi: 10.1007/s00103-012-1662-5. PubMed PMID: 23703485.

[13] Boehme MW, Buechele G, Frankenhauser-Mannuss J, et al. Prevalence, incidence and concomitant co-morbidities of type 2 diabetes mellitus in South Western Germany–a retrospective cohort and case control study in claims data of a large statutory health insurance. BMC Public Health. 2015;15:855. doi: 10.1186/s12889-015-2188-1. PubMed PMID: 26334523; PubMed Central PMCID: PMCPMC4559219.

[14] Tonnies T, Rockl S, Hoyer A, et al. Projected number of people with diagnosed Type 2 diabetes in Germany in 2040. Diabet Med. 2019;36(10):1217–25. doi: 10.1111/dme.13902. PubMed PMID: 30659656.

[15] Jacobs E, Rathmann W, Tonnies T, et al. Age at diagnosis of Type 2 diabetes in Germany: a nationwide analysis based on claims data from 69 million people. Diabet Med. 2020, 37 (10): 1723–27. doi: 10.1111/dme.14100. PubMed PMID: 31390484.

[16] Muller-Wieland D, Merkel M, Hamann A, et al. Survey to estimate the prevalence of type 2 diabetes mellitus in hospital patients in Germany by systematic HbA1c measurement upon admission. Int J Clin Pract. 2018:e13273. Epub 2018/10/09. doi: 10.1111/ijcp.13273. PubMed PMID: 30295392.

2 Facetten des Metabolischen Syndroms

Dirk Müller-Wieland

2.1 Klassifikation und Pathogenese

Das Metabolische Syndrom (Syndrom X, Insulinresistenz-Syndrom, Wohlfahrtssyndrom) besteht aus einer Konstellation metabolischer Veränderungen, die mit einem erhöhten Risiko für kardiovaskuläre Komplikationen und Typ-2-Diabetes einhergehen. Wesentliche Kriterien eines Metabolischen Syndrome (MetS) sind ein zentral betontes Übergewicht, erhöhte Triglyzeride und niedriges HDL-Cholesterin, erhöhte Nüchternglukose und arterielle Blutdruckwerte. Dieses Zusammenkommen von metabolischen und kardiovaskulären Risikofaktoren in einem Individuum wird als Metabolisches Syndrom bezeichnet [1]. Tab. 2.1 fasst verschiedene Klassifikationsvorschläge in zeitlicher Reihenfolge zusammen. Die Kriterien und Grenzwerte sind unterschiedlich festgelegt und zuletzt hat sich in der epidemiologischen und klinischen Forschung der internationale Konsensus (Harmonizing the Metabolic Syndrome) weitestgehend durchgesetzt. Es ist aber ersichtlich, dass in Zukunft die Grenzwerte für die dargestellten kontinuierlichen Variablen pathogenetisch basiert und mit evaluiertem komplikationsbezogenem prädiktivem Wert festgelegt werden müssen. Zudem muss geklärt werden, bei welcher Konstellation das MetS mit einem höheren bzw. synergistischen kardiovaskulären Risiko im Vergleich zu der Summe seiner einzelnen Komponenten assoziiert ist und ob unterschiedliche Konstellationen auch pathogenetisch unterschiedlichen Subgruppen mit unterschiedlichem klinischem Verlauf entsprechen. Ein MetS ist häufig, ca. 20–40 % je nach Alter und Klassifikationskriterien in einer gesunden Bevölkerung ohne Diabetes und kardiovaskulärer Erkrankung [2,3]. Zudem sind zahlreiche andere Erkrankungen oder klinisch relevante Veränderungen mit einem MetS assoziiert (s. Tab. 2.2), an die bei einem MetS gedacht oder bei denen wiederum nach einem MetS gefahndet werden sollte. In Tab. 2.3 sind verschiedene pathophysiologische Phänomene zusammenfassend aufgeführt, die bei den klinischen Manifestationen und Komplikationen des MetS eine Rolle spielen könnten [4–8].

https://doi.org/10.1515/9783110590951-002

Tab. 2.1: Klassifikationskriterien des Metabolischen Syndroms.

WHO Definition 1998 [83]

Plasma-Glukose	≥ 126 mg/dl oder ≥ 110–< 126 mg/dl

plus zwei der weiter aufgeführten Faktoren:

Blutdruck	≥ 140/90 mmHg
Triglyzeride	≥ 150 mg/dl
und/oder HDL-Cholesterin	< 35 mg/dl bei Männern, < 39 mg/dl bei Frauen
zentrale Adipositas	BMI > 30 kg/m^2
Mikroalbuminurie	≥ 20 μg/Min oder Albumin/Kreatin ≥ 30 mg/g

European Group for the Study of Insulin Resistance (EGIR 1999) [84]

Hyperinsulinämie	Insulin liegt oberhalb der 75. Perzentile innerhalb der Kohorte

plus zwei der weiter aufgeführten Faktoren:

Plasma-Glukose	≥ 110 mg/dl – < 126 mg/dl (aber keinen Diabetes)
Taillenumfang	≥ 94 cm bei Männern, ≥ 80 cm bei Frauen
Triglyzeride	≥ 180 mg/dl
und/oder HDL-Cholesterin	< 39 mg/dl

oder Therapie für Dyslipidämie

National Cholesterol Education Program (NCEP) – ATP III (2001) [85]

mindestens drei der folgenden fünf Charakteristika:

Taillenumfang	> 102 cm für Männer, > 88 cm für Frauen
Triglyzeride	≥ 150 mg/dl
HDL-Cholesterin	< 40 mg/dl für Männer, < 50 mg/dl für Frauen
Blutdruck	≥ 130/85 mmHg
Plasma-Glukose	≥ 110 mg/dl oder Diabetes

American Association of Clinical Endocrinology (AACE, 2003) [86]

Plasma-Glukose	≥ 110 mg/dl–< 126 mg/dl (aber keinen Diabetes)

plus zwei der weiter aufgeführten Faktoren:

Triglyzeride	≥ 150 mg/dl
HDL-Cholesterin	< 40 mg/dl für Männer, < 50 mg/dl für Frauen
Blutdruck	≥ 130/85 mmHg

Tab. 2.1: (fortgesetzt).

National Cholesterol Education Program (NCEP) – ATP III (2004) [87]	
mindestens drei der folgenden fünf Charakteristika:	
Taillenumfang	> 102 cm für Männer, > 88 cm für Frauen
Triglyzeride	≥ 150 mg/dl
HDL-Cholesterin	< 40 mg/dl für Männer, < 50 mg/dl für Frauen
Blutdruck	≥ 130/85 mmHg
Plasma-Glukose	≥ 100 mg/dl oder Diabetes
International Diabetes Federation (IDF 2005) [88]	
Taillenumfang	≥ 94 cm für Männer, ≥ 80 cm für Frauen
oder BMI	≥ 30 kg/m²
plus zwei der weiter aufgeführten Faktoren:	
Triglyzeride	≥ 150 mg/dl oder spezifische TG-senkende Therapie
HDL-Cholesterin	Männer < 40 mg/dl, Frauen < 50 mg/dl oder spezifische Therapie
Blutdruck	≥ 130/85 mmHg oder Therapie einer Hypertonie
Plasma-Glukose	≥ 100 mg/dl oder zuvor diagnostizierter Diabetes
Harmonizing the Metabolic Syndrome (2009) [89]	
Mindestens drei der folgenden fünf Charakteristika:	
Taillenumfang	> 102 cm für Männer, > 88 cm für Frauen
Triglyzeride	≥ 150 mg/dl oder Therapie mit Fibraten oder Nikotinsäure
HDL-Cholesterin	< 40 mg/dl für Männer, < 50 mg/dl für Frauen oder Therapie mit Fibraten oder Nikotinsäure
Blutdruck	≥ 130/85 mmHg oder Therapie mit Antihypertensiva
Plasma-Glukose	≥ 100 mg/dl oder Diabetes oder Therapie mit Antidiabetika

Die Tabelle zeigt die verschiedenen Klassifikationsvorschläge des Metabolischen Syndroms in zeitlicher Reihenfolge. Diese unterscheiden sich in der Gewichtung der Insulinresistenz, der viszeral betonten Fettverteilung und Adipositas versus der Dyslipidämie und Hypertonie. Deswegen gibt es bei der gleichen Kohorte unterschiedliche Prävalenzen und wahrscheinlich auch in Bezug ihres prädiktiven Wertes für Diabetes-Manifestation oder kardiovaskuläre Komplikationen. Die „Harmonizing"-Kriterien und die der ATP III von 2004 sind die am meisten verwendeten und damit am besten untersucht, daher sind sie mit fetter Überschrift hervorgehoben.

Tab. 2.2: Klinische Charakteristika, die mit einem MetS häufig assoziiert sind.

- Adipositas
- Typ-2-Diabetes
- Hypertonie
- Hypertriglyzeridämie
- Prädiabetes
- kardiovaskuläre Erkrankungen
- chronische Herzinsuffizienz (insbes. auch HFpEF)
- Vorhofflimmern
- nicht-alkoholische Fettlebererkrankung (NAFLD oder NASH)
- Hyperurikämie oder Gicht
- polyzystisches Ovar-Syndrom (PCOS)
- obstruktives Schlaf-Apnoe Syndrom
- Lipodystrophien (angeboren und erworben, z. B. bei antiretroviralen HIV-Therapien)
- kognitive Dysfunktion und Demenz
- Antidepressiva
- Osteoarthritis
- erhöhtes Risiko für verschiedene maligne Erkrankungen

Eine zugrundeliegende Insulinresistenz ist die am meisten akzeptierte Hypothese, wobei Störungen der zellulären Insulinwirkung in unterschiedlichen Signalkaskaden und Zellen wahrscheinlich zu differenten klinischen Phänotypen führen könnten. Das klinische Erscheinungsbild hängt wahrscheinlich von der Summe bzw. dem Spektrum betroffener Störungen einer Insulinwirkung ab und ihrer Modulation durch z. B. Adipokine und anderer inflammatorischer Modulatoren inkl. des Mikrobioms etc. Im Folgenden fokussieren wir auf Aspekte zur klinischen Bedeutung einer veränderten Fettverteilung mit Blick auf eine Fettleber, kardiale Funktion und Herzinsuffizienz.

Tab. 2.3: Pathophysiologische Phänomene beim Metabolischen Syndrom.

– reduzierte Insulinsensitivität verschiedener Organe, z. B. Skelettmuskel, Leber, Fettgewebe, Darm, Gehirn etc.
– mitochondriale Dysfunktion
– reduziertes braunes Fettgewebe (BAT)
– Veränderungen der Ernährungsweise, des Mikrobioms und der körperlichen Aktivität
– veränderte Fettverteilung im Sinne einer ektopen intrazellulären Lipidakkumulation (z. B. Fettleber) und epi- sowie perikardialen und perivaskulären Fettdisposition
– viszerales Fett mit veränderter inflammatorischer und lipolytischer Aktivität
– Veränderungen des Signalnetzes durch „-kine", z. B. Hepato-, Myo-, Adipokine (z. B. reduzierte Spiegel von Adiponektin und Leptinresistenz) und ggf. Inkretine
– Veränderungen von Parametern der Gerinnung inkl. Thrombozytenfunktion
– endotheliale Dysfunktion mit veränderten Adhäsionsmolekülen und ggf. mit Mikroalbuminurie und glomerulotubulärer Dysfunktion
– Veränderungen inflammatorischer Parameter und von Immunzellen sowie der Bildung, Migration und Funktion von Makrophagen
– erhöhte Fibrosierung und Veränderungen der extrazellulären Matrix
– Veränderungen in der Migration und Proliferation von glatten Gefäßmuskelzellen
– erhöhte Vulnerabilität von atherosklerotischen Plaques
– Dyslipoproteinämie mit Veränderungen der Konzentration, Zusammensetzung und Funktion verschiedener Lipoprotein-Partikel
– erhöhter Sympathikotonus, TPW (totaler peripherer Widerstand) der Gefäße und arterieller Blutdruck
– veränderte intravaskuläre und intrazelluläre Natrium- sowie Calcium-Homöostase
– diastolische Dysfunktion des Herzens

Neben den klassischen klinischen Klassifikationsparametern des Metabolischen Syndroms (MetS) (s. Tab. 2.1) sind hier einige wesentliche potenziell pathophysiologisch relevante Phänomene zusammengefasst, die zu unterschiedlichen Zeitpunkten und Ausmaßen bei der klinischen Manifestation des MetS und seiner Komplikationen eine Rolle spielen könnten. Daher verbergen sich wahrscheinlich hinter dem MetS mehrere klinische Subgruppen, die in der Zukunft in Bezug auf Pathogenese und klinischen Verlauf besser definiert werden müssen. Für weiterführende Erläuterungen s. Text.

2.2 Veränderte Fettverteilung als Bindeglied des metabolischen Syndroms

Zahlreiche klinische und pathogenetisch orientierte Studien haben unser Verständnis über das Fettgewebe dergestalt verändert, dass die Menge des Fettgewebes nicht allein das wesentliche pathophysiologische Phänomen ist, sondern insbesondere die abnorme Ablagerung von Fett in anderen Zellen oder Organen, genannt ektope Lipidakkumulation [7–9]. Mediatoren für das erhöhte kardiovaskuläre Risiko und Insulinresistenz sind hierbei humorale, inflammatorische und metabolische Faktoren, die u. a. durch veränderte Fettzellen, z. B. viszerale Fettzellen, freigesetzt werden [4,5,7,8]. In Abb. 2.1 ist dieses Konzept schematisch dargestellt. Wenn die normale

Speicherkapazität und Plastizität des subkutanen Fettgewebes und seine Möglichkeiten, sich einer erhöhten Energiebilanz anzupassen, erschöpft sind, kommt es zu einer Rekrutierung von Entzündungszellen im Fettgewebe sowie zu einer vermehrten Ablagerung von Fett in anderen Zellen, wie z. B. viszeralen Fettzellen sowie in Zellen der Leber und des kardiovaskulären Systems. Die Ablagerung von Fett verändert die Funktion dieser Zellen, z. B. Resistenz gegenüber Insulin in der Leber, Freisetzung von Mediatoren aus dem viszeralen Fett oder möglicherweise Veränderungen der Kontraktilität im Falle von Herzmuskelzellen. Zahlreiche zellbiologische, tierexperimentelle und eine wachsende Anzahl klinischer Studien untermauern die These zur Lipotoxizität, dass eine erhöhte intrazelluläre Lipidakkumulation mit einer Funk-

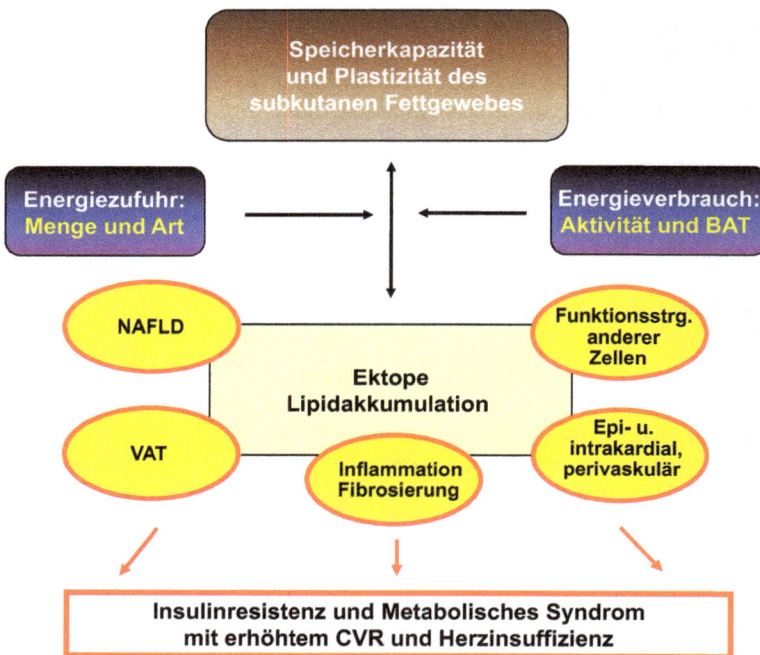

Abb. 2.1: Ektope Fettakkumulation als Schnittstelle zwischen Fettgewebe, Energiehaushalt, Insulinresistenz und kardiovaskulärem Risiko. Ektope Ablagerung von Fetten in anderen Zellen außer Fettzellen, z. B. in Zellen der Leber (Fettleber), der Skelett- oder Herzmuskulatur etc., entsteht, wenn die Speicherkapazität des Fettgewebes für die zugeführte Energie nicht ausreicht. Dann kommt es zu einem sogenannten „Überlaufen" oder „Overflow" von Fett in die anderen Organe. Die Menge von ektopem Fett korreliert im Gegensatz zur Menge des subkutanen Fetts mit einer Insulinresistenz. Eine viszerale Fettverteilung intraabdominell und epikardial können aufgrund ihrer anatomischen Lage und ihres Stoffwechsels bzw. ihrer endokrinen (Adipokine) und inflammatorischen Aktivität direkt die Entstehung der Atherosklerose und ihrer Komplikationen beeinflussen. Zudem können diese die ektope Akkumulation von Fett in der Leber und im Herzmuskel aggravieren und aber auch evtl. selbst Folge und damit Indikator einer ektopen Fettakkumulation sein. NAFLD: nicht-alkoholische Fettleber-Erkrankung, VAT: viszerales Fettgewebe, BAT: braunes Fettgewebe, CVR: kardiovaskuläres Risiko.

tionsstörung der betreffenden Zelle verbunden ist, d. h. zum Beispiel eine Insulinresistenz mit mitochondrialer Dysfunktion [9].

Ein frühes Phänomen einer Insulinresistenz ist die vermehrte Freisetzung von
freien Fettsäuren aus dem Fettgewebe. Freie Fettsäuren inhibieren wiederum direkt
die zelluläre Signaltransduktion von Insulin. Bei erhöhter Aufnahme von freien Fettsäuren in die Zellen, z. B. der Leber, kann es bei reduzierter mitochondrialer Funktion u. a. zu einer vermehrten intrazellulären Ablagerung und damit ektoper Lipidakkumulation kommen. Ein klinisch wichtiges und klassisches Beispiel einer ektopen
Lipidakkumulation ist die nicht-alkoholische Fettlebererkrankung (Non-Alcoholic
Fatty Liver Disease, NAFLD), die häufig mit Insulinresistenz, Adipositas und Diabetes einhergeht [10]. Die Frage, ob eine NAFLD in einem Zusammenhang bzw. Indikator für eine subklinische myokardiale Dysfunktion in der allgemeinen Bevölkerung
sein kann, ist in einer Querschnittsanalyse bei 2.713 Teilnehmern der CARDIA-Studie
(Coronary Artery Risk Development in Young Adults) nachgegangen worden [11]. Die
Prävalenz der NAFLD betrug 10 % und war assoziiert mit einer diastolischen Funktionsstörung des Herzens. Diese Beziehung beruhte auf der beidseitigen Beziehung
zum viszeralen Fett. Die kardialen Fettdepots werden in intra- und epikardiales Fett
(EAT), perikardiales (PAT) und parakardiales Fett unterschieden, das Letztere liegt
außerhalb vom Perikard. In der MESA-Studie (Multi-Ethnic Study of Atherosclerosis)
wurden 4.234 Teilnehmer eingeschlossen und durch Bildgebung (CT, MRT) der Fett-
gehalt perikardial und hepatisch prospektiv über im Mittel 12,2 Jahre analysiert [12].
Es zeigte sich, dass auch wenn Menschen mit erhöhten hepatischen und perikardialen Fettablagerungen häufiger Kriterien des Metabolischen Syndroms aufwiesen,
korrelierte im Gegensatz zum hepatischen Fett nur das perikardiale Fett signifikant
mit der Inzidenz atherosklerotischer Erkrankungen. Dies ist ein weiterer Hinweis darauf, dass die verschiedenen kardialen Fettablagerungen eine unterschiedliche klinische Bedeutung haben. Perikardiales und ggf. perivaskuläres Fett haben eher eine
Rolle für die Modulation der Atherosklerose bzw. koronare Herzkrankheit (KHK), wohingegen das intra- und insb. epikardiale Fett dem des viszeralen Fetts im Abdomi-
nalbereich gleichkommt und mit einer Modulation der diastolischen Herzfunktion
und Prognose für die Herzinsuffizienz einhergeht. Es mehren sich die Hinweise, dass
das epikardiale und intrakardiomyozytäre Fett direkt klinische Manifestationen einer
ektopen Lipidablagerung sein könnten [13,14]. Dementsprechend sollte das epikardiale Fett wie das intraabdominelle Fett als „viszerales" Fett angesehen werden und
das Fett in den Kardiomyozyten, ähnlich der Fettanreicherung in Leberzellen, als intrazelluläre Lipidakkumulation. Eine wachsende Zahl an Studien zeigen, dass das intrakardiomyozytäre Fett mit einer Funktionsveränderung der Herzzellen einhergeht
und epikardiale Fettzellen möglicherweise durch Freisetzung von humoralen, inflammatorischen und metabolischen Mediatoren die Herzfunktion und das kardiovaskuläre Risiko beeinflussen können [9,15,16]. In der National Health and Nutrition
Examination Survey (NHANES) III wurde in den Jahren 1988–1994 bei 5.549 Männern
und Frauen im Alter von 40 Jahren und älter die altersadjustierte Rate von Herzinsuf-

fizienz bei Menschen mit metabolischem Syndrom untersucht [17]. Die Rate war fast zweifach häufiger bei Menschen mit MetS als bei Menschen ohne MetS. Die Adjustierung für verschiedene Parameter ergab, dass dieser Effekt zu mehr als 90 % durch eine Insulinresistenz bedingt war. Diese Daten legen einen direkten Zusammenhang zwischen Insulinresistenz und Herzinsuffizienz nahe.

2.3 Lebensstil und Genetik zur Prävention

Ein wesentlicher Risikofaktor für ein MetS ist Übergewicht mit ungünstiger Fettverteilung, reduzierte körperliche Aktivität und wahrscheinlich auch ein erhebliches genetisches Risiko. Auch wenn große langfristige prospektive Interventionsstudien zur möglichen kardiovaskulären Risikoreduktion durch Lebensstiländerungen noch fehlen, möchten wir auf eine kürzlich publizierte Analyse von Khera AV et al. zur Interaktion von Lebensstil und genetischem Risiko für kardiovaskuläre Komplikationen näher eingehen, wobei sich diese Studien nicht speziell mit Patienten mit Diabetes oder MetS befasst [18]. Es wurden prospektive große Kohorten herangezogen, bei denen über mehr als 20 Jahre die kardiovaskulären Komplikationsraten beobachtet worden sind. In diesen mehr als 50.000 Teilnehmern wurden bis zu 50 bekannte genetische Marker für erhöhtes kardiovaskuläres Risiko analysiert, die sich aus den kürzlich genomweiten Untersuchungen ergeben haben. Aus der Assoziation von diesen genetischen Varianten mit dem klinischen kardiovaskulären Risiko wurde drei Scores entwickelt, die für niedriges, mittleres und hohes genetisches Risiko stehen. Der relative mittlere Unterschied zwischen hohem und niedrigem genetischem Risiko war ca. 100 %. Nun wurde ein Score zur Qualität des Lebensstils entwickelt, d. h. günstig, mittel und ungünstig. Ein sogenannter „günstiger" Lebensstil lag vor, wenn mindestens drei von vier Faktoren vorlagen und ein ungünstiger Lebensstil war definiert durch das Vorhandensein von einem oder Fehlen aller Faktoren. Die vier Faktoren waren: BMI (Body-Mass-Index) < 30, kein Zigarettenrauchen, mindestens einmal pro Woche körperliche Aktivität und eine „gesunde" Ernährungsweise. In der Analyse dieser großen Kohorten war ein gesunder Lebensstil im Vergleich zu einer ungesunden Lebensweise mit einem um 46 % geringerem Risiko für kardiovaskuläre Komplikationen assoziiert. Klinisch relevant war nun die Analyse der Interaktion, der Unterschied im kardiovaskulären Risiko war unabhängig vom genetischen Risiko. Das heißt, „gesunder Lebensstil" war immer mit einem niedrigeren Risiko verbunden.

Dies ist auch insofern relevant, als sich daraus zudem die gesundheitspolitische Forderung nach einer sogenannten „Verhältnis-Prävention" ergibt, die dafür Sorge tragen soll, dass unabhängig vom Einzelnen Rahmenbedingungen geschaffen werden, die die Wahrscheinlichkeit, dass sich Übergewicht entwickelt, reduzieren. Forderungen der Deutschen Diabetes Gesellschaft (DDG) und von Diabetes.DE zusammen mit der Deutschen Allianz Nichtübertragbare Krankheiten (DANK), in der die

Deutsche Herzstiftung und die Deutsche Gesellschaft für Kardiologie (DGK) ebenfalls Mitglieder sind, sind daher u. a.:

1. täglich mindestens eine Stunde Bewegung (Sport) in Schulen und Kindergärten,
2. adipogene Lebensmittel zu besteuern und gesunde Lebensmittel zu entlasten,
3. verbindliche Qualitätsstandards für die Kindergarten- und Schulverpflegung und
4. Verbot von an Kinder und Jugendliche gerichtete Lebensmittelwerbung.

Prävalenz von Übergewicht und Adipositas in Deutschland wurde 2013 bei Personen im Alter zwischen 18 und 79 Jahren analysiert und zeigt, dass bei fast 45 % der Männer und knapp 30 % der Frauen Übergewicht vorliegt und eine Adipositas bei gleicher Geschlechterverteilung in fast 25 % der Personen [19].

2.4 Therapie einer arteriellen Hypertonie bei MetS

Ein erhöhter Blutdruck ist die häufigste Komponente beim Metabolischen Syndrom (MetS). Dies kann an der ausgewählten Höhe in den Klassifikationskriterien des MetS liegen. Ein Zusammenhang zwischen Insulinresistenz und arterieller Hypertonie ist nicht so direkt wie z. B. bei einer Dyslipidämie, aber wird vermutlich entscheidend durch die Zunahme des Fettgewebes mit einer viszeralen Verteilung, einer assoziierten erhöhten sympathischen Aktivität, Leptinresistenz, erhöhten Natrium-Retention in der Niere und einem Hyperaldosteronismus bedingt.

Die intensive Blutdrucksenkung ist in zahlreichen Studien mit einer Reduktion mikro- und makrovaskulärer Komplikationen assoziiert. Dies gilt insbesondere für die Nephropathie bei Diabetes und die Rate des Schlaganfalls [20]. Insbesondere in Bezug auf den Schlaganfall scheint eine Senkung des systolischen Blutdruckes auf < 130 mmHg besonders günstig zu sein. Um den möglichen Effekt dieser Blutdrucksenkung für die Risikoreduktion des Schlaganfalls abzuschätzen, ist die Betrachtung einer Metaanalyse großer blutdrucksenkender Studien bei Patienten mit Typ-2-Diabetes hilfreich [21]. In die Metaanalyse wurden 40 Studien eingeschlossen und die relative Risikoreduktion u. a. für den Schlaganfall hinsichtlich einer mittleren systolischen Blutdrucksenkung von 10 mmHg analysiert. In der Gesamtgruppe war das Risiko für Schlaganfall bei einem durch eine Therapie erzielten 10 mmHg niedrigeren systolischen Blutdruck um 27 % geringer. Wird die Gruppe mit initial höherem oder niedrigerem Blutdruckwert von 140 mmHg als Vergleich herangezogen, war das Risiko um 26 % respektive 31 % niedriger. In der sogenannten ADVANCE-Studie [22], die Patienten mit Typ-2-Diabetes untersucht hat, war die Kombinationsbehandlung von Perindopril mit Indapamid sogar mit einer Senkung der Gesamtsterblichkeit verbunden.

Die neuen bzw. aktuellen Zielwertempfehlungen (Tab. 2.4) der europäischen Hypertonie-Gesellschaft begründen sich u. a. durch die großen Datenauswertungen der

ONTARGET- und TRANCEND-Studien [23,24], die analysiert haben, bei welchen Blutdruckwerten unter Therapie das kardiovaskuläre Risiko am niedrigsten ist, ob eine sogenannte J-Kurve besteht und es einen Unterschied zwischen Menschen mit und ohne Diabetes diesbezüglich gibt. In beiden Studien zusammen wurden somit die Daten von mehr als 30.000 Menschen im Alter von 55 Jahren oder älter betrachtet. Das niedrigste Risiko bestand bei einem diastolischen Blutdruck zwischen 70 und 80 mmHg. Ein diastolischer Blutdruck < 70 mmHg war im Mittel mit einem um 29 % erhöhten Risiko für den kombinierten primären Endpunkt kardiovaskulärer Tod, Herzinfarkt, Schlaganfall oder Hospitalisierung wegen Herzinsuffizienz assoziiert. Das Risiko für Herzinfarkt war hierbei sogar um 54 % und das Risiko für eine Hospitalisierung wegen Herzinsuffizienz um 81 % erhöht; dies war unabhängig vom systolischen Blutdruck, d. h., ob dieser kleiner oder größer 130 mmHg bzw. zwischen 130 und 139 war. Demzufolge ist der diastolische Blutdruck eine vom systolischen Blutdruck separate Zielgröße. Zwischen den 19.450 Patienten mit Diabetes gab es in den Beziehungen zwischen Blutdruck und Risiken keinen Unterschied zu den 11.487 Patienten ohne Diabetes, nur das relative Risiko war jeweils bei Diabetes höher. Eine zusammenfassende Darstellung des klinischen Vorgehens ist in Tab. 2.4 dargestellt.

Tab. 2.4: Zur Hypertonie bei Metabolischem Syndrom [90].

Messung

Patient sollte komfortabel für ca. 5 Minuten sitzen. Es sollten drei separate Messungen in einem Abstand von 1–2 Minuten durchgeführt werden, ein Mittelwert sollte dann gebildet werden. Initial sollte der Blutdruck an beiden Armen gemessen werden und der Arm mit den höheren Werten gilt für die weitere Therapie als Referenz. Initial sollte auch einmal nach einer und drei Minuten der Blutdruck im Stehen gemessen werden, um eine orthostatische Hypotension auszuschließen.

diagnostische Werte

Blutdruckwerte	≥ 140 mmHg und/oder ≥ 90 mmHg bei der Untersuchung
Selbstkontrolle	≥ 135 mmHg und/oder ≥ 85 mmHg bei der Untersuchung
24-Std-Messung	≥ 130 mmHg und/oder ≥ 85 mmHg bei Mittelwert/ 24 Stunden
	≥ 135 mmHg und/oder ≥ 85 mmHg bei Tag bzw. Wachzustand
	≥ 130 mmHg und/oder ≥ 80 mmHg in der Nacht bzw. Schlaf

Zielwerte

- systolisch mindestens < 140 mmHg und nicht < 120 mmHg: im Alter > 65 Jahre 130–139 mmHg und bei < 65 Jahre 120–130 mmHg
- diastolisch mindestens < 80 mmHg und nicht < 70 mmHg

Tab. 2.4: (fortgesetzt).

---

medikamentöse Therapie

– Ein Hemmer des Renin-Angiotensin-Aldosteron-Systems (RAAS) sollte enthalten sein und eine zusätzliche Gabe mit Diuretikum oder Kalziumkanalblocker ist auch ggf. als initiale duale Kombinationstherapie empfohlen.
– Unter einer Kombinationstherapie sollten Selbstkontrollen des Blutdrucks erfolgen.
– Bei evtl. Begleitmedikation bei Patienten mit Typ-2-Diabetes sollte z. B. der blutdrucksenkende Effekt der GLP-1-Rezeptoragonisten oder SGLT-2-Hemmer mit berücksichtigt werden.
– Therapeutische Lebensstilmaßnahmen, wie Gewichtsreduktion, regelmäßige körperliche Aktivität, Reduktion der Natriumzufuhr auf < 100 mmol/Tag und Erhöhung ballaststoffreicher Nahrungsmittel, wie z. B. Früchte und Gemüse, sind die Basis der Therapie.

2.5 Therapie einer Dyslipidämie bei MetS

Hypertriglyzeridämie, vermehrte Remnant-Partikel (erhöhtes Non-HDL-Cholesterin), kleine dichte Low Density Lipoproteine bzw. LDL (small dense LDL) und niedriges High Density Lipoprotein bzw. HDL-Cholesterin sind typisch für die atherogene Dyslipidämie bei Insulinresistenz, MetS und Diabetes [25,26]. Die hormonsensitive Lipase (HSL) wird normalerweise durch Insulin gehemmt. Bei Insulinresistenz oder Insulinmangel kommt es daher zu einer erhöhten lipolytischen Aktivität, die zu einem erhöhten Substratangebot für die Leber führt, die bei Typ-2-Diabetes und damit noch vorhandenem Insulin die Very Low Density Lipoproteine bzw. VLDL-Synthese und damit Triglyzerid-reicher Lipoproteine steigert. Der Abbau dieser Triglyzerid-reichen Lipoproteine durch die Lipoproteinlipase hingegen ist reduziert, da dieses Enzym durch Insulin stimuliert und induziert wird. Dadurch erhöhen sich die VLDL-Partikel. Durch diese verzögerte bzw. partielle Verstoffwechselung der VLDL entstehen atherogene relative cholesterinreiche sogenannte Remnant-Partikel, die z. B. durch den Parameter Non-HDL-Cholesterin (s. u.) indirekt erfasst werden können.

Die Plasmakonzentration von LDL-Cholesterin ist in aller Regel nicht wesentlich erhöht. Insulin reguliert allerdings auch den LDL-Rezeptor, sodass bei sehr guter Stoffwechseleinstellung die LDL-Cholesterinkonzentrationen gesenkt werden können. Eine weitere Folge von Insulinresistenz und Hypertriglyzeridämie ist die verstärkte Bildung von kleinen, dichten LDL-Partikeln (sdLDL). Die Aktivität vom Cholesterylester-Transferprotein (CETP) ist bei Typ-2-Diabetes erhöht, dadurch werden vermehrt Triglyzeride gegen Cholesterylester ausgetauscht bzw. auf plasmatische LDL übertragen. Die dann LDL-ständigen Triglyzeride werden durch die bei Insulinresistenz erhöhte hepatische Lipase vermehrt gespalten. Hierbei bleiben dann kleine dichte LDL (sdLDL) übrig. Damit hat ein Patient mit Typ-2-Diabetes bei vergleichbarer LDL-Konzentration aber mehr Partikel, die wiederum die Gefäßwand schädigen können. Zudem können die sdLDL und auch LDL bei Diabetes durch Glykierung und Oxidation potenzielle schlechter vom LDL-Rezeptor gebunden und verstoffwechselt werden. Ein vergleichbarer Mechanismus bei der Entstehung der sdLDL gilt auch für die HDL-Partikel, sodass bei Typ-2-Diabetes die HDL-Spiegel niedriger sind und die HDL-Partikel kleiner sowie dichter sind. Im Gegensatz zu den sdLDL werden hierdurch die HDL-Partikel verstoffwechselt und ihre potenziell vaskulärprotektiven Funktionen, wie z. B. im Rahmen des sogenannten reversen Cholesterintransports, oder ihre z. B. anti-inflammatorische und anti-oxidative Aktivität reduziert. Dies ist wahrscheinlich mit ein Grund, warum eine therapeutische Anhebung von HDL-Partikeln bei Patienten mit veränderten HDL-Partikeln bisher nicht mit einem kardioprotektiven Effekt verbunden war. Die HDL-Partikel bei Diabetes sind „erkrankt" und müssen wahrscheinlich daher eines Tages nicht in ihrer Konzentration erhöht, sondern in ihrer Funktion „geheilt" werden [27].

2.6 Senkung atherogener Lipoproteine

In den letzten Jahrzehnten ist belegt worden, dass ein linearer Zusammenhang zwischen atherogenen Lipoproteinen, z. B. den LDL-Cholesterinspiegeln (LDL-C) im Blut, und dem kardiovaskulären Risiko besteht. Abb. 2.2 und ihre Legende fasst das derzeitige Konzept zusammen. Eine „kumulative Dosis" schädlicher LDL bzw. atherogener Lipoprotein-Partikel (indirekter Parameter Non-HDL-C und Apo-B100) über die Lebenszeit bestimmt das kardiovaskuläre Risiko [28–30]. Aufgrund dessen wird davon ausgegangen, dass niedrigere LDL-C-Werte „besser" als höhere sind.

Das Non-HDL-Cholesterin kann einfach rechnerisch ermittelt werden (Gesamt-Cholesterin minus HDL-Cholesterin) und repräsentiert alle atherogenen Lipoprotein-partikel, d. h. neben den LDL insbesondere im nüchternen Zustand die Remnant-Partikel der VLDL (Very Low Density Liooprotein) inklusive IDL (Intermediate Density Lioproteine), welche bei Menschen mit Insulinresistenz, Metabolischem Syndrom oder Diabetes erhöht sein können. Das potenziell atherogene „Remnant"-Cholesterin in diesen Partikeln kann auch berechnet werden und ist Non-HDL-Cholesterin minus LDL-Cholesterin. Dies sollte nicht ≥ 30 mg/dl sein und daher entspricht der Zielwert für Non-HDL-Cholesterin dem Zielwert für LDL-Cholesterin in mg/dl plus 30. Dies ist klinisch relevant, da Patienten mit erhöhtem Remnant-Cholesterin trotz erreichter LDL-Cholesterin-Zielwerte ein relevantes Restrisiko für das Auftreten von schwerwiegenden kardiovaskulären Ereignissen haben [31–34], das kardiovaskuläre Risiko mit Erhöhungen des Remnant-Cholesterins assoziiert [35–40] und eine therapeutische Reduktion unabhängig vom LDL-Cholesterin mit einem niedrigeren Koronarrisiko verbunden ist [41]. Daher fokussiert sich die Therapie der Dyslipidämie bei Patienten mit MetS auf die Reduktion atherogener Lipoproteine; erhöhte Triglyzeride etc. sind primär ein Ziel therapeutischer Lebensstilmaßnahmen (s. u.).

2.7 Zielwerte für LDL-C und Non-HDL-C

Die gemeinsamen Leitlinien der Europäischen Gesellschaft für Kardiologie (ESC) und der Europäischen Atherosklerosegesellschaft (EAS) zur Lipidtherapie und der ESC in Kooperation mit der Europäischen Diabetesgesellschaft (EASD) zum Diabetes sind kürzlich aktualisiert worden [42–44] und in Tab. 2.5 dargestellt. Hier wird bei Patienten mit Diabetes das Risiko klinisch in drei Kategorien stratifiziert [44] und die entsprechenden Zielwerte sind aufgeführt; diesen Empfehlungen hat sich die Deutsche Diabetes Gesellschaft in ihren jährlich aktualisierten Praxisempfehlungen angeschlossen [45]. Diese Zielwerte sind wissenschaftlich basierte Idealempfehlungen bezogen auf das statistische kardiovaskuläre Risiko. In der klinischen Behandlung muss die individuelle koronare Morbidität, Familienanamnese, Verträglichkeit der Therapie, Höhe der bestehenden oder Ausgangswerte des LDL-Cholesterins etc. berücksichtigt werden. Offensichtlich wurde in der Aktualisierung der Zielwert des LDL-Cholesterins bei Patienten mit sehr hohem Risiko der bisherige Zielwert des LDL-Cholesterins von < 70 mg/dl bzw. 1,8 mmol/l der ESC/EAS-Empfehlungen von 2016 [42] auf < 55 mg/dl weiter abgesenkt [43]; dies wurde zuerst von der Gesellschaft der amerikanischen klinischen Endokrinologen im Jahr 2017 bereits empfohlen [46]. Die Rationale ist u. a., dass in klinischen Studien, z. B. IMPROVE-IT, FOURIER und ODYSSEY OUTCOME, gezeigt worden ist, dass eine weitere Absenkung des LDL-Cholesterins unter 50 mg/dl mit einem niedrigeren Risiko assoziiert ist und dies wurde durch vaskuläre Untersuchungen untermauert [47–50].

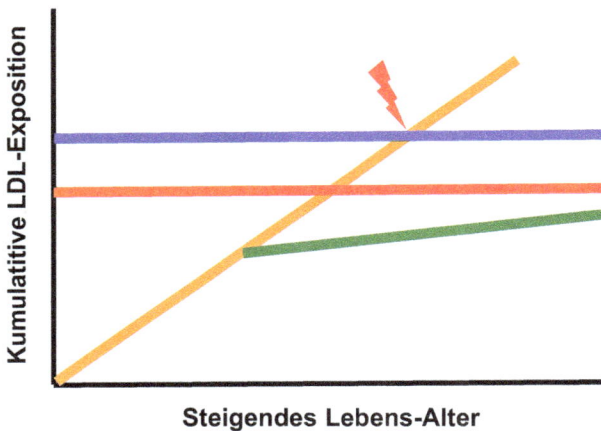

Abb. 2.2: Die Abbildung zeigt einen linearen Zusammenhang zwischen der lebenslangen Expositionsdosis (gelbe Linie) der Gefäßwand gegenüber atherogenen Lioproteinpartikeln, z. B. LDL. Die Empfänglichkeit (blaue waagerechte Linie) der Gefäßwand für eine Komplikation (Blitz) ist u. a. bei mehreren Risikofaktoren, Diabetes oder Metabolischem Syndrom höher und damit nach unten verschoben (rote waagerechte Linie). Ziel einer LDL-Cholesterin-senkenden Therapie ist es, die Exposition atherogener Lipoproteine derart zu reduzieren (grüne Linie), dass in der verbleibenden Lebenszeit kein erneutes Ereignis einer Gefäßkomplikation auftritt, modifiziert nach [28,29].

Tab. 2.5: Risikobezogene Zielwerte für LDL- und Non-HDL-Cholesterin bei Diabetes [nach 43,44].

---

sehr hohes kardiovaskuläres Risiko

Diabetes und bestehende kardiovaskuläre Erkrankung oder Endorganschaden (Proteinurie oder eGFR < 30 ml/min/1,73m²) oder ≥ 3 Risikofaktoren oder eine Diabetesdauer > 20 Jahre

LDL-C < 55 mg/dl bzw. 1,4 mmol/l und mindestens 50 % Senkung

Non-HDL-C < 85 mg/dl bzw. 2,2 mmol/l

hohes kardiovaskuläres Risiko

Diabetes mit einer Diabetesdauer > 10 Jahre ohne Endorganschaden aber einem oder zwei zusätzlichen Risikofaktoren

LDL-C < 70 mg/dl bzw. 1,8 mmol/l und mindestens 50 % Senkung

Non-HDL-C < 100 mg/dl bzw. 2,6 mmol/l

moderates kardiovaskuläres Risiko

junge Patienten (Typ-1-Diabetes < 35 Jahre; Typ-2-Diabetes < 50 Jahre) mit einer Diabetesdauer < 10 Jahre ohne andere Risikofaktoren

LDL-C < 100 mg/dl bzw. 2,6 mmol/dL

2.8 Medikamentöse Lipidsenkung

Zur Senkung der LDL-C-Spiegel werden als Therapie der Wahl ein Statin, dann eine Kombination mit Ezetimib und in dritter Stufe die PCSK-9-Inhibitoren eingesetzt [42–45].

Statine senken effektiv und sicher die LDL-Cholesterinwerte im Blut und es gibt keinen Anhalt für eine erhöhte Rate neurokognitiver Störungen, Katarakt oder zerebrale Blutung [51]. In bis zu 5 % der Fälle kommt es zu einer Erhöhung der Transaminasen und selten zu einer CK-Erhöhung. Je nach kardiovaskulärem Risiko werden Erhöhungen bis zum dreifachen der Norm bei Transaminasen und fünffachen bei der CK toleriert. In der letzten Zeit klagen Patienten häufiger über Myalgien mit und ohne CK-Erhöhung unter einer Statintherapie, in Beobachtungsstudien ca. 20 %. Bei diesen Patienten geht man heutzutage von einer sogenannten Statinintoleranz aus. Hier sollten verschiedene (mindestens drei) Statine ausprobiert werden, um die höchste tolerable Statindosis zu erreichen. In den letzten Jahren sind Neumanifestationen eines Diabetes unter Statintherapie berichtet worden; dies waren in aller Regel geringe Erhöhungen des HbA_{1c} oder Nüchternglukose, die damit über den diagnostischen Schwellenwert für Diabetes kamen, es waren keine Dekompensationen des Stoffwechsels. Das relative Risiko zur klinischen Manifestation eines Diabetes mellitus unter einer Statintherapie ist um ca. 10 % erhöht [52]; da das absolute Risiko aber gering ist, hebt dieser klinisch marginale Effekt den positiven Einfluss der Therapie durch Statine auf das kardiovaskuläre Risiko nicht auf. Kürzlich hat eine große Meta-analyse die Ergebnisse von 14 randomisierten klinischen Endpunktstudien, die mit Statinen durchgeführt worden sind, dahingehend analysiert, ob es einen Unterschied in der Effektivität bzw. Ansprechrate zwischen Patienten mit und ohne Diabetes gibt. Es wurden die Ergebnisse von 1.466 Patienten mit Typ-1-Diabetes sowie von 17.220 Patienten mit Typ-2-Diabetes mit 71.370 Probanden ohne Diabetes verglichen [53]. In Bezug auf eine mittlere LDL-Cholesterinsenkung von 1,0 mmol/l über 4,3 Jahre war die relative Risikoreduktion in der Gesamtsterblichkeit (9 % versus 13 %) und schwerer vaskulärer Ereignisse (21 % versus 21 %) vergleichbar. Das heißt, Patienten mit Diabetes profitieren genauso von einer Statintherapie wie Patienten ohne Diabetes. Da Patienten mit Diabetes aber ein hohes bzw. sehr hohes Risiko haben, ist die Therapie besonders effektiv.

Ezetimib hemmt die Wiederaufnahme des freien Cholesterins aus dem Darm durch Hemmung der entsprechenden Transporter (NPC1L1) [54] und führt im Mittel zu einer weiteren mittleren LDL-Cholesterinsenkung um 20 % bei Zugabe zu einem Statin [55]. Die Hypothese, ob eine weitere Absenkung der LDL-Cholesterinspiegel unterhalb von 70 mg/dl durch zusätzliche Gabe bzw. Kombination eines Statins mit Ezetimib das kardiovaskuläre Risiko weiter senkt, wurde in der sogenannten IMPROVE-IT-Studie anhand von 18.144 Patienten belegt [56]; dies galt insbesondere auch für Patienten mit Diabetes [57].

Mit der Hemmung der Serin-Protease PCSK 9 durch Antikörper, wodurch die LDL-Rezeptoraktivität in der Leber erhöht wird, steht ein neues Therapiekonzept für Patienten mit Hypercholesterinämie zur Verfügung, die bisher unzureichend behandelt werden konnten. Die PCSK-9-Inhibitoren, wie Alirocumab und Evolocumab, sind humane Antikörper, die meist alle zwei (oder vier) Wochen subkutan injiziert werden und das LDL-C im Mittel um ca. 50–60 % senken [58–60]. Diese neue Therapie wird gut vertragen, es gibt in der Gesamtschau der Studiendaten zurzeit keine Hinweise für neurokognitive oder endokrine Störungen unter Therapie [61]. Eine erhöhte Manifestationsrate eines Typ-2-Diabetes oder Verschlechterung der Stoffwechsellage bei Patienten ist bisher nicht beobachtet worden. Kürzlich hat Handelsman die Subgruppenanalysen für Patienten mit Diabetes aller Phase-3-Studien der PCSK9-Antikörper Alirocumab und Evolocumab zusammenfassend dargestellt [62]. Die prozentuale Absenkung der LDL-Cholesterinspiegel war vergleichbar zwischen Patienten mit und ohne Diabetes [63,64] und kam nicht zu einer Erhöhung der Neumanifestation eines Diabetes oder Verschlechterung der Stoffwechsellage [65–68]. Der kardioprotektive Effekt der PCSK9-Antikörper wurden in zwei großen kardiovaskulären Endpunktstudien verifiziert, d. h. in der FOURIER-Studie mit 27.564 Patienten [69,70] und der ODYSSEY-Outcome-Studie mit 18.924 Patienten [71,72]. Auch hier zeigte sich eine mindestens vergleichbare Risikoreduktion bei Diabetes und keine erhöhte Diabetesinzidenz. Bei vorbestehender kardiovaskulärer Erkrankung und klinischem Anhalt für extrem erhöhtes Risiko und einem LDL-Cholesterin, welches trotz LDL-senkender Kombinationstherapie noch deutlich vom Zielwert entfernt ist, sollte eine zusätzliche

Behandlung mit einem PCSK9-Antikörper erwogen werden, wobei die Indikation durch einen Internisten mit Schwerpunkweiterbildung (z. B. Kardiologie, Angiologie, Nephrologie, Endokrinologie/Diabetologie) oder spezielle Lipid-Ambulanzen gestellt werden muss. In Deutschland ist derzeit nur Evolocumab verfügbar.

2.9 Vorgehen bei sehr hohen Triglyzeriden und kombinierter Hyperlipidämie

Bei Triglyzeridwerten über 10 mmol/l (885 mg/dl) wird eine medikamentöse Therapie zur Pankreatitis-Prophylaxe empfohlen. Bei kombinierten Lipidstörungen steht die Senkung des kardiovaskulären Risikos durch Senkung des LDL-Cholesterins im Vordergrund! Zur Senkung der Triglyzeride stehen therapeutische Lebensstilmaßnahmen und eine Optimierung der diabetischen Stoffwechsellage im Vordergrund. Kombinationstherapien mit Fibraten können bei sehr hohem Risiko erwogen werden, wobei es bisher in primären Endpunkten keinen Effekt hatte. Sekundäranalysen deuten auf einen möglichen Vorteil bei Patienten mit erhöhten Triglyzeriden und niedrigem HDL-Cholesterin hin; dies wird zur Zeit in einer klinischen Endpunktstudie überprüft. Zudem gibt es ggf. bald neue Medikamente zur Modulation des Triglyzeridstoffwechsels und neue Optionen mit besonderen Präparaten von Omega-3-Fettsäuren [73]. Icosapenthyl z. B. ist ein hochgereinigtes Ethylester der Eicosapentaensäure. In einer prospektiven kardiovaskulären Endpunktstudie (REDUCE-IT) wurde ein möglicher kardioprotektiver Effekt therapeutischer Dosen von Icosapenthyl in 8.179 Patienten mit bestehender kardiovaskulärer Vorerkrankung oder mit Diabetes und weiteren Risikofaktoren untersucht, die bereits eine Statintherapie erhielten und Nüchterntriglyzeride von 135–499 mg/dl bzw. 1,52–5,63 mmol/l hatten. Die Studie lief im Mittel über 4,9 Jahre und diese Fischölpräparation senkte das relative Risiko für die Inzidenz des primären Endpunktes, bestehend aus kardiovaskulärem Tod, nicht-tödlichen Myokardinfarkt oder Schlaganfall, Koronar-Revaskularisation oder instabiler Angina-pectoris-Symptomatik, signifikant um 25 % und das absolute Risiko um 4,8 %. Die Rate der Hospitalisierung wegen Vorhofflimmern oder das Risiko für eine schwere Blutung war absolut um 1,0 % respektive 0,6 % hingegen erhöht. Interessanterweise scheint die Senkung der Triglyzeride oder die Höhe bei Beginn der Studie keine Rolle für diesen kardioprotektiven Effekt zu spielen. Die JELIS-Studie wurde an 18.645 Patienten aus Japan mit 1.800 mg Eicosapentaensäure (EPA) durchgeführt und hatte bereits auch eine signifikante kardiovaskuläre Risikoreduktion gezeigt. Die anderen Studien mit Omega-3-Fettsäuren waren alle negativ, verwendeten allerdings auch alle u.a. niedrigere Dosierungen und Kombinationen von EPA mit DHA (Docosahexaensäure).

2.10 Gerinnungsmodulierende Behandlung bei MetS

Die wichtigsten Funktionen des Endothels für die Gefäßwand sind neben der Regulation des lokalen Gefäßtonus und Verhinderung der Akkumulation atherogener Lipoproteine (s. o.), inflammatorisch bedingte Adhäsionen und Einwanderungen von Zellen zu vermeiden und eine antithrombotische Oberfläche zu erhalten [74]. Warum, wann und wo sich atherosklerotische Plaques in unterschiedlichen Gefäßbetten bei Menschen mit teils auch vergleichbaren Profilen bekannter Risikofaktoren manifestieren, ist bisher weiterhin weitestgehend unbekannt. Sicher ist nur, dass das kardiovaskuläre Risiko nicht nur durch eine Entstehung von Plaques, sondern insbesondere auch durch ihre Ruptur und Erosion bedingt wird, die wiederum zu einer Thrombose und damit Gefäßverschluss führen kann [75]. Dies zu verhindern, ist der Ansatz antithrombotischer Medikationen (Abb. 2.3).

Nach Ruptur oder Erosion kommt es zu einer Adhäsion und Aktivierung von Thrombozyten u. a. mit Freisetzung von Thromboxan A2, Modulation der Fibrinolyse und Konformationsänderung des Glykoprotein-IIb/IIIa-Rezeptors, der wiederum eine hohe Affinität für lösliche Adhäsionsproteine und Fibrinogen besitzt [76]. Die Koagu-

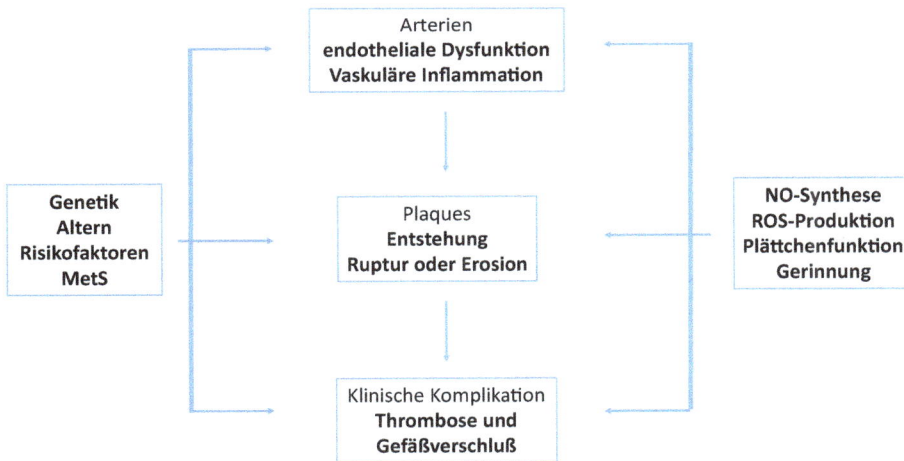

Abb. 2.3: Kardiovaskuläre Komplikationen entstehen durch Folgen einer Erosion oder Ruptur eines atherosklerotischen Plaques, der zunächst im Gefäßbett aufgrund einer endothelialen Dysfunktion und vaskulären Inflammation entstehen muss. Unterschiedliche Faktoren, wie z. B. genetische, Altern, Konstellation klassischer Risikofaktoren und Facetten des metabolischen Syndroms (MetS), bestimmen das individuelle Risiko und haben wahrscheinlich für die Entstehung sowie Ruptur oder Erosion atherosklerotischer Plaques eine gewichtige Rolle. Die Initiierung der Läsion durch endotheliale Dysfunktion sowie vaskuläre Inflammation und die direkt zu einer ischämischen Komplikation führende Thrombose wird wiederum wesentlich durch die erhöhte Aggregabilität von Thrombozyten bei veränderter Gerinnung inkl. Fibrinolyse bedingt. Hierbei scheinen erhöhter oxidativer Stress mit Bildung reaktiver Oxygen-Spezies (ROS) und eine erniedrigte NO(Nitrit-Oxid)-Bildung entscheidende Rollen zu spielen, s. auch [75] und Text.

lationskaskade wird durch den Tissue Factor des geschädigten Endothels aktiviert und führt am Ende zur Bildung von Fibrin. In diesem Sinne kann am Ende ein Thrombus, der aus Aggregaten von Thrombozyten und Fibrinsträngen besteht, zu einem Gefäßverschluß und einer Ischämie sowie akuten Koronarsyndrom führen. Diese Mechanismen können alle bei Diabetes oder Hyperglykämie verändert sein, sodass bei Patienten mit Diabetes nicht nur ein „vulnerables" Gefäßbett oder Plaque, sondern durch Hyperkoagulabilität und Hypofibrinolyse auch ein „vulnerables Blut" besteht. Zudem wird diskutiert, dass eine veränderte Ansprechbarkeit auf Aspirin nicht nur bei Diabetes vorliegt, sondern auch durch erhöhtes Körpergewicht mitbedingt wird. Es gibt keine Daten zu Patienten mit metabolischem Syndrom bzw. unterschiedlichen Kombinationen ihrer Komponenten. Dies betrifft auch prospektive Studien zur kardiovaskulären Prävention, auf die im Folgenden weiter eingegangen wird.

Obgleich der Stellenwert der Aspiringabe bei Patienten mit symptomatischer kardiovaskulärer Erkrankung klar belegt ist, steht die Bedeutung bzw. der klinische Netto-Effekt (Bilanz zwischen Nutzen und Nebenwirkung) bei kardiovaskulär asymptomatischen Patienten aufgrund des erhöhten Blutungsrisikos in Frage [44]. In der ASCEND-Studie wurden 15.480 Patienten mit Diabetes, aber ohne evidente kardiovaskuläre Erkrankung, randomisiert und erhielten entweder 100 mg Aspirin am Tag oder Placebo [77]. Der primäre Endpunkt war ein schweres Gefäßereignis, d. h. Herzinfarkt, Schlaganfall oder TIA, oder Tod vaskulärer Ursache. Die mittlere Verlaufsbeobachtung war 7,4 Jahre. Das relative Risiko für ein schweres Gefäßereignis wurde durch Aspirin zwar signifikant um 12 % gesenkt, dies entsprach aber nur einer absoluten Risikoreduktion von 1,1 % und die Rate für schwere Blutungen war um 0,9 % höher in der Aspiringruppe. Es gab auch keinen Unterschied im Krebsrisiko. Auch wenn diese Studie nur bei Patienten mit Diabetes durchgeführt worden ist, ist nicht davon auszugehen, dass der absolute kardiovaskuläre Vorteil und seine Abwägung für Nebenwirkungen bei Patienten mit MetS ohne Diabetes besser sind. In der ASPREE-Studie wurden 19.114 Menschen im Alter von 65 Jahren und höher eingeschlossen, die bisher keine kardiovaskuläre Erkrankung [78], Demenz oder körperliche Beeinträchtigungen hatten, und erhielten randomisiert 100 mg Aspirin oder Placebo. Der primäre Endpunkt war zusammengesetzt aus Tod, Demenz oder körperliche Einschränkung; der sekundäre Endpunkt bestand aus tödlicher Koronarerkrankung, nicht-tödlichem Myokardinfarkt oder Schlaganfall und Hospitalisierung wegen Herzinsuffizienz. Die mittlere Verlaufsbeobachtung war 4,7 Jahre. Die Ereignisraten für kardiovaskuläre Komplikationen oder schwere Blutungen waren statistisch zwischen beiden Behandlungsgruppen nicht unterschiedlich.

P2Y12-Rezptorblocker sind eine Alternative bei aspirinintoleranten Patienten, z. B. Clopidogrel, und werden in Kombination (sogenannte duale Plättchenhemmung oder DAPT) mit Aspirin bei Patienten mit akutem Koronarsyndrom oder perkutaner Intervention eingesetzt. Weitere Analysen deuteten darauf hin, dass Prasugrel oder Ticagrelor bei Patienten mit Diabetes dem Clopidogrel überlegen ist, bei Patienten mit MetS ohne Diabetes gibt es keine ausgewerteten Daten.

In der TIMI-Studie wurden 19.220 Patienten mit stabiler Koronarerkrankung ohne Myokardinfarkt oder Schlaganfall in der Vorgeschichte im Alter von 50 Jahren oder älter eingeschlossen, randomisiert für Aspirin allein oder der Kombination von Aspirin mit Ticagrelor und für im Mittel 39,9 Monate verfolgt [79]. Die Inzidenz für ischämische kardiovaskuläre Ereignisse war in der Kombinationstherapie signifikant geringer, relative Risikoreduktion 10 %, absolute Risikoreduktion 0,8 %. Die Inzidenz schwerer Blutungen war allerdings in der Kombinationsgruppe deutlich und signifikant höher, d. h., das relative Risiko war 2,3-fach höher und die absolute Ereignisrate um 1,2 %. Daher erschien die Netto-Bilanz (Vorteil gegenüber Nachteil) kein Beleg für die Empfehlung einer Kombinationstherapie zu sein. Die PEGASUS-TIMI54-Studie untersuchte bei Patienten mit einem Myokardinfarkt in den vergangenen drei Jahren, ob eine zusätzliche Gabe von Ticagrelor zu Aspirin das kardiovaskuläre Risiko senkt [80]. Die Kombinationsbehandlung reduziert signifikant das weitere relative Risiko um 16 %, die Kombinationsbehandlung war aber hingegen mit einem ca. zweifach erhöhten Blutungsrisiko assoziiert. Daher muss eine Kombinationsbehandlung das individuelle Risiko für Vorteil und Nachteil patientenzentriert abwägen. Ähnliche Risikoabwägung gilt für eine Kombination mit neuen oralen Antikoagulantien.

Ein Vorteil der Kombination eines Faktor-Xa-Hemmers mit Aspirin zur Senkung des kardiovaskulären Risikos zeigte sich erstmalig bei Patienten mit kürzlich akuten Koronarsyndrom, wobei sich das Risiko für eine schwere Blutung verdoppelte [81]. Die Frage, ob bei Patienten mit stabilem chronischem Koronarsyndrom eine zusätzliche Gabe des Anti-Xa-Medikaments Rivaroxaban in niedriger Dosierung einen zusätzlichen Vorteil für kardiovaskuläre Endpunkte hat, wurde in 27.395 Patienten untersucht, bei denen u. a. auch Aspirin 100 mg versus Aspirin plus Rivaroxaban 2,5 mg zweimal täglich verglichen wurde [82]. Die letztere Kombination reduzierte das relative Risiko für den primären Endpunkt (kardiovaskulärer Tod, nicht-tödlicher Schlaganfall und Myokardinfarkt) signifikant im Mittel um 24 % und absolut um 0,7 %. Schwere Blutungen traten allerdings insgesamt um 1,2 % häufiger auf, wobei es keinen Unterschied zwischen beiden Gruppen bei tödlichen und intrakraniellen Blutungen gab. Die Gesamt-Sterblichkeit war signifikant um absolut 0,7 % niedriger in der Kombinationstherapie. Es zeigte sich in der Subgruppe von Patienten mit peripherer arterieller Verschlusskrankheit, dass unter der Kombinationstherapie nicht nur das Koronarrisiko geringer war, sondern auch das relative Risiko einer Amputation der unteren Extremität signifikant um im Mittel 46 % gesenkt wurde [83]. Eine allgemeine Zusammenfassung zur gerinnungshemmenden Therapie ist in Tab. 2.6 dargelegt.

Tab. 2.6: Zur gerinnungsmodifizierenden Therapie bei Metabolischem Syndrom.

---

symptomatische kardiovaskuläre Erkrankung

– Therapie wie bei Patienten ohne Metabolisches Syndrom oder Diabetes
– Bei Patienten mit Myokardinfarkt in den letzten drei Jahren könnte eine Kombination von Aspirin (75–160 mg) mit niedrig-dosiertem Ticagrelor gerechtfertigt sein.
– Nach akutem Koronar-Syndrom oder Intervention ist eine duale Plättchenhemmung mit Ticagrelor oder Prasugrel dem Clopidogrel bei Diabetes vorzuziehen, Daten zu Menschen mit MetS ohne Diabetes liegen nicht vor.
– Bei Patienten mit kardiovaskulärer Vorerkrankung oder sehr hohem Risiko und insbesondere bei symptomatischer pAVK ist eine Kombination von Aspirin (100 mg) mit niedrig dosiertem Rivaroxaban (zweimal 2,5 mg/Tag) einer Monotherapie mit Aspirin nicht nur dem Koronarrisiko, sondern auch dem Risiko einer Amputation der unteren Extremität signifikant überlegen.

asymptomatische Patienten

– bei hohem oder sehr hohem Risiko
– Aspirin (75–100 mg/Tag) ggf. gerechtfertigt bei Fehlen von Kontraindikationen (Z. n. gastrointestinaler Blutung, Ulkus innerhalb der letzten 6 Monate, aktive Lebererkrankung, Aspirin-Allergie)
– bei moderatem Risiko
– Aspirin wird zur primären kardiovaskulären Prävention nicht empfohlen.

2.11 Ausblick

Eine zusammenfassende klinische Empfehlung zur Behandlung von Menschen mit MetS ist in Tab. 2.7 aufgeführt. Es ist bisher weiterhin unklar, ob es unterschiedliche Verläufe (Subgruppen) und Risiken für unterschiedliche Kombinationen der Facetten des MetS gibt. Insbesondere ist nicht klar, ob und ggf. wann und bei wem synergistische Risikoerhöhungen bei einzelnen Individuen zu erwarten sind. Die pathophysiologischen Bindeglieder sind vielfältig und in der Zukunft sind daher risikobezogene individualisierte Therapieansätze zu erwarten.

Tab. 2.7: Zusammenfassende Empfehlungen zur Behandlung des Metabolischen Syndroms (MetS).

---

diagnostisch

klinische, laborchemische und technische Diagnostik zum Vorliegen weiterer Facetten des MetS und zugrundeliegenden kardiovaskulären Risikos, s. Text

therapeutische Lebensstilmaßnahmen (TLM)

Gewichtsreduktion und Steigerung der körperlichen Aktivität für mindestens 150 Minuten pro Woche (aerobes und Kraft-Training) oder mindestens 10.000 Schritte täglich zur Reduktion der ektopen Fettverteilung, Insulinresistenz und Normalisierung einer evtl. Hyperglykämie bei Prädiabetes

bei gegenwärtigem Zigarettenrauchen (auch E-Zigarette) rauchfrei werden

medikamentöse Therapie

Aspirin nur bei symptomatischer kardiovaskulärer Erkrankung oder ggf. bei hohem bzw. sehr hohem Risiko (s. Tab. 2.6)

LDL-Cholesterin nach risikostratifizierten Zielwert (s. Tab. 2.5); daher Statin, ggf. Kombination mit Ezetimib oder danach mit PCSK9-Antikörper

Triglyzeride senken durch TLM und ggf. bei Dyslipidämie mit Fibrat oder vorbestehendem Diabetes oder kardiovaskulärer Erkrankung evtl. künftig Eicosapentaensäure

Blutdruck systolisch 120–130 mmHg für < 60 Jahre und 130–139 bei > 60 Jahre; diastolisch 70–80 mmHg (s. Tab. 2.4); kombinationstherapie mit RAAS-Hemmer und Diuretikum oder Kalizum-Kanal-Blocker, ggf. Dreifach-Therapie und dann Ergänzung mit Mineralkortikoidrezeptor-Antagonisten, z. B. Sprionolacton

Krankheitsmanifestationen in Assoziation mit MetS, wie z. B. Fettleberererkrankung, Gicht, Schlafapnoe-Syndrom, PCO-Syndrom oder Depression (Cave: unterschiedliches Risiko für Gewichtszunahme und Diabetes der Antidepressiva) etc., sollten entsprechend der Grunderkrankung entitätsbezogen behandelt werden

---

Literatur

[1]   Grundy SM, Cleeman JI, Daniels SR, et al. Diagnosis and management of the metabolic syndrome: an American Heart Association/ National Heart, Lung, and Blood Institute Scientific Staetment. Circulation. 2005;112:2735–52.
[2]   Müller-Wieland D, Altenburg C, Becher H, et al. Development of the Metabolic Syndrome: Study Design and Baseline Data of the Lufthansa Prevention Study (LUPS), A Prospective Observational Cohort Survey. Exp Clin Endocrinol Diabetes. 2018. doi: 10.1055/a-0767-6361. [Epub ahead of print]
[3]   Rathmann W, Haaster B, Icks A, et al. Prevalence of the metabolic syndrome in the elderly population according to IDF, WHO, and NCEP definitions and association with C-reactive protein. Diabetes Care. 2006;29:461.
[4]   Blüher M. Adipose tissue inflammation: a cause or consequence of obesity-related insulin resistance? Clin Sci. 2016;130:1603–1614.
[5]   Crewe C, An YA, Scherer PE. The omnious triad of adipose tissue dysfunction: inflammation, fibrosis, and impaired angiogenesis. J Clin Invest. 2017;127:74–82.

[6] Blüher M. Obesity: global epidemiology and pathogenesis. Nat Rev Endocrinol. 2019;15:288–298.

[7] Scherer PE. The multifaceted roles of adipose tissue: therapeutic targets for diabetes and beyond: the 2015 Banting Lecture. Diabetes. 2016;65:1452–1461.

[8] Stefan N, Kantarzis K, Häring HU. Causes and metabolic consequences of Fatty liver. Endocr Rev. 2008;29:939–60.

[9] Unger RH. Lipotoxic diseases. Annu Rev Med. 2002;53:19–36.

[10] Heerebeek van L, Paulus WJ. Understanding heart failure with preserved ejection fraction: where are we today? Neth Heart J. 2016;24:227–236.

[11] Wagner van LB, Wilcox JE, Colangelo LA, et al. Association of nonalcoholic fatty liver disease with subclinical myocardial remodeling and dysfunction: a population.based stdy. Hepatology. 2015;62:773–783.

[12] Shah RV, Anderson A, Ding J, et al. Pericardial, but not hepatic, fat by CT is associated with CV outcomes and structure. JACC Cardiovasc Imaging. 2017;10:1016–1027.

[13] Fitzgibbons TP, Czech MP. Epicardial and perivascular adipose tissues and their influence on cardiovascular disease: basic mechanisms and clinical association. J Am Heart Assoc. 2014;3: e000582 doi: 10.1161/JAHA.113.000582

[14] Sacks HS, Fain JN. Human epicardial adipose tissue: a review. Am Heart J. 2007;153:907–917.

[15] McGavock JM, Lingvay I, Zib I, et al.Cardiac steatosis in diabetes mellitus: a 1H-magnetic resonance spectroscopy study. Circulation. 2007;116:1170–5.

[16] Fontes-Carvahlo R, Fontes-Oliveira M, Sampaio F, et al. Influence of epicardial and visceral fat on left ventricular diastolic and systolic functions in patients after myocardial infarction. Am J Cardiol. 2014;114:1663–1669.

[17] Li C, Ford ES, McGuire LC, Mokdad AH. Association of metabolic syndrome and insulin resistance with congestive heart failure: findings from the third National Health and Nutrition Examination Survey. J Epidemiol Community Health. 2007;61:67–73.

[18] Khera AV, Emdin CA, Drake I, et al. Genetic Risk, Adherence to a Healthy Life Style, and Coronary Disease. N Engl J Med. 2016;375:2349–2358.

[19] Mensink GB, Schienkiewitz A, Haftenberger M, et al. Übergewicht und Adipositas in Deutschland. Bundesgesundheitsblatt-Gesundheitsforschung-Gesundheitsschutz. 2013;56:786–794.

[20] Bangalore S, Kumar S, Lobach I, et al. Blood presure targets in subjects with type 2 diabetes mellitus/impaired fasting glucose: observations from traditional and bayseion random-effects meta-analyses of randomized trials. Circulation. 2011;123:2799–2810.

[21] Emdin CA, Rahimi K, Neal B, et al. Blood pressure lowering in type 2 diabetes. A systematic review and meta-analysis. JAMA. 2015;313:603–15.

[22] Zoungas S, Chalmers J, Neal B, et al. Follow-up of blood-pressure lowering and glucose control in type 2 diabetes. N Engl. J Med. 2014; 371:1392–1406.

[23] Böhm M, Schumacher H, Teo KK, et al. Achieved diastolic blood pressure and pulse pressure at target systolic blood pressure (120–140 mmHg) and cardiovascular outcomes in high-risk patients: results from ONTARGET and TRANSCEND trials. Eur Heart J. 2018;39:3105–3114.

[24] Böhm M, Schumacher H, Teo KK, et al. Cardiovascular outcomes and achieved blood pressure in patients with and without diabetes at high cardiovascular risk. Eur Heart J. 2019;40:2032–2043.

[25] Merkel M, Müller-Wieland D, von Eckerdstein A. Fettstoffwechsel. In: Klinische Pathophysiologie. Hrsg. Blum HE, Müller-Wieland D. 2018 Thieme Verlag Stuttgart, New York, S200-231.

[26] Taskinen MR, Boren J. New insights into the pathophysiology of dyslipidemia in type 2 diabetes. Atherosclerosis. 2015;239:483–495.

[27] Hagihkia A, Landmesser U. HDL Effects of Apolipoprotein A-I/High-Density Lipoprotein Cholesterol on Atherosclerotic Vascular Disease: Critical Impact of Atherosclerosis Disease Stage and
Disease Milieu? JACC Basic Transl Sci. 2018;3:210–212.

[28] Ridker PM. LDL cholesterol: controversies and future therapeutic directions. Lancet.
2014;384:607–617.

[29] Brandts J, Ray KK. LDL-Cholesterol lowering strategies and population health-time to move to a
cumulative exposure model. Circulation. 2020, 20 Jan. doi.org/101161/CIRCULATIO-
NAHA.119043406.

[30] Boren J, Chapman MJ, Krauss RM, et al. Low-density lipoproteins cause atherosclerotic cardiovascular disease: pathophysiological, genetic, and therapeutic insights: a consensus atatement
from the European Atherosclerosis Society consensus panel. Eur Heart J. 2020;0:1–28.

[31] Shaikh M, Wootton R, Nordestgaard BG, et al. Quantitative studies of transfer in vivo of low density, Sf 12–60, and Sf 60–400 lipoproteins between plasma and arterial intima in humans. Arteriosclerosis, Thrombosis, and Vascular Biology. 1991;11(3):569–577.

[32] Nordestgaard BG, Wootton R, Lewis B. Selective retention of VLDL, IDL, and LDL in the arterial
intima of genetically hyperlipidemic rabbits in vivo. Arteriosclerosis, thrombosis, and vascular
biology. 1995;15(4):534–42.

[33] Boekholdt SM, Arsenault BJ, Mora S, Pedersen TR, et al. Association of LDL cholesterol, non–
HDL cholesterol, and apolipoprotein B levels with risk of cardiovascular events among patients
treated with statins: a meta-analysis. Jama. 2012;307(12):1302–9.

[34] Brunner FJ, Waldeyer C, Ojeda F, et al. Application of non-HDL cholesterol for population-based
cvardiovascular risk stratification: results from the Multinational Cardiovascular Risk Consortium. Lancet; 2019;394:2173–2183.

[35] Varbo A, Benn M, Tybjærg-Hansen A, et al. Remnant Cholesterol as a Causal Risk Factor for
Ischemic Heart Disease. Journal of the American College of Cardiology. 2013;61(4):427–36.

[36] Varbo A, Nordestgaard BG. Remnant cholesterol and triglyceride-rich lipoproteins in atherosclerosis progression and cardiovascular disease. Am Heart Assoc. 2016.

[37] Joshi PH, Khokhar AA, Massaro JM, et al. Remnant lipoprotein cholesterol and incident coronary
heart disease: the jackson heart and framingham offspring cohort studies. Journal of the American Heart Association. 2016;5(5):e002765.

[38] Robinson JG, Wang S, Smith BJ, Jacobson TA. Meta-analysis of the relationship between non–
high-density lipoprotein cholesterol reduction and coronary heart disease risk. Journal of the
American College of Cardiology. 2009;53(4):316–22.

[39] Cui Y, Blumenthal RS, Flaws JA, et al. Non–high-density lipoprotein cholesterol level as a predictor of cardiovascular disease mortality. Archives of Internal Medicine. 2001;161(11):1413–9.

[40] Liu J, Sempos C, Donahue RP, et al. Joint distribution of non-HDL and LDL cholesterol and coronary heart disease risk prediction among individuals with and without diabetes. Diabetes care.
2005;28(8):1916–21.

[41] Vallejo-Vaz AJ, Fayyad R, Boekholdt SM, et al Triglycerid-rich lipoprotein cholesterol and risk of
cardiovascular events among patients receiving statin therapy in the Treating to New Targets
(TNT) trial. Circulation. 2018 Aug 21;138(8):770–781. Doi:10.1161./CirculationAHA.117.032318

[42] Catapano AL, Graham I, De Backer G, et al. 2016 ESC/EAS Guidelines for the Management of
Dyslipidaemias. Eur Heart J. 2016; Epub ahead August 27, doi:10.1093/eurheartj/ehw272. 11.

[43] Mach F, Baigent C, Catapano AL, et al. 2019 ESC/EAS guidelines fort he management of dyslipidaemias: lipid modification to reduce cardiovascular risk. Eur Heart J. 2020 Jan 1;41(1):111–188.
Doi: 10.1093/eurheartj/ehz455.

[44] Consentino F, Grant PJ, Aboyans V, et al. 2019 ESC guidelines on diabetes, pre-diabetes, and
cardiovascular diseases developed in collaboration with the EASD. Eur Heart J. 2019.
Doi:10.1093/eurheartj/ehz486.

[45] Parhofer K, Birkenfeld AL, Krone W, et al. Positionspapier zur Lipidtherapie bei Patienten mit Diabetes mellitus. Diabetologie und Stoffwechsel. 2019;14(Suppl 2):226-231.

[46] Jellinger PS, Handelsman Y, Rosenblit PD et al. American Association of Clinical Endocrinologsts and American College of Endocrinology guidelines for management of dyslipidemia and prevention of cardiovascular disease. Endocr Pract. 2017;23(Suppl 2):1–87.

[47] Nissen SE, Tuzcu EM, Schoenhagen P, et al. for the REVERSAL Investigators: Effect of Intensive Compared With Moderate Lipid-Lowering Therapy on Progression of Coronary Atherosclerosis. A Randomized Controlled Trial. JAMA. 2004;291:1071–1080.

[48] Nissen SE, Nicholls SJ, Sipahi I, et al. for the ASTEROID Investigators: Effect of Very High-Intensity Statin Therapy on Regression of Coronary Atherosclerosis. The ASTEROID Trial. JAMA. 2006: E1-E10.

[49] Nicholls SJ, Puri R, Anderson T, et al. Effect of evolocumab on progression of coronary disease in statin-treated patients. The GLAGOV randomized clinical trial. JAMA. 2016 Dec 13;316 (22):2373–2384. Doi: 10.1001/jama.2016.16951.

[50] Giugliano RP, Pedersen TR, Park JG, et al. Clinical efficacy and safety of achieving very low LDL-cholesterol concentrations with the PCSK9 inhibitor evolocumab: a prespecified analysis of the FOURIER trial. Lancet. 2017;390:1962–1971.

[51] Mach F, Ray KK, Wiklund O, et al Adverse effects of statin therapy: perception vs. the evidence – focus on glucose homeostasis, cognitive, renal and hepatic function, haemorrhagic stroke and cataract. Eur Heart J. 2018;39:2526–2539.

[52] Robinson JG. Statins and diabetes risk: how real is it and what are the mechanisms? Curr Opin Lipidol. 2015;26:228–235.

[53] Cholesterol Treatment Trialists (CTT) Collaborators. Kearney PM, Blackwell L, Collins R, Keech A, Simes J, Peto R, Armitage J, Baigent V. Efficacy of cholesterol-lowering therapy in 18,686 people with diabetes in 14 randomized trials of statins: a meta-analysis. Lancet. 2008;371:117–125.

[54] Phan BA, Dayspring TD, Toth PP. Ezetimibe therapy: mechanisms of action and clinical update. Vasc Health Risk Manag. 2012;8:415–427.

[55] Friedman HS, Rajagopalan S, Barnes JP, Roseman H. Combination therapy with ezetimibe/simvastatin versus statin monotherapy for low density lipoprotein cholesterol reduction and goal attainement in a real world setting. Clin Ther. 2011;33:212–224.

[56] Cannon CP, Blazing MA, Giugliano RP, et al. Ezetimibe added to statin therapy after acute coronary syndromes. N Engl J Med. 2015;372:2387–2397.

[57] Giugliano RP, Cannon CP, Blazing MA, et al. Benefit of Adding Ezetimibe to Statin Therapy on Cardiovascular Outcomes and Safety in Patients With Versus Without Diabetes Mellitus: Results From IMPROVE-IT (Improved Reduction of Outcomes: Vytorin Efficacy International Trial). Circulation. 2018;137:1571–1582.

[58] Robinson JG, Farnier M, Krempf M, et al. Efiicacy and safety of alirocumab in reducing lipids and cardiovascular events. N Engl J Med. 2015;372:1489–1499.

[59] Sabatine MS, Giugliano RP, Wiviott SD, et al. Efficacy and safety of evolocumab in reducing lipids and cardiovascular events. N Engl J Med. 2015;372:1500–1509.

[60] Karatasakis A, Daenk BA, Karacsonyi J, et al. Effect of PCSK9 inihibitors on clinical outcomes in patients with hypercholesterolemia: A meta-analysis of 35 randomized controlled trials. J Am Heart Assoc. 2017;6: ee006910. DOI: 10.1161/JAHA.117.006910

[61] Brandts J, Müller-Wieland D. PCSK9 Inhibition: New Treatment Options and Perspectives to Lower Atherogenic Lipoprotein Particles and Cardiovascular Risk. Curr Atheroscler Rep. 2019;21 (10):40. doi: 10.1007/s11883-019-0802-x.

[62] Handelsman Y, Lepor NE. PCSK9 inhibitors in lipid management of patients with diabetes mellitus and high cardiovascular risk: a review. J Am Heart Assoc. 2019; DOI: 10.1161/JAHA.118.008953

[63] Blom DJ, Koren MJ, Roth E, et al. Evaluation oft he efficacy, safety and glycaemic effects of evo-
     locumab (AMG 145) in hypercholesterolaewmic patients stratified by glycaemic status and meta-
     bolic syndrome. Diabetes Obes Metab. 2017;19:98–107.
[64] Cao YX, Liu HH, Dong QT, et al. Effect of proprotein convertase subtilisin7kexin type 9 (PCSK9)
     monoclonal antibodies on new-onset diabetes mellitus and glucose metabolism: A systematic
     review and meta-analysis. Diabetes Obes Metab. 2018;20:1391–1398.
[65] Carvalho de LSF, Campos AM, Sposito AC. Proprotein convertase subtilisin/kexin type 9 (PCSK9)
     inhibitors and incident type 2 diabetes: a systematic review and meta-analysis with over 96,000
     patient-years. Diabetes Care. 2018;41:364–36.
[66] Sattar N, Toth PP, Blom DJ; et al. Effect of proprotein convertase subtilisin/kexin type 9 inhibitor
     evolocumab on glycemia, body weight, and new-onset diabetes mellitus. Am J Cardiol.
     2017;120:1521–1527.
[67] Sabatine MS, Giugliano RP, Keech AC, et al. Evolocumab and clinical outomes in patinets with
     cardiovascular disease. N Engl J Med. 2017;376:1713–1722.
[68] Sabatine MS, Leiter LA, Wiviott SD, et al. Cardiovascular safety and efficacy oft he PCSK9 inhibi-
     tor evolocumab in patients with and without diabetes and the effect of evolocumab on glycemia
     and risk of new-onset diabetes: a prespecified analysis oft he FOURIER randomised controlled
     trial. Lancet Diabetes Endocrinol. 2017;5:941–950.
[69] Schwartz GG, Szarek M, Bhatt DL, et al. The ODYSSEY OUTCOMES Trail: Topline results Alirocu-
     mab in patients after acute coronary syndrome. ACC. 2018.
[70] Ray KK, Colhoun H, Szarek M, et al. Alirocumab and cardiovascular outcomes in patients with
     acute coronary syndrome (ACS) and diabetes – prespecified analyses of ODYSSEY OUTCOMES.
     ADA. 2018; 6-LB 9.
[71] Laufs U, Parhofer K, Ginsberg HN, Hegele RA. Clinical review on triglycerides. Eur Heart J.
     2020;41:99–109.
[72] Bhatt DL, Steg GP, Miller M, et al. Cardiovascular risk with Icosapent ethyl for hypertriglyeride-
     mia. N Engl J Med. 2019;380:11–22.
[73] Yokoyama M, Origasa H, Matsuzaki M, et al. Effects of eicosapentaenoic acid on major coronary
     events in hypercholesterolaemic patients (JELIS): a randomised open-label, blinded endpont
     analysis. Lancet. 2007;369:1090–1098.
[74] Libby P, Hansson GK. From focal lipid storage to systemic inflammation: JACC review topic oft
     he week. J Am Coll Cardiol. 2019;74:1594–1607.
[75] Pechlivani N, Ajjan RA. Thrombosis and vascular inflammation in diabetes: mechanisms and poten-
     tial therapeutic targtes. Front Cardiovasc Med. 2018 Jan 19;5:1. Doi: 10.3389/fcvm.2018.00001.
[76] Libby P, Patserkamp G, Crea F, Jang IK. Reassessing the mechanisms of acute coronary syndro-
     mes. The „vulnerable plaque" and superficial erosions. Circ Res. 2019;124:150–60.
[77] The ASCEND Study Collaborative Group. Effects of aspirin for primary prevention in persons with
     diabetes mellitus. N Engl J Med. 2018;379:1529–39.
[78] McNeil JJ, Wolfe R, Woods RL, et al. Effect of aspirin on cardiovascular events and bleeding in
     health elderly. N Engl J Med 2018; 379: 1509-1518Steg PG, Bhatt DL, Simon T et al. Ticagrelor in
     Patients with Stable Coronary Disease and Diabetes. N Engl J Med. 2019;381(14):1309–1320.
[79] Bhatt DL, Bonaca MP, Bansilal, et al. Reduction in ischemic events with ticagrelor in diabetic
     patients with prior myocardial infarction in PEGASUS-TIMI 54. J Am Coll Cardiol. 2016;67:2732–
     2740.
[80] Mega JL, Braunwald E, Wiviott SD, et al. Rivaroxaban in patients with a recent acute coronary
     syndrome. N Engl J Med. 2012;366:9–19.
[81] Eikelboom JW, Conolly SJ, Bosch GR, et al. Rivaroxaban with and without aspirin in stable car-
     diovascular disease. N Engl J Med. 2017;377:1319–1330.

[82] Anand SS, Bosch J, Eikelboom JW, et al. Rivaroxaban with or without aspirin in patients with stable peripheral or carotid artery disease: an international, randomised, double-blind, placebo-controlled trial. Lancet. 2018;391:219–229.

[83] World Health Organisation. Definition, diagnosis and classification of diabetes mellitus and its complications. Report of WHO consultation. 1999;WHO/NCO/NCS/99.2.

[84] Balkau B, Charles MA. Comment on the provisional report from the WHO consultation. European Group for the Study of Insulin Resistance (EGIR). Diabet Med. 1999;16(5):442–3.

[85] Expert Panel on Detection, Evaluation, and Treatment of High Blood Cholesterol in Adults. Executive Summary of The Third Report of The National Cholesterol Education Program (NCEP) Expert Panel on Detection, Evaluation, and Treatment of High Blood Cholesterol In Adults (Adult Treatment Panel III). JAMA. 2001;285:2486–2497.

[86] Einhorn D, Reaven GM, Cobin RH, Ford E, Ganda OP, et al. American College of Endocrinology position statement on the insulin resistance syndrome. Endocr Pract. 2003;9:237–252.

[87] Grundy SM, Brewer HB, Cleeman JI, et al. Definition of metabolic syndrome. Report of the National Heart, Lung, and Blood Institute/ American Heart Association conference on scientific issues related definition. Circulation. 2004;109:433–438.

[88] International Diabetes Federation. Worldwide definition of the metabolic syndrome. http://www.idf.org/webdata/docs/IDF_Metasyndrome_definition.pdf. accessed 2005 Aug 24

[89] Alberti KG, Eckel RH, Grundy SM, et al. Harmonizing the Metabolic Syndrome: A Joint Interim Statement of the International Diabetes Federation Task Force on Epidemiology and Prevention; National Heart, Lung, and Blood Institute; American Heart Association; World Heart Federation; International Atherosclerosis Society; and International Association for the Study of Obesity. Circulation. 2009;120;1640–1645.

[90] Williams B, Mancici G, Spiering W, et al. 2018 ESC/ESH guidelines fort he menagemnt of hypertension. Eur Heart J. 2018;39:3021–3104.

3 Mikroangiopathie

3.1 Nephropathie

Robert Ritzel

3.1.1 Einführung und Terminologie

Der Diabetes mellitus ist weltweit die häufigste Ursache für das Auftreten einer chronischen Nierenerkrankung (CKD) und einer terminalen Niereninsuffizienz (ESKD). Eine diabetische Nephropathie tritt bei ca. 30 % der Patienten mit Typ-1-Diabetes mellitus auf und bei etwa 40 % der Patienten mit Typ-2-Diabetes mellitus. Die Prävalenz der diabetischen Nephropathie nimmt parallel mit der Prävalenz des Diabetes mellitus weltweit zu. Der natürliche Verlauf (Abb. 3.1) beinhaltet die glomeruläre Hyperfiltration, eine progressive Albuminurie, eine Abnahme der GFR und schließlich eine ESKD. Strukturell treten glomeruläre Hypertrophie, Glomerulosklerose und tubulointerstitielle Inflammation und Fibrose auf.

In der klinischen Praxis ist die Untersuchung des Urins auf eine Albuminurie zwar ein wichtiger Parameter, um die Progression der Nierenerkrankung zu erfassen, allerdings erlaubt die Quantifizierung der Eiweißausscheidung mit dem Urin keine genaue Charakterisierung der Prognose [1], da eine Nierenfunktionseinschränkung nicht regelhaft vorher durch eine ausgeprägte Albuminurie erkennbar ist. Der Gold-

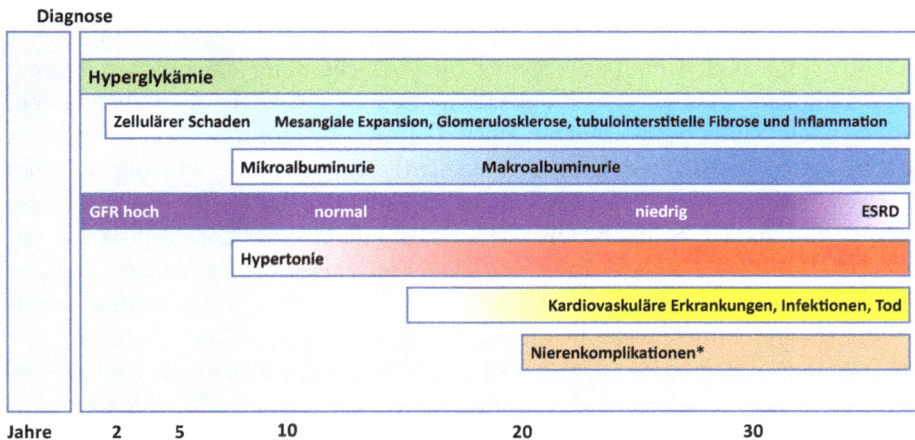

Abb. 3.1: Konzeptionelles Modell des natürlichen Verlaufs der diabetischen Nierenerkrankung (aus [8]). Die Diabetesdauer wird auf der x-Achse gezeigt. Für den Typ-1-Diabetes mellitus ist der Zeitverlauf gut charakterisiert; für den Typ-2-Diabetes mellitus kann der Zeitverlauf wegen des variablen Beginns der Hyperglykämie abweichen. GFR: glomeruläre Filtrationsrate; ESRD: terminale Nierenerkrankung (end-stage renal disease). * Anämie, Knochen- und Mineralstoffwechsel, Retinopathie und Neuropathie.

https://doi.org/10.1515/9783110590951-003

standard für die Diagnose einer diabetischen Nephropathie ist die Histologie aus einer Nierenbiopsie, die in der klinischen Praxis allerdings nur bei sehr wenigen Patienten tatsächlich durchgeführt wird. Grund dafür ist die Annahme, dass eine Diagnose anhand der klinischen Anamnese und den Laborparametern gestellt werden kann und die histologischen Befunde im Frühstadium einer diabetischen Nephropathie unspezifisch sind. Zudem wird eine invasive Prozedur vermieden, die nur sehr selten zu einer Änderung des therapeutischen Vorgehens führen würde.

Historisch ist der Begriff „diabetische Nephropathie" bei Patienten mit Typ-1-Diabetes mellitus durch den Befund einer Kombination aus Albuminurie und Retinopathie definiert worden [2]. Das Auftreten einer Albuminurie wurde als ein Hinweis für eine klassische diabetische Glomerulopathie gewertet. Die Einteilung erfolgte primär anhand der ausgeschiedenen Albuminmenge, unter der Annahme, dass dadurch milde und fortgeschrittene Krankheitsstadien differenziert werden können. Dies hat sich jedoch nicht bestätigt, da Nierenerkrankungen bei Patienten mit Diabetes mellitus sowohl klassische aber auch nicht-klassische glomeruläre und tubulointerstitielle Läsionen beinhalten können. So können z. B. Patienten mit einer Mikroalbuminurie oder sogar mit einer Normoalbuminurie eine fortgeschrittene Nierenschädigung mit reduzierter Nierenfunktion aufweisen. Bei Patienten mit Typ-1-Diabetes mellitus und reduzierter eGFR (< 60 ml/min/1,73 m^2) liegt der Anteil der Patienten ohne Albuminurie bei 7–24 % [3,4]. Bei Patienten mit Typ-2-Diabetes mellitus und reduzierter eGFR wird der Anteil ohne Albuminurie auf 39–52 % geschätzt [5,6]. Vor einigen Jahren wurde daher die klinische Diagnose einer „diabetischen Nierenerkrankung" neu interpretiert, auch genannt chronische Nierenerkrankung (CKD) wegen Diabetes mellitus oder diabetischer Nephropathie [7]. Hintergrund ist das Verständnis, dass durch die Diagnose einer diabetischen Nierenerkrankung kein spezifischer pathologischer Phänotyp impliziert wird. Das bedeutet, die Ursache einer diabetischen Nierenerkrankung kann eine klassische diabetische Nephropathie sein, aber auch andere Ursachen, die häufig gemeinsam mit einem Diabetes mellitus auftreten, wie z. B. eine Schädigung der Nieren durch eine arterielle Hypertonie. Daher wird mit der Diagnose einer diabetischen Nierenerkrankung die komplexe klinische Relevanz einer diabetischen Nierenschädigung mit einem global erhöhten vaskulären Risiko in den Vordergrund gerückt (z. B. erhöhte Mortalität von Patienten mit Diabetes mellitus und Proteinurie durch terminale Nierenerkrankung, aber auch durch kardiovaskuläre Erkrankungen). Die diabetische Nierenerkrankung ist ein Syndrom, das durch eine persistierende Albuminurie (> 30 mg/24 h oder > 30 mg/g Kreatinin), eine progrediente Abnahme der glomerulären Filtrationsrate (GFR), einen erhöhten arteriellen Blutdruck und eine gesteigerte kardiovaskuläre Morbidität und Mortalität charakterisiert ist [8].

3.1.2 Risikofaktoren

Die Risikofaktoren für das Auftreten einer diabetischen Nephropathie und einer diabetischen Nierenerkrankung sind heterogen und in epidemiologischen Untersuchungen werden unterschiedliche Faktoren identifiziert. Die Genetik ist ein starker Risikofaktor für das Auftreten einer diabetischen Nephropathie und die Heritabilität liegt bei etwa 30–75 %, je nachdem welche Population (z. B. ethnischer Hintergrund, Diabetestyp) mit welchem Parameter untersucht wird (z. B. Albuminurie, eGFR, ESKD) [9]. Es gibt modifizierbare, aber auch nicht-modifizierbare Risikofaktoren, die direkt oder indirekt zu einem Gewebeschaden an der Niere oder zu epigenetischen Modifikationen führen. Zu diesen Risikofaktoren gehören: Alter, ethnische Herkunft (Afroamerikaner, Lateinamerikaner, indigene Völker), Geschlecht, niedriger sozioökonomischer Status, Diabetesdauer, Adipositas, Rauchen, Hyperlipidämie, Hyperglykämie, arterielle Hypertonie und akute Nierenerkrankungen.

Mit zunehmendem Alter steigt die Prävalenz einer diabetischen Nierenerkrankung mit reduzierter eGFR an. Wahrscheinlich verstärkt der Alterungsprozess grundsätzlich chronische Nierenerkrankungen und erklärt die steigende Prävalenz normoalbuminurischer diabetischer Nephropathiestadien ab der 5. Lebensdekade [10,11].

Eine diabetische Nierenerkrankung tritt häufiger bei Frauen auf, während Männer ein um 37 % höheres Risiko für eine Progression zur terminalen Niereninsuffizienz besitzen [12]. Mögliche Ursachen für diese Geschlechtsunterschiede können in der Genetik liegen, aber auch in den Unterschieden der spezifischen Exposition gegenüber den Sexualhormonen, der Körperzusammensetzung (z. B. Muskelmasse) und der Lebensstilfaktoren (z. B. Adipositas, Rauchen, körperliche Aktivität, Ernährung).

Der Einfluss des sozioökonomischen Status auf das Risiko für eine diabetische Nierenerkrankung erklärt sich international in erster Linie durch den schwereren Zugang zu medizinischer Versorgung bei Patienten mit niedrigem sozioökonomischem Status. Andere Faktoren können die geringere Auswahl an gesunden Lebensmitteln, erschwerter Zugang zu Freizeitaktivitäten und Sporteinrichtungen für regelmäßige körperliche Bewegung und der Lebensstil sein.

Die Adipositas kann die Progression einer diabetischen Nierenerkrankung beschleunigen, ist aber auch unabhängig von einem Diabetes mellitus ein Risikofaktor für das Auftreten einer Nierenerkrankung, die Adipositas-assoziierte Glomerulopathie genannt wird [13]. Durch eine Adipositas wird das Renin-Angiotensin-Aldosteron-System (RAAS) aktiviert. Die RAAS-Aktivierung bewirkt wiederum eine Natriumretention, Aktivierung des sympathischen Nervensystems und Steigerung des intraglomerulären Kapillardrucks. Insgesamt werden durch eine Adipositas also ganz ähnliche Mechanismen der Nierenschädigung wie bei einem Diabetes mellitus ausgelöst und führen zu einer Glomerulosklerose [14]. Eine viszerale Adipositas vermittelt dabei einen stärkeren Einfluss auf die Progression einer diabetischen Nierenerkrankung als die allgemeine Adipositas [15].

Durch einen Nikotinabusus kann über mehrere Signalwege ebenfalls eine Nierensklerose ausgelöst werden, die der diabetischen Glomerulosklerose sehr ähnlich ist [16,17]. Pathogenetisch spielen endotheliale Dysfunktion, oxidativer Stress und ein allgemeine Inflammationsaktivierung eine Rolle.

Sowohl die Hyperglykämie als auch eine arterielle Hypertonie sind wichtige Faktoren in der Pathogenese und Progression einer diabetischen Nierenschädigung [18–21] und werden in den nachfolgenden Abschnitten dieses Kapitels speziell besprochen.

3.1.3 Pathogenese und Verlauf

Die diabetische Nephropathie ist eine komplexe Erkrankung, die über unterschiedliche Mechanismen verursacht wird und mit strukturellen Veränderungen an verschiedenen Teilen der Nieren assoziiert ist [22]. Ein zentraler pathogenetischer Prozess der Nierenschädigung durch chronische Hyperglykämie ist die Produktion von „Advanced-Glycation End-Products" (AGEs) und reaktiven Sauerstoffspezies, die ihrerseits interzelluläre Signalwege aktivieren und so eine Änderung des Genexpressionsmusters induzieren. Dadurch werden proinflammatorische und profibrotische Botenstoffe gebildet, die einen Gewebeschaden auslösen [23]. Neben der Hyperglykämie spielen aber auch Insulinresistenz und Hyperinsulinämie ein Rolle, die über spezifische pathogenetische Mechanismen nierenschädigend wirken und ein Erklärungsansatz sind, weshalb sich die Histopathologie der diabetischen Nephropathie bei Patienten mit Typ-1 und Typ-2-Diabetes mellitus unterscheiden kann.

Das diabetische Milieu in der Niere aktiviert das Renin-Angiotensin-Aldosteron-System (RAAS) und bewirkt eine Hypertrophie der Nieren, steigert den renalen Plasmafluss und die Filtrationsfraktion. In den frühen Stadien ist die glomeruläre Filtrationsrate (GFR) gesteigert, weshalb auch der Begriff „glomeruläre Hyperfiltration" benutzt wird. Viele Untersuchungen haben den klinischen Zusammenhang sowohl bei Patienten mit Typ-1 als auch Typ-2-Diabetes mellitus weitergehend untersucht [24,25] und beschreiben eine Assoziation der renalen Hämodynamik (Hyperfiltration) mit einer späteren verstärkten Albuminurie, entsprechend einer Progression einer diabetischen Nephropathie.

Der Einfluss von oxidativem Stress und chronisch aktivierter Inflammation bewirken ebenfalls renale Schädigungen. Bereits 5 Jahre nach Beginn eines Diabetes mellitus kann in einer Nierenbiopsie bereits eine diffuse mesangiale Expansion erkennbar sein [26]. In fortgeschrittenen Stadien entwickelt sich die diffuse mesangiale Expansion in eine noduläre Akkumulation der mesangialen Matrix, die auch als Kimmelstiel-Wilson-Läsion bezeichnet wird [27]. Eine noduläre diabetische Glomerulosklerose, tubuläre Atrophie und auch die vaskuläre Läsion stellen einen schwereren Nierenschaden als eine diffuse mesangiale Expansion dar und sind klinisch mit einer längeren Diabetesdauer und einer schlechteren renalen Prognose assoziiert.

Bei gesunden Personen liegt die Abnahme der Nierenfunktion (eGFR) durch den normalen Alterungsprozess bei 0,5 bis 1,0 ml/min/1,73 m² pro Jahr [10]. Bei Personen mit Typ-1-Diabetes mellitus liegt die jährliche Reduktion der eGFR im Mittel bei 3 ml/min/1,73 m² [28]. In einer Studie von Patienten mit Typ-2-Diabetes mellitus lag die Abnahme der eGFR in der Gruppe von Personen mit einer Albuminurie von < 300 mg/g Kreatinin bei 2,1 ml/min/1,73 m² im Jahr und in der Gruppe mit einer Albuminurie > 300 mg/g Kreatinin bei 5,5 ml/min/1,73 m² [29]. Diese Informationen erlauben eine gewisse Einschätzung des Verlaufs der Nierenfunktion in der täglichen individualisierten Therapieplanung.

3.1.4 Klassifikation

Die neue Klassifikation der Stadien der diabetischen Nephropathie wurde in Anlehnung an die Stadieneinteilung der CKD (Abb. 3.2) etabliert und beinhaltet eine Kategorisierung anhand der GFR und der Albuminausscheidung (Albumin-Kreatinin-Quotient im Urin) und Assoziation mit Begleiterkrankungen [30] (s. Tab. 3.1). Da-

				Stadien der Albuminurie Beschreibung und Schweregrad		
				A1	A2	A3
				normal bis leicht erhöht	moderat erhöht	stark erhöht
				<30 mg/g <3 mg/mmol	30-300mg/g 3-30 mg/mmol	>300 mg/g >30 mg/mmol
GFR Kategorien (ml/min/1.73 m²) Beschreibung und Schweregrad	G1	normal oder hoch	≥90	1 wenn CKD	1	2
	G2	leicht reduziert	60-89	1 wenn CKD	1	2
	G3a	leicht bis moderat reduziert	45-59	1	2	3
	G3b	moderat bis stark reduziert	30-44	2	3	3
	G4	stark reduziert	15-29	3	3	4+
	G5	Nierenversagen	<15	4+	4+	4+

Abb. 3.2: Stadieneinteilung der Patienten mit einer chronischen Nierenerkrankung anhand der GFR und Albuminurie. Die Farbgebung reflektiert das Risiko für eine Krankheitsprogression (grün, gelb, orange, rot, tiefrot). Die Zahlen sind eine Empfehlung zur Häufigkeit des Monitorings (Anzahl pro Jahr) (modifiziert von: KDIGO. Summary of recommendation statements. Kidney Int Suppl. 2013;3 (1):5–14).

durch wird in der klinischen Praxis die Schwere der renalen diabetischen Folgeerkrankung unmittelbar erfasst und das globale Gesundheitsrisiko auch für andere
Organsysteme definiert.

Tab. 3.1: Stadien der diabetischen Nephropathie und der assoziierten Begleiterkrankungen, aus [30].

Stadium/Beschreibung	glomeruläre Filtrationsrate (ml/min)	Albumin-Kreatinin-Quotient im Urin (mg/g)	Bemerkung
Nierenschädigung mit normaler Nierenfunktion			S-Kreatinin im Normbereich
1a) Mikroalbuminurie	> 90	Frauen: 20–200 mg Albumin/g Kreatinin[1]; Männer: 30–300 mg Albumin/g Kreatinin[1]	Blutdruck im Normbereich, steigend oder Hypertonie
1b) Makroalbuminurie	> 90	Frauen: > 200 mg Albumin/g Kreatinin[1]; Männer: > 300 mg Albumin/g Kreatinin[1]	Dyslipidämie, raschere Progression von KHK, AVK, Retinopathie und Neuropathie
Nierenschädigung mit Niereninsuffizienz (NI)			S-Kreatinin grenzwertig oder erhöht, Hypertonie, Dyslipidämie, Hypoglykämieneigung, rasche Progression von KHK, AVK, Retinopathie und Neuropathie. Anämie-Entwicklung, Störung des Knochenstoffwechsels
2) leichtgradige NI	60–89	Frauen: > 200 mg Albumin/g Kreatinin[2] Männer: > 300 mg Albumin/g Kreatinin[2]	
3) mäßiggradige NI	30–59	abnehmend	
4) hochgradige NI	15–59	abnehmend	
5) terminale NI	< 15		

[1] Bei Konzentrationsmessung ohne Bezug auf U-Kreatinin gilt: 20–200 mg/l.
[2] Bei Konzentrationsmessung ohne Bezug auf U-Kreatinin gilt: > 200 mg/l.

Das klinische Syndrom der diabetischen Nierenerkrankung wird bei Patienten mit
Typ-1 und Typ-2-Diabetes mellitus durch den Befund einer persistierenden Albuminurie von > 30 mg/24 h (entsprechend einem Albumin-Kreatinin-Quotienten von
> 30 mg/g Kreatinin in mindestens 2 von 3 Proben) getriggert, wenn zusätzlich eine
progrediente Abnahme der GFR und ein erhöhter arterieller Blutdruck vorliegen.

Für die klinische Praxis hat sich bewährt, direkt die GFR und die Albuminurie
quantitativ zu benennen und in der Diagnosenliste zu dokumentieren.

3.1.5 Klinische Evaluation und Diagnosestellung

Frühe Stadien der diabetischen Nephropathie sind typischerweise asymptomatisch. Daher wird in Anlehnung an die neue Klassifikation der diabetischen Nephropathie (Tab. 3.1) ein regelmäßiges, periodisches Screening (einmal pro Jahr) empfohlen, bei dem, gemäß der DDG Praxisempfehlungen, der Albumin-Kreatinin-Quotient im ersten Morgenurin und die eGFR bestimmt werden [30]. International ist die Berechnung des Albumin-Kreatinin-Quotienten aus einem Spontanurin oder einer 24h-Urinsammlung ebenfalls etabliert. Mindestens 2 von 3 Urinproben, die über einen Zeitraum von 3–6 Monaten entnommen werden, sollten eine erhöhte Albuminausscheidung anzeigen, bevor die Diagnose gesichert ist [31]. Die Albuminausscheidung unterliegt nämlich einer signifikanten intraindividuellen Variabilität und wird zusätzlich durch andere Faktoren wie z. B. unkontrollierte Hyperglykämie, Sport, Harnwegsinfekte oder Herzinsuffizienz beeinflusst, auch ohne Vorliegen einer Nierenschädigung. Die Urinteststreifen, die lediglich eine qualitative Aussage erlauben und durch eine erhöhte Albuminausscheidung „positiv" werden, sind in der klinischen Praxis nicht geeignet, um eine Progression der Albuminurie oder das Ansprechen auf eine Therapie zu untersuchen.

Die GFR wird über unterschiedliche Kreatinin-basierte Formeln berechnet. Gebräuchlich sind z. B. die Chronic-Kidney-Disease-Epidemiology(CKD-EPI)- und Modification-in-Renal-Disease(MDRD)-Formeln. Beide Formeln sind jedoch in Populationen ohne Diabetes mellitus etabliert worden. D. h., die Validität und Präzision der Methode kann daher durch eine diabetische Nephropathie, unkontrollierte Hyperglykämie und eine Adipositas durchaus beeinflusst sein. Falls die für die Berechnung der eGFR benutzte Formel nicht auf den Laborbefunden der eigenen Patienten genannt wird, kann mit dem durchführenden Labor Kontakt aufgenommen werden. Die CKD-EPI- ist im Vergleich zur MDRD-Formel bei einer GFR < 60 ml/min/1,73 m^2 vergleichbar und bei einer GFR > 60 ml/min/1,73 m^2 etwas genauer für die Berechnung der eGFR.

Die klinische Diagnose einer diabetischen Nierenerkrankung wird durch eine Reihe von Befunden plausibilisiert. Es sollte eine persistierende Albuminurie (≥30 mg/Tag oder ≥30 mg/g Kreatinin) und/oder eine persistierende Reduktion der GFR < 60 ml/min/1,73 m^2 vorliegen. Die Befunde sollten über mindestens 3 Monate nachweisbar sein, da vorübergehende Veränderungen der Parameter auftreten können. Wie oben bereits erwähnt, ist damit für die Diagnosestellung einer diabetischen Nierenerkrankung keine Albuminurie erforderlich. Wenn bei diesen Patienten eine Nierenbiopsie durchgeführt wird, finden sich die typischen histopathologischen Befunde einer diabetischen Nierenerkrankung.

Bei Personen mit Typ-1-Diabetes mellitus können bereits nach 5 Jahren histopathologische Befunde einer diabetischen Nierenschädigung auftreten. Nach einer Diabetesdauer von 5 Jahren ist daher die Diagnose einer diabetischen Nierenerkrankung beim Typ-1-Diabetes mellitus plausibel, wenn die o. g. Befunde auftreten. Im Gegensatz dazu kann bei Personen mit Typ-2-Diabetes mellitus bereits bei der Diagnosestellung eine diabetische Nierenerkrankung vorliegen, da der genaue Beginn einer Hyperglykämie mit einem asymptomatischen Verlauf bereits mehrere Jahre zurückliegen kann. Da die Diagnose einer proliferativen diabetischen Retinopathie mit den pathologischen Merkmalen einer diabetischen Nierenerkrankung korreliert, ist bei Personen mit Typ-2-Diabetes mellitus, bestehender Nierenerkrankung und einer Retinopathie die Diagnose auch bei einer kurzen Diabetesdauer plausibel.

Die klinische Diagnose einer diabetischen Nierenerkrankung sollte nicht gestellt werden, wenn eine andere Ätiologie einer Nierenerkrankung durch zusätzliche Befunde differenzialdiagnostisch wahrscheinlich ist. Zu diesen Befunden gehören:

1. Eine deutliche Albuminurie von ≥ 300 mg/Tag oder mg/g Kreatinin innerhalb von 5 Jahren der Diagnosestellung eines Typ-1-Diabetes mellitus, oder eine deutliche Albuminurie, die bereits mehrere Jahre vor der Diagnose eines Typ-2-Diabetes aufgetreten ist.
2. Erythrozytenzylinder, dysmorphe Erythrozyten oder Leukozytenzylinder im Urinsediment.
3. Das Vorliegen einer anderen systemischen Erkrankung, die typischerweise mit einer Nierenerkrankung assoziiert ist (z. B. systemischer Lupus erythematodes).
4. Ein plötzlicher Anstieg der Albuminurie (mehr als 5–10-fach innerhalb von weniger als 1–2 Jahren) oder eine plötzliche Abnahme der eGFR (mehr als 5 ml/min/1,73 m² pro Jahr) sind nicht typisch für eine diabetische Nierenerkrankungen und sollten Anlass für eine differenzialdiagnostische Berücksichtigung anderer Ursachen einer Nierenschädigung sein.

3.1.6 Therapie

Grundsätzlich ist die Prävention von Folgekrankheiten, insbesondere der diabetischen Nierenerkrankung, ein wesentliches Ziel der Diabetestherapie. Dafür ist eine multifaktorielle Risikofaktorreduktion erforderlich. Dies beinhaltet eine gleichzeitige Therapie des Glukosestoffwechsels, des Blutdrucks, des Lipidstoffwechsels und des Lebensstils.

Sowohl beim Typ-1 als auch Typ-2-Diabetes mellitus kann durch eine langfristige gute Kontrolle des Glukosestoffwechsels das Risiko für das erstmalige Auftreten einer diabetischen Nephropathie im Sinne einer Prävention gesenkt werden [6,32]. Von Beginn an sollte also für die Reduktion des Nephropathierisikos eine gute Einstellung des Glukosestoffwechsels angestrebt werden.

Wenn bereits eine diabetische Nierenerkrankung vorliegt, ist die Datenlage der Therapie des Glukosestoffwechsels bei Patienten mit Typ-1-Diabetes mellitus weniger robust [33,34]. Idealerweise wird beim Typ-1-Diabetes mellitus ein HbA$_{1c}$-Ziel von < 7,0 % angestrebt, allerdings erfordert das zunehmende Risiko für Hypoglykä-

mien, einen Kompromiss zwischen Reduktion des Risikos für mikrovaskuläre Folgekrankheiten und dem Hypoglykämierisiko zu finden.

Bei Patienten mit Typ-2-Diabetes mellitus und bereits etablierter diabetischer
Nierenerkrankung ist das Vorgehen grundsätzlich ähnlich [35]. Durch eine gute Glukosekontrolle kann wahrscheinlich eine Progression der Nephropathie auch bei diesen Patienten verlangsamt werden [36]. Individuelle Zielwerte werden für den HbA$_{1c}$
oder zusätzliche Parameter der Glykämie (z. B. Nüchternglukose) mit den Patienten
definiert.

Bei der Auswahl der antihyperglykämischen Medikamente stehen mittlerweile
die SGLT2-Inhibitoren zur Verfügung, die in der Therapie des Typ-2-Diabetes mellitus
mit diabetischer Nierenerkrankung eingesetzt werden können, um das Risiko für renale Endpunkte zu senken [37,38]. Die absolute Risikoreduktion durch eine Therapie
mit SGLT2-Inhibitoren ist bei Patienten mit einer Makroalbuminurie (≥ 300 mg/Tag
oder ≥ 300 mg/g Kreatinin) größer, da diese Patienten ein höheres Risiko für renale
Ereignisse haben. Bei einer eGFR von < 30 ml/min sollte grundsätzlich kein SGLT2-
Inhibitor mehr begonnen werden. Da sich der Zulassungsstatus der einzelnen Mole-
küle bezüglich der Therapie bei eingeschränkter Nierenfunktion rasch entwickelt
und verändert, sei an dieser Stelle auf die Fachinformationen der jeweiligen Medikamente verwiesen. In einer kürzlich publizierten Untersuchung zeigte sich sogar, dass
Patienten mit einer niedrigen eGFR möglicherweise stärker von einer Therapie mit
SGLT2-Inhibitoren profitieren und kardiovaskuläre Endpunkte deutlicher gesenkt
werden [39]. Bei Patienten mit einer Amputation an der unteren Extremität in der
Vorgeschichte oder einer aktuell drohenden Extremitätenamputation sollten SGLT2-
Inhibitoren nicht eingesetzt werden. Ein wesentlicher Grund, weshalb die SGLT2-In-
hibitoren eine nephroprotektive Wirkung besitzen, ist die Reduktion des intraglome-
rulären Drucks und der glomerulären Hyperfiltration durch eine Natriurese [37]. In
Zukunft werden SGLT2-Inhibitoren eventuell auch zur Therapie von Nierenschäden
bei Patienten ohne Diabetes mellitus eingesetzt.

Neben den SGLT2-Inhibitoren ist auch die Therapie mit GLP-1 Rezeptoragonisten
(GLP-1 RA) mit einer Reduktion von renalen Endpunkten assoziiert. Eine kürzlich publizierte Metaanalyse berichtet, dass bei Patienten mit Typ-2-Diabetes mellitus und
hohem kardiovaskulärem Risiko ein kombinierter Nierenendpunkt durch eine Therapie mit einem GLP-1 RA um 17 % statistisch signifikant reduziert wird [40]. GLP-1 RA
müssen als Peptidhormone subkutan gespritzt werden. Da Patienten mit Typ-2-Dia-
betes mellitus mit diabetischer Nierenerkrankung häufig eine Einschränkung der
Nierenfunktion aufweisen, ist es wichtig, die Empfehlungen zum Einsatz der GLP-1
RA bei Niereninsuffizienz zu beachten. Liraglutid, Dulaglutid und Semaglutid dürfen
bei einer GFR < 15 ml/min nicht mehr eingesetzt werden. Exenatid, Exenatid LAR
und Lixisenatid sollen bei einer Krea-Cl < 30 ml/min nicht mehr eingesetzt werden.
Insgesamt sind damit die Anwendungsmöglichkeiten für GLP-1 RA auch bei eingeschränkter Nierenfunktion in klinisch ausreichender Weise möglich, um die Dreifachkombination aus Metformin, SGLT2-Inhibitor und GLP-1 RA in der individuali-

sierten Therapie bei vielen Patienten zu realisieren. Von den Patienten werden häufig die langwirksamen Präparate bevorzugt, die nur einmal pro Woche injiziert werden müssen (Dulaglutid und Semaglutid).

Beide Substanzklassen, SGLT2-Inhibitoren und GLP-1 RA, werden daher in den internationalen Therapieempfehlungen der Amerikanischen und Europäischen Diabetesgesellschaften ADA und EASD als bevorzugte Medikamente für eine Kombination mit Metformin bei Patienten mit Typ-2-Diabetes mellitus und chronischer Nierenerkrankung und/oder kardiovaskulärer Vorerkrankung empfohlen [41].

Bei Patienten mit Diabetes mellitus und einer diabetischen Nierenerkrankung ist neben einer guten Einstellung des Glukosestoffwechsels mit den richtigen Medikamenten auch eine Zielwerterreichung bei der Therapie einer arteriellen Hypertonie wichtig. Eine pharmakologische Therapie sollte bei einem systolischen Blutdruck von ≥ 140 mmHg oder einem diastolischen Blutdruck von ≥ 90 mmHg begonnen werden. Der Zielblutdruck wird bei allen Patienten individuell definiert, ein Wert von 130/80 mmHg kann dabei als Ausgangsbasis dienen. Bei Vorhandensein einer Niereninsuffizienz sind die Blutdruckziele etwas niedriger anzusetzen (z. B. < 130/80 mmHg), ebenso bei einer Proteinurie von > 3 g/Tag (Zielblutdruck z. B. < 125/75 mmHg) [30]. Bei älteren Patienten > 65 Jahre kann es sinnvoll sein, einen Zielkorridor für den systolischen Blutdruck von 130–139 mmHg festzulegen. Grundsätzlich gilt, dass eine intensivere im Vergleich zu einer weniger intensiven Blutdrucksenkung die Mortalität senkt und die kardiovaskuläre Morbidität reduziert.

Die initiale antihypertensive Therapie bei Patienten mit einer diabetischen Nierenerkrankung besteht in der Regel aus einem ACE-Inhibitor oder einem Angiotensinrezeptorblocker (ARB), bei Bedarf in Kombination mit einem Dihydropyridin-Calciumkanalblocker und/oder einem Thiaziddiuretikum. Eine Kombination aus einem ACE-Inhibitor und einem ARB ist nicht sinnvoll, steigert das Risiko für unerwünschte Wirkungen (Hyperkaliämie, akute Niereninsuffizienz) und sollte vermieden werden. Durch große klinische Studien ist belegt, dass eine Therapie mit einem ACE-Inhibitor oder ARB die Progression einer Albuminurie und einer Niereninsuffizienz verlangsamt [42,43]. Im Vergleich zu Calciumantagonisten ist ein klinischer Nutzen auch bei gleicher Blutdrucksenkung gegeben. ACE-Inhibitoren und ARBs werden daher als Medikamente mit einem nephroprotektiven Effekt betrachtet, der sich auch über eine Blutdrucksenkung hinaus gerade bei Patienten mit einer ausgeprägten Albuminurie manifestieren kann.

Bei den meisten Patienten mit einer diabetischen Nierenerkrankung liegt gleichzeitig ein hohes kardiovaskuläres Risiko vor. Daher sollten die meisten Patienten unter Berücksichtigung der Laborparameter des Lipidstoffwechsels auch mit einem Statin behandelt werden. Bei eingeschränkter Nierenfunktion werden häufig Atorvastatin oder Fluvastatin eingesetzt, da keine Anpassung an die GFR erforderlich ist. Das Risiko für kardiovaskuläre Ereignisse oder die Mortalität wird bei Patienten mit einer

ESKD jedoch nicht reduziert, sodass Statine bei diesen Patienten nur nach individueller Indikationsstellung eingesetzt werden sollten.

Die Lebensstilintervention ist bei allen Patienten mit einer diabetischen Nierenerkrankung sehr wichtig. Wie bei allen Patienten mit Diabetes mellitus sollten die Patienten an einer strukturierten Patientenschulung teilnehmen, um die wesentlichen Aspekte einer gesunden und ausgewogenen Ernährung zu erlernen. Ebenso wichtig ist eine regelmäßige körperliche Aktivität, das Beenden eines Nikotinkonsums und eine Gewichtsnormalisierung. Bislang ist es nicht geklärt, ob durch eine Restriktion des Proteingehalts in der Nahrung die Progression einer Nierenerkrankung verlangsamt werden kann [44].

3.1.7 Fazit für die Praxis

– Die diabetische Nephropathie ist eine häufige mikrovaskuläre Folgeerkrankung des Diabetes mellitus, deren Auftreten eine starke genetische Komponente hat (die Heritabilität liegt bei etwa 30–75 %).
– Der natürliche Verlauf beinhaltet eine glomeruläre Hyperfiltration, eine progressive Albuminurie, eine Abnahme der GFR und schließlich eine terminale Niereninsuffizienz (ESKD).
– Das klinische Syndrom einer diabetischen Nierenerkrankung beschreibt die klinische Relevanz einer diabetischen Nierenschädigung für ein global erhöhtes vaskuläres Risiko (z. B. erhöhte Mortalität durch terminale Nierenerkrankung, aber auch durch kardiovaskuläre Erkrankungen).
– Durch eine multifaktorielle Therapie des Glukosestoffwechsel, des Blutdrucks und des Lipidstoffwechsels in Kombination mit einer Lebensstilintervention kann sowohl das Risiko für das Auftreten einer diabetischen Nephropathie gesenkt als auch eine manifeste diabetische Nierenerkrankung wirksam behandelt werden.
– SGLT2-Inhibitoren und GLP-1-Rezeptoragonisten sind neue antihyperglykämische Medikamente mit einer spezifischen nephroprotektiven Wirkung.

Literatur
[1] Radcliffe NJ, Seah JM, Clarke M, et al. Clinical predictive factors in diabetic kidney disease progression. J Diabetes Investig. 2017;8(1):6–18.
[2] Olivarius Nde F, Andreasen AH, Keiding N, Mogensen CE. Epidemiology of renal involvement in newly-diagnosed middle-aged and elderly diabetic patients. Cross-sectional data from the population-based study "Diabetes Care in General Practice", Denmark. Diabetologia. 1993;36 (10):1007–16.
[3] Molitch ME, Steffes M, Sun W, et al. Development and progression of renal insufficiency with and without albuminuria in adults with type 1 diabetes in the diabetes control and complications trial and the epidemiology of diabetes interventions and complications study. Diabetes Care. 2010;33(7):1536–43.

[4]   Thorn LM, Gordin D, Harjutsalo V, et al. The Presence and Consequence of Nonalbuminuric Chronic Kidney Disease in Patients With Type 1 Diabetes. Diabetes Care. 2015;38(11):2128–33.

[5]   MacIsaac RJ, Tsalamandris C, Panagiotopoulos S, et al. Nonalbuminuric renal insufficiency in type 2 diabetes. Diabetes Care. 2004;27(1):195–200.

[6]   Retnakaran R, Cull CA, Thorne KI, et al. Risk factors for renal dysfunction in type 2 diabetes: U. K. Prospective Diabetes Study 74. Diabetes. 2006;55(6):1832–9.

[7]   Tuttle KR, Bakris GL, Bilous RW, et al. Diabetic kidney disease: a report from an ADA Consensus Conference. Diabetes Care. 2014;37(10):2864–83.

[8]   Alicic RZ, Rooney MT, Tuttle KR. Diabetic Kidney Disease: Challenges, Progress, and Possibilities. Clin J Am Soc Nephrol. 2017;12(12):2032–45.

[9]   Satko SG, Sedor JR, Iyengar SK, Freedman BI. Familial clustering of chronic kidney disease. Semin Dial. 2007;20(3):229–36.

[10]   Denic A, Glassock RJ, Rule AD. Structural and Functional Changes With the Aging Kidney. Adv Chronic Kidney Dis. 2016;23(1):19–28.

[11]   Mottl AK, Kwon KS, Mauer M, et al. Normoalbuminuric diabetic kidney disease in the U. S. population. J Diabetes Complications. 2013;27(2):123–7.

[12]   Tsai WC, Wu HY, Peng YS, et al. Risk Factors for Development and Progression of Chronic Kidney Disease: A Systematic Review and Exploratory Meta-Analysis. Medicine (Baltimore). 2016;95 (11):e3013.

[13]   D'Agati VD, Chagnac A, de Vries AP, et al. Obesity-related glomerulopathy: clinical and pathologic characteristics and pathogenesis. Nat Rev Nephrol. 2016;12(8):453–71.

[14]   Hostetter TH. Hyperfiltration and glomerulosclerosis. Semin Nephrol. 2003;23(2):194–9.

[15]   Hu J, Yang S, Zhang A, et al. Abdominal Obesity Is More Closely Associated With Diabetic Kidney Disease Than General Obesity. Diabetes Care. 2016;39(10):e179-80.

[16]   Messner B, Bernhard D. Smoking and cardiovascular disease: mechanisms of endothelial dysfunction and early atherogenesis. Arterioscler Thromb Vasc Biol. 2014;34(3):509–15.

[17]   Liao D, Ma L, Liu J, Fu P. Cigarette smoking as a risk factor for diabetic nephropathy: A systematic review and meta-analysis of prospective cohort studies. PLoS One. 2019;14(2):e0210213.

[18]   Nathan DM, Genuth S, Lachin J, et al. The effect of intensive treatment of diabetes on the development and progression of long-term complications in insulin-dependent diabetes mellitus. N Engl J Med. 1993;329(14):977–86.

[19]   Stratton IM, Adler AI, Neil HA, et al. Association of glycaemia with macrovascular and microvascular complications of type 2 diabetes (UKPDS 35): prospective observational study. BMJ. 2000;321(7258):405–12.

[20]   Ku E, McCulloch CE, Mauer M, et al. Association Between Blood Pressure and Adverse Renal Events in Type 1 Diabetes. Diabetes Care. 2016;39(12):2218–24.

[21]   Rossing K, Christensen PK, Hovind P, et al. Progression of nephropathy in type 2 diabetic patients. Kidney Int. 2004;66(4):1596–605.

[22]   Vallon V, Komers R. Pathophysiology of the diabetic kidney. Compr Physiol. 2011;1(3):1175–232.

[23]   Sheetz MJ, King GL. Molecular understanding of hyperglycemia's adverse effects for diabetic complications. JAMA. 2002;288(20):2579–88.

[24]   Magee GM, Bilous RW, Cardwell CR, et al. Is hyperfiltration associated with the future risk of developing diabetic nephropathy? A meta-analysis. Diabetologia. 2009;52(4):691–7.

[25]   Ruggenenti P, Porrini EL, Gaspari F, et al. Glomerular hyperfiltration and renal disease progression in type 2 diabetes. Diabetes Care. 2012;35(10):2061–8.

[26]   Pourghasem M, Shafi H, Babazadeh Z. Histological changes of kidney in diabetic nephropathy. Caspian J Intern Med. 2015;6(3):120–7.

[27]   Tervaert TW, Mooyaart AL, Amann K, et al. Pathologic classification of diabetic nephropathy. J Am Soc Nephrol. 2010;21(4):556–63.

[28] de Boer IH, Sun W, Cleary PA, et al. Longitudinal changes in estimated and measured GFR in type 1 diabetes. J Am Soc Nephrol. 2014;25(4):810–8.

[29] Tuttle KR, Lakshmanan MC, Rayner B, et al. Dulaglutide versus insulin glargine in patients with type 2 diabetes and moderate-to-severe chronic kidney disease (AWARD-7): a multicentre, open-label, randomised trial. Lancet Diabetes Endocrinol. 2018;6(8):605–17.

[30] Schlosser M, Hasslacher C, Wolf G. Nephropathie bei Diabetes. Diabetologie. 2017;12(Suppl 2): S115-S20.

[31] American Diabetes Association. 11. Microvascular Complications and Foot Care: Standards of Medical Care in Diabetes-2019. Diabetes Care. 2019;42(Suppl 1):S124-S38.

[32] de Boer IH, Sun W, Cleary PA, et al. Intensive diabetes therapy and glomerular filtration rate in type 1 diabetes. N Engl J Med. 2011;365(25):2366–76.

[33] Effect of intensive therapy on the development and progression of diabetic nephropathy in the Diabetes Control and Complications Trial. The Diabetes Control and Complications (DCCT) Research Group. Kidney Int. 1995;47(6):1703–20.

[34] Fioretto P, Steffes MW, Sutherland DE, Goetz FC, Mauer M. Reversal of lesions of diabetic nephropathy after pancreas transplantation. N Engl J Med. 1998;339(2):69–75.

[35] Hemmingsen B, Lund SS, Gluud C, et al. Targeting intensive glycaemic control versus targeting conventional glycaemic control for type 2 diabetes mellitus. Cochrane Database Syst Rev. 2013 (11):CD008143.

[36] Group AC, Patel A, MacMahon S, Chalmers J, et al. Intensive blood glucose control and vascular outcomes in patients with type 2 diabetes. N Engl J Med. 2008;358(24):2560–72.

[37] Heerspink HJL, Kosiborod M, Inzucchi SE, Cherney DZI. Renoprotective effects of sodium-glucose cotransporter-2 inhibitors. Kidney Int. 2018;94(1):26–39.

[38] Neuen BL, Young T, Heerspink HJL, et al. SGLT2 inhibitors for the prevention of kidney failure in patients with type 2 diabetes: a systematic review and meta-analysis. Lancet Diabetes Endocrinol. 2019;7(11):845–54.

[39] Dekkers CCJ, Gansevoort RT. Sodium-glucose cotransporter 2 inhibitors: extending the indication to non-diabetic kidney disease? Nephrol Dial Transplant. 2020;35(Supplement_1):i33-i42.

[40] Kristensen SL, Rorth R, Jhund PS, et al. Cardiovascular, mortality, and kidney outcomes with GLP-1 receptor agonists in patients with type 2 diabetes: a systematic review and meta-analysis of cardiovascular outcome trials. Lancet Diabetes Endocrinol. 2019;7(10):776–85.

[41] Buse JB, Wexler DJ, Tsapas A, et al. 2019 Update to: Management of Hyperglycemia in Type 2 Diabetes, 2018. A Consensus Report by the American Diabetes Association (ADA) and the European Association for the Study of Diabetes (EASD). Diabetes Care. 2020;43(2):487–93.

[42] Parving HH, Lehnert H, Brochner-Mortensen J, et al. The effect of irbesartan on the development of diabetic nephropathy in patients with type 2 diabetes. N Engl J Med. 2001;345(12):870–8.

[43] Patel A, Group AC, MacMahon S, et al. Effects of a fixed combination of perindopril and indapamide on macrovascular and microvascular outcomes in patients with type 2 diabetes mellitus (the ADVANCE trial): a randomised controlled trial. Lancet. 2007;370(9590):829–40.

[44] Hansen HP, Tauber-Lassen E, Jensen BR, Parving HH. Effect of dietary protein restriction on prognosis in patients with diabetic nephropathy. Kidney Int. 2002;62(1):220–8.

3.2 Retinopathie

Hans-Peter Hammes

3.2.1 Einführung

Vor mehr als 30 Jahren wurde in der St.-Vincent-Deklaration als ein Ziel formuliert, die Erblindungsrate durch geeignete Maßnahmen in den nächsten 5 Jahren um ein Drittel zu reduzieren [1]. Zwar hat es wesentlich länger gedauert, dieses Ziel zu erreichen, es kann aber festgestellt werden, dass die Erblindungsrate in den letzten 30 Jahren in Deutschland um ca. 75–80 % zurückgegangen ist [2].

Prävalenzdaten zur diabetischen Retinopathie aus Deutschland liegen aus verschiedenen Versorgungsebenen vor, sind aber aufgrund der erheblichen Abhängigkeit der Retinopathie von der Erkrankungsdauer nur begrenzt vergleichbar. Außerdem sind Daten der Primärversorgungsebene (z. B. DMP-Daten) aufgrund heterogener Diagnosekonstellationen und überwiegend sehr kurzer Krankheitsverläufe nicht repräsentativ. Je nach Zusammensetzung der Kohorte schwankt die Gesamtprävalenz bei Typ-1-Diabetes zwischen 10 und 27 %, bei Typ-2-Diabetes zwischen 9 und 16 % [3].

Im weltweiten Vergleich der häufigsten Augenerkrankungen befindet sich die diabetische Retinopathie an vierter Stelle nach Glaukom, Katarakt und altersabhängige Makuladegeneration [4]. Die Prävalenz der Retinopathie beträgt weltweit ca. 35 %, mit etwa 10 % aller visusbedrohenden Retinopathien und etwa 7 % für proliferative Verlaufsformen und diabetischem Makulaödem [5]. Die Erblindungsrate liegt deutschlandweit zwischen 0,2 und 0,6 % und es wird, zumindest nach Daten aus Baden-Württemberg eine um 16 % pro Jahr geringere Erblindungsrate im Vergleich zu 1990 berichtet.

3.2.2 Klassifikation der diabetischen Retinopathie

Die heutige Stadieneinteilung der diabetischen Retinopathie geht auf eine Einteilung zurück, die 1968 in Airlie House, Virginia [6] von damaligen Experten zur Vereinheitlichung der Befundung und zur Vorbereitung von klinischen Studien vorgeschlagen wurde [7]. Da diese und ihre Modifikation für die klinische Praxis zu komplex und nicht praktikabel erschien, wurde 2003 eine Vereinfachung mit dem Ziel der Vereinheitlichung, der Verbesserung der Kommunikation und der Koordination der Betreuung von Menschen mit Diabetes empfohlen [8].

Die in der S3-Leitlinie zur diabetischen Retinopathie dargestellte Stadieneinteilung ist eine Mischung aus modifizierter Airlie-House-Klassifikation und der internationalen Klassifikation (Tab. 3.2).

Tab. 3.2: Klassifikation der diabetischen Retinopathie und Makulopathie.

Schweregrad	Befunde (sichtbar im Rahmen der Untersuchung des Augenhintergrunds)
keine Retinopathie	keine Auffälligkeiten
milde NPDR	nur Mikroaneurysmen
moderate NPDR	mehr als Mikroaneurysmen (aber weniger als schwere NPDR)
schwere NPDR	> 20 Blutungen in allen 4 Quadranten oder Perlschnurvenen in ≥ 2 Quadranten oder intraretinale mikrovaskuläre Anomalien in ≥ 1 Quadrant keine Hinweise auf PDR
PDR	Neovaskularisation oder Glaskörperblutung oder präretinale Blutung
Makulaödem	
offensichtlich abwesend	keine sichtbare Verdickung, keine harten Exsudate
offensichtlich vorhanden	etwas Verdickung der Netzhaut oder harte Exsudate am hinteren Pol
mildes DMÖ	etwas Verdickung oder harte Exsudate fern der Fovea
moderates DMÖ	Verdickung oder harte Exsudate bis an die Fovea, aber ohne Foveabeteiligung
schweres DMÖ	Verdickung und harte Exsudate mit Foveabeteiligung

NPDR: nicht-proliferative diabetische Retinopathie, PDR: proliferative diabetische Retinopathie, DMÖ: diabetisches Makulaödem

Noch weitergehend und vereinfachend ist die Unterteilung in „keine Überweisung" und „Überweisung", die vor allem dann relevant sein kann, wenn das Screening in Händen von Nicht-Ophthalmologen liegt (Tab. 3.3).

Mit der optischen Kohärenztomografie steht ein inzwischen in die Erstattungsfähigkeit aufgenommenes Verfahren zur Verfügung, das die mikrometergenaue Vermessung der Schichtdicke der Makula erlaubt und damit vor allem bei der Feststellung und der Verlaufskontrolle des diabetischen Makulaödems als unverzichtbar gilt. Bislang gibt es aber (noch) keine auf dem optische Kohärenztomographie (OCT) basierende Stadieneinteilung für das diabetische Makulaödem.

Tab. 3.3: Screeningschema mit Kriterien für eine Überweisung zum Ophthalmologen.

keine Überweisung „no refer"		Überweisung „refer"	
keine offensichtliche DR		*moderate NPDR*	mehr als Mikroaneurysmen, aber weniger als schwere NPDR
milde NPDR	nur Mikroaneurysmen	*schwere NPDR*	ausgeprägte (> 20) intraretinale Blutungen in allen vier Quadranten prominente IRMA in ≥ 1 Quadranten keine Hinweise auf PDR
–		*PDR*	Neovaskularisation präretinale Blutung/Glaskörperblutung
keine Surrogatmarker für CSME	keine Exsudate innerhalb eines Papillendurchmessers von der Fovea	*Surrogatmarker für CSME*	Exsudate innerhalb eines Papillendurchmessers von der Fovea

CSME: „clinically significant macular edema", klinisch signifikantes Makulaödem

Sämtliche Kriterien, die eine vorhandene bzw. fortschreitende Retinopathie kennzeichnen, basieren auf Gefäßveränderungen. Zwei grundsätzliche Schädigungsmuster werden unterschieden: a) die gestörte Blut-Retina-Schranke, b) der fortschreitende Gefäßverlust. Insofern ist es folgerichtig, das diabetische Makulaödem als Folge der Schrankenstörung und die proliferative diabetische Retinopathie als Folge des progressiven Gefäßverlustes zu betrachten.

Die aktuelle Stadieneinteilung orientiert sich ausschließlich an *Gefäßveränderungen*. Einerseits sind Augenspiegel und Fluoreszenzangiografie dazu prädestiniert, andererseits hat die Forschung zur Pathophysiologie die Folgen des Diabetes vor allem auf die Mikrogefäße kapriziert.

3.2.3 Screening für diabetische Retinopathie

Da sich eine Retinopathie entwickeln und fortschreiten kann, ohne dass klinische Symptome angegeben werden, haben sich Screeningprogramme entwickelt, mit dem Ziel, durch frühzeitiges Eingreifen Erblindungsraten und schwere Sehverluste zu verhindern. Verschiedene Methoden werden für das Screening verwendet. Die meisten Screeningprogramme erheben digitale Fundusfotos, die von speziell geschulten „Readern" ausgewertet und in „no refer/refer" eingeteilt werden. Die deutsche Leitlinie fordert bei einer Untersuchung durch den Augenarzt die Visusbestimmung, die

Untersuchung des vorderen Augenabschnittes, sowie die binokular-biomikroskopische Funduskopie in Mydriasis [3]. Weitere Diagnostik wie die Augendruckmessung und das OCT bleibt verschiedenen fortgeschrittenen Retinopathiestadien vorbehalten.

Generell hat man sich in der Leitlinie auf ein jährliches Screening für Typ 1 und Typ-2-Diabetes geeinigt. Davon weicht man in speziellen Fällen ab, insbesondere wenn der Retinopathiestatus unbekannt ist und eine Stoffwechseloptimierung ansteht.

3.2.4 Neue Screeningtechniken

Die größten Barrieren beim flächendeckenden Screening und vor allem bei der Vermeidung von Unter- und Überversorgung von Menschen mit diabetischer Retinopathie sind die Ignoranz gegenüber dem Erblindungsrisiko und die (zumeist nur gefühlten) Hindernisse bei der Terminvergabe und den Wartezeiten in der Praxis. Mehr als 30 % aller Menschen mit Diabetes werden daher nicht leitliniengerecht untersucht [9].

Ein Ausweg besteht im Einsatz von automatischen Bildanalysesystemen, die ein Screening in Diabeteszentren und vergleichbaren allgemeinmedizinischen Einrichtungen ermöglicht. Sensitivität und Spezifität dieser Systeme sind menschlichen Gradern ebenbürtig [10]. Durch spezielle Lernprozesse wird es in Zukunft möglich sein, das Stadium der Retinopathie und damit die Notwendigkeit einer ophthalmologischen Behandlung richtig zu erkennen.

Weitere Techniken, die die Retinopathiediagnostik bereichern, sind die Weitwinkelsysteme und die OCT-Angiografie. Die Weitwinkelsysteme haben Vorteile, da sie über die Standardfelder hinaus Läsionen sichtbar machen, die dem Untersucher sonst entgehen würden [11] (Abb. 3.3). Die OCT-Angiografie bietet den Vorteil der sensitiveren Erfassung früher Gefäßausfälle in speziellen Arealen der Netzhaut und in der frühzeitigen und empfindlichen Erkennung von Gefäßneubildung nahe der Begrenzung zum Glaskörper hin. Diese Techniken verlangen spezielle ophthalmologische Expertise, werden im Screening nicht eingesetzt, sind aber wegen ihrer Zukunftsfähigkeit hier erwähnt.

Da die Retinagefäße einen unitären, nicht-invasiven und zweckmäßigen Einblick – gleichsam als ein Fenster zum Gefäßsystem – gewähren, wird ihnen eine Funktion als Korrelat für den Gefäßstatus des gesamten Körpers zugeschrieben. Mit den Fortschritten in der Bildgebung und den Möglichkeiten der digitalen Analyse von Retinabildern wurden Parameter wie Gefäßweiten, das arteriovenöse Verhältnis, Gefäßwindungen, fraktale Dimensionen und Aufzweigungswinkel akkurat und systematisch messbar. Während einige Analysen von Menschen mit Diabetes Veränderungen solcher Parameter mit strukturellen Retinopathiezeichen korrelieren, können Untersuchungen bei Menschen mit Prädiabetes bereits eine endotheliale Dysfunktion

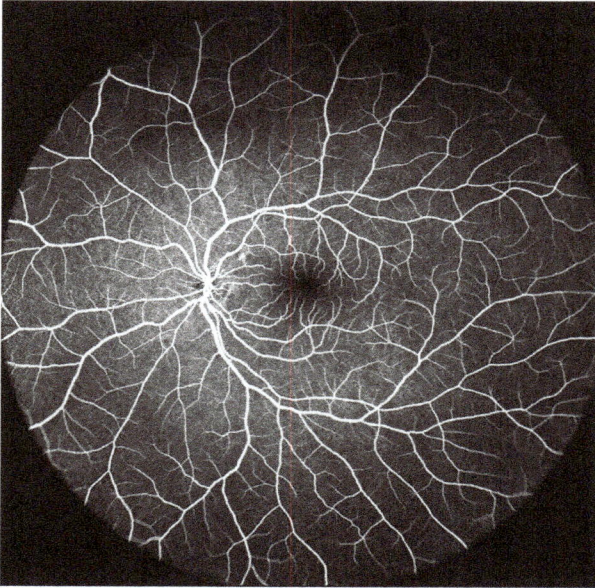

Abb. 3.3: Beispielbild einer Weitwinkelaufnahme des Augenfundus mit Fluoreszenzangiografie (Heidelberg Engineering).

zeigen. Insbesondere bei der Evaluation von Adipositas WHO Grad III bewähren sich solche Verfahren [12].

3.2.5 Diabetische Retinopathie – eine Sonderform der Neuropathie?

Translationale und klinische Studien zeigen mit Gewissheit, dass die diabetische Retinopathie keine isolierte Mikroangiopathie ist, sondern dass der Diabetes praktisch alle Zellen der Retina aktivieren bzw. schädigen kann [13]. Die neurovaskuläre Einheit, d. h. das Zusammenspiel von Neuronen, retinalen Gliazellen (Astrozyten und Müllerzellen) und Gefäßzellen, führt einerseits über die Zerstörung der neurovaskulären Kopplung zur retinalen Hypoxie mit dem Ergebnis von Neovaskularisation und Makulaödem, andererseits über den Verlust von Neurotrophinen zu vermehrtem Zelluntergang in der Neuroretina mit dem Resultat der Neurodegeneration. Diese kann mittels OCT präzise erfasst werden. Tatsächlich zeigen klinische und translationale Studien, dass bei einem Teil von Patienten erst eine Verschmälerung der Retina eintritt, bevor vaskuläre Veränderungen sichtbar werden [14]. Bislang hat sich dieses Konzept aber noch nicht in die Retinopathiediagnostik eingebracht.

3.2.6 Risikofaktoren für eine diabetische Retinopathie

An dem Grundsatz, dass ohne Hyperglykämie keine Retinopathie entsteht, muss inzwischen grundsätzlich gezweifelt werden. Bereits Menschen mit einem Prädiabetes und ohne Diabetes und Hypertonie haben Retinaveränderungen, die sich ophthalmologisch nicht von einer diabetischen Retinopathie unterscheiden [15]. Systolische Hypertonie, eine präklinische Atherosklerose und die Unfähigkeit der retinalen Venen, auf einen vasodilatatorischen Reiz zu reagieren, stellen signifikante Einflussfaktoren für die Entwicklung einer Retinopathie ohne Diabetes dar [12].

Für eine diabetische Retinopathie sind die wesentlichen Risikofaktoren
– Diabetesdauer,
– Hyperglykämie (HbA_{1c}),
– arterielle Hypertonie,
– diabetische Nephropathie,
– Pubertät und Schwangerschaft sowie
– Rauchen.

Bei Typ-1-Diabetes ist auch das männliche Geschlecht ein unabhängiger Risikofaktor.

Blutzuckerkontrolle – Typ-1-Diabetes: Die normnahe Blutzuckerkontrolle stellt die erste Säule der Primärprävention einer diabetischen Retinopathie bei allen Diabetestypen mit Ausnahme des Gestationsdiabetes dar.

Mit der DCCT/EDIC wurden vier für die Retinopathie wesentliche Erkenntnisse gewonnen:
1. Ein dauerhaft „guter" Blutzucker vermindert das Risiko für die Entstehung einer diabetischen Retinopathie, aber bietet keinen vollständigen Schutz [16].
2. Die Effektstärke beträgt lediglich 11 %, d. h., 89 % des Retinopathierisikos werden nicht über den Blutzucker erklärt [17].
3. Das Auge ist das einzige Organ, für das es ein hyperglykämisches Gedächtnis gibt, das aber nicht unbegrenzt anhält [18].
4. Bei Therapieintensivierung muss stets eine Fundusuntersuchung durchgeführt werden, wenn a) eine Diabetesdauer > 10 Jahren besteht, b) das HbA_{1c} > 10 % ist und c) der Fundusstatus unbekannt ist oder eine Retinopathie besteht [19].

Bei Menschen mit Typ-1-Diabetes (T1D), die bereits eine Retinopathie haben, ist es klinisch relevant, in welchem Stadium sich eine Retinopathie befindet. Ab dem Stadium 43 (ETDRS-Skala = mäßige nicht-proliferative diabetische Retinopathie), ist eine Progressionsverhinderung durch intensiviert konventionelle Therapie (ICT) bzw. kontinuierliche subkutane Insulininfusion (CSII) nicht mehr möglich. Obwohl nicht bewiesen, ist es denkbar, dass ab diesem Stadium komplexe pathogenetische Prozesse mit Inflammation und progredienter Ischämie, die nicht mehr glykämiesensitiv sind, dominieren.

Neben der Tatsache, dass drei Jahre vergehen müssen, bis eine intensivierte Therapie in der Primärprävention besser als eine konventionelle ist, dauert es nach Studienlage etwa vier Jahre, bis der Nutzen einer intensivierten Therapie bei Menschen mit T1D und vorbestehender Retinopathie erkennbar wird [20]. Der oben beschriebene Memoryeffekt einer guten Einstellung hält hingegen mehr als 20 Jahre an, erkennbar an einer signifikant geringeren Retinopathieprogression bei vormals intensiviert behandelten Menschen mit T1D [21].

Inzwischen ist auch belegt, dass eine CSII einer ICT in der Primärprophylaxe einer Retinopathie überlegen ist, zumindest bei Menschen mit T1D im Alter zwischen 12 und 20 Jahren. Eine Erklärung für die Überlegenheit der CSII gibt es nicht [22].

3.2.7 Frühverschlechterung T1D

Bei vorbestehender Retinopathie kann eine Therapieintensivierung gleich welcher Art zu Progression der Retinopathie führen. Charakteristika dieser Verschlechterung sind ischämische Areale („cotton wool spots"), Blutungen und intraretinale mikrovaskuläre Anomalien („IRMAs") [23]. Interessanterweise kann dieses Phänomen auch bei einer kleinen Zahl von Patienten ohne Therapieintensivierung auftreten. Da nur sehr selten eine Lasertherapie nötig ist, weil sich die Veränderungen meist innerhalb von 7 Monaten auflösen, ist eine enge Kooperation mit erfahrenen ophthalmologischen Kollegen sinnvoll. Innerhalb von spätestens einem Jahr wird die Frühverschlechterung durch den günstigen Effekt der Euglykämie aufgewogen. Trotz vielfach geäußertem Vorschlag, eine Blutzuckersenkung langsam durchzuführen, ist das nach Datenlage ohne Effekt und daher entbehrlich [19].

Abb. 3.4 zeigt einen Algorithmus, wie bei drohender Frühverschlechterung vorgegangen werden kann. Er ist das Ergebnis der Analyse relevanter Studien, bestätigt die lange bekannten Risikofaktoren und identifiziert Cotton-Wool-Herde (= Ischämiezeichen) und IRMAs (Zeichen der intraretinalen Angiogenese) als häufigste Zeichen der Progression [24].

Zur Pathogenese der Frühverschlechterung ist nach wie vor wenig bekannt: Einerseits haben Untersuchungen in den 90er Jahren Hinweise auf eine Beteiligung von IGF-1 ergeben, andererseits gibt es eine große Zahl systemischer und lokaler Wachstumsfaktoren, die zwar experimentell, aber nicht klinisch in diesem Kontext untersucht wurden [25,26]. Keiner dieser Faktoren ist derzeit Ziel einer Therapie. Wichtig ist es, unter Anwendung der Kommunikationsmittel (https://www.awmf.org/leitlinien/detail/ll/nvl-001b.html), die in der S3-Leitlinie zur diabetischen Retinopathie entwickelt wurden, eine interdisziplinäre Kommunikation zu pflegen, um Nachteile für die Risikopatienten abzuwenden, rechtzeitige Screeninguntersuchungen zu ermöglichen und überstürzte Therapien zu minimieren.

Augen-Screening Strategie bei diabetologischer Therapieintensivierung
Ziel: Vermeidung eines „early worsening"

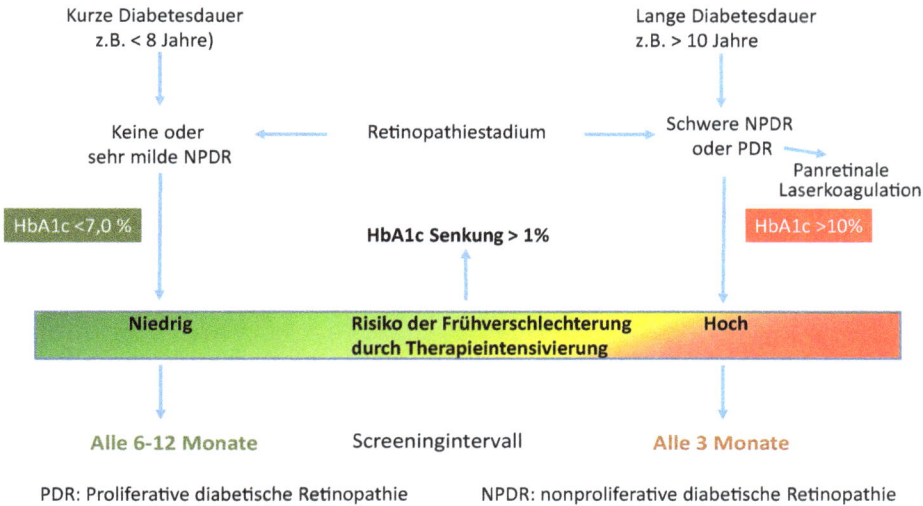

Abb. 3.4: Vorgehen bei Therapieintensivierung zur Vermeidung einer Frühverschlechterung (modifiziert nach [24]).

3.2.8 Typ-2-Diabetes

Grundsätzlich sind auch bei Typ-2-Diabetes (T2D) die chronische Hyperglykämie und die Diabetesdauer wichtige Einflussfaktoren für die Entwicklung einer Retinopathie [27]. Allerdings ist die Effektstärke der normnahen Blutzuckereinstellung geringer als bei T1D. Zudem bringen die neuen Antidiabetika wichtige neue Aspekte mit, die für Patienten mit Retinopathierisiko zu beachten sind.

In der Primärprävention vergehen ca. 6 Jahre, bis sich für eine Retinopathie durch normnahe Einstellung ein Vorteil ergibt. Auch bei T2D gibt es einen Memoryeffekt auf die Retina, d. h., folgt eine Phase der wenigen guten Blutzuckereinstellung auf eine intensive Einstellung, sind noch nach 10 Jahren die Effekte nachweisbar [28,29]. Studien mit dem Ziel, den Effekt einer intensiveren Stoffwechselkontrolle auf vaskuläre Endpunkte zu untersuchen, zeigten nur ausnahmsweise einen günstigen Effekt. So wurde in der Augen-Substudie von ACCORD bei ca. 3.400 Patienten durch die Senkung des HbA_{1c} von 8,1 % (Ausgangswert) auf 6,4 % bei vorbestehender milder NPDRP eine geringere Progressionsrate festgestellt, nicht aber bei Patienten ohne Retinopathie oder weiter fortgeschritteneren Stadien. Auch das Makulaödem war durch bessere Blutzuckereinstellung nicht beeinflussbar [30]. Das bedeutet, dass das „window of opportunity", durch normnahe Blutzuckereinstellung eine Retinopathieprogression zu verhindern, noch etwas kleiner ist als bei T1D. Vor dem Hintergrund neuerer Beobachtungen ist bemerkenswert, dass trotz einer HbA$_{1c}$-Absenkung von mehr als 1 % innerhalb von 4 Monaten keine Frühverschlechterung beobachtet wurde. Anders als bei T1D, bei dem es einen „Point of no Return" gibt, können fortgeschrittene Endpunkte zwar nur moderat, aber immerhin signifikant durch Blutzuckersenkung reduziert werden. So zeigt eine Metaanalyse der genannten vier Studien, dass durch intensivierte Blutzuckereinstellung eine moderate Reduktion (13 %) eines kombinierten Endpunktes, bestehend aus Retinopathieprogression oder proliferative diabetische Retinopathie, Notwendigkeit einer Laserbehandlung oder einer Vitrektomie erreicht werden kann. Auch ein Kataraktoperation kann bei 10 % der Menschen verhindert werden.

3.2.9 Frühverschlechterung bei T2D

Eine Frühverschlechterung kann auch bei T2D entstehen. Unsystematische Beobachtungen und Einzelfallberichte belegten bereits früher, dass es nach drastischer HbA$_{1c}$-Senkung, z. B. durch Exendin-4 oder Adipositaschirurgie bei drastischer Senkung des HbA$_{1c}$ (in Einzelfällen um 4 % und mehr) zur Retinopathieprogression kommen kann [24,31]. Insbesondere nach Adipositaschirurgie stabilisiert sich der Befund aber in den nächsten Monaten.

In den o. g. Studien (UKPDS, ADVANCE, ACCORD Eye und VADT) wurde keine Frühverschlechterung, trotz z. T. deutlicher HbA$_{1c}$-Senkung, berichtet. Allerdings war der Anteil von Patienten mit höheren Stadien einer Retinopathie zu Beginn der Studie meist gering.

Eine Ausnahme stellt TECOS (Trial Evaluating Cardiovascular Outcomes with Sitagliptin) dar: ohne Absenkung des HbA$_{1c}$ wurde eine Verschlechterung der Retinopathie in 27,3 % der Fälle beobachtet [32]. Die Ereignisse wurden aber nicht als fundusbasierte Daten, sondern als Therapienebenwirkungen erfasst. Daher sind Aussagen zu den Entstehungsbedingungen, insbesondere zur Frage von substanzspezifischen Effekten, nicht zu klären. Eine Frühverschlechterung durch Blutzuckersenkung kann als Ursache aber sicher ausgeschlossen werden.

Nachanalysen der mittleren Zeitspanne bis zum Auftreten von retinalen Endpunkten (Laserbehandlung, Glaskörperblutung, Erblindung oder Erstnachweis bzw. Fortschreiten einer bekannten Retinopathie) der EMPA-REG-Studie zeigten ebenfalls keinen Effekt auf die Retinopathie [33]. Dies ist nicht überraschend, da a) keine angemessene Retinopathiedokumentation in der Studie vorgenommen wurde, b) eine Frühverschlechterung bei der bescheidenen Blutzucker-/HbA1-Senkung nicht zu erwarten war und c) die Behandlungsdauer deutlich zu kurz war, um Effekte zu beobachten. Einzelberichte lassen aber erkennen, dass die SGLT2-Inhibition ein diabetisches Makulaödem günstig beeinflussen könnte [34].

Die Substanzgruppe der GLP-1-Rezeptoragonisten macht in dieser Hinsicht inso-fern eine Ausnahme, als präklinische Daten einen gewissen Schutz der retinalen Ganglienzellen in diabetischen Tiermodellen ergaben, insbesondere auch bei topi-scher Applikation, die SUSTAIN-6-Studie jedoch bei einem kleinen, aber relevanten Teil von Patienten eine Verschlechterung einer bestehenden Retinopathie zeigte [35,36]. In SUSTAIN-6 wurde bei 3.300 Patienten mit KHK oder hohem kardiovasku-lären Risiko der GLP-1R-Agonist Semaglutid über 104 Wochen untersucht. Während positive Effekte auf den primären kardiovaskulären Endpunkt und die diabetische Nephropathie festgestellt wurden, fand sich bei 3 % der aktiv behandelten, aber nur bei 1,8 % der nicht mit Semaglutid behandelten Patienten ein Fortschreiten bzw. ei-ne behandlungsbedürftige Retinopathie im Beobachtungszeitraum.

Zahlreiche Erklärungsversuche gehen stets von der Existenz eines aktiven GLP-1-Rezeptors am Auge aus, den es aber in der diabetischen Retina nicht gibt [37]. Auch die Annahme einer Frühverschlechterung muss aufgrund der Nachanalyse dieser wichtigen Studie in Zweifel gezogen werden, da der entscheidende Faktor für die Entwicklung einer Retinopathie nicht das Ausmaß der HbA_{1c}-Senkung, sondern nur das Vorhandensein einer Retinopathie war [38]. Dies wird auch bestätigt durch die Daten einer weiteren, kürzeren Studie mit Semaglutid, in der der HbA_{1c}-Abfall noch ausgeprägter war (–1,8 %), die behandelten Patienten aber 10 Jahre jünger und mit deutlich kürzerer Diabetesdauer – somit weniger Risiko für vorbestehende Retino-pathien hatten [39].

Bei der deutlich größeren Studie mit Liraglutid wurde hingegen keine Frühver-schlechterung beobachtet, obwohl Alter, Diabetesdauer und Ausgangs-HbA_{1c} mit SUSTAIN-6 vergleichbar waren. Auch die Eventraten waren vergleichbar [40].

3.2.10 Hypertonie und diabetische Retinopathie

Die allfällige Koinzidenz von Diabetes und Hypertonie bei T2D begründet die Not-wendigkeit, die Indikationen und Grenzen der antihypertensiven Therapie zu über-blicken. Dabei spielen eine Reihe klinisch relevanter Überlegungen eine Rolle, die partiell auch auf T1D zutrifft.

Dass der Blutdruck eine wichtige Rolle bei der Entwicklung einer diabetischen Retinopathie spielt, ist unbestritten. Der Befund einer einseitigen mittelgradigen Ca-rotis-Interna-Stenose führt den pathophysiologischen Zusammenhang zwischen Blutdruck und Retinopathie nochmals plakativ vor Augen [41]. Hinter einer mittel-gradigen Stenose ist eine diabetische Retina vor Schäden geschützt, während eine hochgradige Stenose den Fundusbefund verstärkt.

Normalerweise tritt im Verlauf eines Diabetes die Retinopathie vor der Nephro-pathie auf. Liegt eine Albuminurie oder Proteinurie vor, ohne dass eine Retinopathie festgestellt wird, ist eine diabetische Genese der Nierenschädigung eher unwahr-scheinlich und ggf. eine Nierenbiopsie indiziert.

Liegt ein diabetisches Makulaödem vor (und soll ggf. eine IVOM durchgeführt werden), ist eine Diagnostik auf das Vorliegen einer diabetischen Nephropathie wichtig – das Risiko einer Makulopathie wird bei Makroalbuminurie mehr als verdoppelt [27]. Eine schwere nicht-proliferative diabetische Retinopathie ohne gleichzeitig bestehende Nephropathie ist eine Seltenheit, insbesondere wenn keine weiteren Risikofaktoren wie lange Diabetesdauer und langfristig hohes HbA_{1c} vorliegen.

In jedem Fall muss bei der hausärztlich/diabetologischen Einordnung die Risikokonstellation anhand von Blutdruck und Nierenstatus benannt werden, da sich daraus Konsequenzen für das Progressionsrisiko einer Retinopathie und damit dem Screeningintervall ergeben.

3.2.11 Antihypertensive Therapie

Ältere Studien mit heute nicht mehr akzeptablen Blutdruckverhältnissen, allen voran die UKPDS, haben eine Progressionsverhinderung einer Retinopathie durch eine antihypertensive Therapie nachgewiesen. Auch bei T1D wurden solche Hinweise, allerdings mit geringerer Studienqualität, erarbeitet. Eine in jüngerer Zeit erschienene Metaanalyse ließ erkennen, dass zwar die Inzidenz einer Retinopathie durch antihypertensive Therapie innerhalb von 4–5 Beobachtungsjahren (RR 0,80; CI 0,72–0,91), nicht aber die Progression bei T1 und T2D verhindert werden kann [42].

3.2.12 Diabetische Retinopathie und Lipide

Ob Lipide selbst an der Pathogenese der diabetischen Retinopathie beteiligt sind, ist derzeit nicht abschließend geklärt. Während bei (noch) dichter Blut-Retina-Schranke zu Beginn der Retinopathie keine schädigenden Effekte auf die Netzhaut, selbst bei ausgeprägter Hyperlipoproteinämie, zu erwarten sind, ist das Ausmaß der Extravasation und die toxische Modifikation von Lipiden während fortgeschrittener Stadien vereinbar mit einer pathogenetischen Rolle. Daraus resultieren höchst widersprüchliche Daten, die eher darauf hinweisen, dass Fenofibrat als PPAR-alpha-Agonist substanzspezifische Effekte auf die Retina hat [43]. Eine Empfehlung zur Behandlung einer diabetischen Retinopathie mit Fenofibrat ist in der deutschen Leitlinie nicht aufgenommen, die Substanz ist auch für diese Indikation nicht zugelassen.

3.2.13 Ophthalmologische Therapie

3.2.13.1 Diabetisches Makulaödem

Die Behandlung des diabetischen Makulaödems hat durch die Einführung der intravitrealen ophthalmologischen Medikation (IVOM) in den vergangenen zehn Jahren einen immensen Aufschwung erlebt und für Patienten einen echten Fortschritt gebracht [44]. Studien- und „Real-World"-Daten zeigen aber eine gewisse Inkongruenz [45]. Therapie der 1. Wahl bei klinisch signifikantem Makulaödem ist die Behandlung mit VEGF-Inhibitoren, die der Laserbehandlung eindeutig überlegen sind. Die Injektionen werden acht- bis neunmal im ersten Jahr verabreicht und der Effekt mittels OCT kontrolliert. Der real erreichbare Visusgewinn ist deutlich niedriger als in Studien. Alternativ bieten sich steroidhaltige intravitreale Implantate an. Die Domäne des extrafovealen Makulaödems ist die Laserbehandlung. Abb. 3.5 gibt eine Übersicht über das Therapiekonzept.

3.2.13.2 Proliferative diabetische Retinopathie

Die proliferative diabetische Retinopathie hat im Gegensatz zum diabetischen Makulaödem, zumindest was die Erblindung als Folge angeht, an Häufigkeit abgenommen [46]. Der Grad der kapillären Perfusion bestimmt dabei das Risiko der Progression. Die Fundusuntersuchung in Mydriasis ist laut S3-Leitlinie der Goldstandard, um Proliferationen an der Papille (neovascularization from the disc, NVD) und Proliferationen in der Peripherie, meist von Venen ausgehend (neovascularization elsewhere, NVE), festzustellen [3]. Der Vergleich mit neuen Weitwinkeltechniken zeigt, dass diese Methoden bei der Entdeckung dieser schweren Retinopathieformen aber besser sind und in Zukunft die bisherigen Verfahren ersetzen [47].

Therapie der ersten Wahl ist die panretinale Laserkoagulation. Der Effekt beträgt aber nur 50 %, d. h., in der Hälfte aller Fälle ist die Therapie hinsichtlich der Vermeidung des Ziels unwirksam. Alternativ oder in Ergänzung bietet sich die IVOM an, ähnlich wie bei diabetischem Makulaödem. Die dazu vorliegende Studienlage weist aus, dass zwar kurzfristige Erfolge hinsichtlich Visuserhalt, Gesichtsfeld und Progressionsrisiko durch Anti-VEGF-Therapien möglich sind, aber die Fünf-Jahresergebnisse einer Studie sind deutlich weniger positiv [48]. Es gab keinen Unterschied im Visus, im Gesichtsfeld und in den Komplikationen wie Netzhautablösung oder Glaskörperblutung. Bedenkt man, dass die Grundlage der PDRP nicht behoben ist und immerhin noch regelmäßige Injektionen nötig sind, macht es klar, dass nur sehr kooperative und kardiovaskulär wenig komplexe Patienten für die Therapie in Frage kommen, da auch nur eine vorübergehende Vernachlässigung der Kontrollen und Injektionen einen unwiederbringlichen Visusverlust bedeutet [49].

Schließlich liegt es nahe, dass besonders bei PDRP mit Makulaödem eine Kombination aus Lasertherapie und IVOM einen günstigen Effekt haben kann. Erste Studien weisen auf Vorteile bei der Regression der Neovaskularisationen, beim Makulaödem und bei der Häufigkeit der notwendigen Injektionen hin. Langzeitdaten sind aber nicht publiziert (Stand 2019).

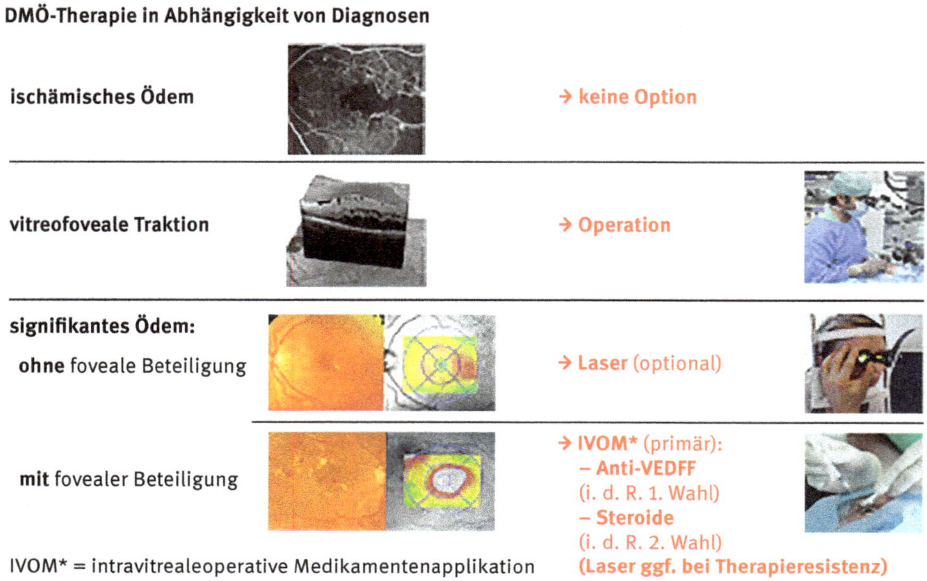

DMÖ-Therapie in Abhängigkeit von Diagnosen

ischämisches Ödem		→ keine Option
vitreofoveale Traktion		→ Operation
signifikantes Ödem: ohne foveale Beteiligung		→ Laser (optional)
mit fovealer Beteiligung		→ IVOM* (primär): – Anti-VEDFF (i. d. R. 1. Wahl) – Steroide (i. d. R. 2. Wahl) (Laser ggf. bei Therapieresistenz)

IVOM* = intravitrealeoperative Medikamentenapplikation

Abb. 3.5: Therapiekonzeption bei diabetischem Makulaödem.

Literatur

[1] Diabetes care and research in Europe: the Saint Vincent declaration. Diabetic medicine: a journal of the British Diabetic Association. 2019;7:360.

[2] Claessen H, Kvitkina T, Narres M. Markedly Decreasing Incidence of Blindness in People With and Without Diabetes in Southern Germany. Diabetes Care 2018;41:478–484.

[3] Schorr SG, Hammes HP, Muller UA, et al. The Prevention and Treatment of Retinal Complications in Diabetes. Deutsches Arzteblatt international. 2016;113:816–823.

[4] Flaxman SR, Bourne RRA, Resnikoff S, et al. Global causes of blindness and distance vision impairment 1990–2020: a systematic review and meta-analysis. The Lancet Global health. 2017;5: e1221-e1234.

[5] Yau JW, Rogers SL, Kawasaki R, et al. Global prevalence and major risk factors of diabetic retinopathy. Diabetes care. 2012;35:556–564.

[6] Mousa SA, Ayoub BM. Repositioning of dipeptidyl peptidase-4 inhibitors and glucagon like peptide-1 agonists as potential neuroprotective agents. Neural regeneration research. 2019;14:745–748.

[7] Diabetic retinopathy study. Report Number 6. Design, methods, and baseline results. Report Number 7. A modification of the Airlie House classification of diabetic retinopathy. Prepared by the Diabetic Retinopathy. Investigative ophthalmology & visual science. 1981;21:1–226.

[8] Wilkinson CP, Ferris FL, 3 rd, Klein RE, et al. Proposed international clinical diabetic retinopathy and diabetic macular edema disease severity scales. Ophthalmology. 2003;110:1677–1682.

[9]   Cavan D, Makaroff L, da Rocha Fernandes J, et al. The Diabetic Retinopathy Barometer Study: Global perspectives on access to and experiences of diabetic retinopathy screening and treatment. Diabetes research and clinical practice. 2017;129:16–24.

[10] Tufail A, Rudisill C, Egan C, et al. Automated Diabetic Retinopathy Image Assessment Software: Diagnostic Accuracy and Cost-Effectiveness Compared with Human Graders. Ophthalmology. 2017;124:343–351.

[11] Silva PS, Cavallerano JD, Haddad NM, et al. Peripheral Lesions Identified on Ultrawide Field Imaging Predict Increased Risk of Diabetic Retinopathy Progression over 4 Years. Ophthalmology. 2015;122:949–956.

[12] Mattern J, Lammert A, Otto M, Hammes HP. Retinopathy in an obesity WHO III cohort: prevalence and risk factors. The British journal of ophthalmology. 2017;101:1550–1554.

[13] Hammes HP. Diabetic retinopathy: hyperglycaemia, oxidative stress and beyond. Diabetologia. 2018;61:29–38.

[14] Sohn EH, van Dijk HW, Jiao C, et al. Retinal neurodegeneration may precede microvascular changes characteristic of diabetic retinopathy in diabetes mellitus. Proceedings of the National Academy of Sciences of the United States of America. 2016;113:E2655-2664.

[15] Lamparter J, Raum P, Pfeiffer N, et al. Prevalence and associations of diabetic retinopathy in a large cohort of prediabetic subjects: the Gutenberg Health Study. Journal of diabetes and its complications. 2014;28:482–487.

[16] Lachin JM, White NH, Hainsworth DP, et al. Effect of intensive diabetes therapy on the progression of diabetic retinopathy in patients with type 1 diabetes: 18 years of follow-up in the DCCT/EDIC. Diabetes. 2015;64:631–642.

[17] Lachin JM, Genuth S, Nathan DM, Zinman B, Rutledge BN. Effect of glycemic exposure on the risk of microvascular complications in the diabetes control and complications trial–revisited. Diabetes. 2008;57:995–1001.

[18] Aiello LP. Diabetic retinopathy and other ocular findings in the diabetes control and complications trial/epidemiology of diabetes interventions and complications study. Diabetes care. 2014;37:17–23.

[19] The effect of intensive diabetes treatment on the progression of diabetic retinopathy in insulin-dependent diabetes mellitus. The Diabetes Control and Complications Trial. Archives of ophthalmology (Chicago, Ill : 1960). 1995;113:36–51.

[20] Nathan DM, Genuth S, Lachin J, et al. The effect of intensive treatment of diabetes on the development and progression of long-term complications in insulin-dependent diabetes mellitus. The New England journal of medicine. 1993;329:977–986.

[21] Nathan DM, Bayless M, Cleary P, et al. Diabetes control and complications trial/epidemiology of diabetes interventions and complications study at 30 years: advances and contributions. Diabetes. 2013;62:3976–3986.

[22] Zabeen B, Craig ME, Virk SA, et al. Insulin Pump Therapy Is Associated with Lower Rates of Retinopathy and Peripheral Nerve Abnormality. PloS one. 2016;11:e0153033.

[23] Dahl-Jorgensen K, Brinchmann-Hansen O, Hanssen KF, Sandvik L, Aagenaes O. Rapid tightening of blood glucose control leads to transient deterioration of retinopathy in insulin dependent diabetes mellitus: the Oslo study. British medical journal (Clinical research ed). 1985;290:811–815.

[24] Feldman-Billard S, Larger E, Massin P. Early worsening of diabetic retinopathy after rapid improvement of blood glucose control in patients with diabetes. Diabetes & metabolism. 2018;44:4–14.

[25] Chantelau E. Evidence that upregulation of serum IGF-1 concentration can trigger acceleration of diabetic retinopathy. The British journal of ophthalmology. 1998;82:725–730.

[26] Srividya G, Jain M, Mahalakshmi K, et al. A novel and less invasive technique to assess cytokine profile of vitreous in patients of diabetic macular oedema. Eye (London, England). 2018;32:820–829.

[27] Hammes HP, Welp R, Kempe HP, et al. Risk Factors for Retinopathy and DME in Type 2 Diabetes-Results from the German/Austrian DPV Database. PloS one. 2015;10:e0132492.

[28] Holman RR, Paul SK, Bethel MA, Matthews DR, Neil HA. 10-year follow-up of intensive glucose control in type 2 diabetes. The New England journal of medicine. 2008;359:1577–1589.

[29] Kohner EM. Microvascular disease: what does the UKPDS tell us about diabetic retinopathy? Diabetic medicine : a journal of the British Diabetic Association. 2008;25 Suppl 2:20–24.

[30] Chew EY, Davis MD, Danis RP, et al. The effects of medical management on the progression of diabetic retinopathy in persons with type 2 diabetes: the Action to Control Cardiovascular Risk in Diabetes (ACCORD) Eye Study. Ophthalmology. 2014;121:2443–2451.

[31] Brooks AM, Lissett CA. A dramatic deterioration in diabetic retinopathy with improvement in glycated haemoglobin (HbA(1c)) on exenatide treatment. Diabetic medicine : a journal of the British Diabetic Association. 2009;26:190.

[32] Green JB, Bethel MA, Armstrong PW, et al. Effect of Sitagliptin on Cardiovascular Outcomes in Type 2 Diabetes. The New England journal of medicine. 2015;373:232–242.

[33] Inzucchi SE, Wanner C, Hehnke U, et al. Retinopathy Outcomes With Empagliflozin Versus Placebo in the EMPA-REG OUTCOME Trial. Diabetes care. 2019;42:e53-e55.

[34] Yoshizumi H, Ejima T, Nagao T, Wakisaka M. Recovery from Diabetic Macular Edema in a Diabetic Patient After Minimal Dose of a Sodium Glucose Co-Transporter 2 Inhibitor. The American journal of case reports. 2018;19:462–466.

[35] Simo R, Hernandez C. GLP-1R as a Target for the Treatment of Diabetic Retinopathy: Friend or Foe? Diabetes. 2017;66:1453–1460.

[36] Marso SP, Bain SC, Consoli A, et al. Semaglutide and Cardiovascular Outcomes in Patients with Type 2 Diabetes. The New England journal of medicine. 2016;375:1834–1844.

[37] Hebsgaard JB, Pyke C, Yildirim E, et al. Glucagon-like peptide-1 receptor expression in the human eye. Diabetes, obesity & metabolism. 2018;20(9):2304–2308.

[38] Vilsboll T, Bain SC, Leiter LA, et al. Semaglutide, reduction in glycated haemoglobin and the risk of diabetic retinopathy. Diabetes, obesity & metabolism. 2018;20:889–897.

[39] Pratley RE, Aroda VR, Lingvay I, et al. Semaglutide versus dulaglutide once weekly in patients with type 2 diabetes (SUSTAIN 7): a randomised, open-label, phase 3b trial. The lancet Diabetes & endocrinology. 2018;6:275–286.

[40] Marso SP, Daniels GH, Brown-Frandsen K, et al. Liraglutide and Cardiovascular Outcomes in Type 2 Diabetes. The New England journal of medicine. 2016;375:311–322.

[41] Duker JS, Brown GC, Bosley TM, Colt CA, Reber R. Asymmetric proliferative diabetic retinopathy and carotid artery disease. Ophthalmology. 1990;97:869–874.

[42] Do DV, Wang X, Vedula SS, et al. Blood pressure control for diabetic retinopathy. Sao Paulo medical journal = Revista paulista de medicina. 2015;133:278–279.

[43] Sacks FM, Hermans MP, Fioretto P, et al. Association between plasma triglycerides and high-density lipoprotein cholesterol and microvascular kidney disease and retinopathy in type 2 diabetes mellitus: a global case-control study in 13 countries. Circulation. 2014;129:999–1008.

[44] Brown DM, Nguyen QD, Marcus DM, et al. Long-term outcomes of ranibizumab therapy for diabetic macular edema: the 36-month results from two phase III trials: RISE and RIDE. Ophthalmology. 2013;120:2013–2022.

[45] Wecker T, Ehlken C, Buhler A, et al. Five-year visual acuity outcomes and injection patterns in patients with pro-re-nata treatments for AMD, DME, RVO and myopic CNV. The British journal of ophthalmology. 2017;101:353–359.

[46] Claessen H, Kvitkina T, Narres M, et al. Markedly Decreasing Incidence of Blindness in People With and Without Diabetes in Southern Germany. Diabetes care. 2018;41:478–484.
[47] Pan J, Chen D, Yang X, et al. Characteristics of Neovascularization in Early Stages of Proliferative Diabetic Retinopathy by Optical Coherence Tomography Angiography. American journal of ophthalmology. 2018;192:146–156.
[48] Gross JG, Glassman AR, Liu D, et al. Five-Year Outcomes of Panretinal Photocoagulation vs Intravitreous Ranibizumab for Proliferative Diabetic Retinopathy: A Randomized Clinical Trial. JAMA ophthalmology. 2018;136:1138–1148.
[49] Obeid A, Su D, Patel SN, et al. Outcomes of Eyes Lost to Follow-up with Proliferative Diabetic Retinopathy That Received Panretinal Photocoagulation versus Intravitreal Anti-Vascular Endothelial Growth Factor. Ophthalmology. 2019;126:407–413.

3.3 Neuropathie

Kristian Rett

3.3.1 Einleitung

75 % aller diabetischen Neuropathien betreffen die chronische distal-symmetrische Polyneuropathie (DSPN), die nach klassischer Wahrnehmung zu den häufigsten Spätkomplikationen des Diabetes gehört. Patienten mit DSPN haben eine eingeschränkte Lebensqualität sowie ein jeweils massiv erhöhtes Morbiditäts- (chronische Schmerzen, schmerzlose Fußulzera, Gangstörung, Sturzverletzungen, Amputationen der unteren Extremitäten, kardiovaskuläre Endpunkte) und Mortalitäts-Risiko. Jeder zweite Diabetespatient erleidet in seinem Leben eine Neuropathie, die bei jedem vierten bis fünften mit Schmerzen einhergeht und deshalb symptomgetriggert zum Arztbesuch führt. Bei den bis zu 50 % der Patienten mit der schmerzlosen Variante, bei denen die Verletzungsgefahr und das schmerzlose Fußulkus, aber eben kein Symptom im Vordergrund steht, muss aktiv nach der DSPN gesucht werden [1,2]. Bei jeder zweiten symptomatischen DSPN liegt gleichzeitig eine kardiale autonome Neuropathie (KADN) vor, deren Hauptproblem das dreifach erhöhte Mortalitätsrisiko darstellt [3].

Die klinische Screeninguntersuchung der Füße (Inspektion, Prüfung der Druck-, Schmerz- und Temperaturempfindung sowie der der Vibrationsschwelle, Erfassung von Symptom- und Defizit-Scores) identifiziert nur fortgeschrittene Neuropathiestadien und damit auch nur das Risiko für schmerzlose Fußulzera und Amputationen [4,5]. Obwohl ein auffälliges Untersuchungsergebnis unmittelbaren diagnostischen und therapeutischen Handlungsbedarf auslöst (weiterführende Diagnostik; präventive Fußpflege, ggf. Einlagenversorgung, medikamentöse und Lebensstilintervention) und einen robusten Hinweis auf ein hohes Morbiditäts- und Mortalitätsrisiko gibt, wird die klinische Screninguntersuchung in der Praxis zu selten durchgeführt [6–8]. Das erklärt, warum viele DSPN-Patienten weder von ihrer Erkrankung wissen, noch adäquat behandelt werden. Dieser Befund ist angesichts einer Fünf-Jahres-Mortalität von 42 % bei den 5 % der Diabetiker, die Fußulzera entwickeln, nicht hinnehmbar [9,10]. Erschwerend kommt hinzu, dass sowohl Ärzte als auch Patienten die klinischen Auswirkungen und die potenzielle Krankheitslast der DSPN erheblich unterschätzen [11–13].

Während die experimentellen Grundlagen zur Pathophysiologie der diabetischen Neuropathie weithin anerkannt sind und im zurückliegenden Jahrzehnt um eine Reihe von grundlegend neuen Erkenntnissen erweitert wurden [14,15], wird die Umsetzung der Konzepte in die klinische Praxis und in Diagnostik und Therapie der DSPN von Misserfolgen, Fehlschlägen und Fehlinvestitionen dominiert [16–18]. Die Gründe hierfür sind zahlreich und sollen in der Folge näher erläutert werden, bevor auf der Basis der aktuellen experimentellen und klinischen Erkenntnisse mögliche Lösungswege aufgezeigt werden.

3.3.2 Perspektivenwechsel von der diabetischen Neuropathie zur DSPN

Nach klassischer Vorstellung setzt die Diabetes-„Folgeerkrankung" Neuropathie die Hyperglykämie-Exposition als Kausalitätsfaktor voraus. Diese Sichtweise ist aus mehreren Gründen nicht mehr zeitgemäß:

1. Das Phänomen der Hyperglykämie-Exposition ist weder ausreichend verstanden, noch ausreichend definiert. Zudem verdichten sich die Belege dafür, dass in den HbA_{1c}-blinden Früh- und Vorstadien des Typ-2-Diabetes die prandialen Glukosespitzen und die Glukosevariabilität („Tetrade") wichtiger sind, als bisher angenommen [25–27].

2. Die Reduktion der Hyperglykämie-Exposition hat bei Typ-1-Diabetes nur eingeschränkt [28,29] und bei Typ-2-Diabetes nur außerordentlich gering zur Verlangsamung neuronaler Degeneration geführt [16–18]. Nahe-normoglykämische Verhältnisse sind beim Typ-1-Diabetes ein realistisches Ziel und mit den verfügbaren Therapiekonzepten immer häufiger erreichbar. Beim Typ-2-Diabetes wird die nahe-normoglykämische Glukoseabsenkung durch die selektive Insulinresistenz und das in aller Regel vorliegende komplexen Risikoprofil erschwert [19,30]. Polypharmazeutische forcierte HbA_{1c}-Absenkung ist zwar bei Typ-2-Diabetes möglich, aber nicht ohne Risiko und im Hinblick auf die DSPN enttäuschend. Der einzige Erfolg versprechende Ansatz ist die multimodale Therapie [31–34].

3. Für eine größere Bedeutung glukoseunabhängiger DSPN-Entstehungsmechanismen sprechen Daten, wonach trotz HbA_{1c}-Zielerreichung ($HbA_{1c} < 6,5$ %) und sogar in prädiabetischen Vorstufen eine DSPN entstehen kann [30,32,35–37]

4. Schließlich machen kernspinmorphologische Unterschiede im mikrostrukturellen Remodeling wahrscheinlich, dass die neuronale Schädigung beim Typ-2-Diabetes offenbar eine andere ist, als beim Typ-1-Diabetes [21].

Klinische Evidenz bei Typ-1-Diabetes

Es ist heute allgemein anerkannt, dass die Progression der Neuropathie (DSPN und KADN) beim Typ-1-Diabetes durch bestmögliche Blutzuckersenkung (HbA$_{1c}$ < 7 %) mittels intensivierter Insulintherapie (ICT) nachhaltig günstig beeinflussbar ist. So konnte in der DCCT/EDIC-Studie (Diabetes Control and Complications Trial/Epidemiology of Diabetes Interventions and Complications) bei 27-jährigen Patienten mit einer nach 2,5 Jahren Diabeteslaufzeit initiierten intensivierten Insulintherapie (ICT) und einem erzielten HbA$_{1c}$-Wert von 7,2 % das relative Risiko für das Neuauftreten einer klinischen DSPN um 64 % und das einer KADN um 45 % reduziert werden [28,29]. Als Surrogatparameter dienten Symptome, Zeichen, Nervenleitgeschwindigkeit (NLG) und in EDIC die Bestimmung der Vibrationsschwelle (VPT). Allerdings wurden sowohl die kumulative Inzidenz für DSPN (25 vs. 35 %) und KADN (29 vs. 35 %) als auch die Störung der NLG nach 13 Jahren keineswegs im erhofften Ausmaß reduziert (Parameterproblem; Tab. 3.4).

Durch nahe-normoglykämische Stoffwechselführung ab dem Manifestationszeitpunkt (mittlerer HbA$_{1c}$-Wert 6,5 %) konnte bei initial 20-jährigen Patienten eine Verschlechterung funktioneller Surrogatparameter (NLG, Herzfrequenzvariabilität; HRV) sowie das klinische Auftreten einer DSPN (Quantitative sensorische Testung; QST) völlig vermieden werden [38].

Tab. 3.4: Problemseptett, das erfolgreicher Diagnostik und Therapie von distal-symmetrischer (DSPN) und autonomer Neuropathie (ADN) im Wege steht.

Konzeptproblem
Die klassische Wahrnehmung von der chronischen Hyperglykämie als Dreh- und Angelpunkt in der Pathophysiologie der DSPN ist zu stark vereinfacht und daher erweiterungsbedürftig [19,20] (Abb. 3.7).

Translationsproblem
Die Übertragbarkeit von experimentellen Daten auf die komplexe klinische Situation insbesondere bei Personen mit Typ-2-Diabetes und prädiabetischen Vorstufen ist problematischer, als ursprünglich vermutet [16–20].

Entitätsproblem
Ebenso wie sich Typ-1-Diabetes und Typ-2-Diabetes im Hinblick auf Pathophysiologie, Lebensalter, Risikofaktoren und Komorbiditäten grundlegend unterscheiden, scheint auch die Pathogenese der DSPN zwischen den beiden Diabetestypen grundlegend verschieden zu sein [20].

Diagnostikproblem
DSPN-Prävalenz-Daten unterliegen in Abhängigkeit von den verwendeten diagnostischen Parametern und Kriterien massiven Schwankungen [1,22–24].

Tab. 3.4: (fortgesetzt).

Parameterproblem

Neuropathie tritt nicht als kategoriale Variable in zwei Ausprägungen auf (ja/nein), sondern als kontinuierliche Variable in Form zunehmender klinischer Zeichen, Symptome und Schweregrade bzw. kontinuierlich abnehmender Nervenleitgeschwindigkeit. Die vereinfachte kategoriale DSPN-Definition suggeriert einerseits einen größeren Therapie-Effekt, andererseits sind Aufwand, erforderliche Expertise, Trennschärfe und Reproduzierbarkeit problematisch. Morphometrische Untersuchungsmethoden (Hautbiopsie, konfokale Korneamikroskopie), die das Potenzial der DSPN-Früherkennung mit krankheitsmodifizierendem Ansatz beinhalten, werden in Leitlinien noch nicht empfohlen [22,23].

Endpunktproblem

Bei den bislang in Studien und Leitlinien verwendeten DSPN-Endpunkten [2,22,23] handelt es sich nicht um klinische Endpunkte, sondern um Symptome, Zeichen und funktionelle Surrogatparameter.

Kontrollgruppenproblem

Die mittlerweile global umgesetzten multimodalen Konzepte zur Therapie des Typ-2-Diabetes haben das Muster der DSPN-Risikofaktoren und den Verlauf der Neuropathie soweit verbessert, dass in klinischen Studien von einem stark verlangsamten Krankheitsprogress auszugehen ist [16,17].

Klinische Evidenz bei Typ-2-Diabetes und Prädiabetes

Vergleichbare Therapieerfolge sind für den Typ-2-Diabetes nicht beschrieben [17–19]. Mögliche Gründe liegen in der Pathophysiologie des Typ-2-Diabetes, dem komplexen Profil von DSPN-Risikofaktoren und Komorbiditäten und der Verwendung ungeeigneter Surrogatparameter. Außerdem waren die meisten Studien weder dafür geplant noch von ihrer statistischen Aussagekraft dazu geeignet, Effekte der Blutzuckereinstellung auf Entwicklung und Fortschreiten einer Neuropathie zu belegen [17–19].

In der Kuopio-Studie wurde der natürliche DSPN-Verlauf bei Personen mit neu diagnostiziertem Typ-2-Diabetes auf der Basis klinischer Parameter (Schmerz/Parästhesien) und Nervenleitgeschwindigkeits-Messungen beobachtet. Die DSPN-Prävalenz stieg innerhalb von 10 Jahren von knapp 10 % auf über 40 %, wurde aber durch den HbA_{1c}-Wert (9,6 % vs. 8,9 %) weder statistisch signifikant noch klinisch relevant beeinflusst [39].

Die Kumamoto-Studie hat zwar mit der Erfassung der Nervenleitgeschwindigkeit und der Bestimmung der Vibrationsschwelle vergleichsweise objektive Parameter verwendet [40], allerdings wurden schlanke und offenkundig insulinbedürftige Asiaten untersucht, sodass der berichtete günstige Effekt der intensivierten Insulintherapie auf die Nervenleitgeschwindigkeit (erzielter HbA_{1c}-Wert 7,1 %) für Europäer mit Typ-2-Diabetes nicht relevant ist.

Die „United Kingdom Prospective Diabetes Study" (UKPDS) hat zwischen 1977 und 1991 untersucht, ob durch die Normalisierung des erhöhten Nüchtern-Blutzuckers diabetesassoziierte Endpunkte reduziert werden können. Die mahlzeitenbezogene Hyperglykämie blieb unbeachtet. Die Hälfte der Patienten wurde „konventionell" (Therapieziel: Nüchtern-Blutzucker < 270 mg/dl) behandelt, die andere Hälfte erhielt eine „intensive", allerdings nicht zielwertorientierte und daher nicht nachhaltig erfolgreiche medikamentöse Behandlung. Somit wurde eine nach heutigem Verständnis unbehandelte mit einer nicht gut behandelten Gruppe verglichen [41]. Die marginale Verbesserung der Vibrationsempfindung nach 15 Jahren ändert nichts an der Einschätzung, dass die in der UKPDS erreichte Senkung des Nüchtern-Blutzuckers weder das Auftreten noch die Progression der Neuropathie nennenswert beeinflusst (Tab. 3.5).

Die Studien ADVANCE (Action in Diabetes and Vascular Disease: Preterax and Diamicron Modified Release Controlled Evaluation), ACCORD (Action to Control Cardiovascular Risk in Diabetes) und VADT (Veterans Affairs Diabetes Trial of Glycemic Control and Complications in Diabetes Mellitus Type 2) wurden mit dem Ziel durchgeführt, bei hohem kardiovaskulärem Risiko bzw. kardiovaskulärer Vorschädigung durch forcierte HbA_{1c}-Senkung in den Bereich < 6–6,5 % kardiovaskuläre Ereignisraten und ggf. mikrovaskuläre Sekundärendpunkte zu reduzieren. Die VA Cooperative Study on Type II Diabetes Mellitus (VA CSDM) war die Machbarkeitsstudie zu VADT, in der eine ausführlichere neurologische Diagnostik erfolgte. Obwohl unterschiedliche Populationen mit völlig unterschiedlichen antihyperglykämischen Strategien behandelt wurden, kamen alle Studien zu der gleichen Schlussfolgerung, dass forcierte HbA_{1c}-Senkung auch nach 6–11 Jahren hoher Glykämie-Exposition noch möglich ist (Abb. 3.6), aber weder kardiovaskuläre Ereignisraten noch DSPN reduziert. Die autonome Neuropathie wurde in VADT sogar tendenziell verschlechtert [31–33] (Tab. 3.4).

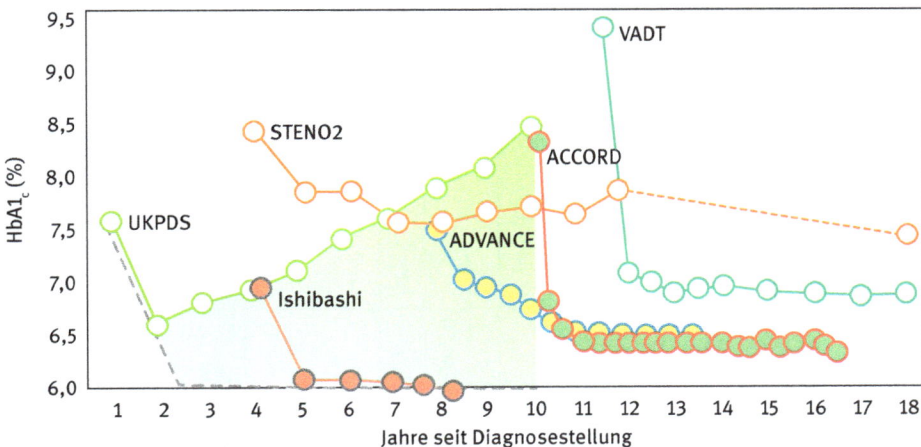

Abb. 3.6: Erzielte HbA_{1c}-Werte in prospektiven Typ-2-Diabetes-Studien. HbA_{1c}-Werte im Studienverlauf in den Gruppen mit intensiver Therapie unter Berücksichtigung der Diabetesdauer [31,32–34,41,50].

Tab. 3.5: Vergleich der Neuropathie-Surrogatparameter in prospektiven Typ-2-Diabetes-Studien.

	UKPDS	ADVANCE	VA CSDM	ACCORD	VADT	STENO2	ADDITION	BARI2D	Ishibashi
Teilnehmer	3.867	11.140	153	10.251	1.791	160	1.533	2.159	38
mittleres Alter (J)	54	66	60	62	60	55	60	62	49
Diabetesdauer (J)	neu	8	8	10	12	6	neu	10	4
Surrogatparameter									
DSPN Anamnese									
Reflexe	–			–	–		+		–
Berührungsempfindung				+					
Vibrationsschwelle	+ nach 15 Jahren (?)			+		–	–		–
Michigan Neuropathy Screening Instrument (MNSI)	–			+			–	Inzidenz –6 %* Remission n. s.	
Anfangs-HbA$_{1c}$ %	7,1	7,5	9,3/9,5	8,1	9,4/9,4	8,4/8,8	6,4/6,4	7,6/7,6	9,6/9,6
End-HbA$_{1c}$ (INT/CON)%	7,0/7,9	6,5/7,3	7,3/9,5	6,3/7,6	6,9/8,4	7,9/8,6	6,4/6,4	7,1/7,6	5,9/7,0
Schmerzskala							+		
NLG							–		–
autonome Neuropathie	–		–		–	+	–		–
IENFD									
CNFD/CNFL									–/–

–: kein Effekt, +: Effekt, *: Metformin/Thiazolidindion vs. Sulfonylharnstoff/Insulin, ASR: Achillessehnenreflex, CNFD: Nervenfaserdichte in der konfokalen Korneamikroskopie, CNFL: Nervenfaserlänge in der konfokalen Korneamikroskopie, IENFD: intraepidermale Nervenfaserdichte, NLG: Nervenleitgeschwindigkeit

In der STENO2-Studie wurde an Patienten mit Mikroalbuminurie gezeigt, dass eine zielwertorientierte multimodale Diabetestherapie mit ACE-Hemmern, Statinen, Aspirin sowie einem einfachen Algorithmus zur Blutzuckersenkung die Fünf-Jahres-Progression der kardialen autonomen Neuropathie (KADN) verlangsamt, nicht jedoch die der DSPN [34] (Tab. 3.4). Die Vibrationsschwellenbestimmung ist somit im Gegensatz zur Herzfrequenzvariabilität für eine Verlaufsbeobachtung ungeeignet (Endpunktproblem; Tab. 3.4). Außerdem dürfte die systematische Verordnung von ACE-Hemmern/Angiotensin-Rezeptor-Blockern und Lipidsenkern ein Kontrollgruppenproblem verursacht haben (Tab. 3.4), da beide Substanzgruppen die Progression der Neuropathie in der Kontrollgruppe verlangsamt haben dürften [42–46]. Der HbA_{1c}-Wert nach knapp 8 Jahren war in beiden Gruppen nahezu identisch und nicht zielgerecht (9,0 % vs. 9,2 %). Trotz überwiegend verfehlter HbA_{1c}-Zielerreichung hat sich der multimodale Therapieansatz als nachhaltig sinnvoll erwiesen, wie 21-Jahresdaten mit einer Abnahme der Gesamtmortalität (primärer Endpunkt), der kardiovaskulären Mortalität (sekundärer Endpunkt), der Schlaganfallhäufigkeit sowie der Progression der Nephropathie (tertiärer Endpunkt) und der KADN zeigen [47]. Trotz dieser Daten, die die Grundlage der globalen Prognoseverbesserung [48] darstellen, persistiert eine hohe Gesamtmortalität (48 vs. 69 %) und die Notwendigkeit, weiterer organprotektiver Behandlung.

Die BARI-2D–Studie (Bypass Angioplasty Revascularization Investigation in Type 2 Diabetes) weist erstmalig auf unterschiedliche Effekte antihyperglykämischer Behandlungsstrategien hin. So war bei nicht wesentlich unterschiedlichem erzieltem Blutzuckerniveau mit Metformin und/oder Glitazonen die kumulative Inzidenz der Neuropathie (Surrogatparameter: Michigan Neuropathy Screening Instrument [MNSI]) gegenüber Sulfonylharnstoffen und/oder Insulin nach 4,5 Jahren signifikant niedriger (66 % vs. 72 %; p < 0,05). Der Unterschied betraf vornehmlich Männer und ausschließlich das Neuauftreten und nicht etwa die Remission einer bereits bestehenden Neuropathie [49].

Darauf aufbauend konnte eine aktuelle japanische Studie durch eine multifaktorielle Intervention unter Vermeidung von Sulfonylharnstoffe und Insulin HbA_{1c}, Gewicht und Blutdruck jeweils normalisieren. Darunter besserte sich sowohl die NLG, als auch morphologische Parameter kleinkalibriger Nervenfasern des kornealen subbasalen Nervenplexus [50].

HbA_{1c}-blinde Diabetesfrüh- und -Vorstadien
Die Beobachtung, dass zahlreiche Patienten mit Typ-2-Diabetes trotz zielgerechter Glykämie (HbA_{1c} < 6.5 %) eine DSPN entwickeln [32], richtet den Blick auf Frühstadien des Typ-2-Diabetes. Die ADDITION-Studie (Anglo-Danish-Dutch study of Intensive Treatment in People with Screen-Detected Diabetes in Primary Care), eine prospektive Kohortenstudie, hat Typ-2-Diabetiker im Rahmen eines Screenings identifiziert und über 13 Jahre bei geringer Glykämielast (HbA_{1c}-Ausgangswert 6,3 %, Sechs-

Jahres-Mittelwert 6,5 %) nachverfolgt. Dabei zeigt sich eine jährliche DSPN-Inzidenz-rate von 0,7 %. Als unabhängiger DSPN-Prädiktor zeigt sich neben den bekannten Risikofaktoren Lebensalter, Adipositas, HDL-Cholesterin-Mangel und Albuminurie erstmalig ein erhöhter Methylglyoxalspiegel – nicht aber der HbA$_{1c}$-Wert [51].

Glykohämoglobin (HbA$_{1c}$) entsteht durch Kopplung von Glukose an den roten Blutfarbstoff Hämoglobin. Es ist schon länger bekannt – aber in der Konsequenz noch weithin unverstanden –, dass der Beitrag der prandialen Glukosespitzen zum HbA$_{1c}$ mit zunehmender Diabetesdauer und mit zunehmendem HbA$_{1c}$-Wert abnimmt [26]. Damit ist bei niedrigem HbA$_{1c}$-Wert bzw. in der Früh- oder Vorphase des Diabetes der relative Beitrag der prandialen Glukosespitzen am größten. Dieser Zusammenhang wurde mittels kontinuierlicher Glukosemessung präzisiert und dabei drei sequenzielle Diabetesphasen mit jeweils unterschiedlichem Hyperglykämie-Muster herausgearbeitet [26].

In Phase 1 (Diabetesdauer < 4 Jahre, HbA$_{1c}$ < 7 %) stehen postprandiale Glukosespitzen bis 160 mg/dl im Vordergrund. Phase 2 zeichnet sich durch die vormittägliche prä- und postprandiale Glukosespitze bis maximal 190 mg/dl aus. Erst in Phase 3 persistiert die Hyperglykämie auch über Nacht. Damit wird deutlich, dass der HbA$_{1c}$-Wert als Surrogatparameter der CGE in Früh- und Vorstadien ungeeignet ist [27]. Vielmehr sind die prandialen Glukosespitzen offenbar hoch genug, um in den peripheren Nerven angesichts der eingeschränkten Regulierbarkeit neuronaler Glukoseaufnahme auf zellulärer Ebene oxidativen, glykativen und Carbonylstress zu verursachen [7,52]

In der Tat wurde bereits gezeigt, dass prandiale Glukosespitzen bzw. eine hohe Glukosevariabilität neurotoxischer sind, als konstant hohe Blutzucker [52,53]. Die Daten zur Glukosevariabilität in der DSPN-Entstehung sind entgegen einer weit verbreiteten Anschauung keineswegs widersprüchlich. Vielmehr belegen diejenigen Studien, die Variabilität mittels kontinuierlicher Gewebeglukosemessung direkt gemessen haben, eindeutig die pathogenetische Rolle des Parameters [54,55].

Prädiabetes

Nach alter Definition setzt die diabetische Neuropathie die Diagnose eines Diabetes voraus. Mehrere Gruppen haben allerdings beschrieben, dass die Neuropathie-Prävalenz bei Prädiabetikern höher ist, als bei der altersgleichen Allgemeinbevölkerung [10,30,56–59].

In Rahmen einer aktuellen bundesweiten Aufklärungsinitiative wurde an 943 Typ-2-Diabetikern und 781 altersgleichen Nicht-Diabetikern eine klinische Screeninguntersuchung durchgeführt, die unabhängig vom Diabetesstatus bei fast jedem zweiten Untersuchten einen Neuropathieverdacht erbrachte. Gleichzeitig hatten überraschend viele Personen mit Prädiabetes oder nichtdiabetischer Hyperglykämie (HbA$_{1c}$ 5,7–6,4 %) und sogar nach HbA$_{1c}$-Kriterien Gesunde (HbA$_{1c}$ < 5,7 %) eine identifizierbare Neuropathie [10,57]. Zudem erfüllte jeder dritte Nicht-Diabetiker bereits das HbA$_{1c}$-Kriterium eines Prädiabetes (≥ 5,7 %). Somit muss in der Bevölkerung im Hinblick auf die DSPN von einer hohen dreifaltigen Diabetes-Dunkelziffer ausgegangen werden:

1. unerkannte Neuropathie bei bekanntem Diabetes
2. unerkannte Neuropathie bei unerkanntem Diabetes
3. unerkannte Neuropathie bei unerkanntem Prädiabetes/nicht-diabetischer Dysglykämie

Die MONICA/KORA-Studie (Kooperative Gesundheitsforschung in der Region Augsburg) hat 195 Patienten mit manifestem Diabetes und 198 nach Alter und Geschlecht vergleichbaren und metabolisch sauber phänotypisierten Kontrollen untersucht. Dabei nahm die Prävalenz der mittels „Michigan Neuropathy Screening Instrument" (MNSI) diagnostizierten DSPN von gesunden Kontrollen (7,4 %) über IFG (11,3 %) und IGT (13,0 %) bis zum manifesten Diabetes (28 %) stetig zu. Zusätzlich erhöhten die Merkmale Alter, Adipositas und periphere arterielle Verschlusskrankheit das Neuropathierisiko [36,56]. Auch andere Untersucher finden, dass die gestörte Glukosetoleranz (IGT) mit einem höheren Neuropathierisiko einhergeht, als die erhöhte Nüchtern-Plasmaglukose (IFG) [60]. Dass dieser Befund in einer populationsbasierten Fall-Kontroll-Studie (Olmsted County; OC IG) weder mit klinischen Screening- und NLG-Daten noch mit nachanalysierten Small-Fiber-Parametern (sensorische und Schmerzsymptome sowie Hyper- und Hypoalgesie mittels QST) reproduzierbar war, zeigt lediglich, dass bei unzureichender metabolischer Charakterisierung der ungeeigneten Population (ungewöhnlich niedrige Neuropathie-Prävalenz) trotz geeignetem Surrogatparameter kein sinnvolles Ergebnis erwartbar ist [61].

Dagegen waren bei Prädiabetikern mit beginnender schmerzhafter Polyneuropathie bereits nach einer zwölfmonatigen Lebensstilintervention (Ernährungs-/Sportberatung gemäß Diabetes Prevention Program, DPP [62]) bei unverändert abnormer Nüchtern-Plasmaglukose (103 vs. 104 mg/dl) aber signifikant reduzierten Belastungsglukosespitzen (2-h-Wert im oGTT 160 vs. 149 mg/dl) nicht nur die Schmerzskala, sondern funktionelle und strukturelle Parameter der Kleinfaserschädigung (quantitativer sudomotorischer Axonreflextest und intraepidermale Nervenfaserdichte [IENFD]) signifikant verbessert, während klassische Surrogatparameter (NLG, QST, MNSI) keine Regeneration anzeigten. Bemerkenswert ist, dass alle Teilnehmer initial einen pathologischen Hautbiopsiebefund und 83 % eine erniedrigte IENFD hatten [63]

3.3.3 Perspektivenwechsel bei der Diagnostik der Neuropathie

> Wir sollten das Wichtige messen und aufhören, das leicht Messbare für wichtig zu halten.
> Marcus Aurelius

Bei den bislang in Studien und Leitlinien verwendeten DSPN-Endpunkten [2,16,17,22,23] handelt es sich nicht um klinische Endpunkte, sondern um ein überwiegend qualitatives Muster aus Symptomen, Zeichen und funktionellen Surrogat-parameter mit begrenzter Reproduzierbarkeit und Sensitivität (Temperaturwahrneh-mungsschwelle 61–89 %, Druck- und Vibrationsschwelle 76 %) [64,65], das zwar für die klinische Screeninguntersuchung, aber nicht für Studien geeignet ist. Selbst mit dem vermeintlichen Goldstandard der Nervenleitgeschwindigkeitsmessung (NLG; Sensitivitätsniveau 59–73 %) [65] werden bis zu 60 % der Patienten mit neuropathi-schen Defiziten übersehen, da die insbesondere in der diabetischen Früh- und der prädiabetischen Vorphase betroffenen unbemarkten bzw. dünn bemarkten A-δ- und C-Fasern („small fibers") neurografisch nicht erfasst werden.

Um eine Small-Fiber-Neuropathie nicht zu übersehen, sollte in der klinischen Screeninguntersuchung auf Positivsymptome wie Brennschmerz oder Allodynie (Schmerz nach leichter Berührung) geachtet und obligat ein klinischer Test zur Ana-lyse der dünnen Fasern durchgeführt werden (Nadelstich-Test mittels Zahnstocher, Temperaturempfindung).

Die quantitative sensorische Testung (QST) ist zwar noch zeitaufwändiger, er-möglicht aber bei gezieltem Einsatz eine standardisierte somatosensorische Phäno-typisierung und damit eine klinische Funktionsprüfung aller afferenten somatosen-sorischen Fasersysteme einschließlich der kleinen Fasern (Tab. 3.6). QST ergibt bei hoher Sensitivität, Spezifität und Reproduzierbarkeit wesentlich höhere DSPN-Präva-lenzraten [24,66,67] und ist damit zur Diagnosesicherung bei auffälligem DSPN-Screening und zur Therapieerfolgskontrolle geeignet.

Neuere quantitative Untersuchungstechniken (Neuropad, Sudoscan [70–72]) de-tektieren sympathische Denervierung von Schweißdrüsen, während mit morphome-trischen Methoden (Hautbiopsie, konfokale Korneamikroskopie [73–80]) intraepider-male und korneale Kleinfaserschädigung und damit DSPN-Frühstadien diagnosti-zierbar sind. Obwohl damit Frühdiagnostik in Früh- und Vorphasen des Diabetes so-wie Aussagen zum Schweregrad der Neuropathie und zum Regenerationspotenzial von Nerven bei Patienten mit DSPN möglich erscheinen, werden die Methoden in Leitlinien noch nicht empfohlen [22,23].

Das Parameterproblem scheint bei der KADN weniger ausgeprägt zu sein: Hier sind durch die Messung der Herzfrequenzvariabilität (HRV) wiederholt Effekte nach-weisbar gewesen [17,23,42,68]. Um parasympathische und sympathische autonome Funktion zu erfassen, sollte die HRV obligat mit dem Orthostasetest kombiniert wer-den.

Tab. 3.6: Diagnostische Tests zur Erfassung der Neuropathie.

Testung	Nerventyp			
	unbemarkte C-Fasern	dünn bemarkte A-δ-Fasern	dick bemarkte A-β-Fasern	auto-nome Nerven
Klinisches Screening				
Symptom-Score (NSS)				
Defizit-Score (NDS)				
quantitativ-sensorische Testung (QST)	Temperaturwahrnehmung, Schmerz	Kälteempfindung, Nadelstichempfindung	mechanische und Vibrationsschwelle	
	Wahrnehmungsschwelle Temperatur (WDT) Schmerzschwelle Hitze (HPT) Schmerzschwelle Kälte (CPT) Schmerzschwelle Druck (PPT)	Kälte-Schmerz-schwelle (CDT) mechanische Schmerzschwelle (MPT) mechanische Schmerzempfindlichkeit (MPS)	mechanische Wahrnehmungsschwelle (MDT) Vibrationswahrnehmungsschwelle (VDT) dynamische mechanische Allodynie (DMA)	
Hautbiopsie				
konfokale Korneamikroskopie				
Sudomotortest				
Nervenleitgeschwindigkeit (NLG)				
HF-variabilität				
kardiovaskuläre Reflex-Testbatterie				

3.3.4 Perspektivenwechsel bei der Therapie der DSPN

Zahlreiche klinische Studien haben in erster Linie gezeigt, dass weder die monokausal glukozentrischen noch die „pathogenetisch begründbaren" Therapiekonzepte aus präklinischen Studien in die klinische Behandlung übertragbar sind [1,17]. So war es in heterogenen Patientenkollektiven mit zu weit fortgeschrittenen DSPN-Stadien und vielfach zu geringer Beobachtungszeit nicht möglich, patientenrelevante oder evidenzbasierte Ergebnisse im Hinblick auf das Neuauftreten (kategoriale Variable) bzw. das Fortschreiten (kontinuierliche Variable) einer bestehenden Neuropathie zu belegen [16–19]. Multifaktorielle Intervention mit Normalisierung von HbA$_{1c}$, Blutdruck und Gewicht führt dagegen zu signifikant verbesserten neurophysiologischen Parametern und einer Erholung kleinkalibriger Nervenfasern [50]. Bei Prädiabetikern und frühzeitiger DSPN-Diagnose hat eine Lebensstilintervention zu verbesserter Sudomotorfunktion und einer Zunahme der intraepidermalen Nervenfaserdichte geführt [63]. Außerdem sind günstige Effekte auf unterschiedliche Surrogatparameter nach Therapie mit ACE-Hemmern, Statinen, Fibraten [42–46] sowie jüngst außerordentlich vielversprechende klinische und experimentelle Daten mit dem Glucagon-like-peptide-1(GLP-1)-Rezeptoragonisten Liraglutid beschrieben [81–83].

3.3.5 Perspektivenwechsel in der Pathophysiologie der DSPN

Aufgrund experimenteller Daten ist unstrittig, dass Glukose im Übermaß neurotoxisch wirkt. Sie verursacht chronische Inflammation, endotheliale Dysfunktion und Ablagerungen von Endprodukten fortgeschrittener Glykierung (Advanced Glycation End-Products; AGE) in der extrazellulären Matrix (ECM) Schwannscher Zellen, was die Myelinscheiden schädigt und die axonale Regeneration behindert. Allerdings sind weder die Höhe noch die Dauer der erforderlichen Glukoseexposition, noch die Auswirkungen der Glukosevariabilität hinreichend bekannt [25–27].

Außerdem gibt es über die Glukose hinaus eine ganze Reihe neurotoxischer Substanzen und Schädigungsmechanismen, die gerade im Rahmen des metabolischen Syndroms und der prädiabetischen Vorphasen (intermediäre Hyperglykämie) vermehrt auftreten.

So entstehen aggressive Stoffwechselabbauprodukte (Dicarbonyle wie Methylglyoxal), reaktive Sauerstoffspezies (ROS) sowie AGEs zwar in Folge der Hyperglykämie, aber eben auch glukoseunabhängig [84,85].

Auf molekularer Ebene wurden hierzu in den letzten Jahren zahlreiche Mechanismen als mögliche Ursachen für die Störung der Nervenfunktion erkannt. So haben In-vitro-Experimente, tierexperimentelle Untersuchungen und klinische Studien gezeigt, dass auf dreierlei eng miteinander verwobene Arten von intrazellulärem Stress zur Schädigung der neurovaskulären Funktionseinheit beitragen: oxidativer Stress, glykativer Stress und Carbonylstress. Von zentraler Bedeutung scheint dabei jeweils das Ungleichgewicht aus Noxe und Reparaturmechanismus zu sein.

1. Oxidativer Stress beschreibt ein Ungleichgewicht zwischen Bildung und Abbau reaktiver Sauerstoffspezies (ROS) in der Zelle. Nach klassischer Sichtweise hemmen ROS zelluläre Schutzmechanismen und neurotrophe Faktoren, verändern Proteine und Lipide, schädigen Mitochondrien und lösen DNA-Strangbrüche und Apoptose aus [14,15,85,86]. Oxidativer Stress triggert Transkriptionsfaktoren wie NF-κB (nuclear factor kappa B) oder PPAR-γ (peroxisome proliferator-activated receptor-γ). Aktivierte Transkriptionsfaktoren führen zu veränderter Genexpression und können insbesondere die Expressionsmuster von inflammatorischen Zytokinen, Wachstumsfaktoren und anti-inflammatorischen Molekülen verändern.

Allerdings hat die jüngere Literatur gezeigt, dass ROS über einen dosisabhängigen Umkehreffekt (Mitohormesis) nicht nur toxische, sondern auch protektive Effekte ausüben [87]. So steigert etwa der vorübergehende oxidative Stress während körperlichem Training die Toleranz der Zelle gegenüber künftigen Stressoren. Wie in einer klinischen Studie gezeigt wurde, neutralisieren Antioxidantien diesen zellulären Schutzmechanismus [88]. Diese Erkenntnis ist für die Therapie der DSPN unmittelbar relevant, zeigt sie doch, dass das Konzept der DSPN-Therapie mit Antioxidantien nicht etwa pathophysiologisch begründbar, sondern falsch ist.

2. Glykativer Stress resultiert aus AGEs und reaktiven Dicarbonylen. Die Bindung von AGEs an deren Rezeptor (RAGE) löst eine Daueraktivierung des proinflammatorischen Transkriptionsfaktors NF-κB aus sowie eine vermehrte Genexpression von NF-κB-regulierten Zielgenen wie Zytokinen, Wachstumsfaktoren, Adhäsionsmolekülen und prokoagulanten Faktoren aus [89]. AGEs behindern offenbar auch auf direktem Wege die axonale Regeneration nach eingetretener Nervenschädigung [90]

3. Dicarbonylstress beschreibt ein Ungleichgewicht zwischen Bildung und Abbau von Dicarbonylen wie Methylglyoxal, die im Rahmen der Glykolyse und der Lipid-Peroxidation entstehen und im wesentlich durch das Glyoxalase-System entgiftet werden. Dicarbonyle gelten als wichtigste Vorstufe der AGEs und führen zu zellulärer Funktionseinschränkung auf Protein-, Kohlenhydrat-, DNA- und Lipoprotein-Ebene [91].

Alle drei Formen von zellulärem Stress sind durch Hyperglykämie induzierbar. So aktiviert die hyperglykämieabhängige Überproduktion von Superoxid-Anionen durch die mitochondriale Elektronentransportkette mehrere toxische Mechanismen [14]. Erhöhter Substratfluss bedingt vermehrte ROS-Produktion, wodurch das Glykolyse-Schlüsselenzym Glycerinaldehyd-Dehydrogenase (GAPDH) gehemmt wird [14]. Die dadurch aufgestauten Glykolyse-Zwischenprodukte fließen in alternative Stoffwechselwege ab, die unter normalen Bedingungen nur eine untergeordnete Rolle spielen [14] (Abb. 3.7), was unter Bedingungen des gesteigerten Durchsatzes zum

Abb. 3.7: Erweitertes Konzept zur Entstehung der distalen symmetrischen Polyneuropathie (DSPN). Auf der blau hinterlegten rechten Bildseite ist die klassische „glukozentrische" Sichtweise aufgeführt, die obligat von einem monokausalen, allerdings im Hinblick auf Intensität und Dauer der Exposition und den diagnostischen Nachweis (HbA$_{1c}$, Nüchtern-Plasmaglukose, Glukosevariabilität) unzureichend definierten Glukoseexzess ausgeht. Dieser führt durch die bekannte Überlastung hierfür nicht geeigneter Nebenwege zu neurotoxischen Endprodukten und in die toxische Trias aus oxidativem, glykativem und Carbonylstress. Die linke Bildseite zeigt drei hyperglykämieunabhängige Zugangswege zum gleichen Teufelskreis: 1. Lebensweise mit Bewegungsmangel und exzessiver Zufuhr von Energie und Zucker, vor allem in Form von Saccharose führt in die toxische Stresstrias. 2. Das metabolisches Syndrom und jede seiner Einzelkomponenten sind einerseits als DSPN-Risikofaktoren identifiziert und führen andererseits ebenfalls in die Stresstrias. 3. Das Gleiche gilt für die weiteren DSPN-Risikofaktoren: gewebeselektive Insulinresistenz (pathway-selective insulin resistance and responsiveness; SEIRR) als pathophysiologische Basis des Metabolischen Syndroms, die subklinische Inflammation, das Lebensalter und das Rauchen. GAPDH = Glycerinaldehydphosphat-Dehydrogenase, Gln = Glutamin, Glu = Glucosamin, GFAT = Glutamin:F6P-Amidotransferase, DHAP = Dihydroxyacetonphosphat, DAG = Diacylglycerol, PKC = Proteinkinase C, AGEs = Endprodukte fortgeschrittener Glykierung, UDP-GlcNAc = Uridindiphosphat-N-Acetylglucosamin.

vermehrten Anfall potenziell toxischer Endprodukte führt. Zu diesen Nebenwegen zählen der Polyolstoffwechselweg, der Hexosaminweg, der Proteinkinase-C-Weg und der AGE-Weg (Abb. 3.7).

Neben der Hyperglykämie tragen auch andere sauerstoffradikalerzeugende zelluläre Mechanismen zur vermehrten NF-κB-Aktivierung bei [90].

3.3.6 Perspektivenwechsel in der Pathophysiologie des Typ-2-Diabetes

Die letzten beiden Dekaden haben der Diabetologie einen weitreichenden Erkenntniszuwachs beschert. Wir haben gelernt, dass beim Typ-2-Diabetes neben dem klassischen pathogenetischen „Triumvirat" aus

1. unzureichender pankreatischer Insulinsekretion (β-Zell-Dysfunktion),
2. verminderter muskulärer Glukoseaufnahme (Insulinresistenz) und
3. vermehrter hepatischer Glukoseproduktion

auch Störungen der Fettgewebs-Lipolyse, des Inkretinsystems, der Glukagonsekretion, der Glukosereabsorption in der Niere sowie zentralnervöse Störungen vorliegen. Alle genannten Pathomechanismen dieses pathogenetischen „Oktetts" [92] münden zwar in eine gemeinsame Endstrecke, die Hyperglykämie, allerdings ist die monokausale Sichtweise zugunsten eines wesentlich komplexeren pathophysiologischen und therapeutischen Ansatzes verlassen worden.

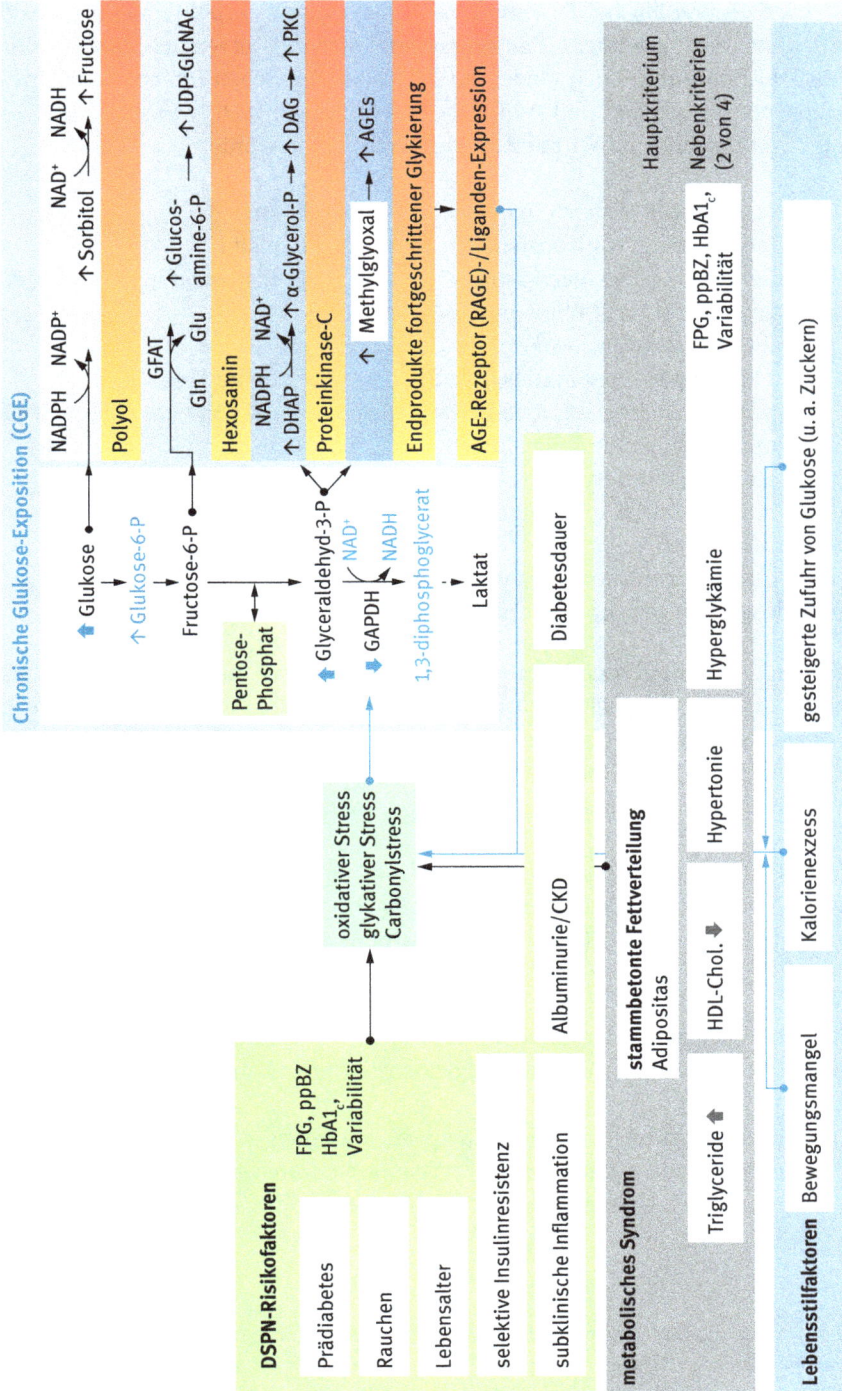

Chronische Glukose-Exposition (CGE)

NADPH NADP⁺   NAD⁺ NADH

Polyol

↑ Glukose → ↑ Sorbitol → ↑ Fructose

↑ Glukose-6-P

Fructose-6-P → ↑ Glucos-amine-6-P → ↑ UDP-GlcNAc

Hexosamin

GFAT
Gln Glu

NADPH NAD⁺

Glyceraldehyd-3-P → ↑ DHAP → ↑ α-Glycerol-P → ↑ DAG → ↑ PKC

Proteinkinase-C

↑ Methylglyoxal → ↑ AGEs

GAPDH NAD⁺ / NADH

1,3-diphosphoglycerat

Laktat

Pentose-Phosphat

Endprodukte fortgeschrittener Glykierung

AGE-Rezeptor (RAGE)-/Liganden-Expression

oxidativer Stress
glykativer Stress
Carbonylstress

Diabetesdauer

Albuminurie/CKD

DSPN-Risikofaktoren

FPG, ppBZ
HbA1c,
Variabilität

Prädiabetes

Rauchen

Lebensalter

selektive Insulinresistenz

subklinische Inflammation

metabolisches Syndrom

stammbetonte Fettverteilung
Adipositas

Hyperglykämie

Hypertonie

HDL-Chol. ⇨

Triglyceride ⇧

Hauptkriterium

Nebenkriterien
(2 von 4)

FPG, ppBZ, HbA1c,
Variabilität

gesteigerte Zufuhr von Glukose (u. a. Zuckern)

Kalorienexzess

Bewegungsmangel

Lebensstilfaktoren

Erst kürzlich wurden bei Patienten mit Typ-2-Diabetes erhöhte Methylglyoxal-Konzentrationen nachgewiesen. Gleichzeitig zeigt sich im Tierversuch, dass erhöhte Methylglyoxal-Konzentrationen einen Typ-2-Diabetes-ähnlichen Phänotyp mit Insulinresistenz, Hyperglykämie und Adipositas hervorbringen [93], was bisherige Vorstellungen von Ursache und Wirkung auf den Kopf stellen würde.

In der *Diagnostik* der DSPN steht ein Perspektivenwechsel an:
1. zweistufige Frühdiagnostik anstelle von Zu-Spät-Diagnostik
   a) klinische *Screening-Untersuchung* sobald DSPN-Risikofaktoren[1] vorliegen, spätestens aber im Stadium des Prädiabetes
   b) erweiterte *Basis-Diagnostik* zur Diagnosesicherung
      I) Phänotypisierung mittels quantitativer sensorischer Testung (QST)
      II) gezielte Suche nach Small-Fiber-Neuropathie: 1. konfokale Mikroskopie der Kornea, 2.Hautbiopsie
      III) Messung der Nervenleitgeschwindigkeit (Stellenwert fraglich)
      IV) gezielte Suche nach autonomer Neuropathie (kardial, gastrointestinal, urogenital)
      V) quantitative autonome Funktionstestung
2. Vermeidung bzw. gezielte Therapie von Risikofaktoren und Komplikationen

Bei der Definition der neuropathierelevanten *Hyperglykämie* (neuronale Glukoselast) und bei der Auswahl der geeigneten Surrogatparameter steht ein Perspektivenwechsel an. Die entscheidende klinische Frage, ab welcher Glukoselast (nüchtern, prandiale Spitzen, Variabilität, HbA_{1c}) die neurotoxischen Mechanismen aktiviert werden und ab wann ein Nervenschaden zu erwarten ist, kann derzeit nicht beantwortet werden.
1. CGM/FGM-basierte Glukosevariabilität
2. prandiale Blutzuckerspitzenkonzentration (ppBZ)
3. Glukosetetrade (HbA_{1c}, Nüchtern- und postprandiale Glukose, Glukosevariabilität)

Auch in *Prophylaxe und Therapie* der DSPN steht ein Perspektivenwechsel an. So sind die bekannten Ansätze auf der Basis evidenzbasierter Konzepte neu zu priorisieren:
1. Der kausale Ansatz bleibt der der Wichtigste, allerdings steht die
   a) *Vermeidung von oxidativem, glykativem und Carbonylstress* im Vordergrund, während das bisher favorisierte Ziel der

---

1 Metabolisches Syndrom (Übergewicht/stammbetonte Fettverteilung; Hypertriglyzeridämie; HDL-Cholesterin-Mangel; Hypertonie); Hyperglykämie ab dem prädiabetischen Vorstadium, subklinische Inflammation; Albuminurie/chronische Nierenkrankheit; Rauchen; höheres Lebensalter)

b) Nahe-Normoglykämie zwar prinzipiell bestehen bleibt, allerdings erweitert auf die prädiabetischen Vorstufen und mit veränderten Zielparametern (nicht mehr nur HbA$_{1c}$, sondern Glukosetetrade [HbA$_{1c}$, Nüchtern- und postprandiale Glukose, Glukosevariabilität]) und ergänzt um die

2. hyperglykämieunabhängige Vermeidung von *Risikofaktoren* und *Komplikationen.*

3. Die sogenannte pathogenetisch begründbare Therapie sollte durch evidenzbasierte Prophylaxe und Therapie ersetzt werden. Darunter sind ausdrücklich die unter 3. und 4. zusammengefassten multimodalen Maßnahmen nicht-medikamentöser und medikamentöser Art zu verstehen (nicht Einzelnahrungsbestandteile, sondern Ernährungsstile und Bewegung; nicht einzelne Medikamente, sondern multimodaler risikoadaptierter Ansatz).

4. Die symptomatische Schmerztherapie ist leitliniengerecht durchzuführen, erhebt aber keinerlei krankheitsmodifizierenden Anspruch.

Literatur

[1] Ziegler D, Papanas N, Vinik AI, Shaw JE. Epidemiology of polyneuropathy in diabetes and pre-diabetes. Handb Clin Neurol. 2014;126:3–22.

[2] Pop-Busui R, Boulton AJ, Feldman EL, et al. Diabetic neuropathy: a position statement by the American Diabetes Association. Diabetes Care. 2017;40:136–154.

[3] Ziegler D, Hilz M. Kardiovaskuläre autonome diabetische Neuropathie. Diabetologe. 2006;2:139–148.

[4] Crawford F, McCowan C, Dimitrov BD, et al. The risk of foot ulceration in people with diabetes screened in community settings: findings from a cohort study. QJM. 2011;104(5):403–410.

[5] Young MJ, Breddy JL, Veves A, et al. The prediction of diabetic neuropathic foot ulceration using vibration perception thresholds. A prospective study. Diabetes Care. 2994;17:557–560.

[6] Kirkman MS, Williams SR, Caffrey HH, Marrero DG. Impact of a program to improve adherence to diabetes guidelines by primary care physicians. Diabetes Care. 2002;25:1946–1951.

[7] O'Brien KE, Chandramohan V, Nelson DA, et al. Effect of a physician-directed educational campaign on performance of proper diabetic foot exams in an outpatient setting. J Gen Intern Med. 2003;18:258–265.

[8] Alonso-Fernández M, Mediavilla-Bravo JJ, López-Simarro F, et al. Grupo de Trabajo de Diabetes de SEMERGEN. Evaluation of diabetic foot screening in Primary Care. Endocrinol Nutr 2014;61 (6):311–317.

[9] Herman WH, Kennedy L. Underdiagnosis of peripheral neuropathy in type 2 diabetes. Diabetes Care. 2005;28:1480–1481.

[10] Ziegler D, Strom A, Lobmann R, et al. High prevalence of diagnosed and undiagnosed polyneuropathy in subjects with and without diabetes participating in a nationwide educational initiative (PROTECT study). J Diabetes Complications. 2015;29:998–1002.

[11] Walsh JW, Hoffstad OJ, Sullivan MO, Margolis DJ. Association of diabetic foot ulcer and death in a population-based cohort from the United Kingdom. Diabetic Medicine. 2016;33:1493–1498.

[12] Bongaerts BW, Rathmann W, Heier M, et al. Older subjects with diabetes and prediabetes are frequently unaware of having distal sensorimotor polyneuropathy: The KORA F4 Study. Diabetes Care. 2013;36(5):1141–1146.

[13] Baba M, Foley L, Davis WA, Davis TM. Self-awareness of foot health status in patients with Type 2 diabetes: the Fremantle Diabetes Study Phase II. Diabet Med. 2014;31(11):1439–1445.

[14] Brownlee M. The pathobiology of diabetic complications: a unifying mechanism. Diabetes. 2005;54:1615–1625.

[15] Bierhaus A, Fleming T, Stoyanov S, et al. Methylglyoxal modification of Nav 1.8 facilitates nociceptive neuron firing and causes hyperalgesia in diabetic neuropathy. Nature Medicine. 2012;18:926e933.

[16] Ziegler D, Luft D. Clinical trials for drugs against diabetic neuropathy: Can we combine scientific needs with clinical practicalities? International Review of Neurobiology. 2002;50:431–463.

[17] Malik RA. Why are there no good treatments for diabetic neuropathy? Lancet Diabetes Endocrinol. 2014;2:607–609.

[18] Callaghan BC, Little AA, Feldman EL, et al. Enhanced glucose control for preventing and treating diabetic neuropathy. Cochrane Database Syst Rev 2012; 6: CD007543.

[19] Ang L. Glucose Control and Diabetic Neuropathy: lessons from recent Large Clinical trials. Curr Diab Rep. 2014;14:528.

[20] Papanas N, Ziegler D. Risk factors and comorbidities in diabetic neuropathy: an update 2015. Rev Diabet Stud. 2015;12:48–62.

[21] Jende JME, Groener JB, Oikonomou D, et al. Diabetic neuropathy differs between type 1 and type 2diabetes: Insights from magnetic resonance neurography. Ann Neurol. 2018;83(3):588–598.

[22] Tesfaye S, Boulton AJ, Dyck PJ, et al. Diabetic neuropathies: update on definitions, diagnostic criteria, estimation of severity, and treatments. Diabetes Care. 2010;33(10):2285–93.

[23] Bundesärztekammer (BÄK), Kassenärztliche Bundesvereinigung (KBV), Arbeitsgemeinschaft der Wissenschaftlichen Medizinischen Fachgesellschaften (AWMF). Nationale Versorgungs-Leitlinie Neuropathie bei Diabetes im Erwachsenenalter – Langfassung, 1. Auflage. Version 5. 2011. Available from: www.dm-neuropathie.versorgungsleitlinien.de; [cited: 29.03.2019]; DOI: 10.6101/AZQ/000302

[24] Kopf S, Groener JB, Kender Z, et al. Deep phenotyping neuropathy: an underestimated complication in patients with pre-diabetes and type 2 diabetes associated with albuminuria. Diab Res Clin Pract. 2018;146:191–201.

[25] Orchard TJ, Forrest KY, Ellis D, et al. Cumulative glycemic exposure and microvascular complications in insulin-dependent diabetes mellitus. The glycemic threshold revisited. Arch Intern Med. 1997;157:1851– 6. (dichotomisiert)

[26] Dyck PJ, Davies JL, Clark VM, et al. Modeling chronic glycemic exposure variables as correlates and predictors of microvascular complications of diabetes. Diabetes Care. 2006;29:2282–8.

[27] Monnier L, Colette C, Owens DR. Integrating glycaemic variability in the glycaemic disorders of type 2 diabetes: a move towards a unified glucose tetrad concept. Diabetes Metab Res Rev. 2009;25:393–402.

[28] Albers JW, Herman WH, Pop-Busui R, et al. Effect of prior intensive insulin treatment during the Diabetes Control and Complications Trial (DCCT) on peripheral neuropathy in type 1 diabetes during the Epidemiology of Diabetes Interventions and Complications (EDIC) Study. Diabetes Care. 2010;33:1090–6.

[29] Martin CL, Albers JW, Pop-Busui R, DCCT/EDIC Research Group. Neuropathy and related findings in the diabetes control and complications trial/epidemiology of diabetes interventions and complications study. Diabetes Care. 2014;37:31–8.

[30] Callaghan BC, Xia R, Banerjee M, et al. Metabolic Syndrome Components Are Associated With Symptomatic Polyneuropathy Independent of Glycemic Status. Diabetes Care. 2016;39:801–7.

[31] Duckworth W, Abraira C, Moritz T, et al. Glucose control and vascular complications in veterans with type 2 diabetes. N Engl J Med. 2009;360:129–39.

[32] Ismail-Beigi F, Craven T, Banerji MA, et al. Effect of intensive treatment of hyperglycaemia on microvascular outcomes in type 2 diabetes: an analysis of the ACCORD randomised trial. Lancet. 2010;376: 419–430.

[33] ADVANCE Collaborative Group. Intensive blood glucose control and vascular outcomes in patients with type 2 diabetes. N Engl J Med. 2008;358:2560–2572.

[34] Gaede P, Vedel P, Parving HH, et al. Intensified multifactorial intervention in patients with type 2 diabetes mellitus and microalbuminuria: the Steno type 2 randomised study. Lancet. 1999;353(9153):617–622.

[35] Ziegler D, Rathmann W, Dickhaus T, et al. Prevalence of polyneuropathy in pre-diabetes and diabetes is associated with abdominal obesity and macroangio-pathy: the MONICA/KORA Augsburg Surveys S2 and S3. Diabetes Care. 2008;31(3):464–9.

[36] Bongaerts BW, Rathmann W, Kowall B, et al. Postchallenge hyperglycemia is positively associated with diabetic polyneuropathy: the KORA F4 study. Diabetes Care. 2012;35(9):1891–3.

[37] Kannan MA, Sarva S, Kandadai RM, et al. Prevalence of neuropathy in patients with impaired glucose tolerance using various electrophysiological tests. Neurol India. 2014;62:656–61.

[38] Ziegler D, Behler M, Schroers-Teuber M, Roden M. Near-normoglycaemia and development of neuropathy: a 24-year prospective study from diagnosis of type 1 diabetes. BMJ Open. 2015;5: e006559.

[39] Partanen J, Niskanen L, Lehtinen J, et al. Natural history of peripheral neuropathy in patients with non-insulin-dependent diabetes mellitus. N Engl J Med. 1995;333:89–94.

[40] Ohkubo Y, Kishikawa H, Araki E, et al. Intensive insulin therapy prevents the progression of diabetic microvascular complications in Japanese patients with noninsulin-dependent diabetes mellitus: a randomized prospective 6-year study. Diabetes Res Clin Pract. 1995;28:103–17.

[41] UKPDS. Intensive blood-glucose control with sulphonylureas or insulin compared with conventional treatment and risk of complications in patients with type 2 diabetes (UKPDS 33). UK Prospective Diabetes Study (UKPDS) Group. Lancet. 1998;352:837–53.

[42] Malik RA, Williamson S, Abbott C, et al. Effect of angiotensin-converting-enzyme (ACE) inhibitor trandolapril on human diabetic neuropathy: randomised double-blind controlled trial. Lancet. 1998;352:1978–1981.

[43] Ruggenenti P, Lauria G, Iliev IP, et al. Effects of manidipine and delapril in hypertensive patients with type 2 diabetes mellitus: the delapril and manidipine for nephroprotection in diabetes (DEMAND) randomized clinical trial. Hypertension. 2011;58:776–783.

[44] Nielsen SF, Nordestgaard BG. Statin use before diabetes diagnosis and risk of microvascular disease: a nationwide nested matched study. Lancet Diabetes Endocrinol. 2014;2:894–900.

[45] Davis TM, Yeap BB, Davis WA, et al. Lipid-lowering therapy and peripheral sensory neuropathy in type 2 diabetes: the Fremantle Diabetes Study. Diabetologia. 2008;51:562–566.

[46] Rajamani K, Colman PG, Li LP, et al. Effect of fenofibrate on amputation events in people with type 2 diabetes mellitus (FIELD study): a prespecified analysis of a randomised controlled trial. Lancet. 2009;373:1780–1788.

[47] Gæde P, Oellgaard J, Carstensen B, et al. Years of life gained by multifactorial intervention in patients with type 2 diabetes mellitus and microalbuminuria: 21 years follow-up on the Steno-2 randomised trial. Diabetologia. 2016;59(11):2298–2307.

[48] Gregg EW, Sattar N, Ali MK. The changing face of diabetes complications. Lancet Diabetes Endocrinol. 2016;4:537–547.

[49] Pop-Busui R, Lu J, Brooks MM, et al. Impact of glycemic control strategies on the progression of diabetic peripheral neuropathy in the Bypass Angioplasty Revascularization Investigation 2 Diabetes (BARI 2 D) Cohort. Diabetes Care. 2013;36:3208–15.

[50] Ishibashi F, Taniguchi M, Kosaka A, et al. Improvement in neuropathy outcomes with normalizing HbA1c in patients with type 2 diabetes. Diabetes Care. Epub ahead of print 19 November 2018

[51] Andersen ST, Witte DR, Dalsgaard EM, et al. Risk Factors for Incident Diabetic Polyneuropathy in a Cohort With Screen-Detected Type 2 Diabetes Followed for 13 Years: ADDITION-Denmark. Diabetes Care. 2018;41(5):1068–1075.

[52] Ceriello A, Esposito K, Piconi L, et al. Oscillating glucose is more deleterious to endothelial function and oxidative stress than mean glucose in normal and type 2 diabetic patients. Diabetes. 2008;57:1349–1354.

[53] Papanas N, Ziegler D. Polyneuropathy in impaired glucose tolerance: is postprandial hyperglycemia the main culprit? A mini-review. Gerontology. 2013;59(3):193–198.

[54] Xu F, Zhao LH, Su JB, et al. The relationship between glycemic variability and diabetic peripheral neuropathy in type 2 diabetes with well-controlled HbA1c. Diabetol Metab Syndr. 2014;6:139.

[55] Akaza M, Akaza I, Kanouchi T, et al. Nerve conduction study of the association between glycemic variability and diabetes neuropathy. Diabetol Metab Syndr. 2018;10:69.

[56] Ziegler D, Rathmann W, Dickhaus T, Meisinger C, Mielck. Neuropathic pain in diabetes, pre-diabetes and normal glucose tolerance. The MONICA/KORA Augsburg Surveys S2 and S3. Pain Med. 2009;10:393–400.

[57] Ziegler D, Landgraf R, Lobmann R, et al. Painful and painless neuropathies are distinct and largely undiagnosed entities in subjects participating in an educational initiative (PROTECT study). Diabetes Res Clin Pract. 2018;139:147–154.

[58] Papanas N, Vinik AI, Ziegler D. Neuropathy in prediabetes: does the clock start ticking early?. Nat Rev Endocrinol. 2011;7:682–690.

[59] Kannan MA, Sarva S, Kandadai RM, et al. Prevalence of neuropathy in patients with impaired glucose tolerance using various electrophysiological tests. Neurol India. 2014;62:656–61.

[60] Smith AG, Singleton JR. The diagnostic yield of a standardized approach to idiopathic sensory-predominant neuropathy. Arch Intern Med 2004;164:1021–1025.

[61] Dyck PJ, Clark VM, Overland CJ, et al. Impaired glycemia and diabetic polyneuropathy: The OC IG Survey. Diabetes Care. 2012;35(3):584–591.

[62] Diabetes Prevention Program Research Group: The Diabetes Prevention Program: design and methods for a clinical trial in the prevention of type 2 diabetes. Diabetes Care. 1999;22:623–634.

[63] Smith AG, Russell J, Feldman EL, et al. Lifestyle intervention for pre-diabetic neuropathy. Diabetes Care. 2006;29:1294–1299.

[64] CI vs. NPhys Trial Investigators. Signs and symptoms versus nerve conduction studies to diagnose diabetic sensorimotor polyneuropathy: CI vs. NPhys trial. Muscle Nerve. 2010;42(2):157–64.

[65] Gibbons CH, Freeman R, Veves A. Diabetic neuropathy: a cross-sectional study of the relationships among tests of neurophysiology. Diabetes Care. 2010;33:2629–34.

[66] Rolke R, Baron R, Maier C, et al. Quantitative sensory testing in the German Research Network on Neuropathic Pain (DFNS): standardized protocol and reference values. Pain. 2006;123:231–43.

[67] Dyck PJ, Argyros B, Russell JW, et al. Multicenter trial of the proficiency of smart quantitative sensation tests. Muscle & Nerve. 2014;49:645–653.

[68] Rathmann W, Haastert B, Icks A, et al. High prevalence of undiagnosed diabetes mellitus in Southern Germany: target populations for efficient screening. The KORA survey 2000. Diabetologia. 2003;46(2):182–9.

[69] Maser RE, Mitchell BD, Vinik AI, et al. The association between cardiovascular autonomic neuropathy and mortality in individuals with diabetes: a meta-analysis. Diabetes Care. 2003;26:1895–901.

[70] Quattrini C, Jeziorska M, Tavakoli M, et al. The neuropad test: a visual indicator test for human diabetic neuropathy. Diabetologia. 2008;51:1046–1050.

[71] Krieger SM, Reimann M, Haase R, et al. Sudomotor testing of diabetes polyneuropathy. Front Neurol. 2018;9:803.
[72] Tsapas A, Liakos A, Paschos P, et al. A simple plaster for screening for diabetic neuropathy: a diagnostic test accuracy systematic review and meta-analysis. Metabolism. 2014;63:584–592.
[73] Shun CT, Chang YC, Wu HP, et al. Skin denervation in type 2 diabetes: correlations with diabetic duration and functional impairments. Brain. 2004;127:1593–1605.
[74] Umapathi T, Tan WL, Loke SC, et al. Intraepidermal nerve fiber density as a marker of early diabetic neuropathy. Muscle Nerve. 2007;35:591–598.
[75] Loseth S, Stalberg E, Jorde R, et al. Early diabetic neuropathy: thermal thresholds and intraepidermal nerve fibre density in patients with normal nerve conduction studies. J Neurol. 2008;255:1197–1202.
[76] Lauria G, Hsieh ST, Johansson O, et al. European Federation of Neurological Societies/Peri- pheral Nerve Society Guideline on the use of skin biopsy in the diagnosis of small fiber neuropathy. Report of a joint task force of the European Federation of Neurological Societies and the Peripheral Nerve Society. Eur J Neurol. 2010;17:903–912, e944–e909.
[77] Rage M, Van Acker N, Knaapen MW, et al. Asymptomatic small fiber neuropathy in diabetes mellitus: investigations with intraepidermal nerve fiber density, quantitative sensory testing and laser-evoked potentials. J Neurol. 2011;258:1852–1864.
[78] Malik RA, Kallinikos P, Abbott CA, et al. Corneal confocal microscopy: A non-invasive surrogate of nerve fibre damage and repair in diabetic patients. Diabetologia. 2003;46, 683–688.
[79] Ziegler D, Papanas N, Zhivov A, et al. Early detection of nerve fiber loss by corneal confocal microscopy and skin biopsy in recently diagnosed type 2 diabetes. Diabetes. 2014;63:2454–2463.
[80] Asghar O, Petropoulos IN, Alam U, et al. Corneal confocal microscopy detects neuropathy in subjects with impaired glucose tolerance. Diabetes Care. 2014;37:2643–2646.
[81] Dhatariya K, Bain SC, Buse JB, et al. The impact of liraglutide on diabetes-related foot ulceration and associated complications in patients with type 2 diabetes at high risk for cardiovascular events: results from the LEADER trial. Diabetes Care. 2018;41:2229–2235.
[82] Moustafa PE. Liraglutide ameliorated peripheral neuropathy in diabetic rats: involvement of oxidative stress, inflammation and extracellular matrix remodeling. Diabetes Metab Res Rev. 2018;146:173–185.
[83] Sango K, Utsunomiya K. Efficacy of glucagon-like peptide-1 mimetics for neural regeneration. Neural Regen Res. 2015;10:1723–1724.
[84] Obrosova IG. How does glucose generate oxidative stress in peripheral nerve? Int Rev Neurobiol. 2002;50:3–35.
[85] Vincent AM, Russell JW, Low P, Feldman EL. Oxidative stress in the pathogenesis of diabetic neuropathy. Endocr Rev. 2004;25:612–628.
[86] Vinik AI, Vinik E. Prevention of the complications of diabetes. Am J Manag Care. 2003;3 (Suppl.9):S63–80.
[87] Ristow M. Unraveling the truth about antioxidants: mitohormesis explains ROS-induced health benefits. Nat Med. 2014];20:709–711.
[88] Ristow M, Zarse K, Oberbach A, et al. Antioxidants prevent health-promoting effects of physical exercise in humans, Proc Natl Acad Sci. 2009;106:8665–8670.
[89] Bierhaus A, Humpert PM, Morcos M, et al. Understanding RAGE, the receptor for advanced glycation end products. J Mol Med. 2005;83:876–886.
[90] Garcia-Ruiz C, Colell A, Morales A, Kaplowitz N, Fernandez-Checa JC. Role of oxidative stress generated from the mitochondrial electron transport chain and mitochondrial glutathione status in loss of mitochondrial function and activation of transcription factor nuclear factor- kappa B: studies with isolated mitochondria and rat hepatocytes. Mol Pharmacol. 1995;48:825–834.

[91] Fukunaga M, Miyata S, Liu BF, et al. Methylglyoxal induces apoptosis through activation of p38 MAPK in rat Schwann cells. Biochem Biophys Res Commun. 2004;320(3):689–695.

[92] DeFronzo RA. Banting Lecture. From the triumvirate to the ominous octet: a new paradigm for the treatment of type 2 diabetes mellitus. Diabetes. 2009;58:773–795.

[93] Moraru A, Wiederstein J, Pfaff D, et al. Elevated Levels of the Reactive Metabolite Methylglyoxal Recapitulate Progression of Type 2 Diabetes. Cell Metab. 2018;27(4):926–934.e8.

4 Makroangiopathie

4.1 Diabetes und periphere arterielle Verschlusskrankheit (PAVK)

Holger Lawall

Periphere Durchblutungsstörungen der Becken- und Beinarterien sind eine der Folgekomplikationen von Patienten mit Diabetes mellitus. Der Begriff umfasst Stenosen, Verschlüsse und in geringerem Maße aneurysmatische Gefäßveränderungen bei Patienten mit Diabetes mellitus.

Arterielle Gefäßläsionen treten abhängig von Alter und Erkrankungsdauer zumeist in höherem Lebensalter auf. Die Prävalenz der PAVK beträgt bei über 70-jährigen Patienten geschlechterunabhängig ca. 20 % [1]. Nur 25 % der betroffenen Patienten haben Symptome.

Diabetiker sind in Abhängigkeit von der Dauer des Diabetes mellitus oft vorzeitig davon betroffen. Insbesondere bei Patienten mit Diabetes mellitus verläuft die Atheromatose der peripheren Gefäße durch chronische inflammatorische Gefäßwandprozesse und die Hyperkoagulabilität aggraviert und Diabetiker mit PAVK haben geschlechterunabhängig eine Exzessmortalität gegenüber Nichtdiabetikern oder Patienten mit PAVK ohne Diabetes mellitus. Etwa 40 % aller Patienten mit PAVK haben eine diabetische Stoffwechselstörung [2]. Nach Daten aus der getABI-Studie sind im Mittel 50 % der Diabetiker mit PAVK nach 5 Jahren verstorben [3]. Die periphere arterielle Verschlusserkrankung repräsentiert bei diesen Patienten nur die Spitze des Eisberges und ist ein hochsensitiver Indikator für kardiovaskuläre Morbidität und Mortalität. Dies gilt für Frauen und Männer in gleichem Maße.

Diabetes ist nach dem Nikotinabusus der wichtigste Risikofaktor für das Auftreten von peripheren arteriellen Durchblutungsstörungen [4].

Bei Menschen mit Diabetes mellitus sind die typischen Symptome der peripheren Durchblutungsstörung der Beine (Claudicatio, Ruheschmerz) oft fehlend, da häufig eine symmetrisch sensible Polyneuropathie (PNP) vorliegt und deshalb die Warnsignale der PAVK fehlen.

Die bedeutendsten Konsequenzen diabetischer peripherer Durchblutungsstörungen sind Fußläsionen (Ulzerationen und Gangrän) und als Folge des ischämischen oder neuroischämischen diabetischen Fußsyndroms (DFS) kleine (Minor-) und hohe (Major-) Amputationen der betroffenen Extremität.

Bei peripheren Durchblutungsstörungen ist das Amputationsrisiko bei Menschen mit Diabetes deutlich erhöht. In etwa 70 % aller Major-Amputationen in Deutschland ist die diabetische Angiopathie (PAVK) bzw. das diabetische Fußsyndrom die Hauptursache der Amputation [5].

https://doi.org/10.1515/9783110590951-004

4.1.1 Diagnostik der PAVK bei Diabetikern

Die nichtinvasive hämodynamische Funktionsdiagnostik der Blutgefäße bei Diabetikern erlaubt die Aussage zur Lokalisation und Schwere der Durchblutungsstörung, gibt prognostische Hinweise zum Spontanverlauf, zum kardiovaskulären Gesamtrisiko und zur Wundheilung. Eine zielgerichtete Diagnostik (s. Abb. 4.1) erleichtert die Wahl der geeigneten Therapie und ermöglicht eine Verlaufsbeobachtung unter und nach gefäßmedizinischer Behandlung [6].

Die Gefäßdiagnostik bei Diabetikern umfasst neben der Anamnese und klinischen Untersuchung die Knöcheldruckmessung (ABI-Bestimmung) und bei pathologischem Befund die Ultraschalldiagnostik der Becken-Beingefäße.

Funktionsdiagnostik bei PAVK:
–   Ultraschall Knöchel- oder Zehendruckmessung (ABI; TBI)
–   farbkodierte Duplexsonografie mit Pulskurvenanalyse
–   Oszillografie der Bein- und Zehenarterien
–   Pulsoszillografie der Digitalarterien (DPO bzw. LRR)
–   transkutane Sauerstoffdruckmessung (tcPO2)

Bei Diabetikern sollten diese nichtinvasiven diagnostischen Verfahren großzügig angewandt werden, wenn der Verdacht auf eine PAVK besteht oder eine Fußläsion vorliegt bzw. nicht heilt.

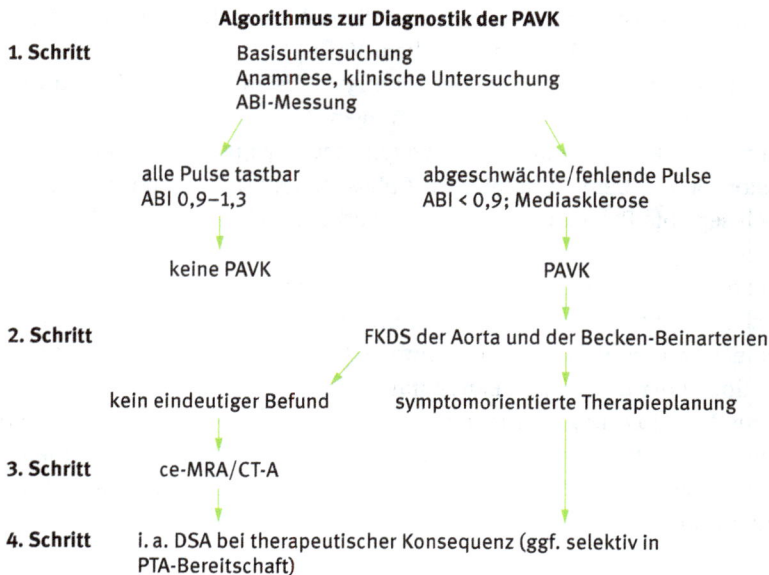

Algorithmus zur Diagnostik der PAVK

1. Schritt   Basisuntersuchung
Anamnese, klinische Untersuchung
ABI-Messung

alle Pulse tastbar   abgeschwächte/fehlende Pulse
ABI 0,9–1,3   ABI < 0,9; Mediasklerose

keine PAVK   PAVK

2. Schritt   FKDS der Aorta und der Becken-Beinarterien

kein eindeutiger Befund   symptomorientierte Therapieplanung

3. Schritt   ce-MRA/CT-A

4. Schritt   i. a. DSA bei therapeutischer Konsequenz (ggf. selektiv in PTA-Bereitschaft)

Abb. 4.1: Stufendiagnostik der PAVK.

In der klinischen Untersuchung ist neben der Palpation der Fußpulse die Untersuchung der reaktiven Hautdurchblutung der Füße (Kapillarpuls) von Bedeutung. Gerade bei Diabetikern liefert diese einfache klinische Untersuchung wichtige Informationen zur lokalen Fußdurchblutung. Die Pulsuntersuchung der unteren Extremitäten ist zwar hilfreich, im Falle fehlender Pulse wird die Häufigkeit der PAVK aber überschätzt. Umgekehrt schließen tastbare Fußpulse das Vorhandensein einer PAVK nicht aus.

Der Kapillarpuls als reaktive Füllung nach Druck gibt Hinweise für das Vorliegen einer kritischen Durchblutungsstörung. Der Hautstatus wird nach Integrität, Turgor, Schweißbildung und Temperatur beurteilt und ergänzt durch die Begutachtung von Muskelatrophie und Deformität der Extremität. Insbesondere beim Diabetiker lassen sich so Anhalte für eine Differenzierung zwischen primär ischämischen und neuropathischen Läsionen gewinnen.

Die Bestimmung des Knöchel-Arm-Index (ABI) mittels nicht-invasiver Messung des Dopplerverschlussdruckes ist ein geeigneter Test zum Nachweis der PAVK. Als wichtige nichtinvasive Untersuchung liefert die Bestimmung der Knöcheldruckwerte (ABI-Messung) in Ruhe und/oder nach Belastung wesentliche Informationen. Erniedrigte periphere Druckwerte sind beweisend für das Vorhandensein einer PAVK [7] und weisen auf das kardiovaskuläre Risiko des Patienten hin. Gerade bei Diabetikern mit PAVK ist die kardiovaskuläre Morbidität und Mortalität in Abhängigkeit von erniedrigten ABI-Werten drastisch erhöht [8]. Die ABI-Messung ist wichtig zum Nachweis der PAVK und zur Risikostratifizierung für das kardiovaskuläre Gesamtrisiko eines Patienten mit Diabetes.

Für die Diagnose einer PAVK ist der ABI-Wert mit dem niedrigsten Knöchelarteriendruck maßgeblich. Ein ABI-Wert in Ruhe unter 0,9 gilt als beweisend für das Vorliegen einer PAVK. Bei Vorliegen einer Mediasklerose (ABI > 1,3) kommen der Pulsoszillografie der Digitalarterien und der Zehendruckmessung mit Bestimmung des TBI (Zehendruck-Index) ein herausragender Stellenwert zu.

Ein Gefäßmediziner muss konsultiert werden, wenn bei Patienten mit Diabetes mellitus ein ABI < 0,7, systolische Zehendrücke kleiner 40 mmHg oder ein tcPO2-Wert kleiner 30 mmHg ermittelt wird [9]. Hier ist das Risiko für die Entstehung eine Fußläsion bei Diabetikern signifikant erhöht. Bei absoluten Werten der Knöcheldruckmessung unter 50 mmHg (Zehendruckmessung < 30 mmHg) in Ruhe ist die arterielle Durchblutung am Bein kritisch eingeschränkt und es droht eine Amputation. Bei Werten unter 70 mmHg ist die Wundheilung signifikant beeinträchtigt. In beiden Fällen besteht eine dringliche Indikation zur arteriellen Rekonstruktion soweit möglich.

Eine regionale Fußischämie kann auch bei palpablen Fußpulsen oder annähernd normalen Zehendruckwerten vorliegen (Beispiel: Fersenläsion bei dialysepflichtigen Diabetikern). Die Wundheilung ist gestört, wenn der Zehendruck unter 30 mmHg liegt oder der tcPO2 weniger als 30 mmHg beträgt [10]. Bei Mediasklerose ist die Zehendruckmessung ein geeignetes Verfahren zur Bestimmung der peripheren Durchblutung. Eine langjährige Verlaufsbeobachtung unterstreicht die Bedeutung der Zehendruckmessung mit Bestimmung des Zehendruckindex (TBI) bei Diabetikern mit und ohne Mediasklerose [11]. Während der Knöchel-Arm-Index aufgrund der Mediasklerose bei Diabetikern oft verfälscht ist und die ABI-Indizes eine U-Kurve zur Mortalität und Ereignisrate bei Diabetikern anzeigen, verläuft die Assoziation zwischen Zehendruckindizes und Mortalität bzw. vaskulärer Ereignisrate bei Diabetikern und Nichtdiabetikern linear. Niedrige Zehendruckwerte (und Indizes) gehen mit einer erhöhten Sterblichkeit und Amputationsrate einher.

Alternativ kann einfach und schnell die Pulsoszillografie der Digitalarterien durchgeführt werden.

Zusammenfassend sind nichtinvasive hämodynamische Funktionsuntersuchungen der Beingefäße erforderlich zur Beurteilung des Schweregrades, des Verlaufs und zur Therapiestratifikation bei Patienten mit PAVK. Auch bei Risikopatienten für die Entstehung einer Fußläsion kann so frühzeitig eine geeignete Behandlung ins Auge gefasst werden.

Bildgebende Verfahren (Ultraschallsonografie, MR-Angiografie, CT-Angiografie, i. a. DSA) sollten bei symptomatischen Patienten nur bei therapeutischer Konsequenz durchgeführt werden [12]. Dabei ist wegen der Komorbidität der Diabetiker (Niere, Auge, Herz) eine multi- und interdisziplinäre Diagnostik- und Therapieplanung indiziert. Als nichtinvasive Methode hat die farbkodierte Duplexsonografie eine herausragende Bedeutung. Sie verknüpft hämodynamische Ergebnisse mit morphologischen Befunden und erlaubt damit Aussagen zur Lokalisation und Morphologie von Gefäßläsionen.

Bei unklarer Situation wird die radiologische Schnittbildgebung mittels ce-MR-Angiografie oder CT-Angiografie empfohlen, wobei auf Kontraindikationen und Nebenwirkungen zu achten ist. Gerade die häufig eingeschränkte Nierenfunktion bei Diabetikern spielt in diesem Zusammenhang bei Kontrastmittelgabe eine besondere Rolle, wobei die Kontrastmittel -induzierte Nephropathie mit den heute üblichen niedrig- oder iso-osmolaren Kontrastmitteln deutlich seltener zu beobachten ist. Konsequenterweise wurden hier die radiologischen Leitlinien angepasst. Bei einem renalen Second-Pass-Effekt, wie bei allen Untersuchungen der Becken-Beinstrombahn, ist ein erhöhtes Risiko erst ab einer GFR von unter 30 ml/min/1,73 m^2 anzunehmen (ESUR-Leitlinie zu Kontrastmittelgabe 10.0). Schwerer wiegt, dass CT und MRA im distalen Unterschenkel oft nur unzureichende Untersuchungsergebnisse liefern und man für zuverlässige Befunde vor operativen Eingriffen oft auf die intraarterielle digitale Subtraktionsangiografie (DSA) angewiesen ist.

Eine Möglichkeit zur Reduktion kontrastmittelinduzierter Nierenfunktionsstörungen bietet die CO-Angiografie, die gezielt im Rahmen von interventionellen Eingriffen eingesetzt werden kann. Auch diese spielt im Unterschenkel nur eine untergeordnete Rolle, da sie hier eine unzureichende Bildqualität liefert. Allerdings kann man sie mit der gezielten intraarteriellen Darstellung der Unterschenkelgefäße kombinieren und dabei nur sehr wenig jodhaltiges Kontrastmittel zur Darstellung der distalen Unterschenkelgefäße und Fußarterien verwenden.

Die Indikation zu jedweder weiterführenden radiologischen angiografischen Diagnostik sollte interdisziplinär gestellt werden, um eine gezielte Fragestellung zu beantworten. Eine intraarterielle Angiografie (Übersichtsangiografie oder selektive hochauflösende Angiografie) muss die Frage eines anschlussbaren Gefäßsegmentes ermöglichen oder sollte ggf. geplant in Interventionsbereitschaft durchgeführt werden.

4.1.2 Therapie der PAVK bei Diabetikern

4.1.2.1 Grundprinzipien der Therapie

Die Therapie der PAVK bei Diabetikern hat zwei grundsätzliche Ziele: Die Verbesserung des peripheren Blutflusses bei symptomatischen Patienten sowie die Therapie vaskulärer Risikofaktoren und Begleiterkrankungen unter besonderer Berücksichtigung koronarer und zerebrovaskulärer Gefäßerkrankungen. In Abhängigkeit vom klinischen Stadium der Erkrankung stehen dabei die Risikoreduktion kardiovaskulärer Erkrankungen (Stadium I nach Fontaine), die symptomatische Besserung der schmerzfreien und maximalen Gehstrecke mit Erhalt der Mobilität und der damit verbundenen Verbesserung der Lebensqualität (Stadium II nach Fontaine) oder der Gliedmaßenerhalt (Stadium III und IV nach Fontaine, kritische Extremitätenischämie) im Vordergrund [12].

Die Behandlungsziele bei Diabetikern mit PAVK sind infolgedessen:
- die Hemmung der Progression der PAVK
- die Risikoreduktion peripherer vaskulärer Ereignisse
- Reduktion kardiovaskulärer und zerebrovaskulärer Ereignisse
- Reduktion von Schmerzen
- Verbesserung von Gehleistung und Lebensqualität

Aufgrund fehlender Kenntnis und Fehleinschätzung ist die Therapieadhärenz von Patienten mit PAVK oft gering. Dies erschwert besonders die konservative Behandlung. Gefäßtraining als anerkannte Grundlage der Gefäßtherapie wird nur von einer geringen Patientenzahl angenommen und wirksam regelhaft durchgeführt. Warnsignale hinsichtlich einer symptomatischen Verschlechterung der PAVK werden oft fehlgedeutet oder negiert.

Die Basisbehandlung umfasst das Gehtraining, die Gewichtsreduktion bei massivem Übergewicht, die Nikotinkarenz bei Rauchern sowie die Behandlung der arteriellen Hypertonie, der Hypercholesterinämie und des Diabetes mellitus.

Die konservative Behandlung bei Diabetikern mit symptomatischer PAVK umfasst die Gabe von Thrombozytenfunktionshemmern (ASS 100 mg oder Clopidogrel 75 mg täglich), die Gabe von Statinen unabhängig von LDL-Cholesterinwerten und ein strukturiertes Gefäßsportprogramm [12]. Dabei sind armergometrische Übungsbehandlungen bei Kontraindikationen oder Einschränkungen (z. B. orthopädische Probleme, PNP, DFS u. a.) zu Gehübungen ebenso effektiv wie strukturiertes Gehtraining [13].

Neue Untersuchungen belegen, dass niedrige LDL-Cholesterinwerte die vaskuläre Morbidität (Amputationen, Gefäßeingriffe) und kardiovaskuläre Gesamtprognose verbessern [14]. Deshalb ist bei PAVK-Patienten eine Hochdosis-Statintherapie indiziert und bei Nichterreichen des LDL-Zielwertes < 70 mg/dl wird eine Kombination mit Ezetimib oder PCSK9-Inhibitoren empfohlen [15].

Neben Thrombozytenfunktionshemmern und Statinen sind strukturierter Gefäßsport und Diabetikersport grundlegende Bestandteile jeder Behandlung der PAVK.

ASS zur Primärprävention wird bei Diabetikern nicht empfohlen.

Cilostazol oder Naftidrofuryl sollten im Stadium der Claudicatio nur dann gezielt eingesetzt werden, wenn die Lebensqualität der Patienten erheblich eingeschränkt ist, die Gehstrecke unter 200 m liegt und ein Gehtraining nicht oder nur eingeschränkt durchgeführt werden kann. Die Verordnung dieser Substanzen ist auch dann sinnvoll, wenn unter Abwägung des Nutzen-Risiko-Verhältnisses eine arterielle Revaskularisation zu aufwändig oder risikobehaftet ist oder vom Patienten nicht gewünscht wird. Eine Behandlung mit anderen vasoaktiven Substanzen zur Verbesserung der Gehleistung bei Claudicatio ist nicht indiziert.

Neben dem Gefäßtraining und der medikamentösen Behandlung sind endovaskuläre und operative Behandlungsverfahren feste Bestandteile der gefäßmedizinischen Behandlung von Diabetikern mit PAVK.

4.1.2.2 Vorgehen bei Claudicatio

Sinnvoll ist ein stadien- und symptomorientiertes Vorgehen bei PAVK, wenn invasive Maßnahmen geplant werden. Es handelt sich bei endovaskulären und operativen Eingriffen um eine Reparatur erkrankter Gefäßsegmente, die Gesamtprognose wird bei Patienten mit Claudicatio dabei nicht verbessert. Arterielle Rekonstruktionen bei PAVK sind eine symptomatische Therapie und lösen das Grundproblem der progressiven Arteriosklerose nicht.

Bei Claudicatio sind die Kriterien zur Gefäßoperation und endovaskulären Therapie enger zu stellen als bei kritischer Extremitätenischämie, da im Langzeitverlauf die Behandlungsergebnisse im Vergleich zur rein konservativen Behandlung nicht besser sind und die Rezidivrate von Stenosen und Verschlüssen bei Diabetikern im Vergleich zu Nichtdiabetikern signifikant erhöht ist. Mortalität und Beinerhalt bzw. Durchgängigkeit der Beinarterien werden in der Langzeitbeobachtung durch invasive Verfahren nicht positiv beeinflusst [16]. Das Hauptkriterium für einen invasiven Eingriff stellt bei Claudicatio die Gehleistung und damit die Lebensqualität des Betroffenen dar.

Sie sollen ein vernünftiger, stadiengerechter Kompromiss zwischen Aufwand, Risiko und therapeutischem Ergebnis sein. Die Indikation zu endovaskulären oder operativen Eingriffen ist in Abhängigkeit von klinischer Symptomatik, Lokalisation, Nutzen-Risiko-Verhältnis und individuellem Behandlungswunsch des Patienten zu stellen.

4.1.2.3 Vorgehen bei kritischer Extremitätenischämie

In nahezu allen Behandlungsstudien (operative und interventionelle Revaskularisation, medikamentöse Therapie) wurde bislang nicht zwischen Diabetikern und Nichtdiabetikern unterschieden. Patienten mit Diabetes machen einen Großteil der Patienten mit fortgeschrittener Gefäßerkrankung und kritischer Extremitätenischämie aus. Diabetiker mit kritischer Extremitätenischämie haben häufig einen Mehretagenprozess und sehr oft einen Befall der Unterschenkelarterien. Die pedale Strombahn ist oft noch erhalten [17] (s. Abb. 4.3). Die Arteriosklerose ist aber nicht diabetesspezifisch und die therapeutischen Optionen sowie ihre gefäßrekonstruierenden kurzfristigen Ergebnisse sind identisch mit denen von Nicht-Diabetikern [12]. Therapeutischer Nihilismus ist bei Patienten mit Diabetes mellitus nicht angezeigt.

Die fehlende Schmerzwahrnehmung bei diabetischer Polyneuropathie maskiert häufig die fortgeschrittene PAVK und deshalb ist das Risiko für Entstehung eines neuroischämischen Fußsyndroms groß. Im Einzelfall kann bei Nachweis von hämodynamisch relevanten Gefäßläsionen bereits bei dieser Hochrisikogruppe eine arterielle Revaskularisation sinnvoll sein. Diabetiker mit Ruheschmerzen sind selten, häufig findet sich ein symptomarmer oder fehlender Übergang aus dem asymptomatischen Stadium I in das Stadium IV mit Fußulzerationen oder Gangrän (neuroischämisches diabetisches Fußsyndrom).

Endovaskulären Behandlungen wird bei Patienten mit kritischer Ischämie zunehmend der Vorzug vor offenen gefäßchirurgischen Behandlungen gegeben, da sie mit geringerer Belastung für die oft multimorbiden diabetischen Patienten verbunden sind und zumindest kurzfristig gleiche klinische Ergebnisse erzielen [17].

Vor einer drohenden Amputation bei diabetischem Fußsyndrom müssen schnellstmöglich alle Möglichkeiten der arteriellen Revaskularisation genutzt werden. Die endovaskuläre Behandlung ist weniger invasiv, kann gezielt bei Unterschenkel- und Fußarterienläsionen eingesetzt werden und hat dank neuer Techniken sehr gute primäre Behandlungsergebnisse. Deshalb soll der endovaskulären Therapie der Vorzug gegeben werden, wenn kurzfristig und langfristig die gleiche symptomatische Verbesserung erzielt werden kann wie mit einem gefäßchirurgischen Eingriff [12].

Bei Patienten mit Diabetes mellitus ergeben sich – abgesehen von erhöhten Kontrastmittelrisiken – keine Einschränkungen für die Indikationsstellung zur interventionellen Behandlung. Indikationsstellung und Verfahrenswahl zur arteriellen Revaskularisation unterscheiden sich nicht von Patienten mit und ohne Diabetes mellitus

[18]. Beim diabetischen Fußsyndrom mit relevanter Ischämiekomponente ist die Wiederherstellung eines unbehinderten arteriellen Zuflusses von besonderer Bedeutung.

Die Verfahren zur arteriellen Rekonstruktion können in gefäßmedizinischen Zentren als Hybrideingriffe (offen operativ und endovaskulär) sinnvoll kombiniert werden, um in einer Sitzung Mehretagenläsionen zu behandeln (s. Abb. 4.2). Dies kann gerade bei Diabetikern mit kritischer Ischämie indikationsgerecht angewandt werden, um Risiken und Ressourcen zu minimieren

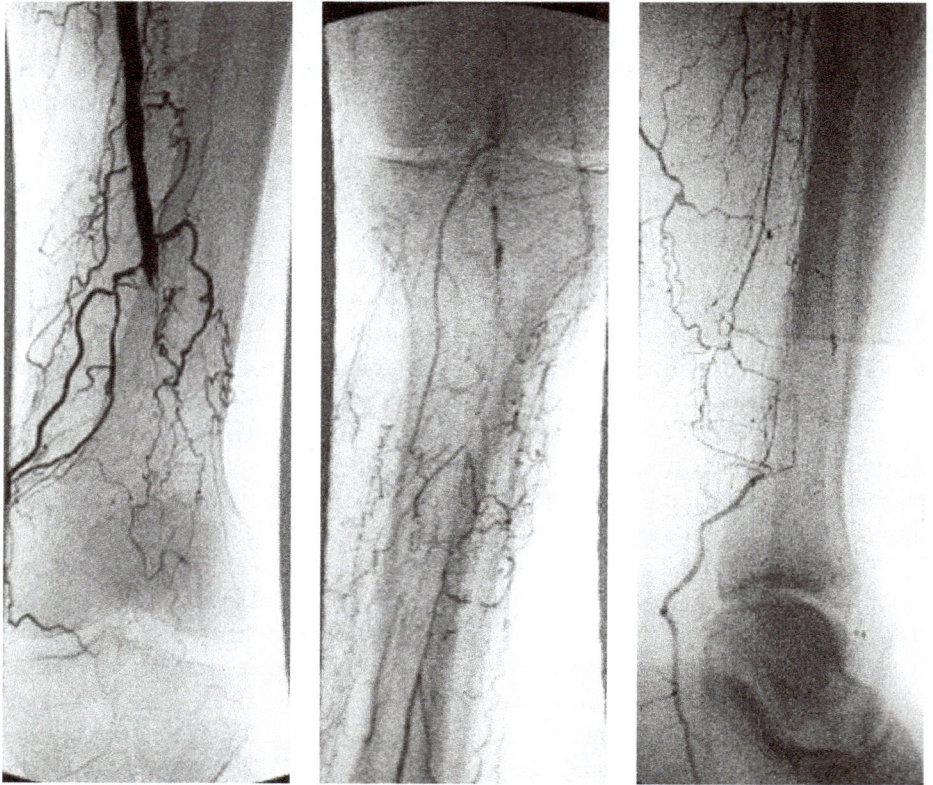

Abb. 4.2: Charakteristische Mehretagen – PAVK vom distalen Typ bei diabetischer Makroangiopathie.

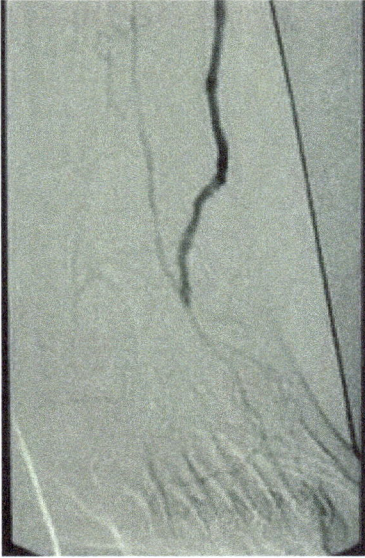

Abb. 4.3: Pedaler Bypass bei erhaltenem Arcus plantaris bei DFS.

4.1.3 Neue Entwicklungen

Vergleichende randomisierte Untersuchungen zur endovaskulären und operativen Revaskularisation bei Diabetikern mit PAVK oder Patienten mit DFS gibt es nicht. Größere Fallkontrollserien bei Patienten mit kritischer Ischämie haben einen Diabetikeranteil von etwa 50 %. Dabei zeigen sich für Diabetiker und Nichtdiabetiker gleiche Kurzzeitergebnisse nach offenen gefäßchirurgischen Verfahren.

Die Bypassoffenheitsrate und das klinische Ergebnis hängt in Wesentlichem vom Abstrom, dem verwendeten Bypassmaterial (autologe Vene besser als Gefäßprothese) und der Komorbidität (Herz- und Niereninsuffizienz) ab [12]. Falls immer möglich, wird man zur peripheren Bypassanlage eine autologe Vene verwenden.

Diabetiker haben eine erhöhte Restenoserate nach endovaskulärer Behandlung [18]. Deshalb sind hier regelmäßige klinische Verlaufskontrollen erforderlich. Dann ist die sekundäre Offenheitsrate nur minimal schlechter als nach gefäßchirurgischen Eingriffen und das klinische Ergebnis (Beinerhalt) ist gleich [19].

Für endovaskuläre Verfahren im cruralen Bereich gibt es heute keine morphologischen Einschränkungen, allerdings gibt es Hinweise, dass das Ergebnis nach endovaskulärer Behandlung mehrerer Unterschenkelarterien besser ist. Die Dilatation mit unbeschichteten Ballons wird ergänzt durch die Implantation von Stents oder medikamentenbeschichteten Ballons, die zur Verbesserung der Offenheitsrate beitragen (s. Abb. 4.4 und Abb. 4.5).

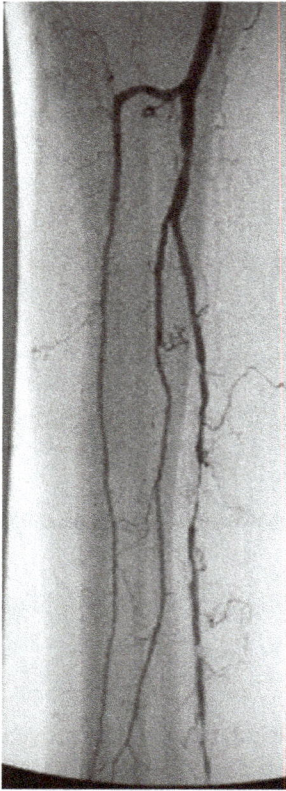

Abb. 4.4: Filiforme Stenosen der A. tibialis posterior.

Die Rate für Wundheilung und Beinerhalt liegt bei ca. 80 % und damit vergleichbar zur offenen Bypasschirurgie. Die Komplikationsrate für endovaskuläres und operatives Vorgehen beträgt bei Diabetikern etwa 10 %. Aufgrund der geringeren Invasivität wird in den aktuellen Leitlinien bei technischer Machbarkeit die endovaskuläre Behandlung bevorzugt [20].

Bisher ist nicht gezeigt worden, ob die Anlage eines venösen Bypasses oder die endovaskuläre Intervention in Bezug auf das amputationsfreie Überleben besser ist.

Ein großes Problem ist die PAVK bei niereninsuffizienten Diabetikern. Die Prävalenz der PAVK bei diabetischen Patienten mit terminaler Niereninsuffizienz liegt über 70 %. Das Amputationsrisiko bzw. das Risiko für nichtheilende Wunden ist signifikant erhöht (OR 2,5–3) und die niereninsuffizienten Patienten weisen eine Exzessmortalität trotz funktionierender Bypassanlage auf [21].

Prädiktor für ein Therapieversagen bei niereninsuffizienten Diabetikern mit DFS ist der Grad der Nierenschädigung. Je höher der Grad der Nierenschädigung, umso schlechter ist das Ergebnis (Beinerhalt, Offenheitsrate, Gesamtüberleben) [22].

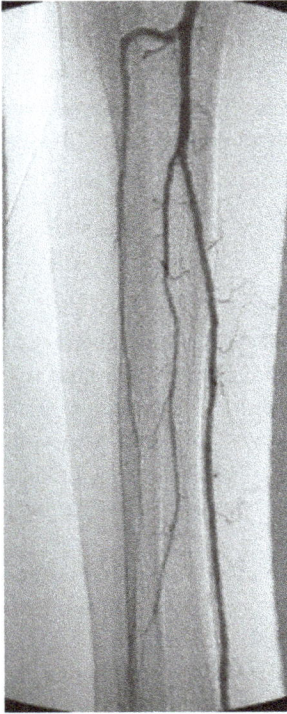

Abb. 4.5: Erfolgreiche endovaskuläre Therapie der filiformen Stenosen der A. tib. anterior.

Die fehlende Implementierung der aktuellen Leitlinienempfehlungen zur Behandlung der kritischen Ischämie ist unverändert ein großes Problem in Deutschland. Nur etwa die Hälfte aller Patienten mit kritischer Ischämie werden vor einer Major-Amputation revaskularisiert und bei über einem Drittel aller Patienten mit Ischämie ist vor der Amputation keine geeignete Bildgebung (z. B. Angiografie) erfolgt [23].

Eine aktuelle Studie belegt, dass gerade bei Diabetikern mit DFS trotz der höchsten Amputationsrate der Anteil von arteriellen Revaskularisationen am geringsten war (18,2 % bei ischämischem DFS vs. 67,8 % bei PAVK und Diabetes vs. 70 % bei alleiniger PAVK) [24]. Entsprechend war das Therapieergebnis amputationsfreies Überleben nach 4 Jahren in der Gruppe der Patienten mit DFS signifikant reduziert gegenüber den diabetischen Patienten mit PAVK und den PAVK-Patienten ohne Diabetes (45,4 % vs. 74,4 % vs. 86,5 %). Diese aktuellen Daten belegen den dringenden Handlungsbedarf und die Aufklärung aller Beteiligten.

Zusammenfassend ist die Bedeutung der Revaskularisation zum Beinerhalt und zur Wundheilung unstrittig. Endovaskuläre und offen-chirurgische Behandlungsmethoden ergänzen sich in spezialisierten Gefäßzentren. Aufgrund geringerer Invasivität wird bei technischer Machbarkeit das endovaskuläre Vorgehen zunächst angestrebt. Um die Zahl von hohen Amputationen zu verringern, müssen Diabetiker mit peripheren Durchblutungsstörungen regelmäßig und rechtzeitig bei Gefäßspezialisten vorgestellt werden. Dies ist insbesondere vor geplanten Major-Amputationen als sogenanntes Zweitmeinungsverfahren zu fordern. Diabetiker mit fortgeschrittener Niereninsuffizienz und/oder ausgedehnten Defekten haben trotz erfolgreicher Revaskularisation eine schlechtere Prognose.

4.1.4 Nachsorge nach Gefäßeingriffen

Nach peripheren Gefäßeingriffen ist die Gabe von Thrombozytenfunktionshemmern zur Sekundärprophylaxe zwingend erforderlich. Zur Sekundärprophylaxe sind zudem Statine indiziert. Damit verbessert sich nicht nur das klinische Überleben, auch die Bypassoffenheitsrate und die Gehfähigkeit werden signifikant verbessert. Der Nutzen weiterer medikamentöser Behandlungsverfahren bei Diabetikern ist unklar. Strukturiertes Gefäßtraining verbessert das Gehvermögen und das klinische Ergebnis auch nach revaskularisierenden Eingriffen [13].

Zur Sekundärprävention müssen Patienten mit Diabetes und PAVK nach Gefäßeingriffen regelmäßig klinisch und dopplersonografisch untersucht werden, um Restenosen oder Reverschlüsse rechtzeitig zu erkennen und gegebenenfalls zu therapieren. Neue Daten weisen darauf hin, dass bei diabetischen Hochrisikopatienten für ischämische Ereignisse die Revaskularisierungsrate, die Amputationsrate, aber auch die Gesamtprognose durch die Kombination von ASS 100 mg täglich und Rivaroxaban zweimal 2,5 mg täglich reduziert werden kann [25]. Diese Daten haben Einzug in aktuelle Empfehlungen zur Behandlung von Diabetikern mit PAVK gefunden [26].

Durch Vernetzung der ambulanten und stationären Versorgungseinrichtungen, Implementierung und Anwendung von definierten Behandlungspfaden und interdisziplinärer Zusammenarbeit von Diabetologen und Gefäßmedizinern ist eine Reduktion der hohen vaskulären Komplikationsraten bei Diabetikern möglich.

Literatur

[1] Diehm C, Schuster A, Allenberg H, et al. High prevalence of peripheral arterial disease and co-morbidity in 6.880 primary care patients:cross sectional study. Atherosclerosis. 2004;172:95–105.

[2] Maylar N, Fürstenberg T, Wellmann J, et al. Recent trends in morbidity and in-hospital outcomes of in-patients with peripheral arterial disease : a nationwide population-based analysis. Eur Haert J. 2013;34:2706–14.

[3] Diehm C, Darius H, Burghaus I, Mahn M, Pittrow D. Ankle brachial index vs metabolic syndrome for risk prediction. Lancet. 2008;372:1221.

[4] Fowkes GFR, Rudan D, Rudan I, et al. Comparison of global estimates of prevalence and risk factors for peripheral artery disease in 2000 and 2010: a systematic review and analysis. Lancet. 2013;382:1329–1340. doi 10.1016/S0140-6736 (13) 61249-0.

[5]   Kröger K, Berg C, Santosa F, et al. Amputationen der unteren Extremität in Deutschland. Dtsch Ärztebl Int. 2017;114:130–36.

[6]   Lawall H, Lüdemann C. Diagnostik und Therapie der peripheren arteriellen Verschlusskrankheit bei Diabetespatienten. Diabetologie. 2015;11:12–21.

[7]   Espinola-Klein C, Rupprecht HJ, Bickel C, et al. Different calculations of ankle-brachial index and their impact on cardiovascular risk prediction. Circulation. 2008;118:961–967.

[8]   Darius H, Trampisch H, Pittrow D, et al. Vergleich zweier Koronaräquivalente: Risikoerhöhung unter Diabetes mellitus und Peripherer Arterieller Verschlusskrankheit. DMW. 2008;45:2317–2322.

[9]   Schaper NC, Andros G, Apelquist J, et al. Diagnosis and treatment of peripheral arterial disease in diabetic patients with a foot ulcer. A progress report of the International Working Group on the Diabetic Foot. Diabetes Metab Res Rev. 2012;28:218–24.

[10] Game FL, Hinchcliffe RJ, Apelquist J, et al. A systematic review of interventions to enhance the healing of chronic foot ulcers of the foot in diabetes. Diabetes Res Rev. 2012;28:119–41.

[11] Huyn S, Forbang I, Allison MA, et al. Ankle-brachial index, toe-brachial index, and cardiovascular mortality in patients with and without diabetes mellitus. J Vasc Surg. 2014;8:1–6.

[12] Lawall H, Huppert P, Rümenapf G. S3-Leitlinie zur Diagnostik, Therapie und Nachsorge der PAVK. AWMF-LL 065/003; 2015.

[13] Lauret GJ, Fakhry F, Fokkenrood HJ, et al. Modes of exercise training for intermittent claudication. The Cochrane database of systematic reviews. 2014;7:CD009638.

[14] Arya S, Khakharia A, Binney OZ, et al. Statins have a dose-dependent effect on amputation and survival in peripheral arterial disease patients. Circulation. 2018;137:1435–46.

[15] Mach F, Baigent C, Catapano AL, et al. 2019 ESC/EAS Guidelines for the management of dyspidemiae-lipid modification zu reduce cardiovascular risk. Eur Heart J. 2019;41(1):111–188.

[16] Jamsen TS, Manninen HI, Tulla HE, Jaakkola PA, Matsi PJ. Infrainguinal revascularization because of claudication: total long-term outcome of endovascular and surgical treatment. J Vasc Surg. 2003;37(4):808–815.

[17] Hinchliffe RJ, Andros G, Apelquist J, et al. A systematic review of the effectiveness of revascularisation of the ulcerated foot in patients with diabetes and peripheral arterial disease. Diabetes Metab Res Rev. 2012;28:179–217.

[18] Pearce BJ, Toursarkissian B. The current role of endovascular intervention in the management of diabetic peripheral arterial disease. Diab Foot Ankle. 2012;3. doi 10.3402/dfa.v3i0.18977.

[19] Reekers JA, Lammers J. Diabetic foot and PAD: the endovascular approach. Diabetes Metab Res Rev. 2012;28:36–39.

[20] Jaff MR, White CJ, Hiatt WR, et al. An update on methods for revascularization and expansion of the TASC Lesion Classification to include below-the-knee arteries: A supplement to the Inter-Society Consensus for the management of peripheral arterial disease (TASC II). J Endovascular Ther. 2015;22:663–77.

[21] Lepäntalo M, Fiengo L, Biancari F. Peripheral arterial disease in diabetic patients with renal insufficiency: a review. Diabetes Metab Res Rev. 2012;28:40–45.

[22] Venermo M, Biancari F, Arvela E, et al. The role of kidney disease as a predictor of outcome after revascularisation of ulcerated diabetic foot. Diabetologia. 2011;54:2971–77.

[23] Reinecke H, Unrath M, Freisinger E, et al. Peripheral arterial disease and critical limb ischaemia: still poor outcomes and lack of guideline adherence. Eur Heart J. 2015;36:932–938.

[24] Malyar N, Freisinger E, Meyborg M, et al. Amputations and mortality in in-hospital treated patients with peripheral arterial disease and diabetic foot syndrome. J Diab Compl. 2016;30:1117–22.

[25] Anand S, Caron F, Eikelboom JW, et al. Major adverse limb events and mortality in patients with peripheral arterial disease. JACC. 2018;71:2306–15.

[26] Balletshofer B, Ito W, Lawall H, et al. Positionspapier zur Diagnostik und Therapie der peripheren arteriellen Verschlusskrankheit bei Menschen mit Diabetes mellitus. Diabetologe. 2019;14 (Suppl2):258-66.

4.2 Herzinsuffizienz und Diabetes

Katharina Schütt, Nikolaus Marx

4.2.1 Epidemiologie und Prognose

Die Bedeutung des Vorliegens einer Herzinsuffizienz bei Patienten mit Diabetes ist lange Zeit unterschätzt worden. Strategien zur Reduktion kardiovaskulärer Ereignisse bei Diabetes fokussierten über Jahrzehnte vor allem auf die Modulation arterioskleroseassoziierter Ereignisse wie Myokardinfarkt und Schlaganfall. Daten der letzten Jahre zeigen jedoch, dass sehr viele Patienten mit Diabetes an einer Herzinsuffizienz leiden und dass das Vorliegen einer Herzinsuffizienz die Prognose dieser Patienten maßgeblich determiniert.

Klassifizierung der Herzinsuffizienz

Zur näheren Charakterisierung der Herzinsuffizienz wurde bislang die Herzinsuffizienz mit erhaltener (heart failure with preserved ejection fraction, HFpEF) von der Herzinsuffizienz mit eingeschränkter linksventrikulärer Funktion (heart failure with reduced ejection fraction, HFrEF) unterschieden. Die neuen Leitlinien der Europäischen Gesellschaft für Kardiologie (ESC) führten unlängst zusätzlich den Begriff der HFmrEF (heart failure with mildly reduced ejection fraction) ein und beschreiben hiermit Patienten mit Herzinsuffizienz und einer Ejektionsfraktion zwischen 41 % und 49 % [1].

Inzidenz und Prävalenz der Herzinsuffizienz bei Diabetes und „Prädiabetes"

Die Beobachtung, dass ein Teil der Patienten mit Diabetes jenseits des Vorliegens einer koronaren Herzerkrankung, einer Klappenerkrankung oder assoziierter Risikofaktoren wie arterielle Hypertonie eine myokardiale Dysfunktion aufweisen, hat zur Bezeichnung „diabetische Kardiomyopathie" geführt. Dieser Begriff wurde erstmals 1972 von Rubler und Kollegen eingeführt und beschreibt eine myokardiale Dysfunktion bei Patienten mit Diabetes in der Abwesenheit einer KHK, Hypertrophie oder Klappenerkrankung [2]. Seither gibt es rege Diskussionen darüber, ob eine diabetische Kardiomyopathie als eigenständige Krankheitsentität existiert [3]. Diese Diskussion spiegelt die Tatsache wider, dass wenig über die Pathophysiologie und die zugrunde liegenden Mechanismen kardialer Veränderungen bei Diabetes bekannt ist und nach gegenwärtigem Verständnis eine komplexe Interaktion verschiedener Fak-

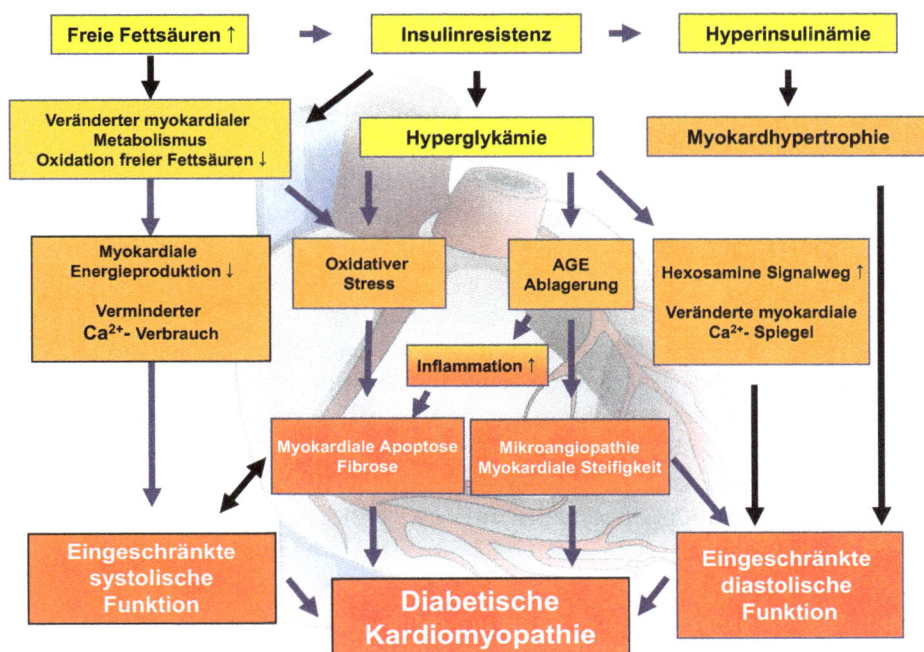

Abb. 4.6: Mechanismen, die bei Patienten mit Diabetes unabhängig von arterieller Hypertonie und koronarer Herzkrankheit zur Entwicklung einer diabetischen Kardiomyopathie beitragen. (Quelle: Savvaidis A, Marx N, Schütt K. Arterielle Hypertonie und Herzinsuffizienz. Der Diabetologe. 2015;11:379–387).

toren zur Entstehung der kardialen Funktionsstörung bei Diabetes beitragen (Abb. 4.6).

Verschiedene epidemiologische Studien konnten zeigen, dass das Vorliegen eines „Prädiabetes" mit einem hohen Risiko für die Entwicklung einer Herzinsuffizienz mit einer altersadjustierten Hazard-Ratio zwischen 1,2 und 1,7 in verschiedenen Populationen mit gestörter Nüchternglukose assoziiert ist [4–6]. In einer großen epidemiologischen Kohorte von 6.814 Patienten mit koronarer Herzerkrankung wurde über 4 Jahre die Inzidenz der Herzinsuffizienz in Abhängigkeit vom Vorliegen eines metabolischen Syndroms untersucht. Diese Studie zeigte, dass Komponenten des metabolischen Syndroms mit einem erhöhten Risiko für eine Herzinsuffizienz assoziiert sind, wobei zwei Drittel der Patienten im Verlauf eine Herzinsuffizienz mit eingeschränkter Ejektionsfraktion entwickelten [7]. Insgesamt ist das Risiko für die Entwicklung einer Herzinsuffizienz in diesen prä-diabetischen Stadien niedriger als bei Patienten mit manifestem Diabetes.

Daten aus der Kaiser-Permanente-Northwest-Datenbank (eine US-amerikanische Health Maintenance Organization) analysierten 8.231 Patienten mit Diabetes und 8.846 gematchten, nicht-diabetischen Individuen ohne Herzinsuffizienz bei Studienbeginn und verfolgten beide Gruppen über 6 Jahre. Eine neue Herzinsuffizienz trat mit einer Häufigkeit von 30,6 auf 1.000 Personenjahre bei diabetischen Individuen und bei 12,4 pro 1.000 Patientenjahre in nicht-diabetischen Individuen auf [8]. Ähnliche Daten konnten aus der Heart and Soul-Study veröffentlicht werden, die eine Verdoppelung des Risikos einer Herzinsuffizienz bei Patienten mit Diabetes im Vergleich zu nicht-diabetischen Individuen mit stabiler koronarer Herzerkrankung zeigen konnte [9]. Keine dieser Studien unterschied jedoch zwischen HFrEF und HFpEF.

Betrachtet man umgekehrt das Vorliegen eines Prä-Diabetes oder Diabetes in einer Population mit Herzinsuffizienz, so zeigt sich, dass ein hoher Prozentsatz von Patienten mit Herzinsuffizienz an einem Prä-Diabetes oder einem Diabetes leidet und dass dies maßgeblich die Prognose der Patienten beeinflusst. So konnte eine Studie von Matsue und Kollegen zeigen, dass mehr als ein Drittel aller Patienten, die wegen einer Herzinsuffizienz hospitalisiert wurden und bei denen kein Diabetes bekannt war, eine gestörte Glukosetoleranz oder gestörte Nüchternglukose ausweisen. Insgesamt legen Daten aus verschiedenen Registerstudien nahe, dass die Prävalenz des Diabetes bei Herzinsuffizienzpatienten zwischen 25 % und 40 % liegt [10]. Auch in diesen Studien wurde nicht zwischen HFrEF und HFpEF unterschieden.

Info 1: Patienten mit Diabetes haben ein bis zu 3-fach höheres Risiko für das Entwickeln einer Herzinsuffizienz; umgekehrt haben Patienten mit Herzinsuffizienz häufig einen nicht-diagnostizierten (Prä-)Diabetes.

Prognose von Patienten mit Diabetes und etablierter Herzinsuffizienz

Die klinisch bedeutsamsten Endpunkte bezüglich der Prognose von Patienten mit Herzinsuffizienz sind die Mortalität und die Hospitalisierung wegen Herzinsuffizienz. Das Risiko für diese Endpunkte ist bei Patienten mit Diabetes im Vergleich zu nicht-diabetischen Individuen deutlich erhöht. Verschiedene populationsbasierte Studien konnten einen Anstieg der Mortalität durch Herzinsuffizienz bei Patienten mit Diabetes zeigen. Die DiaMonD-Studie1 untersuchte bei 5.491 Patienten, die wegen kongestiver Herzinsuffizienz hospitalisiert wurden, den Einfluss des Diabetes auf das Risiko zu versterben. Die Studie konnte zeigen, dass die Ein-Jahres-Mortalität bei 31 % lag und dass 50 % aller herzinsuffizienten Patienten mit Diabetes nach drei Jahren verstorben waren [11]. Damit ist die Prognose deutlich schlechter als bei Patienten ohne Diabetes mellitus. Weitere Prognosedaten bzgl. Diabetes und etablierter Herzinsuffizienz wurden in den großen Herzinsuffizienz-Studien SAFE [12], VALIANT [13] und CHARM [14] analysiert. Alle diese Studien zeigten ein erhöhtes Risiko für die Mortalität bei Männern und Frauen mit Diabetes. Im CHARM-Studienprogramm wurde sowohl für Patienten mit eingeschränkter linksventrikulärer Funktion als auch für solche mit erhaltener linksventrikulärer Funktion gezeigt, dass Männer und Frauen mit Diabetes ein kumulatives Risiko von ca. 40 % haben, über drei Jahre den kardiovaskulären Tod oder eine erneute Hospitalisierung für Herzinsuffizienz zu erleiden.

Weitere Analysen konnten zeigen, dass Patienten mit Diabetes und eingeschränkter linksventrikulärer Funktion das höchste Risiko haben, gefolgt von Patienten mit Diabetes und erhaltener linksventrikulärer Funktion. Das Risiko von nicht-diabetischen Individuen, sowohl mit erhaltener als auch mit eingeschränkter linksventrikulärer Funktion, lag deutlich niedriger. Ein gleicher Trend zeigte sich für die Gesamtmortalität. Die kardiovaskuläre Mortalität bei Diabetes in dieser Studie lag bei 58,6 auf 1.000 Patientenjahre für Individuen mit erhaltener linksventrikulärer Funktion und 119,1 auf 1.000 Patientenjahre, wenn die linksventrikuläre Funktion eingeschränkt war. Das Risiko für eine erste Hospitalisierung wegen Herzinsuffizienz lag bei 116,6 auf 1.000 Patientenjahre bei erhaltener linksventrikulärer Funktion und deutlich höher bei 154,4 auf 1.000 Patientenjahre, wenn die linksventrikuläre Funktion eingeschränkt war. Im Vergleich zu nicht-diabetischen Individuen war das Risiko für Hospitalisierung bei Patienten mit Diabetes nahezu verdoppelt, unabhängig davon, ob die linksventrikuläre Funktion erhalten oder erniedrigt war [15]. Neuere Daten aus der PARADIGM-HF-Studie zeigen eine deutlich erhöhte kardiovaskuläre Mortalität bei Patienten mit Herzinsuffizienz und Diabetes im Vergleich zu solchen ohne Diabetes mit einer kardiovaskulären Sterblichkeit von 17 % über 27 Monate [16]. Diese Studien belegen, dass Patienten mit Diabetes und Herzinsuffizienz eine schlechte Prognose haben und das Risiko für eine Hospitalisierung wegen Herzinsuffizienz oder den kardiovaskulären Tod zwischen 12 % und 15 % innerhalb eines Jahres liegt.

Info 2: Das Vorliegen eines Diabetes ist unabhängig von der linksventrikulären Pumpfunktion mit einer Prognoseverschlechterung der Herzinsuffizienz verbunden.

4.2.2 Diagnose der Herzinsuffizienz

Die Diagnose einer Herzinsuffizienz kann gemäß den aktuellen Leitlinien der europäischen kardiologischen Gesellschaft in drei Schritten erfolgen, die klinische, laborchemische und echokardiografische Gesichtspunkte berüchtigt (Abb. 4.7). Bei der Diagnostik der Herzinsuffizienz wird kein Unterschied zwischen Patienten mit und ohne Diabetes gemacht [1].

Im Vordergrund steht zunächst eine ausführliche Anamneseerhebung, die klassische Symptome einer Herzinsuffizienz abfragt. Hierzu zählen insbesondere die körperliche Belastbarkeit nach Einteilung in NYHA-Stadien (New York Heart Association), Dyspnoe, Nykturie, sowie eine etwaige Gewichtszunahme. Zudem sollten mögliche ätiologisch verantwortliche Begleitfaktoren erfragt werden. Hierzu zählt insbesondere das Vorliegen einer koronaren Herzerkrankung, arteriellen Hypertonie, Drogenabusus oder eine zurückliegende medikamentöse Therapie mit kardiotoxischen Substanzen. Im nächsten Schritt erfolgt eine körperliche Untersuchung mit Fokussierung auf Kongestionszeichen. Ergänzend sollte eine elektrokardiografische Untersuchung des Patienten zur weiteren Risikostratifizierung erfolgen. Das EKG

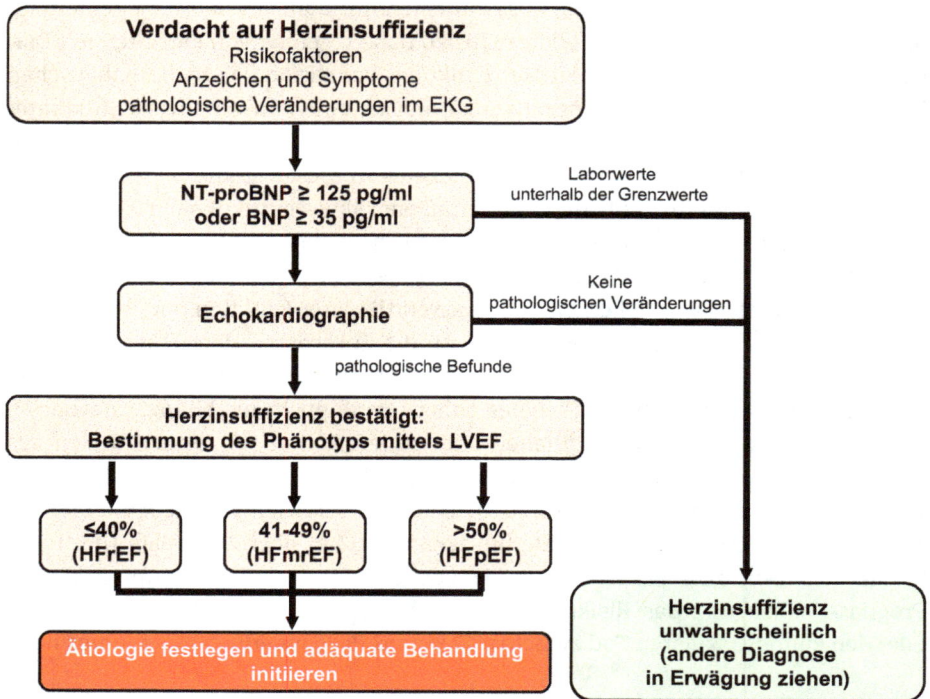

Abb. 4.7: Vorgehen bei Patienten mit vermuteter Herzinsuffizienz (Quelle: [1]).

kann eine mögliche Linksherzhypertrophie, Erregungsrückbildungsstörungen als Zeichen einer Ischämie bzw. eines vorangegangenen Infarktes oder andere Gründe für eine Herzfunktionseinschränkung aufweisen.

Ergibt sich klinisch der Verdacht auf eine Herzinsuffizienz, so sollte im nächsten Schritt eine laborchemische Analyse der natriuretischen Peptide (NT-proBNP oder BNP) durchgeführt werden. Liegen diese unterhalb der folgenden Grenzwerte, erscheint eine Herzinsuffizienz aufgrund des hohen negativen prädiktiven Wertes (0,94–0,98) unwahrscheinlich:

– B-type natriuretic peptide (BNP): 35 pg/ml
– N-terminal pro-BNP (NT-proBNP): 125 pg/ml

Im akuten Setting sollten gegebenenfalls höhere Grenzwerte genutzt werden (BNP < 100 pg/ml, NT-proBNP < 300 pg/ml). Zahlreiche kardiovaskuläre und nicht-kardiovaskuläre Erkrankungen können zu einer Erhöhung der natriuretischen Peptide führen. Hierzu zählen unter anderem Vorhofflimmern, Alter und Niereninsuffizienz als wichtigste Faktoren, die die Spiegel der natriuretischen Peptide erhöhen können [17]. Umgekehrt werden in deutlich adipösen Patienten häufig unproportional niedrige Spiegel der natriuretischen Peptide beobachtet [18].

Bei natriuretischen Peptiden oberhalb der angegebenen Grenzwerte empfiehlt sich im nächsten Schritt die Durchführung einer Echokardiografie. Sollte es laborchemisch nicht möglich sein, die natriuretischen Peptide zu bestimmen, kann die Echokardiografie auch unmittelbar bei klinischem Verdacht auf eine Herzinsuffizienz durchgeführt werden. In der Echokardiografie wird der Verdacht einer Herzinsuffizienz entweder bestätigt oder dieselbe ausgeschlossen. Bei Bestätigung erfolgt die Einteilung anhand der echokardiografisch quantifizierten linksventrikulären Pumpfunktion in folgende Gruppen (Abb. 4.8):

– Heart failure with preserved ejection fraction (HFpEF): LV-EF ≥ 50 %
– Heart failure with mildly reduced ejection fraction (HFmrEF): LV-EF 41 bis ≤ 49 %
– Heart failure with reduced ejection fraction (HFrEF): LV-EF ≤ 40 %

Während die Diagnose der Herzinsuffizienz mit eingeschränkter LV-Funktion sich mittels Echokardiografie verhältnismäßig einfach gestaltet, ist es schwieriger, bei erhaltener linksventrikulärer Pumpfunktion die Diagnose einer HFpEF zu stellen. Hier steht eine erweiterte und qualifizierte Echokardiografie im Vordergrund. Die Diagnose einer HFpEF kann gestellt werden, wenn Symptome und Zeichen einer Herzinsuffizienz vorliegen, die LVEF ≥ 50 % beträgt und objektive Zeichen einer strukturellen oder funktionellen kardialen Veränderung vorliegen. Dies umfasst Zeichen der diastolischen Dysfunktion, erhöhte linksventrikuläre Füllungsdrücke und erhöhte natriuretische Peptide (siehe Tab. 4.1).

Tab. 4.1: Objektiver Nachweis struktureller, funktioneller und serologischer Veränderungen bei HFpEF.

Parameter	Grenzwert
LV-Masse Index	Frauen ≥ 95 g/m²; Männer ≥ 115 g/m²
relative Wanddicke	> 0,42
LA Volumen Index	> 34 mL/m² (Sinusrhythmus)
	> 40 mL/m² (Vorhofflimmern)
E/é Ratio in Ruhe	> 9
NTproBNP	> 125 pg/ml (Sinusrhythmus)
	> 365 pg/ml (Vorhofflimmern)
BNP	> 35 pg/ml (Sinusrhythmus)
	> 105 pg/ml (Vorhofflimmern)
systolischer pulmonalarterieller Druck	> 35 mmHg
Trikuspidalklappe Vmax in Ruhe	> 2,8 m/s

Kriterien		HFrEF (heart failure with reduced ejection fraction)	HFmrEF (heart failure with mildly reduced ejection fraction)	HFpEF (heart failure with preserved ejection fraction)
	1	Symptome ± Zeichen	Symptome ± Zeichen	Symptome ± Zeichen
	2	LVEV ≤ 40 %	LVEF 41–49 %	LVEF ≥ 50%
	3	–	–	Objektiver Nachweis struktureller und/oder funktioneller kardialer Abnormalitäten bestehend aus einer diastolischen Dysfunktion / erhöhten linksventrikulären Füllungsdrücken inklusive erhöhten natriuretischen Peptiden

Abb. 4.8: Definition der Herzinsuffizienz entsprechend der aktuellen Leitlinien der Europäischen Gesellschaft für Kardiologie (Quelle: [1]).

Ein zeitgleich vorliegendes Vorhofflimmern macht die Diagnose der HFpEF schwieriger. Neben der bereits erwähnten Erhöhung der natriuretischen Peptide kann es im Rahmen des Vorhofflimmerns es zu einer Dilatation des linken Atriums und damit einhergehend des LAVIs kommen. Zudem fällt echokardiografisch die Quantifizierung der diastolischen Parameter im Rahmen des Vorhofflimmerns schwerer. Ferner kann ein Vorhofflimmern nicht nur eine Herzinsuffizienz verursachen (bspw. Tachykardiomyopathie), sondern auch selbst Zeichen einer zugrundeliegenden Herzinsuffizienz sein.

Der Diagnose einer Herzinsuffizienz schließt sich im Regelfall weiterführende Diagnostik an, die die kausale Ursache im Idealfall klären soll. Während im Rahmen der HFpEF vor allen Dingen ein ausführliches Screening bezüglich Komorbiditäten im Vordergrund steht (s. auch Kap. 4.2.5, HFpEF) muss bei eingeschränkter Pumpfunktion eine kausale und gegebenenfalls reversible Ursache ausgeschlossen werden. Hier steht insbesondere die Durchführung einer Koronarangiografie und der Ausschluss einer koronaren Herzerkrankung im Vordergrund. Ergänzend werden gegebenenfalls weitere Modalitäten wie zum Beispiel eine Rechtsherzkatheteruntersuchung, eine kardiale MRT oder Myokardbiopsie notwendig.

4.2.3 Therapie der Herzinsuffizienz mit eingeschränkter linksventrikulärer Funktion

Gemäß den aktuellen Leitlinien der europäischen Kardiologengesellschaft von 2021 unterscheidet die Therapie der Herzinsuffizienz grundsätzlich nicht zwischen Patienten mit und ohne Diabetes [1]. Bei Patienten mit eingeschränkter linksventrikulärer Funktion und einer HFrEF wird der folgende Therapiealgorithmus empfohlen, der sich im Vergleich zu 2016 grundlegend geändert hat (Abb. 4.9).

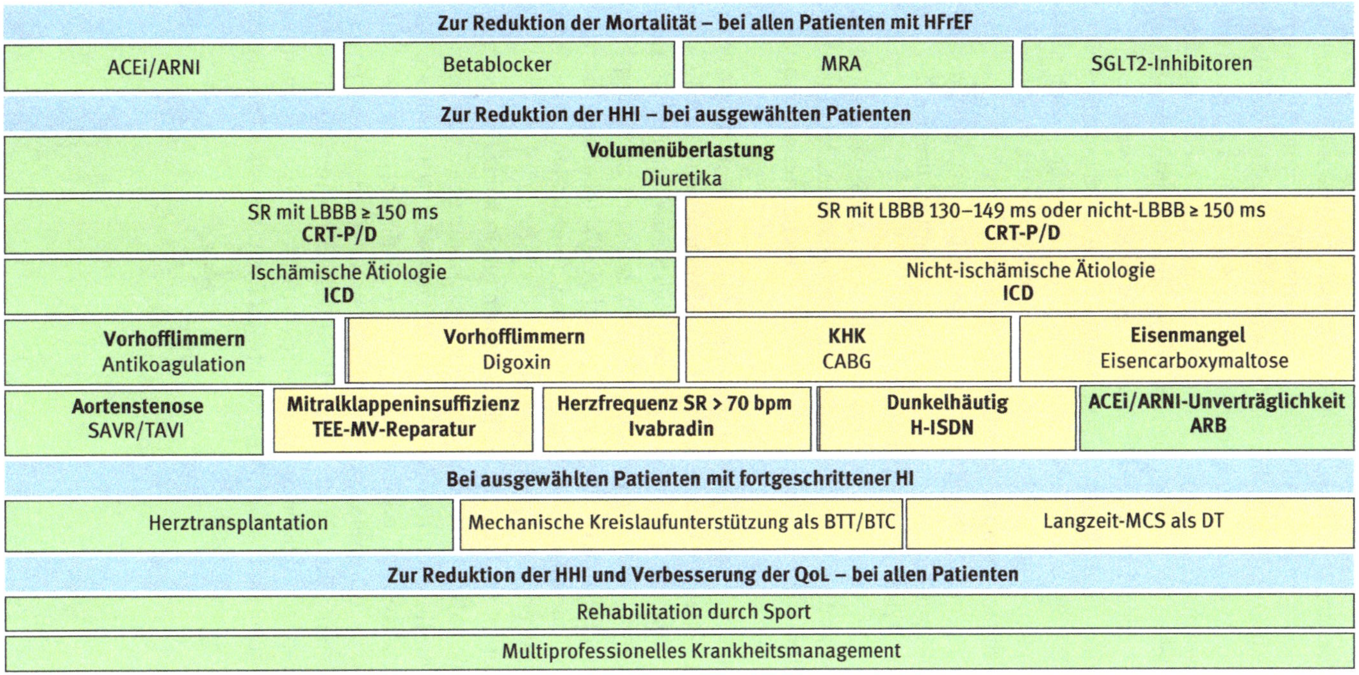

Zur Reduktion der Mortalität – bei allen Patienten mit HFrEF

| ACEi/ARNI | Betablocker | MRA | SGLT2-Inhibitoren |

Zur Reduktion der HHI – bei ausgewählten Patienten

Volumenüberlastung
Diuretika

| SR mit LBBB ≥ 150 ms CRT-P/D | SR mit LBBB 130–149 ms oder nicht-LBBB ≥ 150 ms CRT-P/D |
| Ischämische Ätiologie ICD | Nicht-ischämische Ätiologie ICD |

| Vorhofflimmern Antikoagulation | Vorhofflimmern Digoxin | KHK CABG | Eisenmangel Eisencarboxymaltose |
| Aortenstenose SAVR/TAVI | Mitralklappeninsuffizienz TEE-MV-Reparatur | Herzfrequenz SR > 70 bpm Ivabradin | Dunkelhäutig H-ISDN | ACEi/ARNI-Unverträglichkeit ARB |

Bei ausgewählten Patienten mit fortgeschrittener HI

| Herztransplantation | Mechanische Kreislaufunterstützung als BTT/BTC | Langzeit-MCS als DT |

Zur Reduktion der HHI und Verbesserung der QoL – bei allen Patienten

Rehabilitation durch Sport

Multiprofessionelles Krankheitsmanagement

Grün: Klasse I Empfehlung; Gelb: Klasse II Empfehlung

ACEi, Angiotensin-Converting-Enzyme; ARB, Angiotensin-Rezeptor-Blocker; ARNI, Angiotensin-Rezeptor-Neprilysin-Inhibitor; BTC, *bridge to candidacy*; BTT, *bridge to transplantation*; CRT, kardiale Resynchronisationstherapie; HFrEF, Herzinsuffizienz mit reduzierter Ejektionsfraktion; HI, Herzinsuffizienz; H-ISDN; Hydralazin-Isosorbiddinitrat; ICD, implantierbarer Kardioverter-Defibrillator; KHK, koronare Herzkrankheit; LBBB, Linksschenkelblock; MRA, Mineralokortikoid-Rezeptor-Antagonist; MV, Mitralklappe; PCI, perkutane Koronarintervention; QoL, Lebensqualität; SAVR, operativer Aortenklappenersatz; SGLT-2i, Natrium-Glukose-Cotransporter-2 Inhibitor; SR, Sinusrhythmus; TAVI, Transkatheter-Aortenklappenersatz; TEE, Transkatheter-Edge-to-Edge.

Abb. 4.9: Therapiealgorithmus der Herzinsuffizienz mit reduzierter Ejektionsfraktion (EF ≤ 40 %) entsprechend der aktuellen Leitlinien der Europäischen Gesellschaft für Kardiologie (Modifiziert nach McDonagh et al. [1]).

Patienten mit einer symptomatischen HFrEF erhalten primär eine 4-fach Therapie aus einem Angiotensin-Rezeptorblocker oder Angiotensin-Rezeptor-Neprilysin-Inhibitor (ARNI) (bei Unverträglichkeit wird ein Satan gewählt), einem Betablocker, einem Mineralkortikoid-Rezeptorantagonist (MRA) und einem Sodium dependent glucose co-transporter (SGLT)2-Inhibitor. Für alle Substanzen konnte eine Reduktion der Morbidität und Mortalität bei Patienten schrittweise im 2–4 Wochen Intervall mit HFrEF nachgewiesen werden [19–28,41,42]. Entscheidend ist, dass die Substanzen bis zur maximal verträglichen Dosis titriert werden. Insbesondere Betablocker sollten nur bei klinisch stabilen Patienten in geringen Dosierungen begonnen werden.

Diuretika sind bei allen Patienten mit HFrEF indiziert, um die Symptome einer Stauung zu reduzieren. Ihr Effekt auf Mortalität und Morbidität wurde jedoch nicht in großen randomisierten klinischen Studien untersucht. Bei ausgewählten Patienten kommen im Anschluss weitere Therapiemöglichkeiten in Frage.

Bei vorhandenem Sinusrhythmus und einer Herzfrequenz über 70/min kann zusätzlich der Einsatz des I_f-Kanalblockers Ivabradin erwogen werden, um das Ziel der Herzfrequenz von kleiner 70 pro Minute zu erreichen.

Ferner kann bei Sinusrhythmus und elektrokardiografischer QRS-Dauer ≥ 130 ms mit Linksschenkelblockmorphologie (bei nicht Linksschenkelblockmorphologie ≥ 150 ms) die Implantation eines CRT-Implantats (Cardiac resynchronisation therapy) zur Symptomlinderung erwogen werden.

Sollte es unter den zuvor aufgeführten Therapiemaßnahmen nicht zu einer Symptombesserung des Patienten kommen, kann eine Therapie mit Digitalis-Präparaten zur weiteren Kontrolle der Herzfrequenz, sowohl bei Sinusrhythmus als auch bei Vorhofflimmern, begonnen werden. Bei ausgewählten Patienten nach Hospitalisierung aufgrund kardialer Dekompensation trotz optimal medikamentöser Therapie der Herzinsuffizienz kann zudem die Gabe von Vericiguat, ein direkter Stimulator des Enzyms lösliche Guanylatcyclase, erwogen werden.

Eine ICD-Implantation ist nach Leitlinien für Patienten mit ischämischer oder dilatativer Kardiomyopathie indiziert, die trotz dreimonatiger optimaler medikamentöser Therapie weiterhin eine linksventrikuläre Ejektionsfraktion ≤ 35 % aufweisen. Die Lebenserwartung der Patienten sollte hierbei bei gutem Funktionenstatus mehr als zwölf Monate betragen. Eine ICD-Implantation wird nicht innerhalb der ersten 40 Tage nach Myokardinfarkt empfohlen. Ferner sollte eine ICD-Therapie nicht bei Patienten mit schwersten, therapierefraktären Symptomen (NYHA Klasse IV) durchgeführt werden, außer die Patienten sind Kandidaten für ein CRT, ein ventrikuläres Assist Device oder eine Herztransplantation [1].

4.2.4 Therapie des Diabetes bei Herzinsuffizienz

In der Auswahl der blutzuckersenkenden Medikamente müssen im Kontext der Herzinsuffizienz einige Besonderheiten der einzelnen Substanzen beachtet werden. Abb. 4.10 fasst die möglichen Wirkungen der verschiedenen Antidiabetika auf die Herzinsuffizienz zusammen.

Im Folgenden werden die möglichen Therapieoptionen in alphabetischer Reihenfolge besprochen.

Alpha-Glukosidase-Hemmer

Für diese Substanzklasse existieren keine dedizierten kardiovaskulären Endpunktstudien, doch die vorliegenden Ergebnisse anderer Studien legen einen neutralen Effekt in Bezug auf die Herzinsuffizienz nahe.

Substanz	Einfluss auf die Herzinsuffizienz	
Thiazolidindione/Glitazone	Ungünstig[1, 2]	
DPP-4 Hemmer	Saxagliptin[3]: ungünstig	
	Sitagliptin[4], Alogliptin[5], Linagliptin[19]: neutral	
GLP-1 Rezeptoragonisten	Lixisenatid[6], Liraglutid[7], Semaglutid[8], Exenatid[9]: neutral	
Insulin	Widersprüchliche Datenlage [10]	
Sulfonylharnstoffe	Möglicherweise ungünstig[11]	
Alpha-Glucosidase Hemmer	Acarbose: neutral [12,13]	
Metformin	möglicherweise günstig[14,15]	
SGLT2 Inhibitoren	Empagliflozin[16], Canagliflozin[17], Dapagliflozin[18]: günstig	

Abb. 4.10: Wirkung der blutzuckersenkenden Therapie auf die Herzinsuffizienz (Quelle: Schütt, Marx. Heart failure and diabtes. Management and open issues.). 1. Erdmann E, et al. Diabetes Care. 2007;30:2773; 8. Home PD, et al. Lancet. 2009;373:2125; 2. UKPDS Group. Lancet. 1998;352:837–853; 3. Scirica BM et al. N Engl J Med. 2013;369:1317; 4. Green JB, et al. NEJM. 2015;373:232; 5. Zannad F, et al. Lancet. 2015;385:2067; 6. Pfeffer MA, et al. N Engl J Med. 2015;373:2247; 7. Marso S, et al. NEJM. 2016; 375:311–322; 8. Marso S, et al. NEJM. 2016; 375:1834–1844; 9. Holman R, et al. NEJM. 2017 377:1228–1239; 10. The ORIGIN trial investigators. N Engl J Med. 2012;367:319; 11. Roumie C, et al. J Am Heart Assoc. 2017;19;6(4):e005379; 12. Holman R, et al. Lancet Diabetes Endocrinol. 2017;5(11):877–886; 13. Chiasson J-J. JAMA. 2003;290(4):486–494; 14. Packer M. Diabetes Res Clin Pract. 2018;136:168–170; 15. Crowley, MJ. Ann Intern Med. 2017;166:191–200; 16. Zinman B, et al. N Engl J Med. 2015;373:2117; 17. Neal B, et al. NEJM 2017; 377:644–657; 18. Wiviott SD. N Engl J Med 2019; 380:347–357; 19 Rosenstock J. JAMA. 2019;321(1):69–79.

DPP-4-Hemmer (Dipeptidyl-Peptidase 4)

Vier große placebokontrollierte kardiovaskuläre Endpunktstudien haben die Sicherheit verschiedener DPP-IV-Inhibitoren untersucht. Saxagliptin führte in der SAVOR-TIMI53 Studie (Saxagliptin and Cardiovascular Outcomes in Patients With Type 2 Diabetes Mellitus) zu einer signifikant erhöhten Hospitalisierungsrate aufgrund von Herzinsuffizienz; hierbei handelt es sich jedoch nicht um einen Klasseneffekt. Für Sitagliptin zeigte sich in der TECOS-Studie (Trial Evaluating Cardiovascular Outcomes With Sitagliptin) und für Linagliptin in der CARMELINA-Studie (Cardiovascular and Renal Microvascular Outcome Study With Linagliptin in Patients With Type 2 Diabetes Mellitus) überhaupt keine Risikoerhöhung für die Hospitalisierung für Herzinsuffizienz; für Alogliptin fand sich in EXAMINE (Examination of Cardiovascular Outcomes With Alogliptin versus Standard of Care in Patients With Type 2 Diabetes Mellitus and Acute Coronary Syndrome) im Trend eine nicht-signifikante Risikoerhöhung. Alle Studien mit DDP-4-Inhibitoren demonstrierten kardiovaskuläre Sicherheit, eine Überlegenheit bezüglich kardiovaskulärer Endpunkte konnte bisher nicht nachgewiesen werden. Für Vildagliptin existieren keine kardiovaskulären Endpunktstudien, aber in einer kleineren Studie zeigte sich ein Anstieg der linksventrikulären Volumina, jedoch ohne Wirkung auf die linksventrikuläre Funktion.

Glitazone (Thiazolidindione)

Glitazone erhöhen die Insulinsensitivität, doch verursachen sie eine Natrium- und damit einhergehende Wasserretention. Daraus ergibt sich ein erhöhtes Risiko für eine hydropische kardiale Dekompensation bei herzinsuffizienten Patienten. Die Anwendung von Glitazonen bei Patienten mit Herzinsuffizienz ist daher kontraindiziert [1].

GLP-1-Rezeptoragonisten

GLP-1-Rezeptoragonisten werden mittels subkutaner Injektion zugeführt. Normalerweise wird GLP-1 nahrungsabhängig im Dünndarm produziert, gemeinsam mit dem Inkretinhormon GIP. Beide Hormone bewirken eine glukoseabhängige Insulinsekretion und regulieren die Glukagonsekretion herab. Dies führt unter anderem zu einer Gewichtsreduktion, Senkung des Blutdrucks und einer günstigen Veränderung des Lipidprofils.

Liraglutid und Semaglutid zeigten eine signifikante Verbesserung des kombinierten kardiovaskulären Endpunktes aus kardiovaskulärer Mortalität, nicht-tödlichem Myokardinfarkt und nicht-tödlichem Schlaganfall gegenüber einer Placebotherapie [29,30]. In gleicher Weise konnte dies für Albiglutide in der HARMONY-Studie (Effect of Albiglutide, when Added to Standard Blood Glucose Lowering Therapies, on Major Cardiovascular Events in Subjects With Type 2 Diabetes Mellitus) gezeigt werden [31]. Die kardiovaskulär günstigen Effekte dieser Substanzen sind am ehesten durch eine Reduktion arterioskleroseassoziierter Endpunkte zu erklären. In Bezug auf die Hospitalisierung für Herzinsuffizienz waren diese Substanzen in den genannten Studien neutral.

Insulin

Die ORIGIN-Studie zeigte 2012, dass ein leichter, nicht signifikanter Trend hin zur Verminderung der Hospitalisierungen aufgrund einer Herzinsuffizienz unter Therapie mit dem langwirksamen Insulin glargin bestand (Hazard ratio 0,95; 4,9 % vs. 5,5 %, p = 0,16). Basierend auf diesen Ergebnissen der insgesamt 12.537 eingeschlossenen Patienten kann von der kardiovaskulären Sicherheit einer Insulintherapie im Rahmen der Herzinsuffizienz ausgegangen werden.

Metformin

In der Vergangenheit war unklar, ob es unter Metformin im Rahmen einer Herzinsuffizienz und chronischen Niereninsuffizienz zu vermehrten Laktatazidosen kommen könnte. Neuere Studien demonstrieren jedoch neutrale Wirkung auf die Herzinsuffizienz und zum Teil sogar einen Benefit der Substanz. So zeigten Evans und Kollegen, dass es unter Metformintherapie sogar zu einer signifikanten Mortalitätsreduktion (HR 0,76) kam. Ebenfalls zeigte sich ein nicht signifikanter Trend zugunsten einer verminderten Hospitalisierungsrate (HR 0,93) [32]. Zum aktuellen Zeitpunkt fehlen jedoch prospektive Endpunktstudien zur positiven Auswirkung der Metformintherapie auf eine bestehende Herzinsuffizienz.

SGLT2-Inhibitoren

EMPA-REG OUTCOME ([Empagliflozin] Cardiovascular Outcome Event Trial in Type 2 Diabetes Mellitus Patients) war die erste Studie, die unter Therapie mit Empagliflozin günstige Effekte hinsichtlich eines kombinierten kardiovaskulären Endpunktes aus kardiovaskulärem Tod, nicht-tödlichem Schlaganfall und Herzinfarkt zeigte. Ferner kam es ebenfalls zu einer hochsignifikanten Reduktion der Gesamtmortalität. Die Analyse sekundärer Endpunkte zeigte zusätzlich eine hochsignifikante Abnahme der Hospitalisierungsraten für Herzinsuffizienz um 35 %; dieses Ergebnis war unabhängig vom Vorbestehen einer Herzinsuffizienz [33].

Ähnliche Daten gibt es für Canagliflozin anhand des Integrated CANVAS Program (CANagliflozin cardioVascular Assessment Study & A Study of the Effects of Canagliflozin [JNJ-28431754] on Renal Endpoints in Adult Participants With Type 2 Diabetes Mellitus); auch hier zeigte sich eine relevante Senkung der Hospitalisierungsraten um 33 % sowie eine 14 % Reduktion des primären kombinierten Endpunktes aus kardiovaskulärem Tod, nicht-tödlichem Schlaganfall und Herzinfarkt. Jedoch zeigte sich keine signifikante Reduktion der Gesamt- oder kardiovaskulären Mortalität unter Canagliflozin [34]. In ähnlicher Weise konnte die kürzlich publizierte DECLARE-TIMI-58-Studie (Multicenter Trial to Evaluate the Effect of Dapagliflozin on the Incidence of Cardiovascular Events) bei Patienten mit Diabetes und kardiovaskulärem Risikoprofil eine Reduktion der kardiovaskulären Mortalität und Hospitalisierung wegen Herzinsuffizienz um 17 % zeigen [35].

Aufgrund der günstigen kardiovaskulären Effekte und des geringen Nebenwirkungsprofils sollten SGLT2-Hemmer Mittel der Wahl bei Diabetes und hohem Risiko für die Entwicklung einer Herzinsuffizienz oder vorliegender Herzinsuffizienz sein. Allerdings ist zum gegenwärtigen Zeitpunkt ein Therapiebeginn für Empagliflozin nur mit einer GFR > 60 ml/min/1,73 m² möglich. Zur Therapie der Herzinsuffizienz darf Empagliflozin bis zu einer eGFR von 20 ml/min/1,73 m² begonnen und fortgesetzt werden. Dapagliflozin darf in allen drei Indikationen (Diabetes mellitus, Herzinsuffizienz und Niereninsuffizienz) bis zu einer eGFR von 25 ml/min/1,73 m² begonnen und fortgesetzt werden. Jedoch sollte bei Patienten mit Diabetes mellitus und einer eGFR < 45 ml/min/1,73 m² ein weiteres Antidiabetikum zur effektiven Glukosesenkung erwogen werden.

Sulfonylharnstoffe

Bezüglich der kardiovaskulären Sicherheit von Sulfonylharnstoffen existiert eine Jahrzehnte andauernde Debatte, seit Daten der – methodisch nicht unproblematischen – University-Group-Diabetes-Program(UGDP)-Studie nahelegten, das Sulfonylharnstoffe die kardiovaskuläre Sterblichkeit erhöhen. Spätere Registerstudien konnten dies nicht bestätigen. In der aktuell veröffentlichten CAROLINA-Studie, in der bei 6.033 Patienten mit Typ-2-Diabetes und erhöhtem Risiko die kardiovaskuläre Sicherheit von Linagliptin mit dem Sulfonylharnstoff Glimepirid verglichen wurde, zeigte sich kein Unterschied zwischen Linagliptin und Glimepirid in Bezug auf den primären Endpunkt (kardiovaskulärer Tod, Myokardinfarkt und Schlaganfall). Jedoch kam es unter der Gabe von Glimepirid deutlich häufiger zu Hypoglykämien (37,7 % versus 10,6 %) [37].

4.2.5 Herzinsuffizienz mit erhaltener Pumpfunktion (HFpEF)

Die Inzidenz der HFpEF nimmt mit dem Alter zu, wird häufiger bei Frauen beobachtet und geht mit einer Reihe von Komorbiditäten einher. Hierzu zählen: eine arterielle Hypertonie in 80 bis 90 % der Fälle, in 30–50 % eine Adipositas, in 20–30 % ein Diabetes mellitus, Vorhofflimmern in bis zu 50 %, eine hohe Prävalenz an Nierenerkrankungen und eine koronare Herzerkrankung in 20–40 %. Die Präsenz jeder dieser Komorbiditäten erhöhte die Morbidität und Mortalität [36]. Dies ist insbesondere von Bedeutung, da sich auf dem Boden der aktuellen Datenlage und Studienergebnisse bisher keine speziellen Therapien der Herzinsuffizienz mit erhaltener Pumpfunktion ableiten ließen, die zu einer Verbesserung der Prognose führten. Praktisch stützt sich die Behandlung der HFpEF daher aktuell auf drei Säulen. Der erste Aspekt besteht darin, eine kardiale Dekompensation zu reduzieren bzw. zu verhindern. Dies kann durch eine eingeschränkte Flüssigkeits- und Natriumaufnahme und den verhältnismäßigen Gebrauch von Diuretika und Nitraten erreicht werden. Der zweite Aspekt besteht in einer aggressiven Behandlung der zugrundeliegenden Komorbiditäten. Hier sollte insbesondere der Blutdruck, sowohl in Ruhe als auch unter Belastung, gut kontrolliert sein, ein Diabetes optimal eingestellt werden, Ischämien behandelt und die Nierenfunktion so gut wie möglich aufrechterhalten werden. Ferner sollte eine Adipositas sowohl mit körperlicher Aktivität, medikamentöser Therapie und wenn nötig auch chirurgisch behandelt werden. Der dritte Aspekt besteht in der Optimierung der kardialen Funktion. Hier sollten insbesondere exzessive Tachykardien oder Bradykardien vermieden werden. Die Herzfrequenz sollte dem metabolischen Bedarf angepasst sein und der Sinusrhythmus wenn möglich erhalten werden. Bei kardiovaskulären Hochrisikopatienten sollte zudem entsprechend der 2016 publizierten ESC-Leitlinie zur Hyperlipidämie eine Statintherapie initiiert werden [38].

Ganz aktuell wurde 2021 die Empagliflozin in Heart Failure with a Preserved Ejection Fraction (EMPEROR-preserved) Studie publiziert. In 5.988 Patienten mit Herzinsuffizienz und einer Ejektionsfraktion > 40 % senkte Empagliflozin im Vergleich zu Placebo signifikant kardiovaskulären Tod und Hospitalisierung aufgrund von Herzinsuffizienz (Ref). Damit ist Empaglifozin die erste Substanz mit nachgewiesenem Benefit bei Patienten mit HFpEF. Aktuell ist die Substanz in dieser Indikation jedoch noch nicht zugelassen. Dies unterstreicht die Notwendigkeit, Patienten mit Diabetes mellitus und Herzinsuffizienz stringent auf einen SGLT2-Inhibitor einzustellen [39].

Literatur

[1] McDonagh TA, Metra M, Adamo M, Gardner RS, et al: 2021 ESC Guidelines for the diagnosis and treatment of acute and chronic heart failure. Eur Heart J. 2021;00:1–128.

[2] Rubler S, Dlugash J, Yuceoglu YZ, et al. New type of cardiomyopathy associated with diabetic glomerulosclerosis. Am J Cardiol. 1972;30(6):595–602.

[3] Ernande L, Derumeaux G. Diabetic cardiomyopathy: myth or reality? Archives of cardiovascular diseases. 2012;105(4):218–25.

[4] Deedwania P, Patel K, Fonarow GC, et al. Prediabetes is not an independent risk factor for incident heart failure, other cardiovascular events or mortality in older adults: findings from a population-based cohort study. Int J Cardiol. 2013;168(4):3616–22.

[5] Thrainsdottir IS, Aspelund T, Hardarson T, et al. Glucose abnormalities and heart failure predict poor prognosis in the population-based Reykjavik Study. Eur J Cardiovasc Prev Rehabil. 2005;12 (5):465–71.

[6] Thrainsdottir IS, Aspelund T, Thorgeirsson G, et al. The association between glucose abnormalities and heart failure in the population-based Reykjavik study. Diabetes Care. 2005;28(3):612–6.

[7] Bahrami H, Bluemke DA, Kronmal R, et al. Novel metabolic risk factors for incident heart failure and their relationship with obesity: the MESA (Multi-Ethnic Study of Atherosclerosis) study. J Am Coll Cardiol. 2008;51(18):1775–83.

[8] Nichols GA, Gullion CM, Koro CE, Ephross SA, Brown JB. The incidence of congestive heart failure in type 2 diabetes: an update. Diabetes Care. 2004;27(8):1879–84.

[9]   van Melle JP, Bot M, de Jonge P, et al. Diabetes, glycemic control, and new-onset heart failure in patients with stable coronary artery disease: data from the heart and soul study. Diabetes Care. 2010;33(9):2084–9.

[10]   Matsue Y, Suzuki M, Nakamura R, et al. Prevalence and prognostic implications of pre-diabetic state in patients with heart failure. Circ J. 2011;75(12):2833–9.

[11]   Gustafsson I, Brendorp B, Seibaek M, et al. Influence of diabetes and diabetes-gender interaction on the risk of death in patients hospitalized with congestive heart failure. J Am Coll Cardiol. 2004;43(5):771–7.

[12]   Pfeffer MA, Braunwald E, Moye LA, et al. Effect of captopril on mortality and morbidity in patients with left ventricular dysfunction after myocardial infarction. Results of the survival and ventricular enlargement trial. The SAVE Investigators. N Engl J Med. 1992;327(10):669–77.

[13]   Anavekar NS, McMurray JJ, Velazquez EJ, et al. Relation between renal dysfunction and cardiovascular outcomes after myocardial infarction. N Engl J Med. 2004;351:1285–95.

[14]   Pfeffer MA, Swedberg K, Granger CB, et al. Effects of candesartan on mortality and morbidity in patients with chronic heart failure: the CHARM-Overall programme. Lancet. 2003;362 (9386):759–66.

[15]   MacDonald MR, Petrie MC, Varyani F, et al. Impact of diabetes on outcomes in patients with low and preserved ejection fraction heart failure: an analysis of the Candesartan in Heart failure: Assessment of Reduction in Mortality and morbidity (CHARM) programme. Eur Heart J. 2008;29 (11):1377–85.

[16]   Kristensen SL, Preiss D, Jhund PS, et al. Risk Related to Pre-Diabetes Mellitus and Diabetes Mellitus in Heart Failure With Reduced Ejection Fraction: Insights From Prospective Comparison of ARNI With ACEI to Determine Impact on Global Mortality and Morbidity in Heart Failure Trial. Circ Heart Fail. 2016;9(1).

[17]   Maisel A, Mueller C, Adams K Jr., et al. State of the art: using natriuretic peptide levels in clinical practice. Eur J Heart Fail. 2008;10(9):824–39.

[18]   Madamanchi C, Alhosaini H, Sumida A, Runge MS. Obesity and natriuretic peptides, BNP and NT-proBNP: mechanisms and diagnostic implications for heart failure. Int J Cardiol. 2014;176 (3):611–7.

[19]   Garg R, Yusuf S. Overview of randomized trials of angiotensin-converting enzyme inhibitors on mortality and morbidity in patients with heart failure. Collaborative Group on ACE Inhibitor Trials. Jama. 1995;273(18):1450–6.

[20]   Packer M, Poole-Wilson PA, Armstrong PW, et al. Comparative effects of low and high doses of the angiotensin-converting enzyme inhibitor, lisinopril, on morbidity and mortality in chronic heart failure. ATLAS Study Group. Circulation. 1999;100(23):2312–8.

[21]   Hjalmarson A, Goldstein S, Fagerberg B, et al. Effects of controlled-release metoprolol on total mortality, hospitalizations, and well-being in patients with heart failure: the Metoprolol CR/XL Randomized Intervention Trial in congestive heart failure (MERIT-HF). MERIT-HF Study Group. JAMA. 2000;283:1295–302.

[22]   Packer M, Coats AJ, Fowler MB, et al. Effect of carvedilol on survival in severe chronic heart failure. N Engl J Med. 2001;344(22):1651–8.

[23]   Effect of metoprolol CR/XL in chronic heart failure: Metoprolol CR/XL Randomised Intervention Trial in Congestive Heart Failure (MERIT-HF). Lancet. 1999;353(9169):2001–7.

[24]   The Cardiac Insufficiency Bisoprolol Study II (CIBIS-II): a randomised trial. Lancet. 1999;353 (9146):9–13.

[25]   Flather MD, Shibata MC, Coats AJ, et al. Randomized trial to determine the effect of nebivolol on mortality and cardiovascular hospital admission in elderly patients with heart failure (SENIORS). Eur Heart J. 2005;26(3):215–25.

[26] Pitt B, Zannad F, Remme WJ, et al. The effect of spironolactone on morbidity and mortality in patients with severe heart failure. Randomized Aldactone Evaluation Study Investigators. N Engl J Med. 1999;341(10):709–17.

[27] Zannad F, McMurray JJ, Krum H, et al. Eplerenone in patients with systolic heart failure and mild symptoms. N Engl J Med. 2011;364(1):11–21.

[28] McMurray JJ, Packer M, Desai AS, et al. Angiotensin-neprilysin inhibition versus enalapril in heart failure. N Engl J Med. 2014;371(11):993–1004.

[29] Marso SP, Bain SC, Consoli A, et al. Semaglutide and Cardiovascular Outcomes in Patients with Type 2 Diabetes. N Engl J Med. 2016;375(19):1834–44.

[30] Marso SP, Daniels GH, Brown-Frandsen K, et al. Liraglutide and Cardiovascular Outcomes in Type 2 Diabetes. N Engl J Med. 2016;375(4):311–22.

[31] Hernandez AF, Green JB, Janmohamed S, et al. Albiglutide and cardiovascular outcomes in patients with type 2 diabetes and cardiovascular disease (Harmony Outcomes): a double-blind, randomised placebo-controlled trial. Lancet. 2018 Oct 27;392(10157):1519–1529.

[32] Evans JM, Doney AS, AlZadjali MA, et al. Effect of Metformin on mortality in patients with heart failure and type 2 diabetes mellitus. Am J Cardiol. 2010;106(7):1006–10.

[33] Zinman B, Wanner C, Lachin JM, et al. Empagliflozin, Cardiovascular Outcomes, and Mortality in Type 2 Diabetes. The New England Journal of Medicine. 2015;373(22).

[34] Neal B, Perkovic V, Mahaffey KW, et al. Canagliflozin and Cardiovascular and Renal Events in Type 2 Diabetes. N Engl J Med. 2017;377(7):644–57.

[35] Wiviott SD, Raz I, Bonaca MP, et al. Dapagliflozin and Cardiovascular Outcomes in Type 2 Diabetes. N Engl J Med. 2019 Jan 24;380(4):347–357

[36] Komajda M, Carson PE, Hetzel S, et al. Factors associated with outcome in heart failure with preserved ejection fraction: findings from the Irbesartan in Heart Failure with Preserved Ejection Fraction Study (I-PRESERVE). Circ Heart Fail. 2011;4(1):27–35.

[37] Rosenstock J, Kahn SE, Johansen OE, Zinman B, et al. Effect of Linagliptin vs Glimepiride on Major Adverse Cardiovascular Outcomes in Patients With Type 2 Diabetes: The CAROLINA Randomized Clinical Trial. JAMA. 2019;322:1155–1166.

[38] Catapano AL, Graham I, De Backer G, et al. 2016 ESC/EAS Guidelines for the Management of Dyslipidaemias. Eur Heart jJ. 2016;37(39):2999–3058.

[39] Anker SD, Butler J, Filippatos G, et al. Empagliflozin in Heart Failure with a Preserved Ejection Fraction. N Engl J Med. 2021. doi: 10.1056/NEJMoa2107038. Epub ahead of print.

[40] Anker SD, Butler J, Filippatos G, et al. Empagliflozin in Heart Failure with a Preserved Ejection Fraction. N Engl J Med. 2021;381(21):1995–2008.

[41] McMurray JJV, Solomon SD, Inzucchi SE, et al. Dapagliflozin in Patients with Heart Failure and Reduced Ejection Fraction. N Engl J Med. 2019;381:1995–2008.

[42] Packer M, Anker SD, Butler J, et al. Cardiovascular and Renal Outcomes with Empagliflozin in Heart Failure. N Engl J Med. 2020;383:1413–1424.

4.3 Diabetes und Schlaganfall

Hansjörg Bäzner, Henning Schwert

4.3.1 Einleitung

Ein Schlaganfall ist ein schlagartig aufgetretenes neurologisches Defizit, welches entweder durch den Verschluss eines hirnversorgenden Gefäßes mit nachfolgender Durchblutungsstörung (ischämischer Schlaganfall) oder durch eine Blutung in das Hirngewebe (hämorrhagischer Schlaganfall) hervorgerufen wird. Ein vorübergehend bestehendes neurologisches Defizit vaskulärer Genese, welches sich definitionsgemäß innerhalb von 24 Stunden wieder zurückbildet und kein strukturelles Korrelat im MRT zeigt, wird als eine transitorische ischämische Attacke (TIA) bezeichnet. Ca. 85 % der Schlaganfälle sind Ischämien, wohingegen ca. 15 % der Schlaganfälle Hämorrhagien sind. Eine sichere Unterscheidung von ischämischen und hämorrhagischen Schlaganfällen ist nur mittels einer Bildgebung mit einer CT oder MRT möglich. In seltenen Fällen wird eine Schlaganfallsymptomatik auch durch eine Subarachnoidalblutung (5 %) oder eine Sinusvenenthrombose (5 %) hervorgerufen. Die immer noch verbreiteten Begriffe „Apoplex" und „Hirnschlag" sind veraltet und sollten nicht mehr verwendet werden [1].

4.3.2 Epidemiologie und gesundheitsökonomische Aspekte

Etwa 260.000 Menschen erleiden in Deutschland jedes Jahr einen Schlaganfall. Obwohl vielfach immer noch oft verharmlost (wie aus mundartlichen Bezeichnungen wie „Schlägle" oder „Schlagerl" zu erkennen ist) und im Gegensatz zum akuten Herzinfarkt mangels akuter Schmerzen häufig verdrängt, sind die individuellen und sozioökonomischen Folgen unter Umständen dramatisch: In Europa sind nach Daten der Weltgesundheitsorganisation (WHO) Schlaganfallerkrankungen nach Herzinfarkten und koronarer Herzerkrankung (KHK) die zweithäufigste Todesursache. Von den Patienten, welche die Akutphase des Schlaganfalls überleben, versterben innerhalb des Folgejahres knapp ein Viertel bis ein Drittel. Und zuletzt ist ein Schlaganfall eine der häufigsten Ursachen von Behinderung im Erwachsenenalter: 40 % der Patienten mit Schlaganfall leiden längerfristig unter signifikanten Einschränkungen in den Aktivitäten des täglichen Lebens (z. B. Verlust der Gehfähigkeit, Abhängigkeit bei der Körperpflege, Unfähigkeit zu selbstständiger Nahrungsaufnahme) mit z. T. dauerhafter Pflegebedürftigkeit. Nach Daten des Statistischen Bundesamtes wurden im Jahr 2015 knapp 10 Mrd. Euro für zerebrovaskuläre Erkrankungen und deren Folgen (ICD10: I60-I69) ausgegeben [2].

4.3.3 Schlaganfall und Diabetes

Der ischämische Schlaganfall gehört neben der koronaren Herzerkrankung (KHK), der peripheren arteriellen Verschlusserkrankung (pAVK) und der diabetischen Retinopathie zu den wichtigsten vaskulären Manifestationen des Diabetes mellitus. Das allein einer Diabeteserkrankung zuzuschreibende Risiko für Schlaganfälle beträgt der INTERSTROKE-Studie zufolge 5 %. Das bedeutet, dass ca. 5 % der Schlaganfälle bei einer vollständigen Eliminierung des Diabetes verhindert werden könnten. Hier rangiert der Diabetes zwar „nur" auf dem sechsten Platz, hinter dem arteriellen Hypertonus (34,6 %), abdomineller Adipositas (26,5 %), körperlicher Inaktivität (28,5 %), Rauchen (18,9 %) und schlechter Ernährung (18,8 %). Gleichsam erschließt sich bei Betrachtung der anderen genannten Einflussfaktoren ein Zusammenspiel der Risiken mit einem Diabetes. Andere Untersuchungen beziffern das ausschließlich auf Diabetes zurückzuführende Risiko für Schlaganfall auf ca. 12 % [3]. Bei einer angenommenen Prävalenz von 10 % kann ungefähr einer von acht Schlaganfällen auf Diabetesfolgen zurückgeführt werden [4]. Die Framingham Heart Study konnte innerhalb der beeindruckend langen Beobachtungszeit von 30 Jahren ein 2,5–3,6-fach erhöhtes Schlaganfallrisiko für Patienten mit Diabetes beschreiben [5]. Auch die Dauer der Diabeteserkrankung spielt für das Schlaganfallrisiko eine wichtige Rolle. So konnte in der Northern Manhattan Study ein Schlaganfallrisiko von 3 % pro Jahr festgestellt werden. Dieses Risiko verdreifachte sich bei einer Erkrankungsdauer des Diabetes von 10 Jahren oder länger [6]. Basierend auf der United Kingdom Prospective Diabetes Study (UKPDS) konnte auf Basis der Dauer des Diabetes, Alter, Geschlecht, Raucherstatus, systolischem Blutdruck, Cholesterinwerten und dem Vorliegen von Vorhofflimmern (VHF) ein mathematisches Modell entwickelt werden, mit welchem das individuelle Schlaganfallrisiko vorausgesagt werden kann [7].

4.3.4 Akuttherapie des Schlaganfalls

Durch die besonders schlechte Ischämietoleranz von Nervengewebe ist bereits wenige Minuten nach Unterbrechung der Blutversorgung mit irreparablen Schädigungen zu rechnen. An die zentrale Nekrosezone angrenzend befindet sich die so genannte Penumbra (lateinisch = Halbschatten), in welcher sich im Gegensatz zum Infarktkern zwar funktionell gestörtes, aber prinzipiell noch „heilbares" Gewebe befindet. Die überlebensfähigen Zellen können sich nach Wiederherstellen des Blutflusses wieder erholen. In der englischsprachigen Literatur wird dieses Gewebe auch als *tissue at risk* bezeichnet. Eine wesentliche Erklärung für dieses Phänomen sind überwiegend leptomeningeale sowie weitere arterielle Kollateralgefäße aus den ipsi- und/oder kontralateralen Stromgebieten. Die Kollateralversorgung ist interindividuell sehr unterschiedlich ausgeprägt, aber entscheidend für eine gute Prognose. Es konnte gezeigt werden, dass ältere Patienten und Patienten mit einem metabolischen Syndrom einen insgesamt schlechteren Kollateralstatus aufweisen und daher eine insgesamt schlechtere Prognose für ein gutes Outcome nach Schlaganfall haben [8].

Grundlegendes therapeutisches Ziel in der Akutphase ist eine möglichst schnelle Rekanalisierung des verschlossenen Blutgefäßes. Gelingt eine Rekanalisierung und Reperfundierung des Ischämieareals nicht, wird auch das Gewebe in der Penumbra dauerhaft zerstört. Die therapeutischen Möglichkeiten haben sich insbesondere im Rahmen von Verschlüssen der großen arteriellen hirnversorgenden Gefäße in den letzten Jahren dramatisch verbessert, sodass auch initial schwer betroffene Patienten unter gewissen Voraussetzungen (rascher Therapiebeginn, gute Kollateralisierung) eine realistische Chance auf ein gutes Outcome haben. Es gibt im Rahmen der akuten Schlaganfalltherapie keine grundsätzlichen therapeutischen Unterschiede zwischen Diabetikern und Nicht-Diabetikern.

Für eine Rekanalisierung eines Verschlusses der hirnversorgenden Gefäße stehen prinzipiell zwei Möglichkeiten zu Verfügung: eine medikamentöse intravenöse Therapie mittels systemischer Thrombolyse (1) und endovaskuläre Verfahren mit mechanischer Thrombektomie und intrakranieller Aspiration (2).

Für die systemische Lyse eines ischämischen Schlaganfalls ist in Deutschland Alteplase, eine gentechnologisch hergestellte Variante eines Plasminogenaktivators (rtPA), innerhalb eines „Zeitfensters" von 4,5 h zugelassen. In einer Metaanalyse über die Wirksamkeit der systemischen Lysetherapie mit neun randomisierten und kontrollierten Studien hatten 16 % der insgesamt 6.756 eingeschlossenen Patienten einen Diabetes [9]. Durch eine systemische Lysetherapie konnte die Wahrscheinlichkeit für die Patienten um 30 % gesteigert werden, in der Folge des Schlaganfalls kein oder nur ein geringes Defizit zurückzubehalten [10]. Der Effekt ist klar zeitabhängig mit einem überproportional deutlichen Effekt in den ersten 3 Stunden. Außerhalb des 4,5-Stunden-Zeitfensters ist die systemische Lyse nur im Rahmen eines individuellen Heilversuches gerechtfertigt, z. B. wenn im Rahmen der akuten Bildgebung eine ausreichend große Penumbra und damit rettbares Gewebe nachgewiesen wird. Zu berücksichtigen ist aber auch, dass die systemische Thrombolyse bei Patienten mit akut diabetischer Stoffwechsellage weniger effektiv wirkt als bei Nicht-Diabetikern [11]. Die in den Zulassungsbeschränkungen von Alteplase aufgenommene Kontraindikation eines Diabetes ist allerdings sicher nicht sinnvoll. Es konnte beispielsweise klar belegt werden, dass die Thrombolysetherapie auch bei Patienten mit Diabetes effektiv ist. Gerade Patienten mit Diabetes und bereits früher stattgehabtem Schlaganfall scheinen durch eine systemische Thrombolysetherapie zu profitieren [12].

Abgewogen werden müssen die positiven Effekte der Thrombolyse gegen das erhöhte Risiko schwerwiegender intrakranieller Blutungen, welche bei 6,8 % der lysierten Patienten, verglichen mit 1,3 % in der Kontrollgruppe, auftraten [13]. Ein vorbestehender Diabetes [14] und erhöhte Blutzuckerwerte bei Aufnahme [15,16] erhöhen das Risiko für Blutungskomplikationen nach systemischer Lyse signifikant. Als Ursache wird eine durch eine hyperglykämische Stoffwechsellage verursachte mikrovaskuläre Schädigung mit Störung der Blut-Hirn-Schranke angenommen [17].

Obligatorisch muss vor Beginn der Lysetherapie eine Hirnblutung als Ursache des Schlaganfalls mittels Computer- oder Kernspintomografie ausgeschlossen werden. Vor dem Hintergrund des Blutungsrisikos kontraindiziert ist die systemische Lyse bei Patienten mit einem Schlaganfall in den letzten drei Monaten, größeren Operationen oder Traumata in der Anamnese. Auch ein Diabetes mit einem Blutglukosespiegel von unter 50 mg/dl und über 400 mg/dl stellt eine Kontraindikation dar. Die übermäßige Angst vor schwerwiegenden intrazerebralen Blutungskomplikationen ist unbegründet [18], stellt aber leider immer noch einen wesentlichen Grund dar, warum Ärzte von der i.v.-Thrombolyse Abstand nehmen, obwohl formal keine Kontraindikationen bestehen.

Bei Verschlüssen der großen Arterien wie der distalen A. carotis interna oder der proximalen A. cerebri media beträgt die Rekanalisierungsrate mit systemischer Thrombolyse maximal 50 %. Sofern die großen arteriellen Gefäße mit Thromben > 8 mm verschlossen sind, sinkt diese Rate unter 10 % [19]. Die Sequenz aus der systemischen Lysetherapie unmittelbar gefolgt von einer mechanischen Thrombektomie mit Stent-Retrievern ist daher seit 2015 die evidenzbasierte Standardtherapie proximaler Gefäßverschlüsse (A. carotis interna, proximale Verschlüsse der A. cerebri media im M1- und ggf. M2-Segement). Nach drei negativen Studien [20,21,22], welche schon vor ihrer Veröffentlichung wegen mangelnder externer Validität und Methodik sehr kritisiert wurden, wurden beginnend mit der niederländischen MR-CLEAN-Studie [23] fünf große randomisierte Studien zur Thrombektomie mit einem Stent-Retriever bei diesen Patienten durchgeführt [24,25,26,27]. Alle genannten Studien waren positiv und die Metaanalyse zeigt eine sehr hohe Rekanalisationsrate von 70–90 % mit einer deutlichen Verbesserung des funktionellen Outcomes [28]. Zwischen 13 und 30 % der in diese Thrombektomiestudien eingeschlossenen Patienten hatten einen Diabetes. In einer kleineren Studie wurden Hinweise dafür beschrieben, dass Patienten mit Diabetes insbesondere bei hohem Glukosewert bei Schlaganfallbeginn, bei ausgeprägter Symptomatik und bei hohem Alter schlechter von der mechanischen Thrombektomie profitierten als solche ohne Diabetes [29]. Das Zeitfenster der Thrombektomie wurde zuletzt immer weiter relativiert. Gemäß der DAWN-Studie gibt es positive Effekte der Thrombektomie auch noch nach 24 Stunden, sofern mittels geeigneter bildgebender Verfahren noch eine Penumbra und damit rettbares Gewebe nachgewiesen wird. Knapp ein Viertel der hierbei eingeschlossenen Patienten waren Diabetiker [30]

4.3.5 Post-Stroke-Hyperglykämie

Obwohl nur knapp ein Viertel bis ein Fünftel der Schlaganfallpatienten Diabetiker sind, werden in den ersten 24–72 h der Akutphase bei knapp der Hälfte der Patienten erhöhte Blutzuckerspiegel gemessen [31]. Dieses Phänomen, welches sowohl Diabetiker als auch Nicht-Diabetiker betrifft, wird als Post-Stroke-Hyperglykämie (PSH) bezeichnet und stellt einen eigenständigen Risikofaktor für ein ungünstiges Outcome dar. Pathophysiologisch wird eine Aktivierung der neuroendokrinen Achse (Hypothalamus-Hypophyse-Nebenniere) im Rahmen einer Stressreaktion sowie eine gesteigerte Immunantwort angenommen [32]. Infarkte in der rechten Insel- und Operculumregion sind überproportional häufig mit einer PSH vergesellschaftet. Eine PSH korreliert mit größeren Infarktvolumina, einem schlechteren funktionellen Outcome sowie mit einem massiven Anstieg der Mortalität. Wie bereits oben erwähnt, werden bei einer akut diabetischen Stoffwechsellage geringere Rekanalisierungsraten nach i.v.-Thrombolyse erzielt. Bei lakunären Infarkten scheinen die Auswirkungen einer PSH geringer ausgeprägt zu sein [33]. Ein bereits bestehender Diabetes oder Prä-Diabetes ist ein wichtiger prädisponierender Faktor für eine PSH: So haben in den ersten 24 Stunden knapp 85 % der Diabetiker aber nur 30 % der Nicht-Diabetiker einen erhöhten Blutzuckerspiegel [34]. Jedoch scheinen sich die erhöhten Blutzuckerspiegel gerade bei Nicht-Diabetikern besonders gravierend auf die Mortalität auszuwirken [35,36].

Unglücklicherweise konnten die ungünstigen Effekte der PSH auf das Outcome und die Mortalität durch Senkung des Blutzuckers mittels i.v.-Insulin nicht behoben werden [37,38]. Unter intensiver Blutzuckersenkung kommt es im Gegenteil signifikant häufiger zu symptomatischen Hypoglykämien, welche wiederum mit einem schlechteren Outcome assoziiert sind. In einer Untersuchung von Ntaios und Mitarbeitern [39] wurde ein U-förmiger Zusammenhang zwischen Blutzuckerwerten und Prognose festgestellt. Optimale Blutzuckerwerte liegen dieser Untersuchung zufolge zwischen 3,7 und 7,3 mmol/l (67 mg/dl bzw. 132 mg/dl). Für die Behandlung von Schlaganfallpatienten sind in Deutschland die Leitlinien der Deutschen Gesellschaft für Neurologie (DGN) maßgeblich: Zur Vermeidung von Hypoglykämien sollten unter kontinuierlichem Monitoring auf einer Stroke Unit Glukosezielwerte von 140–160 mg/dl anstrebt werden.

4.3.6 Ätiologische Einteilung von ischämischen Ereignissen

Die Trial of Org 10.172 in Acute-Stroke-Treatment(TOAST)-Klassifikation aus dem Jahr 1993 hat sich zur ätiologischen Einteilung von ischämischen Schlaganfällen weitgehend bewährt und ist trotz mehrerer Versuche, neue Klassifikationsinstrumente einzuführen, immer noch hilfreich [40]. Die drei wichtigsten Schlaganfallätiologien der TOAST-Klassifikation, auf welche im Folgenden besonders eingegangen werden soll, sind:

1. Ischämien auf Basis einer zerebralen Mikroangiopathie (vaskuläre Leukenzephalopathie, Leukoaraiose),
2. arterio-arteriell-embolische Ischämien bei atherosklerotischen Veränderungen der großen und mittelgroßen extra- und intrakraniellen Hirngefäße einschließlich des Aortenbogens und
3. kardiale Embolien.

In der klinischen Praxis spielt hier das Vorhofflimmern (VHF) eine wichtige Rolle, aber auch paradoxe Embolien durch ein Persistierendes Foramen Ovale (PFO) werden unter dieser Gruppe subsummiert. Als weitere Ursachen werden in der TOAST-Klassifikation sonstige Ursachen (4) wie Vaskulitiden oder Dissektionen genannt. Von einem „kryptogenen" Schlaganfall (5) spricht man, wenn im Rahmen der Abklärung keine greifbare Ursache für den Schlaganfall gefunden werden kann. Der Begriff des „kryptogenen" Schlaganfalls wird jedoch zunehmend durch das ESUS-Konzept (s. u.) ersetzt.

Unter der degenerativen zerebralen Mikroangiopathie versteht man eine Erkrankung der kleinen hirnversorgenden Gefäße, auf deren Basis ca. 25 % der ischämischen Schlaganfälle entstehen. Man bezeichnet diese (vaskuläre) Form der Leukenzephalopathie auch als Leukoaraiose. Die exakten pathophysiologischen Mechanismen einer progressiven zerebralen Mikroangiopathie sind nicht bekannt, unbestritten ist jedoch die überwältigende Bedeutung des arteriellen Hypertonus. Dem Diabetes kommt – wenn auch nicht in diesem Ausmaß – ebenfalls eine Rolle in der Entstehung zu [41]. Histopathologische Studien legen eine Störung der Blut-Hirn-Schranke nahe, welche durch eine Störung der strukturellen und funktionellen Integrität der Blutgefäße hervorgerufen wird. Folgen sind segmentale Demyelinisierung mit sekundärem Axonverlust [42,43]. Durch die klassischen Arbeiten von Charles Miller Fisher konnte gezeigt werden, dass mikroangiopathische Schlaganfälle durch den thrombotischen Verschluss der kleinen perforierenden Arterien entstehen, welche Stammganglien, Thalamus, Capsula interna, Corona radiata und den Hirnstamm versorgen. Diese Verschlüsse entstehen auf Grundlage von fibrinösen Proliferationen der Lamina intima mit nachfolgender Hyalinose der Muskelzellen der Lamina media (Lipohyalinose = fibrinoide Nekrose). Darüber hinaus bestehen auch komplexere Strukturveränderungen der Gefäßwände, welche Miller Fisher als „segmentale Dysorganisation" bezeichnete [44,45]. Lakunäre Schlaganfälle bei Diabetikern zeichnen sich durch ein hohes Rezidivrisiko und ein insgesamt schlechtes Outcome aus [46].

Klassische lakunäre Syndrome sind die rein sensible oder rein motorische Halbseitensymptomatik (engl.: pure sensory oder pure motor stroke), die Hemiataxie und die Kombination aus einer Feinmotorikstörung und einem dysarthrischen Sprechen (engl.: dysarthria clumsy hand syndrome). Insgesamt sind mehr als 20 lakunäre Syndrome beschrieben, welche jedoch keineswegs immer auf eine ischämische Genese zurückzuführen. Konkurrierende Ursachen sind kleine Embolien oder Blutungen oder Entzündungsherde im Rahmen einer Multiplen Sklerose. Da die Hirnrinde ausgespart bleibt, werden klassische „kortikale" Syndrome wie z. B. Aphasien nicht beobachtet.

Lakunäre Ischämien sind bei Diabetikern der häufigste Infarkttyp [47], obwohl sich interessanterweise das vaskuläre Risikoprofil von Patienten mit mikroangiopathischen Schlaganfällen nicht wesentlich von Patienten mit anderen Schlaganfallätiologien unterscheidet [48]. Ursprünglich bezeichnete man mit Lakunen kleine flüssigkeitsgefüllte Hohlräume, von welchen man annahm, dass sie ein chronischer

Folgezustand von alten mikroangiopathischen Infarkten sind. Mittlerweile ist jedoch bekannt, dass nicht alle mikroangiopathischen Infarkte in Lakunen übergehen; zudem wird sogar infrage gestellt, ob überhaupt alle Lakunen aus mikroangiopathischen Ischämien entstehen [49]. Einige Autoren lehnen daher den Begriff des „lakunären Schlaganfalls" mittlerweile ab.

Knapp ein weiteres Viertel der Schlaganfälle sind arterio-arteriell-embolisch wegen atherosklerotischen Veränderungen der großen und mittelgroßen extra- und intrakraniellen Hirngefäße (zerebrale Makroangiopathie). Beeinflusst durch diverse Risikofaktoren wie arterieller Hypertonus, Zigarettenrauchen, Hypercholesterinämie oder Diabetes entstehen bei Männern ab der dritten Lebensdekade und bei Frauen nach der Menopause atheromatöse Plaques. Werden diese Gefäßeinengungen hämodynamisch im Sinne einer Flussbeschleunigung wirksam, werden diese Veränderungen als Stenosen bezeichnet. Prädilektionsstellen bei der europäischen Bevölkerung sind der Bulbus caroticus, der proximale Abschnitt der A. carotis interna, die Vertebralgefäße und der Aortenbogen, wohingegen in der nativen Bevölkerung Ostasiens intrakranielle Prozesse dominierend sind. Bei Diabetikern scheinen kalkhaltige, echoreiche Plaques signifikant häufiger zu sein als bei Nicht-Diabetikern [50]. Eine Stenose gilt als symptomatisch, wenn innerhalb der letzten 6 Monate ein klinisch neurologisches Defizit, welches mit der Stenose in Zusammenhang steht, aufgetreten ist, oder neuroradiologisch eine frische, aber klinisch stumme Ischämie nachgewiesen werden konnte.

Es muss berücksichtigt werden, dass belastbare spezifische Studien zur medikamentösen Sekundärprophylaxe zerebrovaskulärer Ereignisse fehlen und dass die verfügbaren Daten größtenteils aus Subgruppenanalysen allgemeinerer Studien, häufig mit kombinierten Endpunkten (ischämischer Schlaganfall, Myokardinfarkt, Tod durch „vaskuläre" Ereignisse), stammen. Sofern keine Indikation für eine orale Antikoagulation vorliegt, ist nach einem Schlaganfall grundsätzlich die Gabe von ASS indiziert [51], unabhängig vom Vorliegen eines Diabetes. Bei mikroangiopathischen Infarkten, die überwiegend durch einen schlecht eingestellten arteriellen Hypertonus und Diabetes mellitus bedingt sind, fallen die Effekte von Thrombozytenfunktionshemmern allerdings geringer aus als bei atherosklerotisch-embolischen Insulten. So konnte z. B. in der SOKRATES-Studie gezeigt werden, dass insbesondere atherosklerotisch bedingte Schlaganfälle durch die Gabe des Thrombozytenaggregationshemmers Ticagrelor verhindert werden konnten [52]. Die CAPRIE-Studie aus dem Jahr 1996 konnte zwar eine bessere Wirksamkeit von Clopidogrel gegenüber ASS in Bezug auf den kombinierten Endpunkt ischämischer Schlaganfall, Herzinfarkt und Tod durch ein vaskuläres Ereignis zeigen, aktuell erstattungsfähig ist Clopidogrel in dieser Indikation jedoch nur bei Unverträglichkeit von ASS oder dem gleichzeitigen Vorliegen einer pAVK. Interessanterweise war der Clopidogrel-Effekt bei Patienten mit einem Diabetes ausgeprägter als bei den Nicht-Diabetikern [53]. Eine duale Plättchenhemmung wird zum jetzigen Zeitpunkt nicht allgemein empfohlen: So konnte exemplarisch in der POINT-Studie [54] zwar auf der einen Seite eine signifikante Reduktion des kombinierten Endpunkts ischämischer Schlaganfall, Myokardinfarkt, „vaskulärer" Tod gezeigt werden, „erkauft" wurde dieser Effekt jedoch mit einer mehr als doppelt so hohen Wahrscheinlichkeit für das Auftreten von klinisch relevanten Blutungsereignissen. In zwei aktuelleren Studien konnte gezeigt werden, dass nach einer TIA oder einem leichten ischämischen Schlaganfall eine Kombinationstherapie mit ASS und Clopidogrel für eine begrenzte Zeit das Schlaganfallrezidivrisiko ohne klinisch relevante Zunahme des Blutungsrisikos reduzieren kann [55,56,57]. Neueste Leitlinienempfehlungen raten nicht zu einer pauschalen Verordnung einer Kombinationstherapie aus ASS und Clopidogrel, sondern sehen eine solche Kombination für ausgewählte Fälle mit hohem Rezidivrisiko vor [58].

Neben einer obligatorischen Thrombozytenfunktionshemmung sprechen die Leitlinien die klare Empfehlung aus, dass symptomatische extrakranielle Stenosen hirnversorgender Gefäße mit einem Stenosegrad von 50–99 % behandelt werden sollen. Stenosen von unter 50 % Stenosegrad haben in aller Regel ein geringes Embolierisiko – somit fehlt hier der Nutzen einer interventionellen Behandlung. Prinzipiell stehen zwei therapeutische Optionen zur Verfügung: die Operation mittels CEA (Carotis-Endarteriektomie) und die Stent-PTA (perkutane transluminale Angioplastie). Die Beseitigung extrakranieller Stenosen dient in erster Linie der Reduktion von arterio-arteriellen Embolien und weniger der Verbesserung der Perfusion der ipsilateralen Hemisphäre. Für extrakranielle Stenosen konnte gezeigt werden, dass es durch Plaque-Stabilisierung zu einer deutlichen Reduktion des Schlaganfall-Rezidivrisikos mit zunehmendem Abstand zum Initialereignis kommt [59]. Daher sollte die Therapie innerhalb der ersten 14 Tage nach dem Ereignis durchgeführt werden. Bei größeren Infarkten wird wegen der Gefahr eines Reperfusionssyndroms mit perioperativem Einblutungsrisiko jedoch ein längerer Zeitraum empfohlen. Die letzte verfügbare Fassung der S3-Leitlinie Extrakranielle Karotisstenose ([60], gültig bis 07.08.2017) spricht sich bei der Frage der Wahl der Methode für eine Operation aus, von welcher insbesondere über 75-jährige Männer mit einer 70–99%igen Stenose profitieren [61–65]. Die Stent-PTA bei symptomatischen Carotis-Stenosen wird bei chirurgischen Hochrisikopatienten, radiogenen Stenosen oder Stenosen, welche chirurgisch nicht erreichbar sind, als Alternative genannt. In der SPACE-Studie aus dem Jahr 2006 konnte der Nachweis der Nicht-Unterlegenheit der Stent-PTA gegenüber der CEA nicht erbracht werden [66], in der neueren CREST-Studie [67] konnte hingegen deutlich gezeigt werden, dass beide Verfahren langfristig gleichwertig sind. Es muss jedoch berücksichtigt werden, dass in der Stent-PTA-Gruppe die Rate an periinterventionellen Schlaganfällen etwas höher war, in der Gruppe der Operationen war die die Rate an Myokardinfarkten höher. Erfahrungen des entsprechenden Zentrums (Mortalitätsrate muss unter 6 % liegen) und die Patientenpräferenz sollten unbedingt mit in die Entscheidung einbezogen werden. Aus der Erfahrung der Autoren dieser Übersicht bleibt wesentliches Kriterium der Therapieentscheidung die konkrete Komplikationsrate des jeweiligen Zentrums. Sofern ein Zentrum beide Verfahren mit vergleichbar geringem Risiko anbietet, sollte die individuelle Patientenpräferenz berücksichtigt werden und die medikamentöse Sekundärprophylaxe (im Fall der Stent-PTA in der Regel eine duale Thrombozytenfunktionshemmung) mitbedacht werden. Sowohl die NASCET [65] als auch die ESCT-Studie [64] beschrieben speziell bei Diabetikern ein erhöhtes periprozedurales Risiko. Im Rahmen der Nachbeobachtung wurden bei diesen Patienten wesentlich häufiger Restenosen oder gar Okklusionen gefunden. Der Diabetes war diesbezüglich der stärkste unabhängige Risikofaktor. Daraus folgt, dass für Diabetiker nach rekanalisierenden Verfahren eine engmaschige Nachsorge mittels Duplexsonografie sehr sinnvoll ist und hier engere Nachsorge-Intervalle anzuraten sind.

Bei intrakraniellen Stenosen stehen hingegen meist lokal-atherothrombotische oder hämodynamische Mechanismen der Schlaganfallgenese im Vordergrund. Ebenso wie bei extrakraniellen Stenosen sind auch hier Plaque-stabilisierende Mechanismen mit der Zeit anzunehmen und eine aggressive antiaggregatorische Medikation dürfte die typischen Probleme in Low-Flow-Arealen, wie sie hinter hochgradigen Stenosen häufig sind (Sludge-Bildung, Mikrothrombosen), günstig beeinflussen [68]. Der eventuelle Nutzen einer primär interventionellen Behandlung symptomatischer intrakranieller Stenosen ist auch aus diesen Gründen umstritten. Wegweisend in der aktuellen Therapieempfehlung war die SAMMPRIS-Studie [69], welche eine primär endovaskuläre Therapie (im Therapiearm) mit einem medikamentös-konservativen Ansatz (als Kontrollarm) verglich. Die Studie wurde vorzeitig abgebrochen und kam zu dem Ergebnis, dass die endovaskuläre Behandlung gegenüber der Therapie der Kontrollgruppe unterlegen war. Hervorzuheben ist dabei, dass ein integraler Bestandteil des Kontroll-Armes neben der dualen Thrombozytenfunktionshemmung und der Gabe eines hochdosierten Statins eine umfassende Patientenedukation und die engmaschige kontrollierte Begleitung mittels „Study nurses" war – ein in dieser Form durchaus ungewöhnlich gut geführtes „best medical treatment", das eine übliche leitlinienkonforme Sekundärprophylaxe sicherlich übertrifft.

Primärprophylaktisch sollte ASS nicht eingesetzt werden. Zwar zeigte sich in der ASCEND-Studie ein reduziertes Risiko für kardio- und zerebrovaskuläre Ereignisse, allerdings bei einer signifikanten Erhöhung schwerwiegender gastrointestinaler Blutungen [70]. Hingegen zeigte sich in der ASPRESS- [71] und in der ARRIVE-Studie [72] kein primärprophylaktischer Nutzen.

Knapp 20 % der Schlaganfälle sind auf Embolien aus dem Herzen zurückzuführen. Sie zeichnen sich durch große territoriale Infarkte oder multiple Ischämien in verschiedenen Stromgebieten aus und sind bildmorphologisch von arterio-arteriell-embolischen Ischämien aus dem Aortenbogen nicht zu unterscheiden. In der Praxis kommt hier dem Vorhofflimmern eine ganz besondere Bedeutung zu [73]. Auf paradox-embolische Ereignisse bei PFO soll hier nicht eingegangen werden, da sie in keinem Zusammenhang mit dem Diabetes stehen. Im Gegenteil ist eine kausale Beteiligung des PFOs umso unwahrscheinlicher, je mehr kardio-vaskuläre Risikofaktoren wie Diabetes vorliegen und je älter ein Patient ist [74]. VHF ist die häufigste Herzrhythmusstörung überhaupt und von Ausnahmen abgesehen eine Erkrankung des

Alters. Wurde früher eine durch das VHF hervorgerufene Blutstase im Vorhof mit nachfolgender Thrombenbildung als Ursache für die Embolien angenommen, wird heute eine viel grundsätzlichere strukturelle Erkrankung der Vorhöfe diskutiert, bei welcher strukturelle Veränderungen in Kombination mit immunologischen Faktoren zu einer erhöhten Thromboseneigung führen. Diabetes ist ein wichtiger Risikofaktor sowohl für die Entstehung von Vorhofflimmern und dessen Aufrechterhaltung [75] als auch für das Embolierisiko bei bestehendem VHF. Die Überlegung, dass neben dem VHF per se auch andere Faktoren das Embolierisiko beeinflussen, spiegelt sich in der Zusammensetzung des CHADS-Vasc-Scores wider, in welchen auch die Diabetes-Erkrankung Eingang gefunden hat. Trotz aller Limitationen ist er der aktuell wegweisende Score zur Ermittlung des Risikos systemischer Embolien bei Vorhofflimmern. In der Praxis sind „Mischbilder" verschiedener vaskulärer Pathologien häufig, da Diabetes, arterieller Hypertonus etc. gleichzeitig mikro- und makroangiopathische Veränderungen begünstigen. Vor diesem Hintergrund verwundert es nicht, dass 20 % der Schlaganfallpatienten mit einem VHF eigentlich mikroangiopathische Infarkte haben [76].

In den CHADS-Vasc Score fließt ein Diabetes mit einem Punkt und ein ischämischer Schlaganfall oder TIA mit zwei Punkten ein. Eine orale Antikoagulation ist ab einem Wert von zwei Punkten indiziert. Dies bedeutet, dass alle Schlaganfallpatienten mit VHF eine orale Antikoagulation erhalten sollten. Bei Patienten mit einem Diabetes „fehlt" lediglich ein Punkt zur Antikoagulationsindikation, welcher durch einen oft zusätzlich vorhandenen arteriellen Hypertonus oder schlicht das Patientenalter schnell erreicht ist. Die Leitlinien der DGN [77] empfehlen bei nicht-valvulärem Vorhofflimmern aufgrund des besseren Nutzen-Risiko-Profils die Einstellung auf ein direktes orales Antikoagulanz (DOAK). In einer Metaanalyse aller 71.683 Teilnehmer der entsprechenden Zulassungsstudien konnte für die DOAKs im Vergleich mit Warfarin eine signifikante Reduktion von intrakraniellen Blutungen und Mortalität bei vergleichbarer Wirksamkeit in Bezug auf Prävention embolischer Ereignisse gezeigt werden. Das Auftreten von gastrointestinalen Blutungen war jedoch erhöht [78]. In den entsprechenden Zulassungsstudien RE-LY [79], ROCKET-AF [80], ARISTOTLE [81] und ENGAGE-AF [82] hatten zwischen 23 % und 40 % der Teilnehmer einen Diabetes. Die Subgruppenanalysen ergaben, dass Diabetiker nicht überdurchschnittlich von einer oralen Antikoagulation profitieren.

In ca. 25 % der Schlaganfälle kann im Rahmen der kardiovaskulären Abklärung keine Ursache gefunden werden. Diese Schlaganfälle wurden in der TOAST-Klassifikation angelehnt an das griechische Wort kryptós (κρυπτός) = verborgen als „kryptogen" bezeichnet. Im Jahr 2014 wurde das Konzept des „embolischen Schlaganfalls ungeklärter Quelle" (vom englischen **e**mbolic **s**troke of **u**ndetermined **s**ource wurde das Akronym ESUS gebildet) vorgestellt [83], welcher den Begriff kryptogen zunehmend ersetzt. Ca. 25 % der Patienten mit einem ESUS haben einen Diabetes mellitus [84]. Diabetiker sind somit nicht häufiger, aber auch nicht seltener von einem ESUS betroffen. Die Sekundärprophylaxe besteht in der Gabe eines Thrombozytenaggregationshemmers, insbesondere nachdem sich bis jetzt eine orale Antikoagulation sowohl mit Marcumar als auch mit den direkt wirkenden oralen Antikoagulantien (DOAKs) Rivaroxaban und Dabigatran als nicht wirksamer erwiesen haben, Schlaganfallrezidive zu vermeiden [84,85]. Weitere Studien zu dieser Fragestellung sind noch nicht beendet.

Der Vollständigkeit halber sei erwähnt, dass 5 % der Schlaganfälle auf „andere" Ursachen wie z. B. Dissektionen oder vaskulitische Prozesse entfallen. Zwar gilt für Aortendissektionen der arterielle Hypertonus als ein wichtiger Risikofaktor, dennoch konnte zwischen zervikalen Dissektionen und vaskulären Risikofaktoren wie dem Diabetes mellitus bislang kein eindeutiger Zusammenhang nachgewiesen werden [86].

Hämorrhagische Schlaganfälle

Intrazerebrale Blutungen oder hämorrhagische Schlaganfälle machen ca. 15–20 % der Schlaganfälle aus und sind mit einer besonders hohen Letalität assoziiert [87]. Blutungen werden in der klinischen Praxis nach ihrer Lokalisation in „typische" Blutungen, meist in den Basalganglien und dem Thalamus aber auch im Kleinhirn und der Pons gelegen, oder in „atypische", lobäre Blutungen eingeteilt. Die „typischen" Blutungen werden ätiologisch meist als hypertensiv interpretiert, wohingegen lobäre Blutungen häufig mit einer Amyloidangiopathie assoziiert sind, einer Erkrankung, welche durch Ablagerungen von Beta-Amyloid mit nachfolgenden degenerativen Veränderungen der Gefäßwände gekennzeichnet ist. Diabetiker sind gefährdeter für tiefe subkortikale Blutungen und Hyperglykämie und Diabetes mellitus sind unabhängige Risikofaktoren für eine schlechte Prognose [88].

Behandlung des Diabetes und Schlaganfallrisiko

Obwohl Diabetiker ein zwei- bis vierfach erhöhtes Risiko für Schlaganfälle haben, konnte auch eine intensivierte antidiabetische Therapie das Schlaganfallrisiko nicht senken. In den letzten Jahren hat sich immer mehr herausgestellt, dass Präventionsstrategien, die sich allein auf die Kontrolle des Blutzuckerspiegels konzentrierten, nicht in der Lage waren, das Schlaganfallrisiko signifikant zu senken. So konnte gezeigt werden, dass neben der konsequenten Diabetes-Einstellung erst eine konsequente Einstellung des Blutdrucks auf Zielwerte von 130/85 mmHg das Schlaganfallrisiko signifikant senken konnte [89,90].

Übergewichtige Patienten mit Diabetes mellitus konnten in der United Kingdom Prospective Diabetes Study (UKPDS) durch die Einnahme von Metformin ihr Schlaganfallrisiko um knapp 40 % senken [91]. In einer 2016 publizierten Studie konnte eine knapp 25%ige Reduktion des Schlaganfallrisikos durch Pioglitazon aus der Gruppe der Insulin-Sensitizer gezeigt werden. Relevante Nebenwirkungen waren jedoch ein erhöhtes Frakturrisiko und Ödeme sowie ein erhöhtes Risiko von Blasenkarzinomen [92].

Zuletzt wurde in einem Cochrane-Review in einer Metaanalyse, in welche Daten von über 34.000 Patienten einflossen, kein Vorteil einer intensivierten Glukosetherapie in Bezug auf das Schlaganfallrisiko gezeigt. Im Gegenteil konnte durch die AC-CORD- [93] und die ADVANCE-Studie [94] gezeigt werden, dass es durch eine konsequente Einstellung des Blutzuckers zu einer signifikanten Reduktion makro- und mikrovaskulärer Ereignisse wie Schlaganfällen kommt. Die ACCORD-Studie weist aber auch auf das Risiko von Hypoglykämien bei intensivierter Therapie hin, welche dadurch die positiven Effekte der Blutzuckersenkung konterkarieren kann.

Und zuletzt hat die STENO-2-Studie aus dem Jahr 2008 eindrucksvoll bewiesen, dass ein Ansatz mit einer multimodalen Behandlung mit Fokus auf Blutdruck, Nephroprotektion und Lebensstilveränderungen zu einer drastischen Reduktion der Schlaganfälle führen kann [95].

Dies alles zeigt zusammenfassend eindrucksvoll, dass der Blutzuckerwert und dessen Behandlung nur eine Facette des Diabetes mellitus darstellen. Es wird immer deutlicher, dass man es wie im vorliegenden Buch eindrucksvoll dargestellt mit einer äußerst komplexen Erkrankung zu tun hat, welche noch nicht in allen Facetten verstanden ist. Die Therapie des Diabetes umfasst daher mehr als eine gute Blutzuckereinstellung.

Fast schon hellseherisch muten daher die Worte von Johann Wolfang von Goethe an, welche er in seinem „Faust" zu Papier brachte: Auf seine Bitte, ihn zu verjüngen, erläutert Mephisto, dass es auch ein Mittel „ohne Arzt, Geld und Zauberei" gäbe: „Begib dich gleich hinaus aufs Feld, Fang an zu hacken und zu graben (…) Ernähre dich mit ungemischter Speise, Leb mit dem Vieh als Vieh und acht es nicht für Raub, Den Acker, den du erntest, selbst zu düngen." Leider hat sich auch an der Antwort von Faust bis in die heutige Zeit nichts geändert: „Das bin ich nicht gewöhnt, ich kann mich nicht bequemen, Den Spaten in die Hand zu nehmen; Das enge Leben steht mir gar nicht an." [96]

Literatur

[1] Hennerici MG, Kern R, et al. S1-Leitlinie Diagnostik akuter zerebrovaskulärer Erkrankungen. 2017. In: Deutsche Gesellschaft für Neurologie, Hrsg. Leitlinien für Diagnostik und Therapie in der Neurologie. Online: www.dgn.org/leitlinien (abgerufen am 08.04.2019)

[2] http://www.gbe-bund.de/oowa921-install/servlet/oowa/aw92/WS0100/_XWD_PROC?_XWD_212/1/XWD_CUBE.DRILL/_XWD_240/D.946/14497 (abgerufen am 08.04.2019)

[3] Luitse MJ, Biessels GJ, et al. Diabetes, hyperglycaemia, and acute ischaemic stroke. Lancet Neurol. 2012;11(3):261–71.

[4] Erbguth F. Diabetes and the central nervous system. Nervenarzt. 2017;88(6):675–690.

[5] Kannel WB, McGee DL. Diabetes and cardiovascular disease. The Framingham study. JAMA. 1979;241(19):2035–8.

[6] Banerjee C, Moon YP, et al. Duration of diabetes and risk of ischemic stroke: the Northern Manhattan Study. Stroke. 2012;43(5):1212–7.

[7] Kothari V, Stevens RJ, et al. UKPDS 60: risk of stroke in type 2 diabetes estimated by the UK Prospective Diabetes Study risk engine. Stroke. 2002;33(7):1776–81.

[8]   Menon BK, Smith EE, et al. Leptomeningeal collaterals are associated with modifiable metabolic risk factors. Ann Neurol. 2013;74(2):241–8.

[9]   Emberson J, Lees KR, et al. Effect of treatment delay, age, and stroke severity on the effects of intravenous thrombolysis with alteplase for acute ischaemic stroke: a meta-analysis of individual patient data from randomised trials. Lancet. 2014;384(9958):1929–35.

[10] National Institute of Neurological Disorders and Stroke rt-PA Stroke Study Group. Tissue plasminogen activator for acute ischemic stroke. N Engl J Med. 1995;333(24):1581–7.

[11] Martini SR, Hill MD, et al. Outcome in hyperglycemic stroke with ultrasound-augmented thrombolytic therapy. Neurology. 2006;67(4):700–2.

[12] Mishra NK, Ahmed N, et. al. Thrombolysis outcomes in acute ischemic stroke patients with prior stroke and diabetes mellitus. Neurology. 2011;77(21):1866–72.

[13] Emberson J, Lees KR, et al. Effect of treatment delay, age, and stroke severity on the effects of intravenous thrombolysis with alteplase for acute ischaemic stroke: a meta-analysis of individual patient data from randomised trials. Lancet. 2014;384(9958):1929–35.

[14] Tanne D, Kasner SE, et al. Markers of increased risk of intracerebral hemorrhage after intravenous recombinant tissue plasminogen activator therapy for acute ischemic stroke in clinical practice: the Multicenter rt-PA Stroke Survey. Circulation. 2002;105(14):1679–85.

[15] Derex L, Hermier M, et al. Clinical and imaging predictors of intracerebral haemorrhage in stroke patients treated with intravenous tissue plasminogen activator. J Neurol Neurosurg Psychiatry. 2005;76(1):70–5.

[16] Hacke W, Donnan G, et al. Association of outcome with early stroke treatment: pooled analysis of ATLANTIS, ECASS, and NINDS rt-PA stroke trials. Lancet. 2004;363(9411):768–74.

[17] Hamann GF, del Zoppo GJ, et al. Hemorrhagic transformation of cerebral infarction–possible mechanisms. Thromb Haemost. 1999;82 Suppl 1:92–4.

[18] Saver JL. Hemorrhage after thrombolytic therapy for stroke: the clinically relevant number needed to harm. Stroke. 2007;38(8):2279–83.

[19] Riedel CH, Zimmermann P, et al. The importance of size: successful recanalization by intravenous thrombolysis in acute anterior stroke depends on thrombus length. Stroke. 2011;42(6):1775–7.

[20] Broderick JP, Palesch YY, et al. Endovascular therapy after intravenous t-PA versus t-PA alone for stroke. N Engl J Med. 2013;368(10):893–903.

[21] Kidwell CS, Jahan R, et al. A trial of imaging selection and endovascular treatment for ischemic stroke. N Engl J Med. 2013;368(10):914–23.

[22] Ciccone A, Valvassori L, et al. Endovascular treatment for acute ischemic stroke. N Engl J Med. 2013 Mar;368(10):904–13.

[23] Berkhemer OA , Fransen PS, et al. A randomized trial of intraarterial treatment for acute ischemic stroke. N Engl J Med. 2015;372(1):11–20.

[24] Goyal M, Demchuk AM, et al. Randomized assessment of rapid endovascular treatment of ischemic stroke. N Engl J Med. 2015;372(11):1019–30.

[25] Campbell BC, Mitchell PJ, et al. Endovascular therapy for ischemic stroke with perfusion-imaging selection. N Engl J Med. 2015;372(11):1009–18.

[26] Saver JL, Goyal M, et al. Stent-retriever thrombectomy after intravenous t-PA vs. t-PA alone in stroke. N Engl J Med. 2015;372(24):2285–95.

[27] Jovin TG, Chamorro A, et al. Thrombectomy within 8 hours after symptom onset in ischemic stroke. N Engl J Med. 2015 Jun;372(24):2296–306.

[28] Goyal M, Menon BK, et al. Endovascular thrombectomy after large-vessel ischaemic stroke: a meta-analysis of individual patient data from five randomised trials. Lancet. 2016;387 (10029):1723–31.

[29] Borggrefe J, Glück B, et al. Clinical Outcome After Mechanical Thrombectomy in Patients with Diabetes with Major Ischemic Stroke of the Anterior Circulation. World Neurosurg. 2018;120: e212-e220.

[30] Nogueira RG, Jadhav AP, et al. Thrombectomy 6 to 24 Hours after Stroke with a Mismatch between Deficit and Infarct. N Engl J Med. 2018;378(1):11–21.

[31] Allport L, Baird T, et al. Frequency and temporal profile of poststroke hyperglycemia using continuous glucose monitoring. Diabetes Care. 2006;29(8):1839–44.

[32] Sauer EM, Köhrmann M, et al. „Post-stroke"-Hyperglykämie Diabetologe 2013;9:210.

[33] Uyttenboogaart M, Koch MW, et al. Moderate hyperglycaemia is associated with favourable outcome in acute lacunar stroke. Brain. 2007;130(Pt 6):1626–30.

[34] Yong M, Kaste M. Dynamic of hyperglycemia as a predictor of stroke outcome in the ECASS-II trial. Stroke. 2008;39(10):2749–55.

[35] Capes SE, Hunt D, et al. Stress hyperglycemia and prognosis of stroke in nondiabetic and diabetic patients: a systematic overview. Stroke. 2001;32(10):2426–32.

[36] Stead LG, Gilmore RM, et al. Hyperglycemia as an independent predictor of worse outcome in non-diabetic patients presenting with acute ischemic stroke. Neurocrit Care. 2009;10(2):181–6.

[37] Bellolio MF, Gilmore RM, et al. Insulin for glycaemic control in acute ischaemic stroke. Cochrane Database Syst Rev. 2014;(1):CD005346.

[38] Gray CS, Hildreth AJ, et al. Poststroke hyperglycemia: natural history and immediate management. Stroke. 2004;35(1):122–6.

[39] Ntaios G, Egli M, et al. J-shaped association between serum glucose and functional outcome in acute ischemic stroke. Stroke. 2010;41(10):2366–70.

[40] Adams HP Jr, Bendixen BH, et al. Classification of subtype of acute ischemic stroke. Definitions for use in a multicenter clinical trial. TOAST. Trial of Org 10172 in Acute Stroke Treatment. Stroke. 1993;24(1):35–41.

[41] Zunker P, Schick A, et al. Hyperinsulinism and cerebral microangiopathy. Stroke. 1996;27(2):219–23.

[42] Young VG, Halliday GM, et al. Neuropathologic correlates of white matter hyperintensities. Neurology. 2008;71(11):804–11.

[43] Lotz PR, Ballinger WE Jr., et al. Subcortical arteriosclerotic encephalopathy: CT spectrum and pathologic correlation. AJR Am J Roentgenol. 1986;147(6):1209–14.

[44] Fisher CM. The vascular lesion in lacunae. Trans Am Neurol Assoc. 1965;90:243–5.

[45] Valdés Hernández M del C, Maconick LC, et al. A comparison of location of acute symptomatic vs. 'silent' small vessel lesions. Int J Stroke. 2015;10(7):1044–50.

[46] Palacio S, McClure LA, et al. Lacunar strokes in patients with diabetes mellitus: risk factors, infarct location, and prognosis: the secondary prevention of small subcortical strokes study. Stroke. 2014;45(9):2689–94.

[47] Shah IM, Ghosh SK, et al. Stroke presentation in Type 2 diabetes and the metabolic syndrome. Diabetes Res Clin Pract. 2008;79(1):e1-4.

[48] Jackson C, Sudlow C. Are lacunar strokes really different? A systematic review of differences in risk factor profiles between lacunar and nonlacunar infarcts. Stroke. 2005;36(4):891–901.

[49] Duering M, Csanadi E, et al. Incident lacunes preferentially localize to the edge of white matter hyperintensities: insights into the pathophysiology of cerebral small vessel disease. Brain. 2013;136(Pt 9):2717–26.

[50] Ostling G, Hedblad B, et al. Increased echolucency of carotid plaques in patients with type 2 diabetes. Stroke. 2007;38(7):2074–8.

[51] Antithrombotic Trialists' (ATT) Collaboration, Baigent C, et al. Aspirin in the primary and secondary prevention of vascular disease: collaborative meta-analysis of individual participant data from randomised trials. Lancet. 2009;373(9678):1849–60.

[52] Amarenco P, Albers GW, et al. Efficacy and safety of ticagrelor versus aspirin in acute stroke or transient ischaemic attack of atherosclerotic origin: a subgroup analysis of SOCRATES, a randomised, double-blind, controlled trial. Lancet Neurol. 2017;16(4):301–310.

[53] CAPRIE Steering Committee. A randomised, blinded, trial of clopidogrel versus aspirin in patients at risk of ischaemic events (CAPRIE). CAPRIE Steering Committee. Lancet. 1996;348 (9038):1329–39.

[54] Johnston SC, Easton JD, et al. Clopidogrel and Aspirin in Acute Ischemic Stroke and High-Risk TIA. N Engl J Med. 2018;379(3):215–225.

[55] Prasad K, Siemieniuk R, et al. Dual antiplatelet therapy with aspirin and clopidogrel for acute high risk transient ischaemic attack and minor ischaemic stroke: a clinical practice guideline. BMJ. 2018;363:k5130.

[56] Johnston SC, Easton JD, et al. Clopidogrel and Aspirin in Acute Ischemic Stroke and High-Risk TIA. N Engl J Med. 2018;379(3):215–225.

[57] Johnston SC, Amarenco P, Denison H et al. Ticagrelor and Aspirin or Aspirin Alone in Acute Ischemic Stroke or TIA. N Engl J Med. 2020;383(3):207–17.

[58] Ringleb P, Köhrmann M, Jansen O, et al. Akuttherapie des ischämischen Schlaganfalls, S2e-Leitlinie, 2021, in: Deutsche Gesellschaft für Neurologie (Hrsg.), Leitlinien für Diagnostik und Therapie in der Neurologie. Online: www.dgn.org/leitlinien (abgerufen am 13.06.2021)

[59] Rothwell PM, Eliasziw M, et al. Endarterectomy for symptomatic carotid stenosis in relation to clinical subgroups and timing of surgery. Lancet. 2004;363(9413):915–24.

[60] S3-Leitlinie zur Diagnostik, Therapie und Nachsorge der extracraniellen Carotisstenose, AWMF-Registernummer 004–028, www.awmf.org.

[61] Rothwell PM, Eliasziw M, et al. Endarterectomy for symptomatic carotid stenosis in relation to clinical subgroups and timing of surgery. Lancet. 2004;363(9413):915–24.

[62] Rothwell PM, Eliasziw M, et al. Analysis of pooled data from the randomised controlled trials of endarterectomy for symptomatic carotid stenosis. Lancet. 2003;361(9352):107–16.

[63] Clinical alert: benefit of carotid endarterectomy for patients with high-grade stenosis of the internal carotid artery. National Institute of Neurological Disorders and Stroke Stroke and Trauma Division. North American Symptomatic Carotid Endarterectomy Trial (NASCET) investigators. Stroke. 1991;22(6):816–7.

[64] Randomised trial of endarterectomy for recently symptomatic carotid stenosis: final results of the MRC European Carotid Surgery Trial (ECST). Lancet. 1998;351(9113):1379–87.

[65] North American Symptomatic Carotid Endarterectomy Trial Collaborators, Barnett HJM, et al. Beneficial effect of carotid endarterectomy in symptomatic patients with high-grade carotid stenosis. N Engl J Med. 1991;325(7):445–53.

[66] SPACE Collaborative Group, Ringleb PA, et al. 30 day results from the SPACE trial of stent-protected angioplasty versus carotid endarterectomy in symptomatic patients: a randomised non-inferiority trial. Lancet. 2006;368(9543):1239–47.

[67] Moresoli P, Habib B, et al. Carotid stenting versus endarterectomy for asymptomatic carotid artery stenosis: A systematic review and meta-analysis. Stroke. 2017;48:2150–7.

[68] Singer O. Interventionelle Therapie von symptomatischen intrakraniellen Gefäßstenosen – Kontra. Akt Neurol. 2014;41(01):43–44.

[69] Chimowitz MI, Lynn MJ, et al. Stenting versus aggressive medical therapy for intracranial arterial stenosis. N Engl J Med. 2011;365(11):993–1003.

[70] The ASCEND Study Collaborative Group. Effects of Aspirin for Primary Prevention in Persons with Diabetes Mellitus. N Engl J Med. 2018;379:1529–1539.

[71] McNeil JJ, Nelson MR, et al. Effect of Aspirin on All-Cause Mortality in the Healthy Elderly. N Engl J Med. 2018;379:1519–1528.

[72] Gaziano JM, Brotons C, et al. Use of aspirin to reduce risk of initial vascular events in patients at moderate risk of cardiovascular disease (ARRIVE): a randomised, double-blind, placebo-controlled trial. Lancet. 2018;392(10152):1036–1046.

[73] Sposato LA, Cipriano LE, et al. Diagnosis of atrial fibrillation after stroke and transient ischaemic attack: a systematic review and meta-analysis. Lancet Neurol. 2015;14(4):377–87.

[74] Morais LA, Sousa L, et al. RoPE Score as a Predictor of Recurrent Ischemic Events After Percuta-
neous Patent Foramen Ovale Closure. Int Heart J. 2018;59(6):1327–1332.

[75] Karam BS, Chavez-Moreno A, et al. Oxidative stress and inflammation as central mediators of
atrial fibrillation in obesity and diabetes. Cardiovasc Diabetol. 2017;16(1):120.

[76] Kamel H, Okin PM, et al. Atrial Fibrillation and Mechanisms of Stroke: Time for a New Model.
Stroke. 2016;47(3):895–900.

[77] S3-Leitlinie zur Sekundärprophylaxe ischämischer Schlaganfall und transitorische ischämische
Attacke, AWMF-Registernummer Nr. 030–133, www.awmf.org.

[78] Ruff CT, Giugliano RP, et al. Comparison of the efficacy and safety of new oral anticoagulants
with warfarin in patients with atrial fibrillation: a meta-analysis of randomised trials. Lancet.
2014;383(9921):955–62.

[79] Connolly SJ, Ezekowitz MD, Et al. Dabigatran versus warfarin in patients with atrial fibrillation.
N Engl J Med. 2009;361(12):1139–51.

[80] Patel MR, Mahaffey KW, et al. Rivaroxaban versus warfarin in nonvalvular atrial fibrillation. N
Engl J Med. 2011;365(10):883–91.

[81] Granger CB, Alexander JH, et al. Apixaban versus warfarin in patients with atrial fibrillation. N
Engl J Med. 2011;365(11):981–92.

[82] Giugliano RP, Ruff CT, et al. Edoxaban versus warfarin in patients with atrial fibrillation. N Engl J
Med. 2013;369(22):2093–104.

[83] Hart RG, Diener HC, et al. Embolic strokes of undetermined source: the case for a new clinical
construct. Lancet Neurol. 2014;13(4):429–38.

[84] Hart RG, Sharma M, et al. Rivaroxaban for Stroke Prevention after Embolic Stroke of Undetermined Source. N Engl J Med. 2018;378(23):2191–2201.

[85] Mohr JP, Thompson JL, et al. A comparison of warfarin and aspirin for the prevention of recurrent
ischemic stroke. N Engl J Med. 2001;345(20):1444–51.

[86] Arnold M, Pannier B, et al. Vascular risk factors and morphometric data in cervical artery dis-
section: a case-control study. Neurol Neurosurg Psychiatry. 2009;80(2):232–4.

[87] Hemphill JC 3 rd, Greenberg SM, et al. Guidelines for the Management of Spontaneous Intracerebral Hemorrhage: A Guideline for Healthcare Professionals From the American Heart Associati-
on/American Stroke Association. Stroke. 2015;46(7):2032–60.

[88] Saxena A, Anderson CS, et al. Prognostic Significance of Hyperglycemia in Acute Intracerebral
Hemorrhage: The INTERACT2 Study. Stroke. 2016;47(3):682–8.

[89] Gaede P, Vedel P, et al. Multifactorial intervention and cardiovascular disease in patients with
type 2 diabetes. N Engl J Med. 2003;348(5):383–93.

[90] Cederholm J, Gudbjörnsdottir S, et al. Blood pressure and risk of cardiovascular diseases in type 2 diabetes: further findings from the Swedish National Diabetes Register (NDR-BP II). J Hypertens. 2012;30(10):2020–30.

[91] Effect of intensive blood-glucose control with metformin on complications in overweight patients with type 2 diabetes (UKPDS 34). UK Prospective Diabetes Study (UKPDS) Group. Lancet.
1998;352(9131):854–65.

[92] Kernan WN, Viscoli CM, et al. Pioglitazone after Ischemic Stroke or Transient Ischemic Attack. N
Engl J Med. 2016;374(14):1321–31.

[93] Action to Control Cardiovascular Risk in Diabetes Study Group, Gerstein HC, et al. Effects of intensive glucose lowering in type 2 diabetes. N Engl J Med. 2008;358(24):2545–59.

[94] ADVANCE Collaborative Group, Patel A, et al. Intensive blood glucose control and vascular outcomes in patients with type 2 diabetes. N Engl J Med. 2008;358(24):2560–72.

[95] Gaede P, Lund-Andersen H, et al. Effect of a multifactorial intervention on mortality in type 2
diabetes. N Engl J Med. 2008;358(6):580–91.

[96] Goethe JW. Faust I, Hexenküche.

5 Diabetisches Fußsyndrom (DFS)

5.1 Versorgungsstrukturen des diabetischen Fußes in Deutschland

Ralf Lobmann

Das diabetische Fußsyndrom stellt eine ökonomisch relevante, die Lebensqualität, Morbidität und Mortalität des Patienten erheblich beeinflussende Komplikation des Diabetes dar.

Eine frühzeitige, strukturierte sowie interdisziplinäre Diagnostik und Therapie ermöglichen ein wesentlich besseres Behandlungsergebnis hinsichtlich Heilungs- und Amputationsrate.

Gerade der Schnittstelle ambulant – stationär kommt hier eine große Bedeutung zu [1–4].

Dies zeigt sich eindrucksvoll in den Daten der durch die DDG zertifizierten Einrichtungen, in denen die Rate von Major-Amputationen mit rund 3 % seit 2005 signifikant niedriger ausfällt als der Durchschnitt in nicht-spezialisierten Institutionen (> 10 %) ist [5–7].

Ein entscheidender Faktor für das Therapieergebnis ist der Zeitraum, bis eine chronische Wundsituation beim Patienten mit Diabetes in einer dafür spezialisierten Wundbehandlungseinrichtung vorgestellt wird. Spezifische Maßnahmen für die Optimierung der peripheren Durchblutungssituation, die Infektbekämpfung und die strukturierte Wundbehandlung setzen somit früher ein und sind schlussendlich erfolgreicher.

Die Koordination der Wundbehandlung ist dabei genuine ärztliche Aufgabe und keinesfalls substituierbar. Die enge Kooperation mit Wundassistenten, Podologen und Orthopädie-Schuhmacher bzw. -Techniker etc. ist dabei aber unerlässlich. Gerade die Delegation von Aufgaben im Rahmen der Wundbehandlung im Sinne einer Good Wound Care wird zukünftig unabdingbar sein. Die komplexe Situation der chronischen Wunde beim Menschen mit Diabetes mellitus und die zugrundeliegende komplexe Pathogenese mit der für den Wundheilungsverlauf entscheidenden Triopathie von Infektion – Angiopathie – Neuropathie bedürfen einer ausgewiesenen Expertise und erfordern daher stets die aktive ärztliche Einbindung.

Entscheidend für den Erfolg eines Systems der geteilten Versorgung und Verantwortung (Shared Care) sind eine erfolgreiche *Kommunikation* und eine *konsequente Umsetzung* von Prozessplänen [1].

Gemeinsames Ziel aller Beteiligten muss, bei optimaler Koordination der zur Verfügung stehenden Ressourcen, eine hohe Abheilungsrate sein, wobei dabei nicht die unkritische primäre Amputation gemeint sein darf. Weiterhin ist auf einen ausreichend funktionalen (Rest-)Fuß und eine geringe Rezidivrate (Sekundärprävention; Einlagen- und Schuhversorgung) zu achten [1,8].

https://doi.org/10.1515/9783110590951-005

Neben der Vermeidung von Major-Amputationen rückt die Reduktion der Rate an Minor-Amputationen ebenso in den Fokus wie die Vermeidung von Erstulzera.

Aktuelle Leitlinien fordern die interdisziplinäre und insbesondere auch intersektorale Zusammenarbeit bei Diagnostik, Therapie und Nachsorge von Patienten mit diabetischem Fußsyndrom [9–11].

Die intersektorale Zusammenarbeit kann durch Disease-Management-Programme (DMP), integrierte Versorgungsstrukturen, Case-Management-Modelle oder mittels Telemedizin/Video-Konsil verbessert werden [12,13].

5.1.1 Disease-Management-Programme (DMP)

Disease-Management-Programme sind systematisch z. T. organisiert auf Evidence Based Medicine gestützte strukturierte Behandlungsprogramme für chronisch kranke Menschen.

Die DMP sollen bewirken, dass Haus- und Fachärzte, Krankenhausapotheken und Rehabilitationseinrichtungen besser koordiniert werden und kostengünstiger als zuvor zusammenarbeiten.

5.1.2 Integrierte Versorgung (IV-Struktur)

Die sektorale Gliederung des deutschen Gesundheitssystems und unklare Zuständigkeiten in der Behandlung führen oftmals zu einer Unter-, Über- oder Fehlversorgung von Patienten sowie die wiederholte oder parallele Erbringung gleicher Leistungen durch Haus-, Facharzt oder Klinik. Durch eine IV-Struktur wird (für den Patienten auf freiwilliger Basis) die freie Arzt- und Klinikwahl durch geplante vertraglich geregelte Abläufe eingeschränkt, allerdings auch eine klare Prozessstruktur und Patientensteuerung geschaffen.

Die integrierte Versorgung soll dabei eine gut koordinierte und partnerschaftliche Zusammenarbeit der Leistungserbringer ermöglichen. Sie umfasst den niedergelassenen Arzt, das Krankenhaus, die Rehabilitationseinrichtungen und die Kostenträger, um „hoch spezialisierte und qualifizierte Leistungserbringer zu einem strukturierten und transparenten, sektorenübergreifenden und interdisziplinären Diagnose- und Behandlungsprozess zu führen" [14].

Integrierte Versorgung durch zertifizierte Einrichtungen der DDG

Bei den dargestellten komplexen Umständen und Bedürfnissen des diabetischen Fußsyndroms ergibt sich die Notwendigkeit der multidisziplinären und multiprofessionellen Teambetreuung [12].

Wichtig ist die sektoren- und fachübergreifende ärztliche Kooperation ebenso wie die Integration der nicht-ärztlichen Assistenzberufe (Diabetesberater, Podologen und orthopädische Schuhmachermeister) und das Team benötigt – um koordiniert und erfolgreich arbeiten zu können – inhaltliche und formale Vorgaben (z. B. nationale und internationale sowie „hausinterne" Leitlinien).

Dabei ist eine adäquate Versorgung eines Patienten nur bei Überschreiten von Schnittstellen (und klaren Definitionen dieser Schnittstellen) möglich.

Entsprechende Einrichtungen, wie die von der Arbeitsgemeinschaft „Diabetischer Fuß" der Deutschen Diabetesgesellschaft (DDG) zertifizierten Kliniken, Praxen und Ambulanzen zur ambulanten oder/und stationären Versorgung von Patienten mit diabetischem Fußsyndrom, praktizieren bereits erfolgreich diesen multiprofessionellen Betreuungsansatz (www.ag-fuss-ddg.de).

Daten von 2005 bis Mitte 2015 mit über 18.000 in diesen Zentren dokumentierten und evaluierten Fußulzerationen zeigen, dass mit den von der DDG vorgegebenen Strukturen gute Heilungsraten (> 53 % innerhalb von 6 Monaten) und niedrige (Major-)Amputationsraten < 4 % erzielt werden können. Gerade die die Lebensqualität und auch Mortalität bestimmende Major-Amputationsrate ist dabei deutlich niedriger als der bundesdeutsche Durchschnitt von 10–15 %. Die von der AG Fuß/DDG vorgegebenen und zertifizierten Strukturen sind hervorragend geeignet, über einen längeren Zeitraum (10 Jahre) konsistent niedrige Amputationszahlen zu generieren [5,6].

Integrierte Versorgung am Beispiel regionaler Netzwerke

Ein Beispiel für die integrierte Versorgung und exemplarische Umsetzung der von der AG Fuß der DDG entwickelten Strukturvorgaben für Menschen mit diabetischem Fußsyndrom ist das „Kölner Fußnetz" [15].

Bei steigenden Patientenzahlen konnten eine Abnahme von Amputationen und eine Kostenersparnis durch Vermeidung stationärer Einweisungen erreicht werden. Ein ähnlich aufgebautes Netzwerk in einem Flächenland zeigt z. B. das „Fußnetz Bayern" [12].

5.1.3 Fallmanagement (Case Management)

Patienten mit DFS brauchen ein multiprofessionelles und sektorenübergreifendes Management mit dem vollen Spektrum an sozialer und medizinischer Behandlung. Hierfür ist auch ein entsprechendes Entlassmanagement notwendig, welches die Kontinuität der Versorgung gewährleistet und die Kommunikation zwischen beteiligten ambulanten und stationären Versorgungsbereichen verbessert.

Beispielhaft ist hier das Speyerer-Case-Management hervorzuheben, welches bisher das einzige wissenschaftliche und evaluierte CM für diese Patientengruppe darstellt [16].

Die im Speyerer-Modell betreuten Patienten zeigten eine signifikante reduzierte Wiederaufnahmerate gegenüber einer historischen Kontrolle. Auch die Rate von Fallzusammenführungen war reduziert und somit die ökonomische Situation der Klinik verbessert [12].

5.1.4 Telemedizinische Konzepte

Exemplarisch steht dafür der gemeinsame Ansatz von Deutscher Diabetes Gesellschaft (DDG), AG Fuß der DDG und Bund Deutscher Internisten (BDI) ein telemedizinisch basiertes Facharztkonsil für den diabetischen Fuß zu entwickeln.

Dem telemedizinischen System liegt ein strukturierter Fragenkatalog/Abfragealgorithmus zugrunde. Ergänzend können Befunde (Fotos, Röntgen, MRT, Angiografie) mit eingefügt werden. Grundsätzlich entscheidend für eine erfolgreiche Umsetzung ist dabei auch, dass der Zeitaufwand, um den notwendigen Datensatz zu erstellen, angemessen bleibt; festzuhalten ist aber auch, dass nicht jeder Patient mit Diabetes und einer peripheren Wunde diesem Facharztkonsil vorgestellt werden muss.

Mit dem Facharztkonsil DFS erhält der primär behandelnde Hausarzt aber die Möglichkeit, einen DFS-Spezialisten kurzfristig telemedizinisch zu konsultieren.

Damit können mögliche Probleme für die Wundheilung frühzeitiger erkannt und einer Lösung zugeführt werden.

Neben der Optimierung und Unterstützung bei Auswahl und Koordination der notwendigen diagnostischen Schritte und deren Bewertung (z. B. DD des Charcot-Fußes zu Infektion und MRT-Interpretation) ergeben sich weitere Maßnahmen zur Unterstützung bei der Auswahl der optimalen Entlastung, der Wundbehandlung, evtl. die Verbesserung der Durchblutung und nach Wundschluss die weitere Schuhversorgung und Podologie.

Ziel ist, durch die Steigerung der Behandlungskompetenz bereits zu Beginn der Erkrankung den gesamten Heilungsprozess abzukürzen und die Folgen wie Amputationen und Kosten zu reduzieren.

Bei den Chancen, die sich ganz offensichtlich durch die neuen Medien bieten, muss aber die Datensicherheit oberste Priorität haben. Auch darf nicht vergessen werden, dass die telemedizinischen Möglichkeiten nur eine Unterstützung im Behandlungsprozess darstellen. In vielen Fällen wird es durch die fachliche Unterstützung auch in peripheren Regionen möglich sein, die Versorgungsqualität von Menschen mit einem diabetischen Fußsyndrom zu verbessern. Die persönliche Vorstellung und Untersuchung beim Experten oder der Verweis in eine geeignete stationäre Einrichtung sind davon unbenommen. Nicht zuletzt müssen neben der Vergütung für Hausarzt und Experten diese Behandlungspfade mit definiert werden.

5.1.5 Aktuelle Probleme und Ausblick

Erfolgreiche Strukturen zur Versorgung des diabetischen Fußsyndroms sind durch ein gemeinsames übergeordnetes Interesse von medizinischen Dienstleistern (Ärzte, Pflegedienste, Podologen/Orthopädieschuhmacher etc.), Kostenträgern und Politik gekennzeichnet.

Diese zu bündeln und einen wirtschaftlichen Nutzen der vorhandenen, aber auch limitierten Ressourcen zu gewährleisten, ist Aufgabe der Entwicklung und flächendeckenden Konzepte durch die Kostenträger, Politik und – unbedingt – durch die inhaltlich beteiligten Fachgesellschaften.

Dafür ist es zum einen notwendig, die Aufgaben der in der Versorgungskette beteiligten Professionen zu definieren und zu koordinieren. Auf ärztlicher Seite bietet sich hier in besonderer Weise der Diabetologe als Koordinator zwischen operativen und konservativen Unterstützungsprozessen (z. B. interventionelle Radiologie oder Angiologie) sowie die Implementierung der Wundversorgung an. Sicherzustellen ist weiterhin die suffiziente Nachsorge (Podologie, Orthopädieschuhmacher, Wundversorger etc.), wo innovative Case- und Entlassmanagement-Konzepte helfen können.

Die Bedeutung der chronischen Wunde, gerade unter Berücksichtigung der demografischen Entwicklung allgemein, aber auch besonders aufgrund der steigenden Fallzahlen von Adipositas und Diabetes, muss rasch zu tragfähigen Lösungsansätzen führen, um bei überschaubarem Kostenrahmen eine qualitativ akzeptable Versorgung der Menschen mit Diabetes und einer chronischen Wundheilungsstörung auch zukünftig sicherzustellen.

Die bisherigen ökonomischen Daten fokussieren nur auf Teilbereiche wie ambulanter Sektor, stationärer Sektor, unmittelbare Wundversorgung, Schuh-/Orthesenversorgung. Eine Betrachtungsweise, die den Gesamtfall sowie die Gesamtkosten einschließlich der sozialmedizinischen Folgekosten (Arbeitsausfall, Umschulungsmaßnahmen, Rehabilitationsmaßnahmen, Pflegebedürftigkeit aufgrund von Major-Amputation) noch nicht in ausreichendem Maße berücksichtigt. Dies wäre aber unbedingt notwendig, um die gesundheitsökonomische Dimension und den für eine zielgerichtete Diagnostik und Therapie gegenüberstehenden Kostenaufwand zu bewerten.

So ist auch zu erklären, dass die konservative, Extremitäten erhaltende – und damit auch oft zeitintensivere – Versorgung noch immer schlechter dotiert ist als eine primäre Major-Amputation. Leider nimmt hier das DRG-System keinen individuell-spezifischen Bezug auf die besondere Komplexität (Stichwort: Triopathie) und die Bedürfnisse von Wunden bei Menschen mit einem Diabetes.

Eine strukturierte Diagnostik und Therapie mit dem Ziel des raschen Wundverschlusses und des Extremitätenerhalts führt nicht zuletzt auch zu „unbezahlbaren" positiven Effekten wie den Erhalt der Mobilität, gerade von älteren Menschen, und eine signifikante Reduktion der Mortalität. Die Mobilität ist in Abhängigkeit der Amputationshöhe signifikant beeinträchtigt und so werden z. B. nur rund 20 % der Patienten nach Oberschenkelamputation überhaupt wieder mobil und ein Drittel der Patienten erleiden im Verlauf ein Stumpfrezidiv [12].

Im Rahmen der strukturellen und ökonomischen Bewertung sind auch die signifikanten Unterschiede der Versorgung zwischen ländlichem und städtischem Raum zu betrachten. Gerade die aktuellen Strukturverträge greifen besonders gut in Ballungsräumen, führen allerdings in Flächenländern erwartungsgemäß eher zu Problemen bei der Gestaltung eines strukturierten Netzwerkes. Gerade hier können definierte Prozessabläufe und Steuerung der Patientenströme in Verbindung mit auch innovativen Maßnahmen mittels IT-Lösungen (z. B. telemedizinische Beratung oder Zweitmeinung vor OP/Amputation) zu einer Verbesserung der Versorgung auch in strukturell weniger begünstigten Regionen führen.

Eine adäquate Vergütung dieser aufwendigen und komplexen Erkrankung ist aber unabdingbar und nicht zuletzt durch die Vermeidung von Amputationen können hier Ressourcen für eine optimierte Primärprophylaxe sowie auch auf Kostenseite nachvollziehbare ambulante stationäre Wundversorgung bereitgestellt werden.

Gerade um Amputationen zu reduzieren, ist ein Zweitmeinungsverfahren vor Major-Amputation (welche nicht aufgrund vitaler Bedrohung indiziert ist) notwendig. Ein solches ist 2020 vom Gemeinsamer Bundesausschuss (GBA) implementiert worden, was sehr zu begrüßen ist. Leider findet dies primär im ambulanten Bereich statt; Patienten mit akutem DFS und möglicher Indikation zur Amputation sind aber aufgrund der Begleitumstände – insbesondere pAVK und Infekt – meist bereits akut stationär; das GBA-Zweitmeinungsverfahren greift hier zu kurz, sodass ergänzende, ggf. telemedizinische Optionen die Lücke schließen könnten.

Eine dementsprechende Option oder gar Verpflichtung, gerade auch im Kontext von Qualitätssicherungsmaßnahmen im Krankenhaus, wäre ein Paradebeispiel, welches in seinem Ergebnis unmittelbare Konsequenz auf die o. g. Mobilität und Mortalität von Patienten hat.

Literatur

[1] Lobmann R. Diabetisches Fußsyndrom – eine interdisziplinäre Herausforderung. Der Diabetologe. 2020;16:327–8.

[2] Malyar NM, Freisinger E, Meyborg M, et al. Amputations and mortality in in-hospital treated patients with peripheral artery disease and diabetic foot syndrome. J Diabetes Complications. 2016;30(6):1117–22.

[3] Körger K, Moysidis T, Feghaly M, Schäfer E, Bufe A. Association of diabetic foot care and amputation rates in Germany. Int Wound J. 2016;13(5):686–91.

[4] Hochlenert D, Engels G. Integrated management in patients with diabetic foot syndrome. MMW Fortschr Med. 2007;149(17):41–3.

[5] Lobmann R, Achwerdov O, Brunk-Loch S, et al. The diabetic foot in Germany 2005–2012, Analysis of quality in specialized diabetic foot care centers. Wound Medicine. 2014;4:27–9.

[6] Morbach S, Kersken J, Lobmann R, et al. The German and Belgian accreditation models for diabetic foot services. Diabetes Metab Res Rev. 2016;32(1):f318–25.

[7] Bohn B, Grünerbel A, Altmeier M, et al. Diabetic foot syndrome in patients with diabetes. A multicenter German/Austrian DPV analysis on 33 870 patients. Diabetes Metab Res Rev. 2018;34 (6):e3020.

[8] Dörr S, Lobmann R. CME Zertifizierte Fortbildung – Diabetisches Fußsyndrom. Gefäßchirurgie. 2020:603–15.

[9] Nationale Versorgungs-Leitlinie Typ-2-Diabetes: Präventions- und Behandlungsstrategien für Fußkomplikationen Version 2.8 Februar 2010 basierend auf der Fassung von November 2006, http://www.diabetes.versorgungsleitlinien.de.

[10] Morbach S, Lobmann R, Eckhard M, et al. DDG Praxisempfehlung: Diabetisches Fußsyndrom. Diabetologie. 2020;15:206–215.

[11] https://iwgdfguidelines.org/guidelines/guidelines/.

[12] Lobmann R, Rümenapf G, Lawall H, Kersken J. Diabetischer Fuß. Beispiel für sektorenübergreifende Versorgungsstrukturen. Der Diabetologe. 2017;13:8–13.

[13] Risse A, Hochlenert D. Integrierte Versorgung, Neue (?) Versorgungsform am Beispiel des diabetischen Fußsyndroms. Diabetologe. 2010;6:100–7.

[14] Ullrich W, Marschall U, Graf C. Versorgungsmerkmale des Diabetes mellitus in Disease-Management-Programmen. Diabetes Stoffwechs Herz. 2007;6:407–14.

[15] Hochlenert D, Engels G, Altenhofen L. Integrierte Versorgung: Ergebnisse des Netzwerkes Diabetischer Fuß Köln und Umgebung. Dtsch. Ärztebl. 2006;103(24):A1680-3.

[16] Rümenapf G, Geiger S, Schneider B, et al. Readmissions of patients with diabetes an foot ulcers after infra-popliteal bypass surgery: attacking the problem by an integrated case management model. Vasa. 2013;42:56–67.

5.2 Schuhversorgung bei Diabetes mellitus

Karl Zink, Jürgen Stumpf, Herbert Türk

Bei vorhandener pAVK und/oder Polyneuropathie (PNP) mit Sensibilitätsverlust droht ein diabetisches Fußsyndrom. Durch die PNP entstehen unbemerkte Druckschäden, die häufigste Ursache dieser Druckschäden ist in ca. 50–80 % der Fälle nicht-passendes Schuhwerk [1]. Somit erscheint es sehr sinnvoll, eine Sekundärprophylaxe zu betreiben, um diesen Druckläsionen bei Patienten mit Sensibilitätsverlust oder pAVK vorzubeugen, und natürlich noch sinnvoller, eine Tertiärprävention durchzuführen, um bei den Patienten, die schon mal eine Läsion hatten, dem Rezidiv vorzubeugen. Die Inzidenz von Läsionen ist in diesen beiden Gruppen sehr unterschiedlich und deswegen ist die Effektivität in beiden Gruppen sehr different. Bei Patienten mit PNP und Sensibilitätsverlust oder pAVK entwickeln ca. 2–4 % eine Fußläsion [2], die Rezidivrate nach abgeheiltem DFS beträgt 35–40 % pro Jahr [2].

Um diesen unterschiedlichen Wahrscheinlichkeiten des Auftretens eines diabetischen Fußsyndroms gerecht zu werden und um eine Über- bzw. Unterversorgung zu vermeiden, wurde eine Risikoklassifizierung mit entsprechenden Richtlinien zur Schuhversorgung erarbeitet. Diese Risikoklassifizierung wurde 2006 von den Mitgliedern der Arbeitsgemeinschaft diabetischer Fuß angenommen, ist mittlerweile in den Leitlinien [3] fest verankert und auch von den Krankenkassen gut akzeptiert.

Zum besseren Verständnis zunächst die Erläuterung einiger technischer Begriffe:

Eine konfektionierte *Weichpolstersohle* ist eine Einlegesohle aus weichem Material mit bestimmten vorgegebenen Eigenschaften wie Dicke und Druckreduktion im Ballenbereich. Sie weist keinerlei Anmodellierung an die Kontur der Fußsohle auf.

Im Gegensatz hierzu basiert die *Weichpolstereinlage* auf einen dem Fußabdruck angepassten Einlagenrohling. Sie entstammt der Produktgruppe 08 (Einlagen) und passt nicht in das Versorgungsschema bei diabetischen Füßen. Je nach Bundesland, z. B. in Baden-Württemberg, und Krankenkasse existiert die Bezeichnung: individuelle Fußbettung in Kombination mit Spezialschuh zur Versorgung bei diabetischem Fußsyndrom. Damit soll, wie eingangs erwähnt, dem Gedanken einer Prävention eines plantaren Ulkus Rechnung getragen werden.

Das Grundprinzip der *diabetes-adaptierten Fußbettung* (Abb. 5.1) besteht in der Druckreduktion gefährdeter Regionen durch Druckumverteilung weg von der ehemaligen Ulkusregion in Regionen des Fußes, die nicht gefährdet sind, z. B. hinter die Mittelfußköpfchen oder in das Längsgewölbe.

Konfektionsschuhe sind, wie der Name sagt, konfektioniert hergestellt und genügen keinen besonderen Standards.

Sogenannte *Bequemschuhe* sind im Vorfußbereich meist breiter angefertigt und berücksichtigen die natürliche Fußform deutlich besser.

Die *Spezialschuhe bei diabetischem Fußsyn*drom (früher *Diabetesschutzschuhe)* sind immer noch konfektioniert, versuchen aber jetzt schon bei gegebener Fußlänge noch breiter zu sein als herkömmliche Bequemschuhe. Die meisten Schuhhersteller bieten diese Schuhe auch im Mehrweitensystem an. Bei Auslieferung liegt in diesen Schuhen immer eine Weichpolstersohle. Außerdem haben alle im Hilfsmittelver-

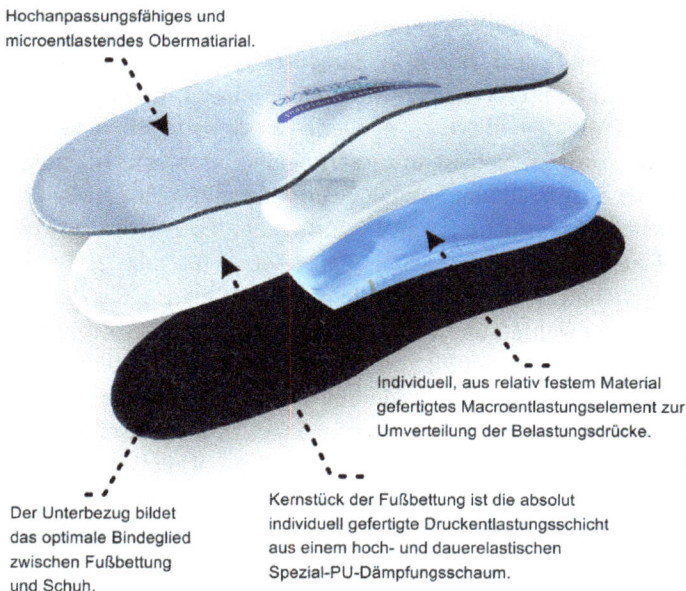

Hochanpassungsfähiges und microentlastendes Obermatiarial.

Individuell, aus relativ festem Material gefertigtes Macroentlastungselement zur Umverteilung der Belastungsdrücke.

Der Unterbezug bildet das optimale Bindeglied zwischen Fußbettung und Schuh.

Kernstück der Fußbettung ist die absolut individuell gefertigte Druckentlastungsschicht aus einem hoch- und dauerelastischen Spezial-PU-Dämpfungsschaum.

Abb. 5.1: Aufbau einer diabetes-adaptierten Fußbettung.

zeichnis gelistete Schuhtypen ein Sohlenversteifung und Abrollsohle. Die Sohlenversteifung macht ein Einknicken des Schuhes unmöglich und sorgt über eine größere belastete Fläche der Fußsohle für eine Druckreduktion. Damit der Patient damit gehen kann, braucht der Schuh eine Abrollsohle, das heißt, der Sohlenabschnitt unter dem Vorfuß hat eine konvexe Form mit einem Scheitelpunkt hinter den Mittelfußköpfchen.

Weitere Mindestanforderungen sind:
- genügend Raum für die Zehen in Länge und Höhe
- ausreichende Breite
- Vermeiden von drückenden Nähten
- weiches Material über druckgefährdeten beweglichen Fußregionen
- keine auf den Fuß einwirkende Vorderkappe
- herausnehmbare konfektionierte Polstersohle mit Druckspitzenreduktion im Ballenbereich um 30 %
- Möglichkeit einer orthopädieschuhtechnischen Zurichtung

Orthopädische Zurichtungen am konfektionierten Spezialschuh dienen dazu, Fußbeschwerden, die die Gehfähigkeit und Gehausdauer einschränken, zu beseitigen oder zu minimieren.

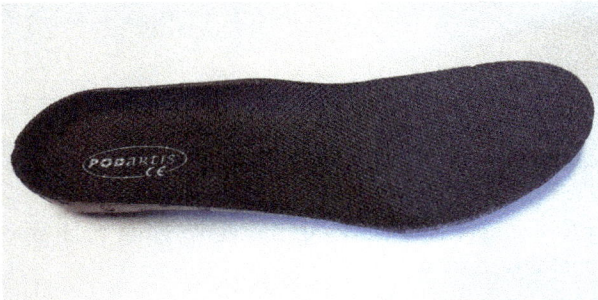

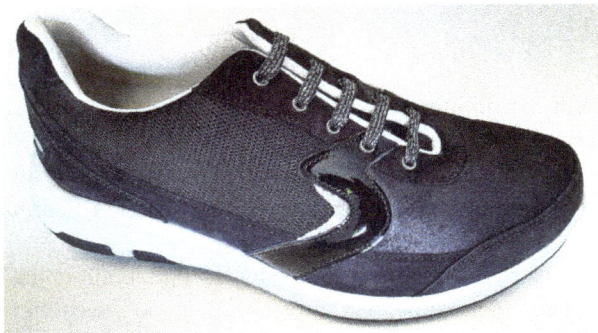

Abb. 5.2: Spezialschuhe bei diabetischem Fußsyndrom mit Standardweichpolstersohle.

Orthopädische Maßschuhe werden über einen individuellen Sonderleisten gebaut und eben nicht mehr über einen konfektionierten Leisten. Der Leisten wird aus der Form des Fußes gebaut, die entweder nach Maß, nach Gipsabdruck oder heute auch schon durch Scannerverfahren gewonnen wird. Anschließend wird dieser Rohleisten weiter bearbeitet, es müssen z. B. Volumenzugaben im Knöchel und Ristbereich sowie Längenzugaben gemacht werden, zu entlastende Regionen müssen hervorgearbeitet, zu belastende Regionen an der Fußsohle ausgefräst werden. Der Maßschuh enthält auch immer ein diabetes-adaptiertes Fußbett, dies kann jetzt aber deutlich dicker angefertigt werden als im Spezialschuh bei diabetischem Fußsyndrom.

5.2.1 Risikogruppe 0

Hierunter fallen Patienten ohne Polyneuropathie (PNP) oder arterielle Verschlusskrankheit (pAVK).

Angedachte Schuhversorgung: Fußgerechte Konfektionsschuhe.

Menschen mit Diabetes ohne Folgekomplikationen an den Füßen können „normale" Schuhe tragen. Das heißt aber nicht, dass sie sich in enge Stöckelschuhe oder Cowboystiefel zwängen sollen und damit Deformierungen entstehen, die dann später bei sich entwickelnder PNP-Probleme machen.

5.2.2 Risikogruppe I

Hierunter fallen Patienten ohne PNP/pAVK, jedoch mit Fußdeformität.

Schuhversorgung: Orthopädieschuhtechnische Versorgung aufgrund der orthopädischen Indikation.

Solange noch keine PNP/pAVK eingetreten ist, kann die Versorgung nach rein orthopädischen Kriterien durchgeführt werden.

5.2.3 Risikogruppe II

Hierunter fallen die Patienten mit Sensibilitätsverlust durch die PNP oder mit einer vorhandenen pAVK.

Die richtige Schuhversorgung wäre hier der Spezialschuh bei diabetischem Fußsyndrom mit herausnehmbarer Weichpolstersohle, ggf. mit orthopädischer Schuhzurichtung.

Passen die Fußproportionen bei sehr schmalen Füßen oder bei Füßen mit relativ breitem Vorfuß nicht zu den angebotenen konfektionierten Schuhen, so muss überlegt werden, ob durch zusätzliche Veränderungen des konfektionierten Spezialschuhes, zum Beispiel durch eine orthopädische Zurichtung des Schuhs, die gewünschte

Passform erreicht werden kann. Dabei ist das Weiten des Schuhs an bestimmten Stellen, zum Beispiel im Bereich von Hammerzehen, eine kleine, aber sehr wirkungsvolle Schuhzurichtung.

Lassen sich die Ziele der plantaren Druckreduktion nicht mit standardisierten Weichpolstersohlen erreichen, muss eine individuelle diabetes-adaptierte Fußbettung in Erwägung gezogen werden. Nur in Ausnahmefällen wird die Anfertigung eines orthopädischen Maßschuhes notwendig sein. Die Kriterien für eine höhergradige Versorgung sind hier folgend aufgeführt:

- kontralaterale Major-Amputation
- Arthropathie Hüfte/Knie/OSG oder Gelenkimplantat mit Funktionsbeeinträchtigung/Kontraktur
- Amputation der Großzehe/Resektion MFK I
- motorische Funktionseinschränkung/Parese eines oder beider Beine
- höhergradige Gang- und Standunsicherheit
- extreme Adipositas (BMI = 35)
- dialysepflichtige Niereninsuffizienz
- Beruf mit überwiegender Steh- und Gehbelastung
- erhebliche Visuseinschränkung

5.2.4 Risikogruppe III

Hierunter fallen Patienten, die schon einmal eine Fußwunde hatten, und zwar an der Fußsohle.

Die hier empfohlene Schuhversorgung ist der Spezialschuh bei diabetischem Fußsyndrom, jetzt hier in der Regel mit diabetes-adaptierter Fußbettung, ggf. mit orthopädischer Schuhzurichtung.

Mit der ersten unbemerkten Ulzeration ist ein entscheidendes Ereignis im Krankheitsverlauf des diabetischen Fußes eingetreten, da der Patient jetzt in die Hochrisikogruppe aufgestiegen ist und dies eine entsprechend höherwertige Versorgung zur Vermeidung von Rezidiven erfordert, wenn das Ulkus an der Fußsohle lag.

Lag die abgeheilte Läsion nicht an der Fußsohle, sondern z. B. zwischen den Zehen, reicht nach wie vor die Weichpolstersohle wie in der Risikogruppe 2 aus. Das diabetes-adaptierte Fußbett entfaltet seine Wirkung an der Fußsohle und nicht zwischen den Zehen.

Ab dieser Risikogruppe ist die Innenschuhdruckmessung (Abb. 5.3) bei Abgabe eines diabetes-adaptierten Fußbettes vorgeschrieben.

Auch hier gelten die Regeln der höherwertigen Versorgung mit Maßschuhen, sollte der Patientenfuß wegen Disproportionen oder anderer Deformierungen nicht drucklos in diesen Schuh passen.

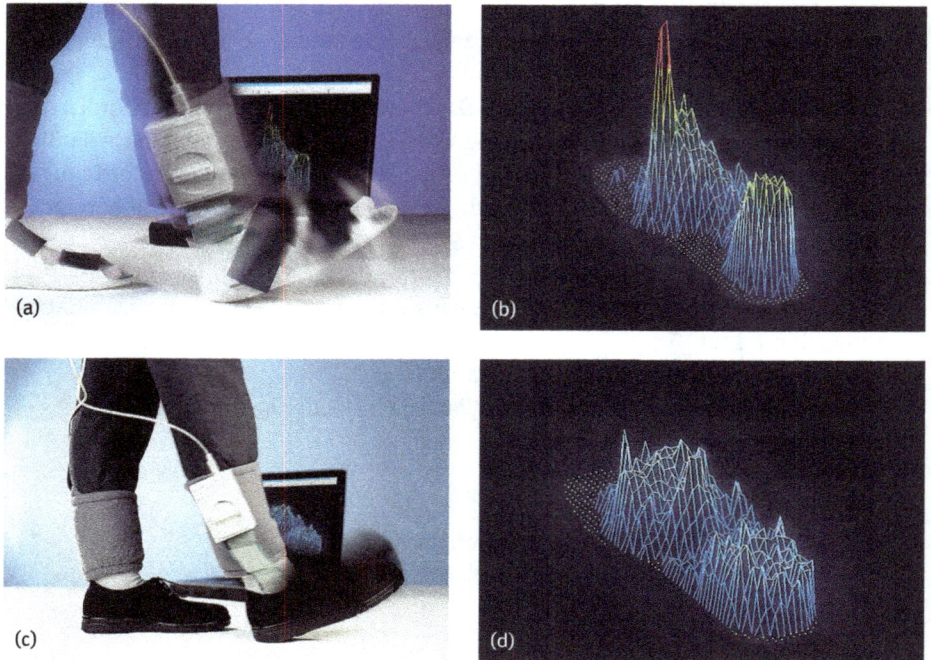

Abb. 5.3: Neutralmessung und Versorgungsmessung im Vergleich.

5.2.5 Risikogruppe IV – wie II mit Deformitäten bzw. Dysproportionen

Hierunter fallen die Patienten, die in der Risikogruppe 2 und 3 wegen Deformitäten und Dysproportionen nicht zu versorgen sind, wodurch eine orthopädische Maßschuhversorgung erforderlich wird.

Die Fertigung des Maßschuhes erfolgt über einen individuellen Sonderleisten, der idealerweise über einen Gipsabdruck oder moderne Scannerverfahren gewonnen wird (und eher nicht nur über einen Leisten nach Maß).

Durch die Anfertigung eines sog. Gehprobenmodells aus Klarsichtfolie oder lederähnlichem Material können bei der Zwischenanprobe nochmals die Passform durch Inspektion und mit der plantaren elektronischen Druckverteilungsmessung die Druckentlastung überprüft werden.

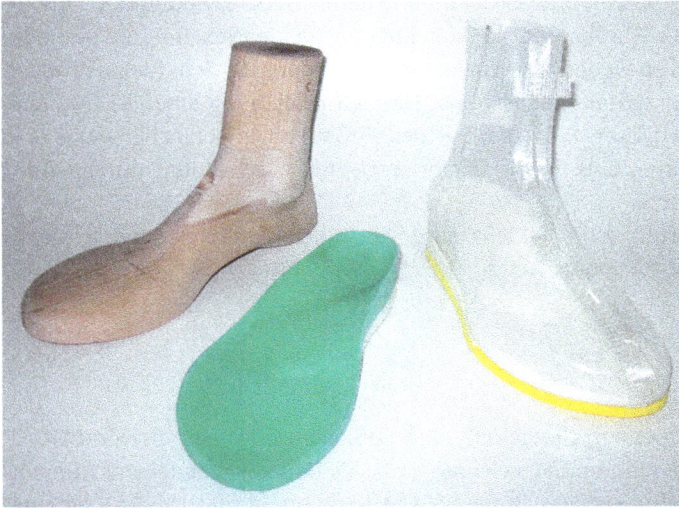

Abb. 5.4: Leisten, Bettung, Probeschuh – das Ergebnis individueller CAD/Cam-Technologie.

5.2.6 Risikogruppe V – DNOAP (Levin III)

Regelversorgung der knöchelübergreifende orthopädische Maßschuh

Lässt die vorher beschriebene Risikogruppe mitunter auch eine Versorgung mit Halb-schuhen zu, so benötigen Füße nach DNOAP (diabetische neurogene Osteoarthro-pathie oder Charcot-Fuß) in der Regel zwingend eine knöchelübergreifende Versor-gung. Aufgrund der knöchernen Veränderungen und des damit einhergehenden hö-herem Ulkusrisikos sollte in jedem Fall ein sog. Sonderleisten nach Gipsabdruck (und nicht über Scannerverfahren) angefertigt werden. Besonderes Augenmerk muss auf die exakte Ausmodellierung des Abdrucks mit entsprechender Ausarbeitung der knöchernen Vorsprünge am Leisten gelegt werden.

5.2.7 Risikogruppe VI – Zustand nach Fußteilamputation

Regelversorgung orthopädischer Maßschuh plus Prothesen

Durch Fußteilamputationen kommt es einerseits zu einem Funktionsverlust mit ein-hergehender Störung der Schrittabwicklung, andererseits zu einer Verringerung der Belastungsfläche des Fußes und dadurch zu einer Druckerhöhung unter den verblei-benden Fußarealen. Bei Menschen mit Diabetes und PNP/AVK spielt die Störung der Schrittabwicklung, die meist zu einer Verringerung der Schrittlänge führt, eine eher untergeordnete Rolle. Therapieentscheidend ist dagegen der Erhalt des nun in der Regel wesentlich geringer belastbaren Fußstumpfes.

Daher muss auf eine hervorragend anmodellierte diabetes-adaptierte Fußbettung, eine wirkungsvolle Abrollsohle mit weit zurückliegender Scheitellinie besonderer Wert gelegt werden sowie ggf. auf zusätzliche fußfixierende Schaftversteifungen wie Stützlasche und kurzer Peronaeuskappe. Handelt es sich um einen sehr kurzen Fußwurzelstumpf oder ist die Belastbarkeit des Fußstumpfes schlecht, sollte eine Versorgung bis zum Knie, z. B. in modifizierter Technik nach Botta, durchgeführt werden.

Auf einen Fußteilersatz sollte bei fehlender Sensibilität verzichtet werden, hieran entstehen allzu oft neue Läsionen.

5.2.8 Risikogruppe VII

Hierunter fallen die Patienten, die gerade eine Fußläsion oder eine floride DNOAP aufweisen. In den letzten Jahren hat sich eine große Vielfalt verschiedenster Hilfsmittel für die Versorgung der Füße in dieser Risikogruppe entwickelt, so dass eine gewissenhafte Auswahl sowohl nach funktionellen, aber auch wirtschaftlichen Gesichtspunkten für jeden Einzelfall notwendig ist. Bei nicht-plantaren Fußwunden werden in der Regel Verbandsschuhe mit leichter Abrollsohle eingesetzt. Diese ermöglichen es dem Patienten, kleinere Gehstrecken zurückzulegen, ohne dass der Verband beschädigt wird. Gleichzeitig wird der Fuß vor äußeren Einflüssen geschützt. Bei plantaren Wunden muss in erster Linie der Druck aus der Ulkusregion weggenommen werden oder zumindest so weit reduziert werden, dass eine Heilung möglich ist. Das können viele Hilfsmittel in unterschiedlichem Ausmaß leisten, das größte Problem ist allerdings die Tragezeit dieser Hilfsmittel. Die Wunde ist oftmals nicht chronisch, weil der Patient Diabetes hat und der Blutzucker schlecht eingestellt ist, sondern einfach, weil das Hilfsmittel nicht konsequent getragen wird. Auf keinen Fall sollten die Hilfsmittel der anderen Risikogruppen getragen werden, ebenso wie die kurzsohligen Entlastungsschuhe. Die im März 2019 verabschiedete Leitlinie der IWGDF (International Working Group on the Diabetic Foot) zur Druckentlastung [4] legt daher großen Wert auf die Nicht-Abnehmbarkeit der Hilfsmittel. Bei nicht relevanter pAVK soll bei plantaren Läsionen entweder ein TCC (Total Contact Cast, Abb. 5.5) oder eine nicht abnehmbare kniehohe konfektionierte Orthese (Abb. 5.6) benutzt werden [5]. Die Auswahl zwischen diesen beiden Hilfsmitteln soll je nach Fertigkeiten, vorhandenen Ressourcen (das Anlegen des TCCs erfordert Erfahrung und kostet Zeit), Wünschen des Patienten und in Abhängigkeit der Fußdeformität getroffen werden. In der Fertigorthese sollte ein vorgefertigtes oder individuelles Fußbett vorhanden sein, welches die Ulkusregion ausreichend entlastet. Die Nicht-Abnehmbarkeit der Fertigorthese muss z. B. durch ein entsprechendes Klebeband mit Signatur oder Castbinde bewerkstelligt werden.

Bei entsprechenden Deformierungen, die nicht mit Fertigorthesen versorgt werden können, müssen individuell angefertigte Orthesen angefertigt werden, dies trifft

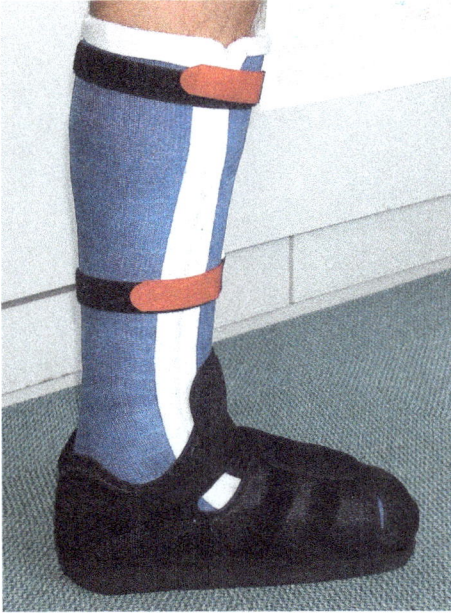

Abb. 5.5: TCC.

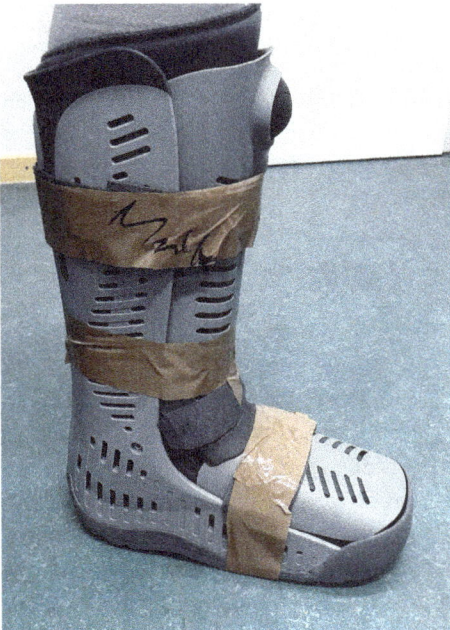

Abb. 5.6: Fertigorthese.

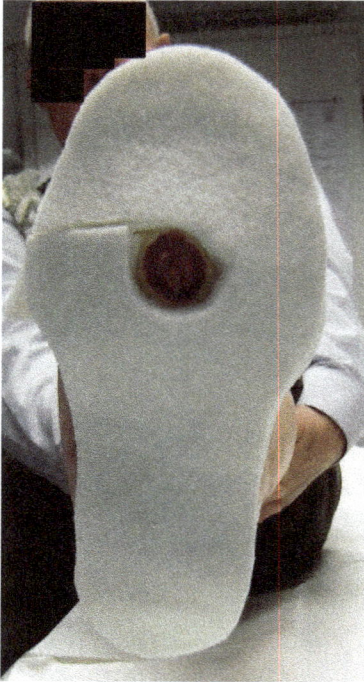

Abb. 5.7: Filzpolsterung der Fußsohle unter Aussparung der Läsionen.

v. a. für die Patienten mit einer floriden DNOAP zu. Wird die Nicht-Abnehmbarkeit vom Patienten nicht toleriert oder ist kontraindiziert, soll eine abnehmbare kniehohe Fertigorthese mit Fußbettung benutzt werden und der Patient zur möglichst langen Tragezeit motiviert werden. Die kniehohen Orthesen haben immer eine bessere plantare Druckentlastung im Vergleich zu knöchelhohen Versorgungen oder anderen Verbandsschuhen. Die Abpolsterung der Fußsohle unter Aussparung der Ulkusregion mit Polsterplatten aus verdichteter Watte kann versucht werden, wenn obige Maßnahmen nicht angewendet werden können bzw. kontraindiziert sind (Abb. 5.7 [6]). Nicht vergessen werden sollten auch immer operative Methoden zur Druckreduktion, wie zum Beispiel Sehnendurchtrennungen oder -verlagerungen oder die Resektion knöcherner Prominenzen [7].

Die Verordnungen in der Risikogruppe 2 werden sehr unterschiedlich von den gesetzlichen Krankenkassen erstattet. Für eine definierte Versorgung in der Risikogruppe III mit diabetes-adaptierter Fußbettung und Spezialschuh bei diabetischem Fußsyndrom wird bundesweit ein Eigenanteils von derzeit 76 € plus eine eventuelle Rezeptgebühr von 10 € vom Versicherten verlangt. Bei der Versorgung von Maßschuhen hat der Patient einen Anspruch auf eine Erstausstattung von zwei Paar Straßenschuhen und ein Paar Hausschuhen. Das erste Paar Straßenschuhe kann nach zwei Jahren ersetzt werden, falls diese verschlissen sind, der Hausschuh wird nach 4 Jahren ersetzt. Ferner besteht die Möglichkeit, je nach Bedürftigkeit ein Paar Bade- und Sportschuhe nach Maß zu erhalten. Für die Arbeit können ggf. Arbeitssicherheitsschuhe nach Maß zu Lasten des Rentenversicherungsträgers verordnet werden. Manche Krankenkassen verfahren bei Spezialschuhen bei diabetischem Fußsyndrom genauso, andere erstatten nur ein Paar Schuhe pro Jahr. Bei der Auslieferung sollte der Orthopädieschuhmacher natürlich die Passform des Schuhes nochmals überprüfen, ihm obliegt es auch, den Patienten in den Gebrauch des Hilfsmittels einzuweisen und v. a. das langsame Einlaufen zu erklären. Der verordnende Arzt muss das ausgelieferte Hilfsmittel abnehmen und ebenfalls die Passform überprüfen. Viel Überzeugungsarbeit ist auf beiden Seiten erforderlich, um den Patienten zu einer möglichst langen täglichen Tragezeit zu motivieren. Hier wurden entsprechende Studien durchgeführt, dass Maßschuhe, die über eine Innenschuhdruckmessung optimiert wurden und eine Tragezeit von mehr als 70 % der Gehleistung hatten, eine niedrige Rezidivrate hatten, als Schuhe, die nicht optimiert wurden [8]. Aber die Studie zeigt auch, dass der beste Schuh keine Wirkung hat, wenn er nicht getragen wird. Sehr viel Überzeugungsarbeit muss auch immer wieder bezüglich der Passform der Schuhe geleistet werden. Patienten mit Sensibilitätsverlust beklagen nicht selten ein „Umherschwimmen" im Schuh oder dass der Schuh zu groß sei. Dies kann damit erklärt werden, dass der Patient den Schuh, der passend angefertigt ist und natürlich keinen Druck auf den Fuß ausübt, nicht spürt. Dies hat zur Folge, dass Patienten, wenn sie sich selbst Schuhe im Schuhgeschäft kaufen, diese Schuhe meist ein bis zwei Nummern zu klein kaufen und dass in Spezialschuhe bei diabetischem Fußsyndrom oder Maßschuhe zusätzlich Einlagen eingelegt werden und dadurch neue Läsionen entstehen (Abb. 5.8).

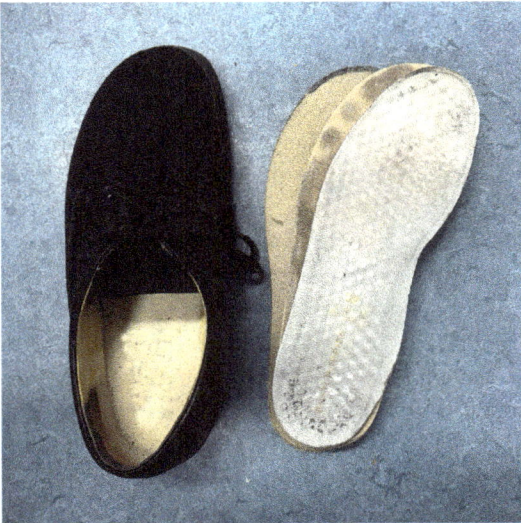

Abb. 5.8: Insgesamt drei eingelegte Einlagen im Spezialschuh bei diabetischem Fußsyndrom.

Literatur

[1] Apelqvist J, Larsson J, Agardh CD. The influence of external precipitating factors and peripheral neuropathy on the development and outcome of diabetic foot ulcers. J Diabet Complications. 1990;4(1):21–25.

[2] Armstrong DG, Boulton AJ, Bus SA. Diabetic foot ulcers and their recurrence. N.Engl.J.Med. 2017;376:2367–2375.

[3] Stephan Morbach, RalfLobmann, Michael Eckhard, et al. Diabetisches Fußsyndrom, Diabetologie. 2019;14(Suppl 2):267–277.

[4] Bus SA, Armstrong DG, Gooday C, et al., on behalf of the the International Working Group on the Diabetic Foot (IWGDF). IWGDF Guideline on offloading foot ulcers in persons with diabetes. Diabetes Metab Res Rev. 2020 Mar;36 Suppl 1:e3274.

[5] Bus SA, Armstrong DG, van Deursen RW, et al. IWGDF guidance on footwear and offloading interventions to prevent and heal foot ulcers in patients with diabetes.Diabetes/Metabolism Research and Reviews. 2016;32:25–36.

[6] Raspovic A, Landorf K. A survey of offloading practices for diabetes-related plantar neuropathic foot ulcers. Journal of Foot and Ankle Research. 2014;7(1):35.

[7] Lazzarini PA, Jarl G, Gooday C, et al. Effectiveness of offloading interventions to heal foot ulcers and reduce mechanical stress in persons with diabetic foot ulcers: a systematic review. Diabetes Metab Res Rev. 2020 Mar;36 Suppl 1:e3275

[8] Bus SA, Waaijman R, Arts M, et al. Effect of Custom-Made Footwear on Foot Ulcer Recurrence in Diabetes. Diabetes Care. 2013;36:4109–4116.

5.2.9 Primär-Prophylaxe aus schuhtechnischer Sicht

Herbert Türk, Jürgen Stumpf

5.2.9.1 Zusammenfassung

Die vom Patienten verwendeten und getragenen Schuhe haben einen nicht zu unterschätzenden Einfluss auf die Vermeidung eines Erstulkus. Aus diesem Grund sollte der Schuhversorgung des Patienten mit all ihren spezifischen Aspekten ein besonderer Stellenwert in der Primärprophylaxe eingeräumt werden. Die Bedeutung der Schuhversorgung steigt mit zunehmender Komplexität des Fußstatus. Dabei kommt allen mit den Patienten in Kontakt kommenden Therapeuten die schwierige Aufgabe zu, die Patienten von der Bedeutung der richtigen Schuhauswahl zu überzeugen. Idealerweise gelingt dies in einer gut aufeinander eingespielten, interdisziplinären und zertifizierten Fußbehandlungseinrichtung, in dessen Mittelpunkt der Patient steht. Dafür benötigen die interdisziplinären Teammitglieder nicht nur ein entsprechendes Schuh-Grundwissen und eine entsprechende Beurteilungsfähigkeit, die richtige Schuhempfehlung für den individuellen Einzelpatienten geben zu können, sondern es Bedarf auch einer einfühlsamen Überzeugungskraft; denn oftmals müssen die Patienten liebgewordene Gewohnheiten, modische Überzeugungen und gesellschaftliche Zwänge über Bord werfen und teilweise auch eine gewisse gesellschaftliche Stigmatisierung ertragen. Als grobe Richtlinie für eine dem Fußstadium gerechte Schuhversorgung haben sich die „Verordnungskriterien zur Schuhversorgung beim Diabetischen Fußsyndrom und analogen Neuro-Angio-Arthropathien" [1] als sehr hilfreich in der Praxis erwiesen.

5.2.9.2 Grundsätzliche Problematik

Auch wenn in den hochspezialisierten Fußambulanzen und Fußsprechstunden meist Patienten mit sehr gravierenden Fußbefunden behandelt werden, gehört die überwiegende Mehrheit der Patienten mit einem Diabetesbefund in die Gruppe der Patienten, die eine entsprechende Primärprophylaxe benötigen, um die Entstehung eines plantaren oder dorsalen Erstulkus zu vermeiden. Von führenden Wissenschaftlern wird deshalb ein Umdenken bei der Behandlung von diabetischen Füßen von dem bisherigen Fokus auf die Therapie von Fußwunden und Vermeidung von Rezidiven hin zu der Prävention von Erstulzera gefordert [2].

Schuhe verursachen circa 50 bis 80 % der Fußwunden [3]. Deshalb muss sich die Prävention auch intensiv mit der richtigen Auswahl von Schuhen unter Berücksichtigung der individuellen Patientensituation und der Akzeptanz des Patienten bezüglich dieser Schuhempfehlung beschäftigen. Meistens bedeutet dies für die Patienten, dass sie ihre bisherigen Gewohnheiten und Einstellungen zu ihren Schuhen grundlegend verändern müssen, denn in der Regel werden Schuhe in unserer Gesellschaft primär aus modischen oder funktionellen Gesichtspunkten gekauft und zu den verschiedensten Anlässen entsprechend getragen. Dabei sollte nicht verkannt werden, welchen Einfluss unsere Gesellschaft durch Mode und gesellschaftliche Konventionen auf die Schuhauswahl nimmt und dass dabei die Leidensfähigkeit der Füße strapaziert und dauerhafte Folgeschäden provoziert werden. Mit der Diabetesdiagnose einhergehend sollten nun aber primär funktionelle Aspekte der Schuhauswahl im Vordergrund stehen. Die Patienten sollten nun dahingehend geschult werden, dass ihre Schuhe ihre Füße nun schützen, gut passen und vor allem genügend Raum geben müssen, denn oft haben die Patienten aufgrund ihres Alters schon leichte Vorschädigungen an den Füßen, wie z. B. leichte Zehenfehlstellungen, Bewegungseinschränkungen in den Gelenken, vermehrte Hornhautbildung. Oftmals werden diese Vorschädigungen durch die Patienten bei der Schuhauswahl und dem Trageverhalten nicht berücksichtigt. Es ist absolut verständlich, dass viele Patienten mit Widerstand auf das vermeintliche Diktat der Funktion bezüglich der zukünftig geforderten Schuhauswahl reagieren. Aber nur mit einer verständnisvollen Aufklärungsarbeit, bei der auch die individuellen Bedenken der Patienten ausgeräumt werden können, kann man eine langfristige Veränderung des Schuh-Trageverhaltens der Patienten erreichen und damit einen dauerhaften Therapieerfolg gewährleisten. Zur Therapietreue durch die Patienten trägt zweifellos eine fachlich gute und auf den individuellen Fußstatus abgestimmte Schuhempfehlung bei. Damit die Patienten möglichst einheitliche und besser nachvollziehbare Empfehlungen bekommen, sollten die „Verordnungskriterien zur Schuhversorgung beim Diabetischen Fußsyndrom und analogen Neuro-Angio-Arthropathien" angewendet werden. Für den Präventionsbereich zuständig sind dabei die im Folgenden näher erläuterten Risikogruppen 0, 1 und 2 maßgebend [4].

Tab. 5.1: Liste der orthopädieschuhtechnischen Fachausdrücke.

Inhalte	Beschreibung
fußgerechte Konfektionsschuhe	Synonym für Schuhe, die den spezifischen Bedürfnissen der Fußform des Patienten entsprechen. Solche Schuhe sollten optimal sowohl in der Länge (1–1,5 cm länger als der Fuß) und Vorfußbreite Raum geben. Dafür gibt es Schuhe in verschiedenen Breiten und Weiten. Diese Schuhe dürfen weder medial, z. B. am Hallux valgus, noch am lateralen Zehenbereich, z. B. an den Hammer-/Krallenzehen drücken.
Spezialschuhe zur Versorgung diabetischer Füße lt. PG 31 [5] (gleichbedeutend Diabetesschutzschuhe)	Konfektionsschuhe, die unter Einhaltung vorgegebener Fertigungskriterien hergestellt wurden. Spezialschuhe bei diabetischem Fußsyndrom werden industriell hergestellt und bieten ausreichend Raum in Länge, Breite und Höhe, um Druckspitzen an der Fußsohle zu reduzieren und den Druck auf die Fußsohle gleichmäßig zu verteilen. Diese Schuhe haben ausschließlich einen geschlossenen Schaft, der als Halbschuh oder als Knöchelschuh gearbeitet ist. Der Schuhschaft besteht aus weichem Leder und ist mit einem reinigungsfähigen Material gefüttert. Er weist keine offenliegenden Nähte oder andere Merkmale auf, die ggf. Druckstellen oder Ödeme (z. B. Fensterödeme) auslösen können. Im Fersenbereich ist der Schuhschaft so gestaltet, dass er eine sichere und feste Fersenführung ermöglicht, um den Schuh in der gewünschten Position am Fuß zu fixieren. Die Laufsohle besteht aus auftrittsdämpfenden Materialien und ist durch eine besondere Gestaltung (z. B. Mittelfußrolle) abrollerleichternd. Die Versorgung mit Spezialschuhen erfolgt beidseitig. Spezialschuhe bei diabetischem Fußsyndrom können durch orthopädische Zurichtungen angepasst werden, um Fußbeschwerden, die die Gehfähigkeit und Gehausdauer einschränken, zu beseitigen oder zu mindern. Diese Schuhe müssen genügend Volumen bieten, um eine diabetesadaptierte Fußbettung aufzunehmen. Vor Aufnahme in das Hilfsmittelverzeichnis müssen die Schuhhersteller mittels erfolgreicher Anwendungsbeobachtung die Wirksamkeit bestätigen.

Tab. 5.1: (fortgesetzt).

Inhalte	Beschreibung
orthopädische Maßschuhe lt. PG 31 [5]	Handwerklich individuell hergestellte Schuhe sind dann indiziert, wenn der Fuß des Patienten in seiner Form, Funktion und/oder Belastungsfähigkeit so verändert ist, dass er mit konfektionierten Spezialschuhen für diabetische Füße nicht angemessen versorgt werden kann.
herausnehmbare Weichpolstersohle	Eine handelsübliche, flache Einlegesohle, die keine orthopädischen Module beinhaltet und nicht auf Bedürfnisse des Fußes eingeht. Aufgrund der Materialzusammensetzung wird eine Druckreduktion erreicht.
orthopädische Einlagen	Einlagen sind funktionelle Orthesen (Hilfsmittel nach PG 08 [6]), meist auf Basis von vorgefertigten Rohlingen, zur Stützung, Bettung oder Korrektur von Fußdeformitäten. Steht die Druckumverteilung von überbelasteten Fußarealen bei Patienten mit diagnostizierter PNP ab RG II im Vordergrund, sollten individuelle diabetesadaptierte Fußbettungen aus der PG 31 verordnet werden.
– Retrokapitale Pelotte*	Druckumverteilungsmodul zur Verlagerung der Hauptbelastungsfläche im Bereich MFK II/II/IV nach proximal
– Stufenpelotte*	wie Pelotte, aber Wirkungsweise komplett auf alle fünf Mittelfußköpfe
– Längsgewölbestütze*	dient der Stützung des medialen Fußbogens
– Zehenwulst*	vergrößert die belastete Fläche der Einlage, soll das Krallen der Zehen verhindern und dient der Entlastung der Zehenkuppen.
diabetesadaptierte Fußbettung	Diabetesadaptierte Fußbettungen werden aus mehreren unterschiedlich weichen und festen Schichten nach individuellem Abdruck hergestellt. Sie verringern Druckspitzen an exponierten Stellen des Fußes und bewirken eine gleichmäßige Belastung der Fußsohle durch Druckumverteilung. Fuß, Fußbettung und Schuh bilden in der Versorgung und Therapie eine funktionelle Einheit. Diabetesadaptierte Fußbettungen sind das Bindeglied zwischen dem Fuß und dem Schuhboden. Jede diabetesadaptierte Fußbettung wird dem entsprechenden Schuh angepasst. Die Druckreduktionswirkung sollte mit einer elektronischen, plantaren Druckverteilungsmessung kontrolliert werden. Die Versorgung kann bei diabetischem Fußsyndrom in orthopädischen Maßschuhen oder Spezialschuhen erfolgen.

Tab. 5.1: (fortgesetzt).

Inhalte	Beschreibung
orthopädische Zurichtung am Konfektionsschuh	Modifikation an der Laufsohle, Absatz oder Schuhoberteil. Durch diese möchte man eine therapeutische Wirkung wie z. B. Druckentlastung, Stellungskorrektur, Dämpfung, verbesserten statischen Aufbau und weitere funktionelle Verbesserungen des konfektionierten Schuhes erreichen [7].
– Abrollsohle	Dient der Druckentlastung und Druckeinwirkungszeit-Reduktion. Orthopädische Abrollsohlen sind Formelemente am Schuhboden, die ein Abrollen des Fußes erleichtern. Die Mittelfußrolle verkürzt dabei die mechanische Fußlänge. Die Scheitellinie des Ballenauftritts wird hinter die Metatarsalköpfe zurückverlagert. Es kommt zu einer erheblichen Reduzierung der Kräfte im Bereich der Metatarsalköpfe. Dagegen liegt die Scheitellinie bei der Ballenrolle unmittelbar hinter dem Großzehengrundgelenk und entlastet somit die Zehen.
– Schmetterlingsrolle	Dient der Entlastung schmerzhafter Mittelfußköpfe während der Schrittabwicklung. Sie wird wie eine Ballenrolle gefertigt. Dadurch, dass die MFK II/III/IV mit einer zusätzlicher Polsterung versehen wurden, wird die Belastung des Vorfußes von den Randstreifen abgefangen und die zu entlastenden MFK treten in der Schrittabwicklung in den gepolsterten Bereich. Auf diese Art und Weise können auch andere überbeanspruchte Fußareale entlastetet werden [7].

*Die Module retrokapitale Pelotte, Stufenpelotte, Längsgewölbestütze und Zehenwulst sollten bei PNP-Diagnose eine flächige Ausführung bekommen.

5.2.9.3 Beschreibung der Risikogruppen
Gruppe 0: Diabetes mellitus ohne PNP (Polyneuropathie)/pAVK (periphere arterielle Verschlusskrankheit) und ohne Fußdeformität

Definition	Erläuterung	Regelversorgung
Diabetes mellitus ohne PNP/pAVK	Aufklärung und Beratung	fußgerechte Konfektionsschuhe

Hierzu zählen Patienten mit nachgewiesenem Diabetes mellitus aber ohne diagnostizierte PNP bzw. pAVK. Diese Patienten sollen ermutigt werden, liebgewonnene Schuhangewohnheiten über Kosmetik oder z. B. schnelles, problemloses An- und Ausziehen, ohne sich bücken zu müssen, langfristig zu ändern. Hier besteht kein dringender, akuter Austausch der gesamten Schuhgarderobe, aber für die entscheidenden

Alltagstätigkeiten, bei denen die Füße der größten Belastung ausgesetzt sind, sollte ein fußgerechter Konfektionsschuh gefunden werden. Dies gilt sowohl für Straßen-, Hausschuhe als auch für alle sportlichen Tätigkeiten. Dazu zählt auch der Ratschlag, unbedingt Schuhe nur mit Strümpfen zu tragen. Frühes Aufklären über fußgerechte Konfektionsschuhe hilft ein „gesundes" Schuhbewusstsein für das eventuell spätere Eintreffen von Spätkomplikationen zu entwickeln.

Für Patienten dieser Risikogruppe empfiehlt es sich, regelmäßig einmal im Quartal das Vorhandensein einer PNP überprüfen zu lassen.

Gruppe I: Diabetes mellitus ohne PNP/AVK, mit Fußdeformität

Definition	Erläuterung	Regelversorgung
wie 0, aber mit Fußdeformität	höheres Risiko bei späterem Auftreten einer PNP/pAVK	orthopädieschuhtechnische Versorgung aufgrund orthopädischer Indikation

Hierunter fallen Patienten wie in Gruppe 0 beschrieben, jetzt allerdings mit einer diagnostizierten orthopädischen Fußdeformität.

Die verschiedenen Aspekte dieser heterogenen Risikogruppe erfordern ein funktionierendes Netzwerk aus hausärztlicher, orthopädischer, neurologischer und internistischer Seite auf hohem Niveau. Neben der Versorgung mittels der unter Risikogruppe 0 beschriebenen fußgerechten Konfektionsschuhe ist die spezielle Fußdeformität zu beachten. Hierzu wird der Konfektionsschuh orthopädieschuhtechnisch zugerichtet und eine individuelle Einlagenversorgung durchgeführt (s. Tab. 5.1).

Neben der optimalen Einstellung des Blutzuckerwertes gehört der Erhalt und die Möglichkeit für körperliche Aktivität des Patienten zu den Grundpfeilern der Prophylaxe. Daher dürfen Fußdeformitäten, die zu erheblichen Hautveränderungen wie Schwielen, Rhagaden oder generellen Druckstellen führen, niemals unbehandelt bleiben. Oftmals werden diese Patienten bereits mit Einlagen und Schuhzurichtungen nach klassisch orthopädischen Korrekturprinzipien und mit herkömmlichen Materialien versorgt. Mit der zusätzlichen Diabetesdiagnose sollte nun eine eher flächige und moderate Korrektur von Fußdeformitäten mit entsprechend bettenden Materialien erfolgen.

Schwere Fußdeformitäten und zum Teil begleitende neurologisch bedingte Erscheinungen, wie z. B. Fußheberschwäche, sind mitunter durch individuelle, orthopädische Maßschuhe zu versorgen. Diese sehr komplexe Herstellungsweise bedarf dann der gleichen Aufmerksamkeit in Sachen Materialauswahl und Passform, wie oben bei den Einlagen und Zurichtungen beschrieben. Alle im orthopädischen Maßschuh verwendeten Elemente müssen so ausgewählt und ausgeführt werden, dass auf keinen Fall Druckstellen entstehen können [8].

Gruppe II: Diabetes mit Sensibilitätsverlust durch PNP und/oder AVK und Fußdeformität

Definition	Erläuterung	Regelversorgung
Diabetes mellitus mit Sensibilitätsverlust durch PNP/pAVK	PNP mit Sensibilitätsverlust pAVK	Diabetesschutzschuh* mit herausnehmbarer Weichpolstersohle, ggf. mit orthopädischer Schuhzurichtung, Höherversorgung mit DAF oder orthopädischen Maßschuhen bei Fußproportionen, die nach einem konfektionierten Leisten nicht zu versorgen sind/Fußdeformität, die zu lokaler Druckerhöhung führt/Fehlgeschlagene adäquate Vorversorgung/orthopädische Indikationen

*gleichbedeutend „Spezialschuhe für diabetische Füße" nach PG 31 seit 2018

Zu dieser Gruppe zählen alle Patienten, die einen manifestierten Sensibilitätsverlust aufgrund einer PNP und eventueller begleitender pAVK erlitten haben. Die Autoren Hochlehnert, Engels, Morbach haben die nun eingetretene Situation sehr treffend mit diesen Worten beschrieben: *„Das zentrale Merkmal des diabetischen Fußsyndroms ist die reduzierte Schmerzentwicklung bei Anfangsschäden. Dies wird auch als ‚loss of protective Sensation' bezeichnet und ist eine Folge des Untergangs feiner Nervenfasern. Ein normales Vermeidungsverhalten und das Einfordern von Hilfe erfolgen daher nicht im angemessenen Umfang"* [9]. Dies führt automatisch zu einer höheren Verantwortung aller Teambeteiligten. Das zentrale Hilfsmittel für die betroffenen Patienten in dieser Risikogruppe ist der sogenannte Spezialschuh für diabetische Füße (neuer Begriff für Diabetesschutzschuh) mit herausnehmbarer Weichpolstersohle, ggf. mit orthopädischer Schuhzurichtung. Diese Schuhe sollen sowohl plantar als auch dorsal die Füße vor Druck schützen (s. Tab. 5.1). Seit 2019 sind diese Schuhe in der PG 31 gelistet und werden in unterschiedlicher Höhe vom jeweiligen Kostenträger preislich bezuschusst. Diese konfektionierte Versorgungsform stößt allerdings häufig bei Patienten mit individuellen höheren Risiken an ihre Grenzen und bedarf dann einer individuelleren Vorgehensweise. Insbesondere trifft dies bei Fußdeformitäten zu, die zu einer lokalen Druckerhöhung führen. Dies äußert sich klinisch oft in Prä-Ulzerationsstadien wie z. B. plantare Einblutungen im Bereich der Metatarsalköpfe oder im Zehenendgliedbereich. In diesen Fällen sollte die standardisierte, herausnehmbare Weichpolstersohle des Spezialschuhs für diabetische Füße durch eine individuelle, diabetesadaptierte Fußbettung ersetzt werden, um die Entstehung eines Erstulkus wirkungsvoll zu verhindern. Im individuellen Einzelfall sollten aber auch noch folgende Risikofaktoren, die zu einer höhergradigen Versorgung führen können, mit einbezogen werden:

Kontralaterale Major-Amputation; Arthropathie Hüft-/Knie-/OSG- oder Gelenkimplantat mit Funktionsbeeinträchtigung/Kontraktur; Amputation der Großzehe/Resektion MFK I; motorische Funktionseinschränkung/Parese eines oder beider Beine; höhergradige Gang- und Standunsicherheit; extreme Adipositas (BMI > 35); dialysepflichtige Niereninsuffizienz; Beruf mit überwiegender Steh- und Gehbelastung; erhebliche Visuseinschränkung; fehlgeschlagene Vorversorgung; Fußdeformität, die zu lokaler Druckerhöhung führt. Oftmals sind die Patienten aufgrund ihres Alters und ihrer Vorerkrankungen von einer Kombination dieser Zusatzkriterien betroffen. Dies zeigt noch einmal deutlich, wie wichtig das interdisziplinäre Team für das Gelingen einer guten Prävention ist.

Patientenempfehlungen

1. Empfehlen Sie Menschen mit Diabetes, Schuhe zu tragen, die passen, schützen und die der Fußform des Patienten Rechnung tragen.
2. Empfehlen Sie Menschen mit Diabetes, niemals ohne Socken ihre Schuhe zu tragen, ferner niemals barfuß zu gehen.
3. Bedenken Sie, Verwandte und Betreuer müssen in der gleichen Art und Weise von Punkt 1 und 2 unterrichtet werden.
4. Empfehlen Sie Menschen mit Diabetes, vor dem Anziehen der Schuhe diese auf Fremdkörper im Inneren der Schuhe oder dem Eindringen von spitzen Gegenständen durch die Laufsohle zu kontrollieren.

Literatur

[1] Nationale VersorgungsLeitlinie Typ-2-Diabetes, Präventions- und Behandlungsstrategien für Fußkomplikationen, S. 20. Version 2.8 Februar 2010; AWMF-Register: nvl/001c

[2] Bus SA, van Netten JJA. Shift in priority in diabetic foot care and research: 75 % of foot ulcers are preventable. Diabetes Metab Res Rev. 2016;32(Suppl 1):195–200. doi: 10.1002/dmrr.2738.

[3] Apelqvist J, Larsson J, Agardh CD. The influence of external precipitating factors and peripheral neuropathy on the development and outcome of diabetic foot ulcers. J Diabet Complications. 1990;4(1):21–25.

[4] Stumpf J. Schuhversorgung des Diabetischen Fußes, State Of The Art. Diabetologe. 2006;2:39–45.

[5] PG 31 Bekanntmachung des Spitzenverbandes Bund der Krankenkassen(GKV-Spitzenverband), Fortschreibung der Produktgruppe 31 „Schuhe" des Hilfsmittelverzeichnisses nach § 139 SGB V vom 10.09.2018.

[6] PG 08 Bekanntmachung des Spitzenverbandes Bund der Krankenkassen (GKV-Spitzenverband), Fortschreibung der Produktgruppe 08 „Einlagen" des Hilfsmittelverzeichnisses nach § 139 SGB V vom 24.10.2016.

[7] Wellmitz G. Orthopädietechnik. 2004 Hans Huber Verlag, Bern, S. 229/S. 301.

[8] Hanel W, Türk H, Beischer W. Orthopädische Schuhversorgung. In: Eckart A, Lobmann R. Der Diabetische Fuss. 2015 Springer Verlag, Heidelberg, S. 201–210.

[9] Hochlenert D, Engels G, Morbach S. Das Diabetische Fußsyndrom. Springer Verlag: 2015, Berlin, Heidelberg, S. 2

5.3 Diabetisches Fußsyndrom – Diagnostik und Therapie

Stefan Dörr, Marco Codagnone, Ralf Lobmann

Das diabetische Fußsyndrom (DFS) ist komplex und eine der klassischen interdisziplinär zu behandelnden Erkrankungen. Diese Komplexität äußert sich nicht zuletzt darin, dass gerade die diabetische Fußläsion von Beginn an als chronisch einzustufen ist [1].

Die DFS-Prävalenz schwankt um 5,5 % (95%-KI [95%-Konfidenzintervall] = 4,6–6,4 %). Die jährliche Neuerkrankungsrate liegt bei etwa 2 %; die Wahrscheinlichkeit, ein diabetisches Ulkus zu entwickeln, beträgt über die gesamte Lebensdauer eines Menschen mit Diabetes ungefähr 19–34 % [2,3].

Aus ökonomischer Sicht sind zudem ein Großteil der diabetesassoziierten Krankenhauseinweisungen und rund zwei Drittel aller nichttraumatisch bedingten Amputationen auf das diabetische Fußsyndrom zurückzuführen. Das Amputationsrisiko wird in der Regelversorgung mit 10–20 % angegeben. Geeignete Strukturmaßnahmen, wie sie beispielsweise in den zertifizierten Einrichtungen der DDG (Deutsche Diabetes Gesellschaft) etabliert sind, können diese Amputationshäufigkeit signifikant reduzieren [3]. Beispielsweise lag die Rate von Major-Amputationen (Amputationen oberhalb des Knöchels) in Zentren der DDG in den letzten 13 Jahren dokumentiert bei konstant unter 3,5 %. Nicht zuletzt durch diese Aktivitäten und die Schärfung des Bewusstseins für diese Komplikation des Diabetes gelang es, trotz steigender Diabeteszahlen, die Amputationsrate konstant zu halten bzw., entsprechend aktueller Datenanalysen, zumindest für die Major-Amputationen eine leichte Reduktion zu erreichen [4,5].

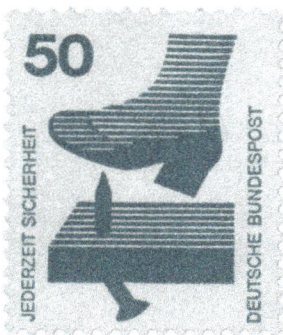

Abb. 5.9: Der Auslöser einer diabetischen Fußulzeration muss geklärt werden (Quelle: https://www.briefmarken-bilder.de/brd-briefmarken-1971-bilder/schuh-nagel-brett-gr.jpg).

5.3.1 Anamnese

Eine ausführliche Anamnese ist beim Patienten mit diabetischem Fußulkus (DFU) unerlässlich. Ein besonderer Schwerpunkt liegt in der Erfassung des Auslösers

(Tab. 5.2), gilt es doch, diesen zu beseitigen, da die Wunde sonst im Verlauf nicht abheilen bzw. an gleicher Stelle erneut auftreten wird.

Der Mechanismus der *Entstehung und die Dauer der Wunde* geben wichtige Hinweise auf das zu erwartende Keimspektrum (s. Kap. 5.3.10), mögliche Komplikationen und die Wahrscheinlichkeit einer vollständigen Abheilung. Bei *kurzer Dauer* und temporärem Schädigungsfaktor (bspw. Verletzung durch einen spitzen Gegenstand) ist die Wahrscheinlichkeit einer vollständigen Abheilung größer und das zu erwartende Keimspektrum ist meist unproblematisch [6]. Bei kurzer Krankheitsdauer (meist < 14 Tagen) ist konventionell radiologisch häufig noch keine Knochenbeteiligung (Osteitis) nachweisbar. Ein sicherer Ausschluss einer Osteitis kann hier nur mittels MRT erfolgen (s. Kap. 5.3.7).

Bei *länger bestehenden Wunden* ggf. mit Wundhöhlen oder bei Wunden, die unter feuchten Bedingungen (Sauna-, Schwimmbadbesuch, Strand etc.) entstanden sind, finden sich meist Mischinfektionen mit zwei oder mehr Keimen; gramnegative Infektionen und Anaerobier sind dann häufiger [6–8].

Tab. 5.2: Ursachen diabetischer Fußulzerationen.

thermische oder mechanische Schädigung durch	*schlechte periphere Durchblutung (pAVK)*
– zu enges oder zu weites Schuhwerk	– Claudicatio intermittens
– Barfußgehen auf heißen Oberflächen (Strand, Asphalt)	– Raucheranamnese
– zu heißes Fußbad	– kardiovaskuläre Erkrankung
– Verletzung bei der Fuß-/Nagelpflege	– fehlende Fußpulse
– Verletzung durch spitzen, harten Gegenstand (Glasscherbe, Legostein etc.)	– kühle, blass-livide Extremitäten (critical limb ischemia, CLI)
– Stürze/Unfälle	– multiple, akrale und schmerzhafte Läsionen
	periphere, sensomotorische Polyneuropathie
	– mangelnde Schmerzwahrnehmung
	– Fußfehlstellung durch Atrophie der interossären Muskulatur
	– Dyshidrose mit trockener, rissiger, zu Hyperkeratose neigender Haut
	– Schwielenbildung
weitere Einflüsse:	*gestörte Biomechanik*
– Ödemneigung bei Herzinsuffizienz oder chronisch venöser Insuffizienz	– eingeschränkte Gelenkmobilität (limited joint mobility) z. B. beim Hallux rigidus
– Hauterkrankungen, z. B. Pilzbefall der Nägel, Psoriasis, Stauungsdermatitis	– Fußdeformitäten: Krallen-, Hammerzehen, Hallux valgus → Plantarisierung von nicht für Druckbelastung ausgelegten Fußabschnitten
– eingeschränkte Sehfähigkeit	– Pes planus, Pes varus oder valgus
– Vaskulitis	– Verkürzung der Wadenmuskulatur (positiver Silfverkjöld-Test)
– Stoffwechselerkrankungen, z. B. Gichtarthropathie	

Ergänzend sollten in der Anamnese Informationen zur Diabetesdauer, der aktuellen Medikation sowie relevanten *Begleiterkrankungen* erfasst werden. Dazu werden die typischen Symptome der *pAVK* (s. Kap. 4.1.1), wie Claudicatio intermittens, Ruheschmerz, und der *Polyneuropathie* (s. Kap. 3.3), wie Parästhesien, Kribbeln und Schmerzen (burning feet), typischerweise symmetrisch an den Fußsohlen, erfragt [9].

Wichtig sind auch vorangehende Wunden und Amputationen sowie die bisherige Therapie der Wunde. Auch das soziale Umfeld des Patienten wird erfragt und berücksichtigt. Alles zusammen ergibt ein Gesamtbild des Patienten und beeinflusst die weitere Therapie.

Eine ausführliche Anamnese ergibt ein Gesamtbild des Patienten und ermöglicht die Identifikation des Auslösers.

5.3.2 Inspektion und Palpation

Bei der *Inspektion* sollten zunächst *beide* Füße im Stehen und Liegen inspiziert werden. *Rötung oder Schwielenbildung* (Hyperkeratosen) sind präulzeröse Läsionen und geben Hinweise auf besondere Belastungszonen. Sie sind Prädilektionsstellen für de-novo Ulzerationen und Rezidive. Eine Schwielenbildung ging in einer niederländischen Studie mit einem 11-fach erhöhten Risiko für ein Rezidivulkus an dieser Stelle einher [10]. Von 171 untersuchten Patienten entwickelten 71 (41,5 %) ein Rezidiv und 41 (58 %) davon an gleicher Stelle.

Durch Atrophie der kleinen Fußmuskeln im Rahmen der motorischen Komponente der diabetischen Polyneuropathie kommt es häufig zu *Fußfehlstellungen* wie Krallen-, Hammerzehen, Hallux valgus, Pes planus, -valgus oder auch komplexen Fehlstellungen im Rahmen einer Charcot-Arthropathie (s. Kap. 5.4, Charcot-Fuß). Fuß- oder Zehenfehlstellungen bilden zusätzliche Prädilektionsstellen. Besonders unerfreulich sind Ulzerationen über den kleinen Zehengelenken: Bei nur geringer Hautdeckung führen sie schnell zur Eröffnung der Gelenkkapsel, so dass ein Erhalt der Zehe oft nicht möglich ist (Abb. 5.10). Ein aufgetriebener, geröteter und eventuell schmerzhafter Zeh (*Sausage-Toe*, Abb. 5.11) geht häufig mit einer Knochenbeteiligung (Osteomyelitis) einher.

Ein insgesamt geschwollener, seitendifferent überwärmter Fuß und gelegentlich auch Überwärmung des angrenzenden Unterschenkels, sollte unbedingt an einen akuten *Charcot-Fuß* (Abb. 5.12) denken lassen (s. Kap. 5.4, Charcot-Fuß).

Daneben ist die Umgebungshaut zu berücksichtigen. Die autonome Komponente der diabetischen Polyneuropathie äußert sich in trockener, schuppiger Haut, die Bakterien eine leichte Eintrittspforte bietet. Flächige, nach proximal auslaufende Rötungen zeigen eine Phlegmone und bräunliche Verfärbungen können auf eine begleitende chronisch venöse Insuffizienz hinweisen (Purpura jaune d'ocre).

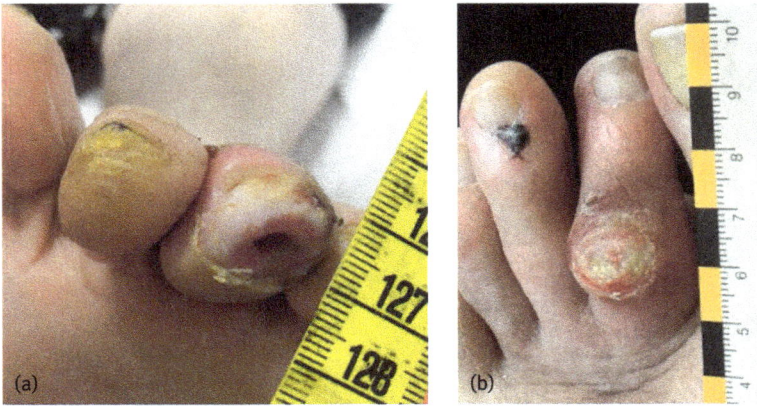

Abb. 5.10: Zehenkuppenulkus durch Plantarisierung der nicht druckresistenten Zehenkuppen (a) und Ulkus über dem PIP D2 bei Hammerzehe (b).

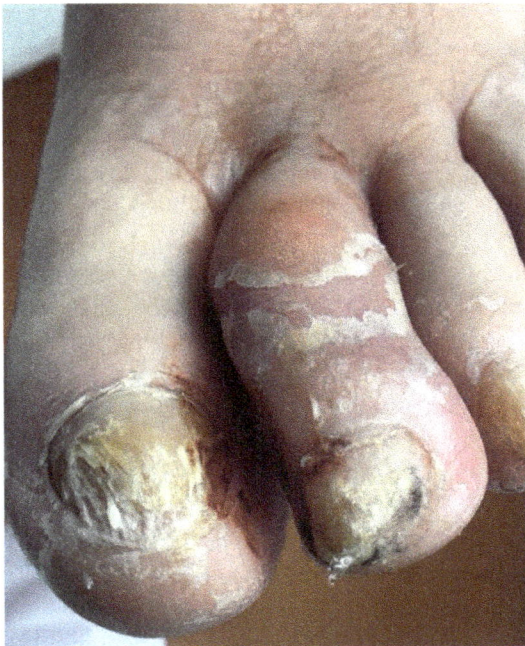

Abb. 5.11: Deutliche aufgetriebener Sausage-Toe D2.

Bei der *Palpation* sollte vergleichend die Temperatur der Extremitäten untersucht werden. Sie liefert wertvolle Hinweise auf das Vorliegen einer Infektion (Überwärmung, Rötung) oder einer relevanten Durchblutungsstörung (kalt). Lokale Schwellungen oder Fluktuationen können auf einen Sekretverhalt oder Abszess hindeuten.

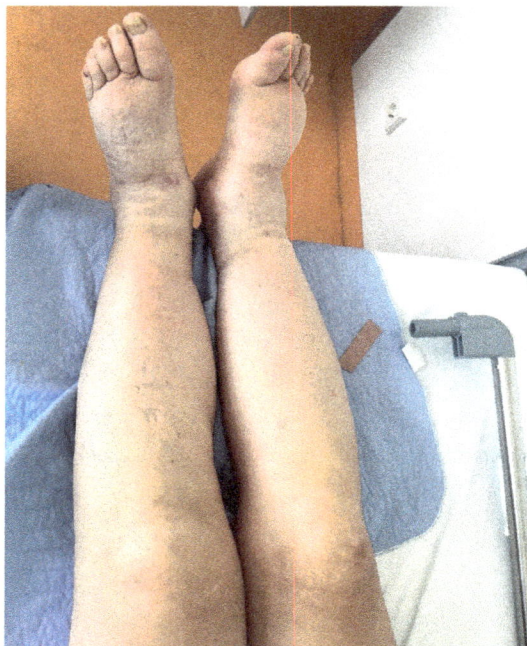

Abb. 5.12: Charcot-Fuß rechts.

Im Rahmen der Palpation werden auch die Fußpulse getastet (s. Kap. 4.1) und die Beweglichkeit der einzelnen Fußgelenke geprüft. Ein Polyneuropathie-Screening ist obligat (s. Kap. 3.3).

Die Inspektion endet mit der Untersuchung des Schuhwerks des Patienten und überprüft dessen adäquate Versorgung (s. Kap. 5.2). Oft genug ist eine inadäquate Schuhversorgung mit dadurch druckbedingten Schädigungen der Auslöser eines DFU.

5.3.3 Wundassessment

Für eine adäquate Wundbeurteilung (Wundassessment) ist beim DFU in der Regel zunächst ein scharfes *Debridement* (s. Tab. 5.5) erforderlich, da die Wunden meist von Hyperkeratose oder Nekrose bedeckt sind.

Vorsicht ist bei trockenen Nekrosen und unklarem Gefäßstatus des Patienten geboten. Nekrosen an neuralgischen Stellen wie der Ferse oder den Zehen sollten bis zur Klärung und ggf. Optimierung des Gefäßstatus belassen und ein Anfeuchten bzw. Feuchtwerden vermieden werden. Ein zu forsches Debridement führt bei schlechter Perfusion zu einer noch tiefer liegenden Nekrose, so dass man sich durch mehrere Debridements bis zum Knochen „vorarbeiten" kann, was z. B. im Bereich der Ferse

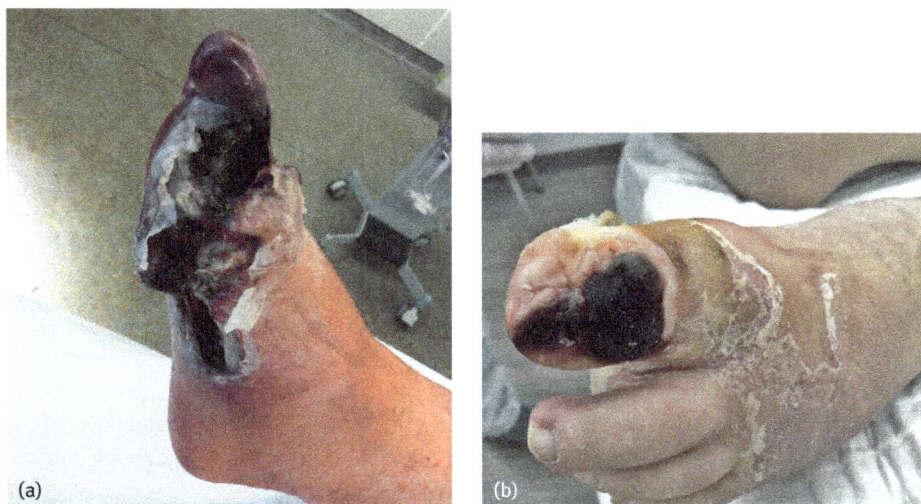

Abb. 5.13: Gangrän an D1 rechts (a) und Nekrosen an D1 (b).

den Verlust des Fußes bedeuten kann. Zum Trockenhalten einer Nekrose eignen sich Wundauflagen mit Aktivkohle und Silber als Distanzgitter oder Vlieskompresse. Alternativen sind silberhaltige feinporige PU-Schäume oder eine einfache, sterile Vlies- oder Saugkompresse, kombiniert mit einem Wunddistanzgitter.

Anders verhält es sich bei einer *Gangrän* (Abb. 5.13). Hier hilft meist nur ein ausgiebiges Debridement, um der Infektion Herr zu werden. Unter Umständen muss auch offen chirurgisch, unter Einsatz einer Vakuumtherapie, vorgegangen werden (s. Kap. 5.3.11.2).

Nach dem Debridement erfolgt die eigentliche *Wundbeurteilung*. Hierbei wird systematisch vorgegangen (s. Kasten). Eine Hilfestellung kann das englische Akronym **MEASURE** bieten [11]:

M – measure size – Größenausdehnung
E – exudate amount – Exsudatmenge
A – appearance – Erscheinungsbild: Nekrose, Granulation etc.
S – suffer pain – Schmerzhaftigkeit
U – undermining – Unterminierung
R – re-evaluate – Verlaufskontrolle festlegen
E – edge – Wundrand

Punkte der Wundbeschreibung
- Wundgrund
- Wundgröße, -tiefe
- Wundrand
- Wundumgebung
- Exsudation
- Wundgeruch

Durch eine *vorsichtige Sondierung* mit einer sterilen Pinzette oder Knopfkanüle sollte die Tiefenausdehnung und eine eventuelle Fistelbildung (Abb. 5.14) beachtet werden. Besonders der Kontakt zu Gelenkkapsel oder Knochen („probe the bone") hat Einfluss auf die Stadieneinteilung (s. Tab. 5.3 und Tab. 5.4). Exsudation, Geruch und Umgebungsreaktion können Hinweise auf eine Infektion geben. Die Umgebungshaut gibt wichtige Informationen über begleitende Erkrankungen wie eine chronische venöse Insuffizienz oder Phlegmone. Das Ergebnis des Wundassessments und die daraus erfolgende Stadieneinteilung legt das weitere therapeutische Vorgehen fest.

Im Rahmen des Wundassessments erfolgt eine *Stadieneinteilung nach Wagner und Armstrong* [12,13], (Tab. 5.3). Dabei legen die Grade nach Wagner die Tiefe bzw. Ausdehnung der Wundschädigung und die Armstrong-Stadien die Art der Schädigung (Infektion, Ischämie oder beides) fest. Die Ausprägung des Wagner-Armstrong-Stadiums korreliert mit der Zeit bis zur Wundheilung [14].

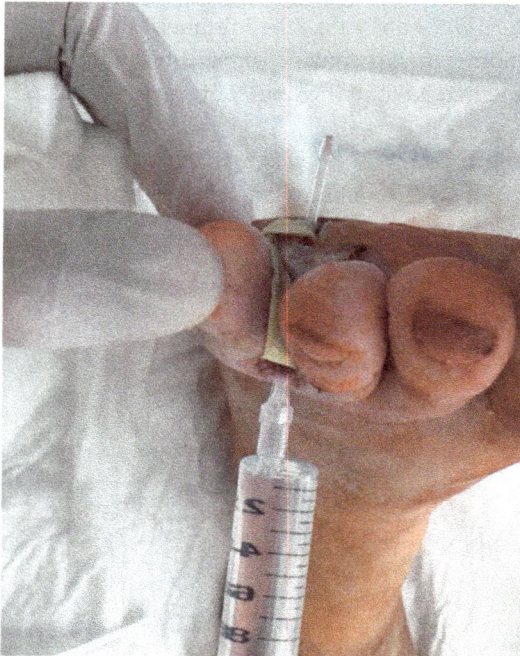

Abb. 5.14: Durch vorsichtige Sondierung ist auf die Tiefenausdehnung und Fistelbildung der Wunde zu achten.

Tab. 5.3: Stadieneinteilung nach Wagner und Armstrong.

Armstrong Stadien	Wagner Grade					
	0	1	2	3	4	5
A	prä- oder postulzeröse Veränderung	oberflächliche Wunde	Wunde bis zur Sehne oder Gelenkkapsel	Wunde bis zur Ebene der Knochen oder Gelenke	Nekrose von Fußteilen	Nekrose des gesamten Fußes
B	mit Infektion					
C	mit Ischämie					
D	mit Infektion und Ischämie					

Weitere, häufiger benutzte Einteilungssysteme sind der SINBAD-Score [15], der University of Texas-Score (UT-Score) oder der Wound Ischaemia and Foot Infection-Score (WIFI) [16], (Tab. 5.4). Im Wesentlichen fragen alle Scores nach Größe und Tiefe des Ulkus und nach dem Vorliegen einer Neuropathie, Ischämie oder Infektion. Je nach Lokalisation, Wundfläche, -tiefe, Perfusion und Infektionsgrad werden Punkte vergeben. Ein hoher Punktescore ist mit einem schlechteren Outcome verbunden. Am besten korreliert hier der WIFI-Score mit dem Ergebnis bezüglich Wundheilung oder notwendiger Amputation [5,17].

Tab. 5.4: SINBAD und WIFI-Score.

SINBAD – Site/Ischaemia/Neuropathy/Bacterial Infection/Area/Depth					
Site (Seite)	Vorfuß	0	Bacterial Infection (bakterielle Infektion)	keine	0
	Mittel- oder Rückfuß	1		vorhanden	1
Ischaemia (Ischämie)	intakter Blutfluss, tastbarer Puls	0	Area (Größe)	Ulkus < 1 cm²	0
	klinisch plausible eingeschränkte Perfusion	1		Ulkus ≥ 1 cm²	1
Neuropathy (Neuropathie)	nicht vorhanden	0	Depth (Tiefe)	oberflächlich oder subkutan	0
	vorhanden	1		bis zum Muskel, Sehne, Kapsel oder Knochen	1

Tab. 5.4: (fortgesetzt).

Wound Ischaemia and Foot Infection-Score (WIFI-Score)
WIFI Wound (W)

Grad	Ulkus	Gangrän
0	kein Ulkus, ggf. ischämischer Ruheschmerz.	keine
1	kleines, flaches Ulkus ohne Knochenkontakt mit Ausnahme distaler Zehenulzera einfache Zehenamputation möglich	keine
2	tieferes Ulkus mit freiliegendem Knochen, Sehne oder Gelenk (ohne Beteiligung der Ferse) oberflächliches Fersenulkus ohne Beteiligung des Calcaneus größerer Geweberverlust möglich, multiple (≥ 3) Zehenamputationen oder transmetatarsale Amputation notwendig	isolierte Zehengangrän
3	ausgedehntes, tiefes Ulkus am Mittel- oder Vorfuß, tiefes Fersenulkus mit Beteiligung des Calcaneus Rekonstruktion nur möglich mit einer ausgedehnten, komplexen Amputation (Chopart oder Lisfranc), ggf. Schwenklappenplastik	Gangrän des Vorfußes, Mittelfußes oder Ferse mit Beteiligung des Calcaneus

WIFI Ischaemia (I)

Grad	ABI	Syst. Knöcheldruck	ZcPO$_2$
0	≥ 0,8	> 100 mmHg	≥ 60 mmHg
1	0,6–0,79	70–100 mmHg	40–59 mmHg
2	0,4–0,59	50–70 mmHg	30–39 mmHg
3	≤ 0,39	< 50 mmHg	< 30 mmHg

WIFI Infection (FI – foot infection)

Grad	Symptome
0	keine Symptome oder Zeichen der Infektion
1	lokale Infektionszeichen (Phlegmone, Cellulitis)
2	lokale Infektion mit ≥ 2 cm Größe oder Beteiligung tieferer Gewebeschichten (Abszess, Osteomyelitis)
3	lokale Infektion mit Zeichen des SIRS

Angelehnt an: Journal of Wound care, supplement consensus document „Identifying and treating foot ulcers in patients with diabetes: saving feet, legs and lives" Vol 27, Nr. 5, Mai 2018.

International und zur Befundbeschreibung im Rahmen von Studien am häufigsten verwendet wird die *PEDIS-Klassifikation* der International Working Group on the Diabetic Foot (IWGDF, [18]). Das Akronym steht dabei für die Parameter: **P**erfusion (Durchblutung), **E**xtent/size (Wundgröße), **D**epth/tissue loss (Tiefenausdehnung), **I**nfection (Infektion) und **S**ensation (schützende Schmerzempfindung).

Die Ergebnisse des Wundassessments sollten in einem *strukturierten Erfassungsbogen* dokumentiert werden. Eine Vorlage bietet die AG Fuß der Deutschen Diabetes Gesellschaft (Praxisempfehlung „Diabetischer Fuß" der DDG, aktualisierte Version, 2018).

> Basis einer phasengerechten Wundtherapie bildet ein strukturiert durchgeführtes Wundassessment. Die Ergebnisse sollten in einem Erfassungsbogen dokumentiert werden.

5.3.4 Wundtherapie

Die Behandlung der Wunde beim diabetischen Fußsyndrom richtet sich nach den Grundlagen der *modernen, phasengerechten Wundtherapie* mit modernen Wundauflagen. Ziel ist die Schaffung eines gut durchbluteten Wundbettes durch ein lokales Debridement und revaskularisierende Maßnahmen (s. Kap. 3.3). Okklusive Verbände (außer bei der Vakuumtherapie) oder das Aufbringen von Salben, Pasten oder stark reizenden Stoffen sind obsolet. Durch das zuvor durchgeführte Wundassessment erfolgt die Einteilung in eine Wundheilungsphase und eine stadiengerechte Therapie (Tab. 5.5):

Tab. 5.5: Wundheilungsphasen, Therapieziele und deren Umsetzung.

Wundheilungsphase	Therapieziel	Therapie
inflammatorische Phase infiziertes Ulkus, feuchte Gangrän (Abb. 5.13 und Abb. 5.16)	– Infektbekämpfung – Schadensbegrenzung	– systemische Antibiose (s. Kap. 5.3.10) – Revaskularisation (s. Kap. 5.3.8) – Wundreinigung mit Wundspüllösungen oder Wundantiseptika – hydrophobe Wundauflage mit Dialkylcarbamoylchlorid (DACC) – silberhaltige Wundauflagen als Distanzgitter oder Vlieskompresse
	– Abtragung von Nekrosen (*Debridement*, Abb. 5.15)	– *Chirurgisches Debridement* mit Skalpell oder Kürette – *mechanisches Debridement* mit feuchter Kompresse oder speziellen Pads oder Schwämmchen

Tab. 5.5: (fortgesetzt).

Wundheilungsphase	Therapieziel	Therapie
		– *autolytisches Debridement* mit Hydrogelen als Tuben- oder Plattengele, Enzym-Alginogel, Alginaten, Saug-Spülkörper mit Polihexanid, hydroreinigende Polyacrylatwundauflage – *enzymatisches Debridement* mit proteolytisch wirkenden Enzymen (*Clostridiopeptidase, Streptokinase/Streptodornase*) – *biochirurgisches Debridement* mit steril gezüchteten Larven der *Lucilia sericata* (Abb. 5.18)
	– Exsudatmanagement – Schutz vor Mazeration (Abb. 5.17)	– Saugkompressen – Vlieskompressen mit Superabsorber – Alginate – PU-Schäume – Wundrandschutz mit Präparaten auf Acrylat-Copolymerbasis
Granulationsphase (Abb. 5.19)	– Wundruhe/-schutz – Infektions-/Kontaminationsvermeidung – atraumatische Verbandswechsel	– regelmäßiges Anfrischen der Wundränder und des Wundgrunds – feinporige Polyurethanschäume/ Hydropolymerverbände (HPV) – Hydrokolloide – hydrokolloidähnliche Wundauflagen je nach Menge des Exsudats
	– Wundhöhlen	– Tamponade mit hydrophober Wundauflage, hydroreinigender Polyacrylatwundauflage – Hydrofaser/Hydrofiber – (flüssige oder feste) Alginate – flüssige Hydrogele – Vakuum-Therapie (s. Kap. 5.3.11.2)
Epithelialisierungsphase	– Wundruhe/-schutz – Infektions-/Kontaminationsvermeidung – atraumatische Verbandswechsel	– möglichst lange Wechselintervalle – Vermeiden von mechanischer Irritation – Wundauflagen mit Silikonbeschichtung oder Kleberand („border"). – feinporige PU-Schäume/ Hydropolymerverbände (HPV) – Hydrokolloide – hydrokolloidähnliche Wundauflagen – Wundauflage mit *Nano-Oligo-Saccharid-Faktor* (NOSF) – Spalthauttransplantation (Abb. 5.20)

Wie bei allen chronischen Wunden, so besteht auch beim diabetischen Fußulkus ein metabolisches Ungleichgewicht durch ein Überwiegen der Aktivität der Matrixmetalloproteinasen (MMP) [19,20]. Es kommt zu einer verzögerten Wundheilung durch eine andauernde Degradation der extrazellulären Matrix. Eine *Wundauflage mit Nano-Oligo-Saccharid-Faktor* (NOSF) begrenzt diese schädliche Wirkung der MMP und führt so, statistisch signifikant, zu einer höheren Rate an vollständigen und im Mittel um 60 Tage schnelleren Wundheilungen (EXPLORER-Studie, 2018) [21].

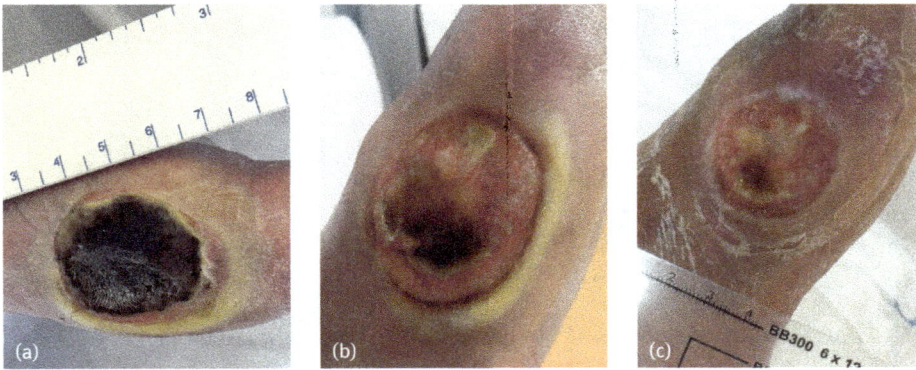

Abb. 5.15: Fest haftende Nekrose über MTK 1 vor und nach mehrzeitigem Debridement.

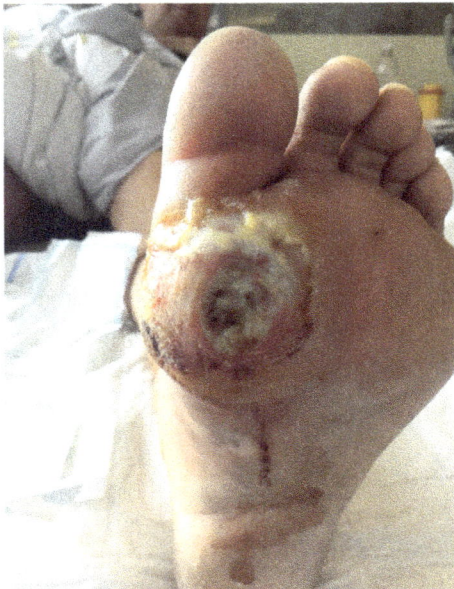

Abb. 5.16: Fettgewebsnekrosen auf einem MTK1-Ulkus.

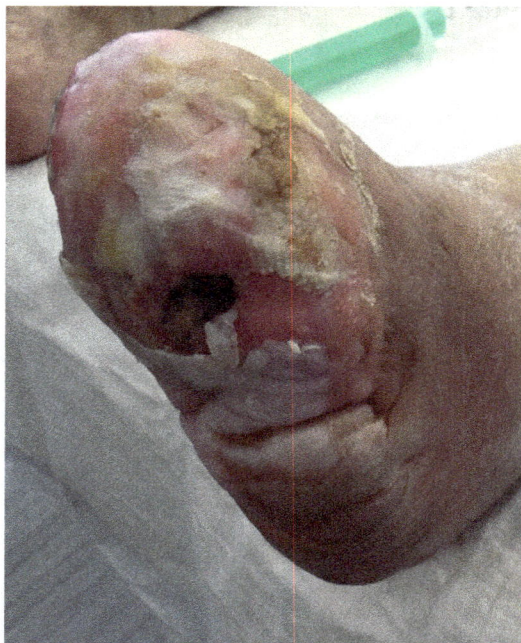

Abb. 5.17: Mazeration.

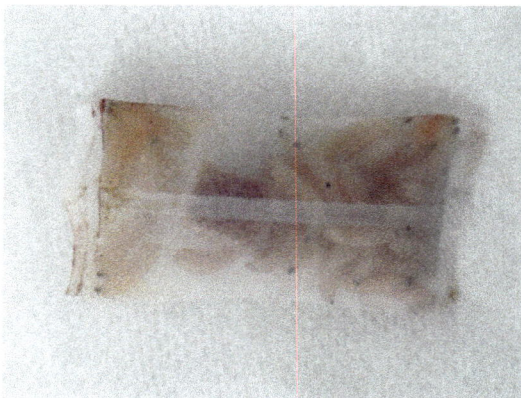

Abb. 5.18: „Gesättigte" Fliegenlarven der Gattung Lucilia sericata.

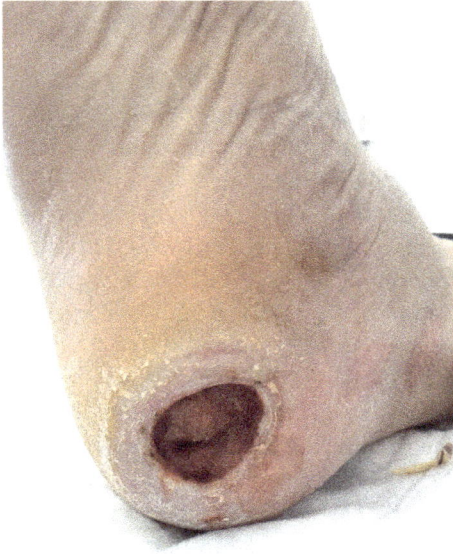

Abb. 5.19: Granulationsgewebe an einem Fersenulkus.

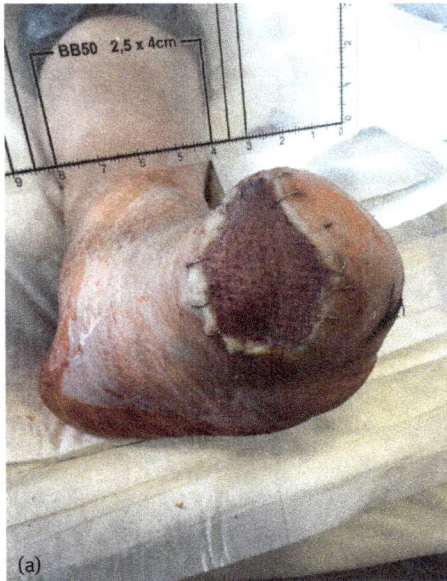

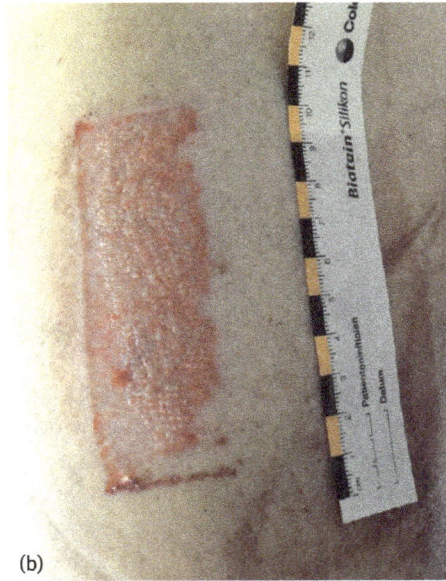

(a)

(b)

Abb. 5.20: Spalthauttransplantation mit entsprechender Entnahmestelle am Oberschenkel.

5.3.5 Entlastung (offloading)

Die zweite Grundsäule der Therapie beim DFU besteht in einer Druckentlastung der betroffenen Region. Dies kann durch eine Schrittzahlreduktion, eine Ruhigstellung von Gelenken oder durch eine Druckumverteilung erfolgen. Voraussetzung für eine optimale Wirksamkeit ist die lückenlose Anwendung der Maßnahme.

Eine *Schrittzahlreduktion* kann durch eine intermittierende Bettruhe im Rahmen eines stationären Aufenthalts, das Aussprechen von Verboten oder Verordnung einer Rollstuhlpflicht erreicht werden. Auch sperrige Entlastungsapparate wie der „Walker" schränken die Mobilität ein. Diese Maßnahmen sind für den Patienten sehr belastend und sollten deshalb nur begrenzt eingesetzt werden.

Andere Möglichkeiten der Ruhigstellung können durch eine entsprechende Schuhversorgung mit Abrollsohle oder Sohlenversteifung erfolgen (*äußere Entlastung*). Überknöchelhohe Konstruktionen nehmen beim Abrollvorgang den Druck auf und reduzieren die Druckbelastung des Fußes. Durch eine entsprechende Druckentlastung und Druckumverteilung im Bereich der Fußsohle durch eine diabetesadaptierte Fußbettung, kann die Druckbelastung auf dem Ulkusbereich reduziert werden (s. Kap. 5.2, Schuhversorgung). Protektiv wirkt selbst ein effektives Schuhwerk (nachgewiesene Druckreduktion > 200 kPa) nur, wenn es mehr als 80 % der Tageszeit getragen wird (OR 0,43) [10].

Knöcherne Vorsprünge, Sesambeine oder eine schwere Fehlstellung beispielsweise bei der Charcot-Arthropathie können ebenfalls zu einer lokalen Druckerhöhung führen. Eine *innere Entlastung* ist hier in aller Regel nur operativ möglich.

> Eine äußere Entlastung ist nur wirksam, wenn sie lückenlos (d. h. mehr als 80 % der Zeit) angewendet wird.

5.3.6 Laborchemische und mikrobiologische Diagnostik

Ein zur mikrobiologischen Diagnostik entnommener Abstrich sollte möglichst tief und stets nach dem Debridement erfolgen (Abb. 5.21) [22]. Ebenso sind zur Diagnostik Knochenfragmente oder reseziertes Gewebe geeignet. Eine Probe direkt aus einem befallenen Knochen kann durch eine CT-gesteuerte Punktion gewonnen werden. Die Verwendung von Gewebeproben wird in Studien dem gewöhnlichen Abstrich als überlegen angesehen, was die Detektionsrate betrifft [3]. Werden aber die entsprechenden Handlungsschritte bei der Abstrichabnahme eingehalten, sind auch hier aussagekräftige Ergebnisse zu erwarten [23].

In der Regel reicht die normale Bakterienkultur aus. Die PCR oder Amplifikation von RNA-Fragments ist speziellen Fragestellungen vorbehalten und gehört nicht zum Routineprogramm, kann aber die Detektionsrate erhöhen, wenn die Bakterien-

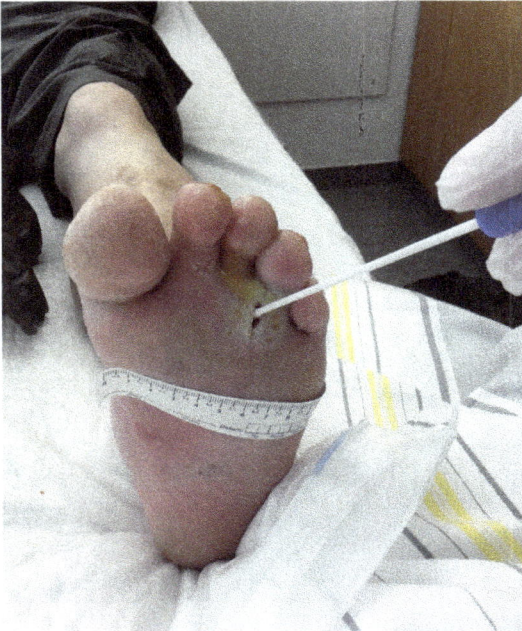

Abb. 5.21: Ein Abstrich zur mikrobiologischen Diagnostik sollte in der Tiefe abgenommen werden.

kultur beispielsweise bei antibiotischer Vortherapie oder anspruchsvollen oder anaeroben Keimen negativ ausfällt [7].

Liegt klinisch der Verdacht auf eine Infektion vor, sollten Inflammationsmarker (Blutbild, C-reaktives Protein [CRP], ggf. Procalcitonin [PCT]) bestimmt werden. Leukozyten sind zur Detektion einer Infektion weniger geeignet, da sind in der Mehrzahl der Fälle normwertig oder nur gering erhöht sind. Sensitiver ist hier das CRP. Allerdings ist es immer wieder überraschend, wie gering der CRP-Anstieg selbst bei heftig infizierten Befund ausfällt. Niedrige systemische Inflammationsmarker schließen eine Infektion beim diabetischen Fuß deshalb nicht aus [6,24].

Der Anstieg der Inflammationsparameter im Serum fällt beim infizierten diabetischen Fuß oft gering aus.

5.3.7 Bildgebende Diagnostik

Zu einer ersten orientierenden Diagnostik reicht ein *konventionelles Röntgenbild* des Fußes oder des Vorfußes in zwei Ebenen vollkommen aus (Abb. 5.22). Bei vollständig plantaren Läsionen oder im Fersenbereich kann eine Aufnahme *„streng seitlich"* ergänzend Informationsgewinn bringen. Die Lokalisation und Tiefenausdehnung der

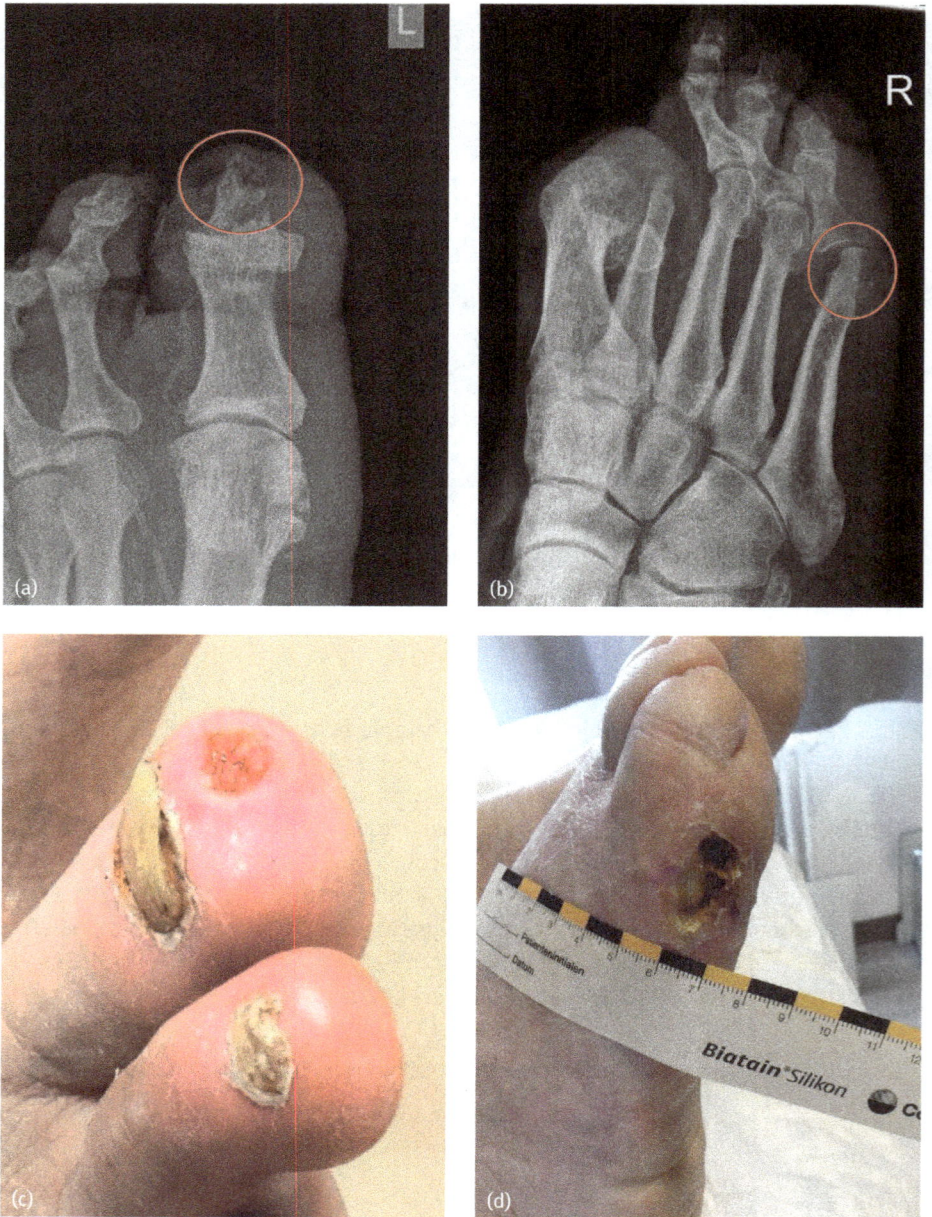

Abb. 5.22: Osteitis am Endglied D1 und Metatarsale 5-Köpfchen im konventionellen Röntgenbild (radiologische Abbildungen mit freundlicher Genehmigung Dr. S. Schöntag, Klinikum Stuttgart, Klinik für interventionelle und diagnostische Radiologie).

Wunde sollte dem Radiologen mitgeteilt werden, da nur so stichhaltige und aussage-kräftige Befunde zu erwarten sind. Allerdings gilt es zu bedenken, dass ein unauffäl-liger Röntgenbefund eine knöcherne Beteiligung bei kurzer Dauer der Wunde nicht ausschließt. So kann es sinnvoll sein, bei einem längeren Krankheitsverlauf nach 2–4 Wochen ein erneutes Röntgenbild anzufertigen, um ggf. eine Veränderung zu de-tektieren.

Zweifelsohne lässt sich eine Osteitis mittels Magnetresonanz-Tomografie (MRT) mit der höchsten Sensitivität und Spezifität diagnostizieren. Mit der *MRT*, ggf. mit Kontrastmittel, kann der erfahrene Diagnostiker zwischen einer akuten oder chro-nischen Osteitis, einer aktivierten Osteochondrose oder Arthritis sowie spezifischen Veränderungen wie einer chronischen oder aktivierten Charcot-Arthropathie unter-scheiden (Abb. 5.23). Insbesondere in der Weichteildiagnostik hat die MRT ihren

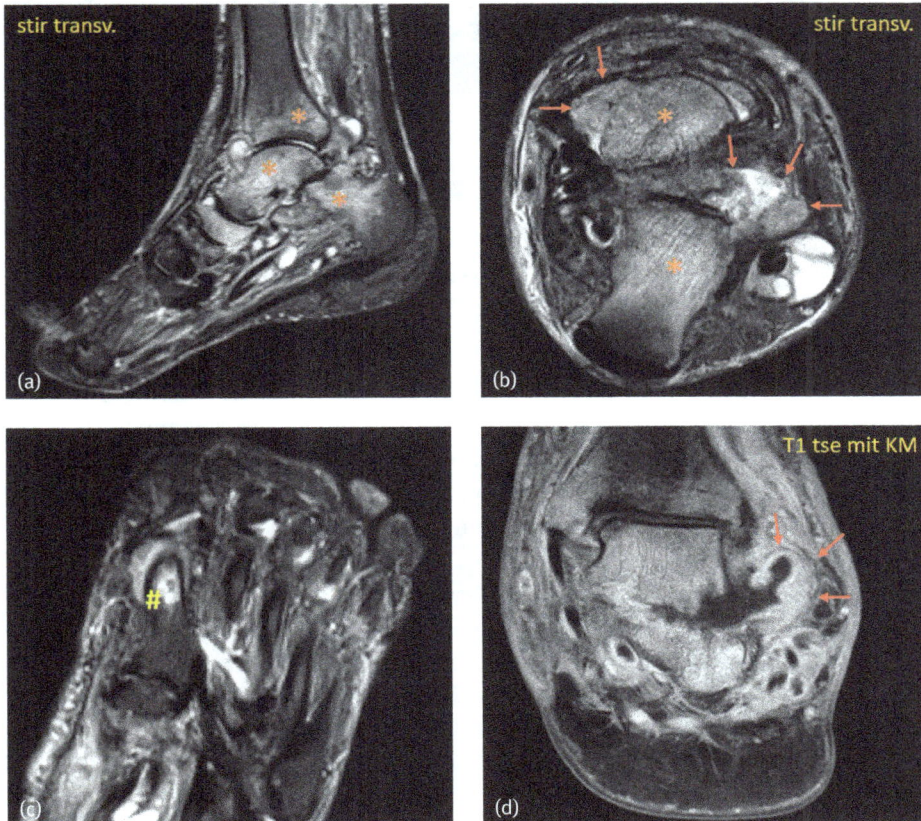

Abb. 5.23: MRT mit Kontrastmittel – (a) Knochenmarksödem im Rückfuß (*) (Talus, Calcaneus und Tibia), (b) + (d) Abszedierung (↑) mit deutlicher Kontrastmittelaufnahme. (c) Osteitis im distalen Os metatarsale 1 (#) (Abbildungen mit freundlicher Genehmigung Dr. S. Schöntag, Klinikum Stuttgart, Klinik für interventionelle und diagnostische Radiologie).

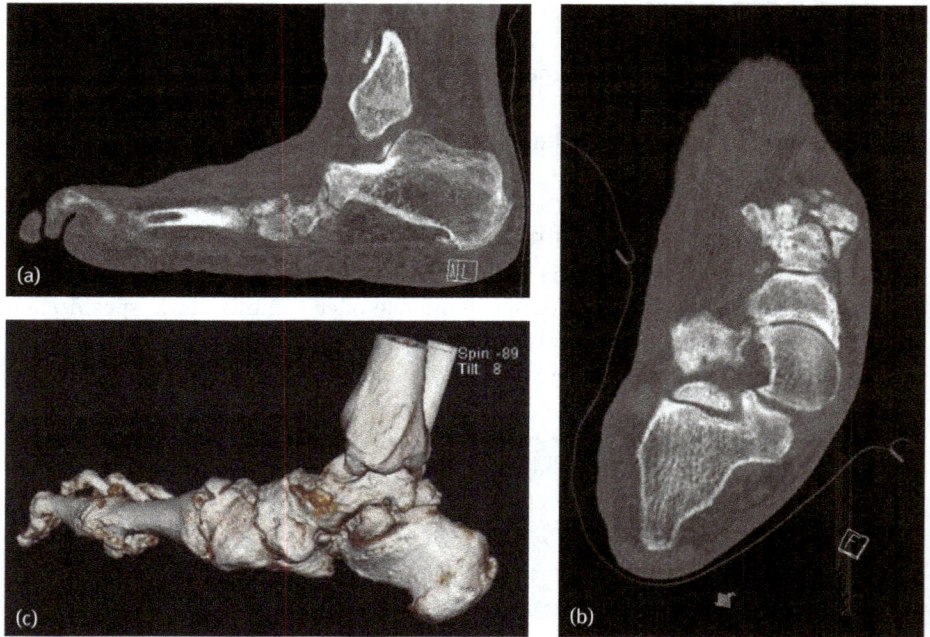

Abb. 5.24: Schwer destruierte Osteoarthropathie vom Typ Charcot sagittal, axial und in 3D-Rekonstruktion (Abbildungen mit freundlicher Genehmigung Dr. S. Schöntag, Klinikum Stuttgart, Klinik für interventionelle und diagnostische Radiologie).

Stellenwert, kann sie doch wesentliche Hinweise zum Weichteilschaden wie Abszedierung, Fistelbildung oder Nekrose geben. Der Nachweis der Ausdehnung einer Osteitis mittels MRT kann helfen, die Resektionsränder bei einer notwendigen Operation festzulegen. Eine zu knappe Resektion, bei der befallener Knochen zurückgelassen wird, führt in der Folge zu Wundheilungsstörungen und macht Nachresektionen („Salamitaktik") notwendig.

Die *Computertomografie (CT)* des Fußes hat für die Diagnostik beim DFS eine untergeordnete Bedeutung. Sie ist zwar schneller verfügbar und kostengünstiger als die MRT, bringt aber insbesondere in der Weichteildiagnostik keinen diagnostischen Zugewinn. Ihren Stellenwert hat die CT in der Planung vor Rekonstruktionen, z. B. beim Charcot-Fuß, zur Beurteilung der Knochenstabilität (Abb. 5.24).

5.3.8 Gefäßdiagnostik

Die Abklärung und ggf. Verbesserung der arteriellen Perfusion ist zwingender Bestandteil der Therapie beim DFS (s. Kap. 3.3). Typischerweise findet man beim Diabetiker eine AVK vom Unterschenkel-Typ. Jedoch sind aufgrund einer meist vorhandenen diabetischen Polyneuropathie die typischen Beschwerden der AVK nicht vorhanden. Eine Einteilung nach Fontaine oder Rutherford (Tab. 5.6) ist deshalb häufig nicht möglich bzw. sinnvoll.

Tab. 5.6: Klassifikation der pAVK nach Rutherford und Fontaine.

Rutherford			Fontaine	
Grad	Kategorie	Klinik	Stadium	Klinik
0	0	asymptomatisch	I	asymptomatisch
I	1	leichte Claud. interm.	IIa	Gehstrecke > 200 m
I	2	mäßige Claud. interm.	IIb	Gehstrecke < 200 m
I	3	schwere Claud. interm.		
II	4	ischämischer Ruheschmerz	III	ischämischer Ruheschmerz
III	5	kleinflächige Nekrose	IVa	trophische Störungen, Nekrosen
III	6	großflächige Nekrose	IVb	sekundäre Infektionen der Nekrosen

Aus diesem Grund ist eine klinische Untersuchung, unterstützt durch apparative Diagnostik, unerlässlich. Diese beginnt mit einer seitenvergleichenden Palpation der Fußpulse und Feststellung der Extremitätentemperatur. Tastbare Fußpulse schließen jedoch eine relevante AVK nicht aus: Gerade bei exzentrisch gelegenen Stenosen, Vorliegen einer Mediasklerose und einer kräftigen, kollateralisierenden A. fibularis sind häufig Fußpulse zu tasten (Abb. 5.25).

Die apparative, bedside durchführbare Basisdiagnostik besteht aus der Verschlussdruckmessung (Knöchel-Arm-Index, Ankle-brachial-Index, ABI) und wird ergänzt durch die Bestimmung des Großzehendrucks oder der transkutanen Sauerstoffdruckmessung (s. Tab. 5.4).

Ergänzt werden diese Basisuntersuchungen durch den vaskulären Ultraschall. Die farbkodierte Duplexsonografie stellt hierbei den Standard dar. Es können nichtinvasiv und ohne Kontrastmittel Stenosen dargestellt, quantifiziert und unmittelbar akute Gefäßverschlüsse ausgeschlossen werden. Erweitert wird die Duplexsonografie durch radiologische Verfahren wie CT-Angiografie, MR-Angiografie und die digitale Subtraktionsangiografie. Bevorzugt wird heute meist die MR-Angiografie, aufgrund der fehlenden Strahlenbelastung, Nichtinvasität und hohen Aussagekraft.

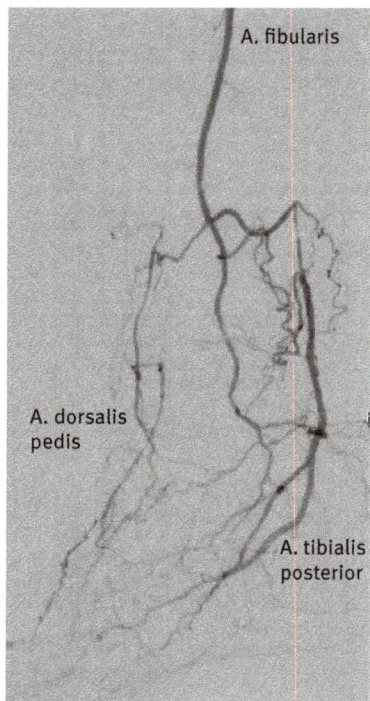

Abb. 5.25: A. fibularis als Königin des Unterschenkels. Eine kräftige A. fibularis kollateralisiert auf die anderen Fußarterien und kann zu palpablen Fußpulsen führen, trotz einer Eingefäßversorgung (Abbildungen mit freundlicher Genehmigung Dr. S. Schöntag, Klinikum Stuttgart, Klinik für interventionelle und diagnostische Radiologie).

5.3.9 Differenzialdiagnostik

Im Allgemeinen finden sich beim DFS neuropathische Ulzera, die kennzeichnend schmerzfrei sind. Schmerzhafte Ulzerationen am Fuß leiten den Gedanken auf eine vorranging ischämische Genese, wobei die Überlappungen von neuropathisch und ischämisch häufig fließend sind, was allein schon durch die hohe Koinzidenz von pAVK und Diabetes mellitus bedingt ist: Knapp 30 % der Patienten mit DFS haben auch eine pAVK, während Patienten mit pAVK in bis zu 45 % auch an einem Diabetes mellitus leiden.

Wenngleich selten, so können hinter Ulzeration gelegentlich spezifische Erkrankungen stecken. Besondere Aufmerksamkeit wecken hier Veränderungen am Wundgrund und Wundrand: ein tief roter, teils flammend roter Wundrand ist ein Hinweis für eine *Vaskulitis* (Abb. 5.26), die mit einer Steroidtherapie angegangen werden sollte.

Verruköse Wundränder bei schlechter Heilungstendenz können ein Hinweis auf eine maligne Transformation im Sinne eines *Marjolin-Ulkus* sein (Abb. 5.27). Am häufigsten zeigen sich dann Plattenepithelkarzinome (SCC, squamous cell carcinoma) [20].

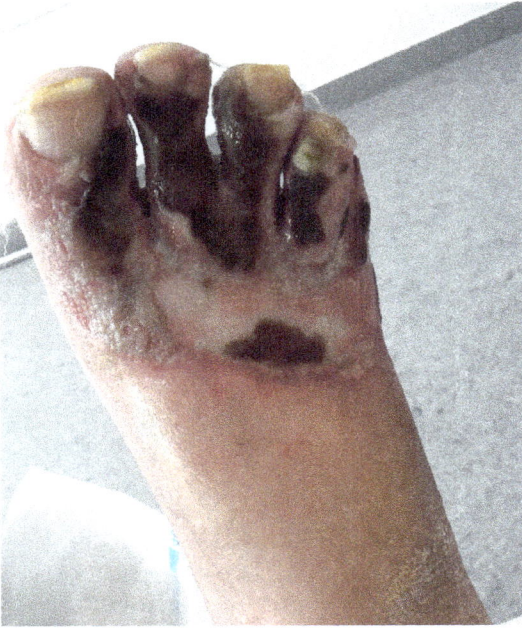

Abb. 5.26: Gramnegativer Vorfußinfekt mit vaskulitischer Beteiligung.

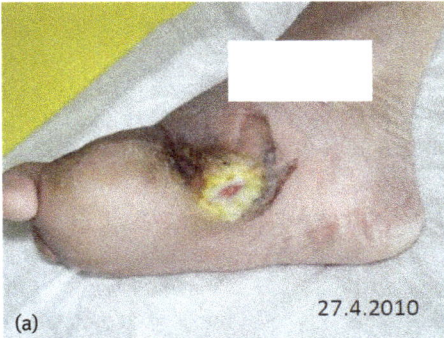

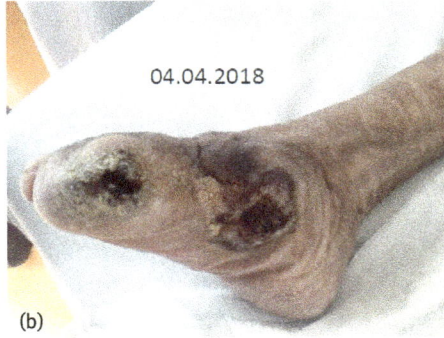

(a) 27.4.2010

(b) 04.04.2018

Abb. 5.27: Patientin mit seit mehreren Jahren bestehendem Vorfußulkus. In der Histologie zeigte sich zuletzt ein differenziertes Plattenepithelkarzinom.

Wird die Wunde durch mechanisches Debridement größer oder tiefer, muss unbedingt an ein *Pyoderma gangrenosum* gedacht und jede weitere mechanische Reizung der Wunde unterlassen werden. Bei einer langjährigen Gicht kann es auch zur Perforation eines *Gichttophus* in Gelenknähe kommen (Abb. 5.28). Bleibt die Genese des Ulkus unklar und zeigt eine atypische Konfiguration oder Lage, so sollte eine Biopsie angestrebt und an ein in der Dermatohistologie erfahrenes Labor eingeschickt werden.

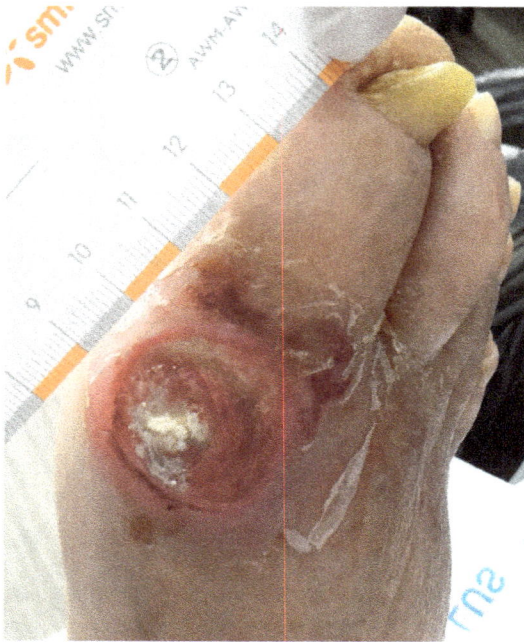

Abb. 5.28: Exulzerierter Gichttophus. Die amorphe Harnsäure ist gut zu erkennen.

5.3.10 Antiinfektive Therapie und Behandlung von Komorbiditäten

In der *kalkulierten Initialtherapie* beim infizierten DFU und bei sondierbarem Knochenkontakt reicht in der Regel ein staphylokokkenwirksames Penicillin mit β-Laktamasehemmer, z. B. Amoxicillin/Clavulansäure oder Ampicillin/Sulbactam vollkommen aus, deckt es doch die zu erwartenden Erreger gut ab (Tab. 5.7).

In einer großen monozentrischen Studie im Südwesten Deutschlands [25] konnte gezeigt werden, dass der Anteil von MRSA in den Jahren 2006 bis 2015 von 10 auf 3 % rückläufig war, ebenso der Anteil von Pseudomonas (7,2 auf 5 %). Dagegen zeigte sich eine Zunahme von multiresistenten Keimen (MRGN), bei insgesamt niedrigem Gesamtanteil. Resistenzen betrafen vorwiegend die Chinolone (MRSA 71 %, Pseudomonas 38 %, MRGN 93 %). In unserem eigenen Kollektiv waren über einen Zeitraum von 12 Monaten nur in 0,9 % aller Isolate ein multiresistenter Keim (MRGN) nachweisbar. Die MRSA-Rate lag bei 2,1 % [23].

Je nach Schwere der Infektion (WIFI-, SINBAD-Score, s. Tab. 5.4) sollte die antibiotische Therapie oral oder intravenös erfolgen. Bei Fehlen von Fieber und systemischen Infektionszeichen sowie nur milder oder fehlender lokaler Rötung ist eine orale Therapie ausreichend. Bei einer schweren Infektion mit Fieber und ausgeprägten lokalen und systemischen Infektionszeichen oder Hinweis auf eine Pseudomonaden-Beteiligung (feuchte, mazerierte Wunde) sollte die Antibiose auf jeden Fall gramnegative Erreger und insbesondere Pseudomonaden abdecken. Piperacillin/Tazobactam oder bei schweren, septischen Infektionen auch Imipenem oder Meropenem sind dann die empfohlenen Therapien. Bei aerob-anaeroben Mischinfektionen (jauchiger Gestank, tiefe Wundhöhle) kann eine Kombination mit einem gegen Anaerobier wirksamem Antibiotikum wie Metronidazol oder Clindamycin für 3–5 Tage sinnvoll sein. In der Regel beseitigt aber das Debridement die Anaerobier zuverlässig [23].

Nach Vorliegen des Antibiogramms sollte die Antibiose an die nachgewiesene Empfindlichkeit der Erreger abgepasst werden *(Deeskalation)*. Der Wirksamkeit der Therapie ist v. a. bei schweren komplizierten Infekten im Labor zu kontrollieren, um Komplikationen (z. B. Abszesse, Sehnenscheidenphlegmonen) zu vermeiden. Eine frühzeitige und zielgerichtete antibiotische Therapie hilft nicht nur die Extremität des Patienten zu retten, sondern senkt auch die sozioökonomischen Kosten der Behandlung [26].

Tab. 5.7: Antibiotische Therapie.

oberflächliche Wunden, Wunden *ohne* Hinweis auf eine Feuchtkeiminfektion, einfache Osteitis, trockene Nekrose	Wunden mit Hinweis auf eine Feuchtkeiminfektion, Gangrän, Pseudomonaden-Geruch
Wirksamkeit gegen vorwiegend grampositive Erreger wie Staphylokokkus aureus, Streptokokken, Enterokokken und ggf. Corynebakterien	zusätzlich gramnegative Erreger wie Enterobakterien (E. coli, Klebsiellen, Proteus) sowie Pseudomonaden und Anaerobier (Bacillus-Arten, Prevotella).
Ampicillin oder Amoxicillin mono Amoxicillin/Clavulansäure Ampicillin/Sulbactam Flucloxacillin (bei isoliertem Nachweis von Staph. aureus)	Piperacillin/Tazobactam Meropenem/Imipenem ggf. zusätzlich mit Ciprofloxacin (bei Pseudomonaden) oder Metronidazol bzw. Clindamycin bei Anaerobierinfekt
bei Penicillinallergie: Cephalosporine der 2. oder 3. Generation (Cefuroxim, Cefotaxim oder Ceftriaxon) – **Achtung: Enterokokkenlücke!**	*bei Penicillinallergie:* Cephalosporine der 3. oder 4. Generation (Ceftriaxon, Ceftazidim oder Cefipim)
Alternativen: Clindamycin, Levo- oder Moxifloxacin **Achtung: Myo-/Tendopathie und Delirrisiko bei Chinolonen! Clostridium-difficile-Infektion unter Chinolonen und Clindamycin!**	*Alternativen:* Levo- oder Moxifloxacin

Neben der Infektbehandlung, der phasengerechten Wundtherapie (s. Kap. 5.3.4) und der Verbesserung der Gefäßversorgung (s. Kap. 3.3) müssen auch begleitende *Komorbiditäten* des Patienten behandelt werden. Patienten mit DFS sind in der Regel multimorbid erkrankt, leiden unter Umständen unter einer generalisierten Arteriosklerose und unter mehreren diabetogenen Folgeerkrankungen. Die *Stoffwechseloptimierung* (Blutzucker, Blutfette, Blutdruck) und die *Behandlung von internistischen Grunderkrankungen* gehören deshalb zwingend zum Behandlungskonzept beim diabetischen Fußsyndrom. Durch Optimierung des Stoffwechsels und Therapie von Begleiterkrankungen verbessern sich nicht nur die Immunkompetenz und die Mikrozirkulation (Gewebeoxygenierung), sondern auch der fortschreitende Prozess der pathologischen Glykierung wird gehemmt [27]. Der HbA_{1c} korrelierte in einer kleinen Studie an 69 DFS-Patienten signifikant mit der Anzahl an Ulzerationen [14].

Chronische Wunden bedingen einen Energiemehrbedarf von 40–80 % [28]. Eine *Mangelernährung* (erniedrigter BMI, Albumin, Wadenumfang) muss deshalb erkannt und adäquat behandelt werden [11]. Zum Screening auf eine bestehende oder drohende Mangelernährung stehen verschiedene Screeninginstrumente (Nutrition Risk Scale [NRS] oder Mini Nutritional Assessment [MNA]) zur Verfügung. Bei Patienten mit chronischen Wunden ist auf eine adäquate und ausreichende Nährstoffversorgung mit hochwertigem Eiweiß und Mineralstoffen (Magnesium, Zink, Selen) zu achten. Es gibt Hinweise darauf, dass eine schlechte Vitamin-D-Versorgung mit einer höheren Rate an Folgeerkrankunge"n, einer verstärkten Entzündungsreaktion und schlechteren Prognose beim DFS assoziiert ist [14].

Durch eine längerdauernde Immobilität, im Rahmen einer Maßnahme zur Schrittzahlreduktion oder gelenkübergreifenden Ruhigstellung, kommt es auch zum *Verlust von Muskelmasse*, welcher mit gezielter Beübung von Muskelgruppen entgegengewirkt werden sollte.

Nicht zu unterschätzen ist auch die *psychische Belastung* des Patienten durch die mit verordneten Therapieschuhen, Immobilisierung oder langen stationären Aufenthalten einhergehende *soziale Deprivation und Stigmatisierung*. Auch die Angst vor einer drohenden Amputation belastet den Patienten. Es sollte deshalb regelmäßig auf die Symptome einer Depression oder akuten Belastungsreaktion geachtet und ggf. psychologische und psychiatrische Hilfe angeboten werden.

5.3.11 Operative Therapie und Vakuumtherapie

5.3.11.1 Orthopädisch, chirurgische Therapieverfahren – Amputationsverfahren

Der Verlauf des DFS wird wesentlich durch das Vorhandensein und die Ausprägung von pAVK und Neuropathie bestimmt. Sie fließen auch in die häufigsten Risikoscores ein (s. Tab. 5.4). Je fortgeschrittener das Stadium der jeweiligen Erkrankungen ist, desto höher ist auch das Risiko einer Amputation. Vor allem die pAVK zeigt sich verantwortlich für die Mehrzahl der Major-Amputationen.

Grundsätzlich sollten alle Eingriffe an knöchernen Strukturen so sparsam wie möglich und erst nach Ausschöpfen aller konservativen Methoden eingesetzt werden. Auch ein Osteitis kann durch eine langfristige antibiotische Therapie (8–12 Wochen) zum Stillstand bzw. Ausheilung gebracht werden. Sollte eine Amputation notwendig werden, sollte eine möglichst periphere Amputationshöhe mit hoher Endbelastbarkeit gewählt werden, um eine gute prothetische Versorgung zu gewährleisten. Wenn möglich sollten Amputationswunden beim ersten Eingriff verschlossen werden [29].

Eingriffe an knöchernen Strukturen sollten so sparsam wie möglich und erst nach Ausschöpfung konservativer Maßnahmen erfolgen.

Dennoch können einige Gründe für einen operativen Eingriff beim DFS sprechen:
1. bakterielle Knochenbeteiligung im Sinne einer Osteomyelitis
2. freiliegender Knochen ohne konservative Möglichkeit einer Weichteildeckung
3. Notwendigkeit einer Druckentlastung von Weichteilgewebe bei rezidivierenden Ulzerationen aufgrund prominenter Knochen (innere Entlastung)
4. Tenotomie/Sehnentransfer zur Korrektur von Fuß- oder Zehenfehlstellungen (innere Entlastung)

Operative Eingriffe an der Extremität können nach ihrer Lokalisation in Minor- und Major-Amputation unterschieden werden. *Minor-Amputationen* beinhalten alle operativen Eingriffe inklusive Amputationen bis zum Chopart-Gelenk (Abb. 5.29), *Major-Amputation* proximal dieser Gelenklinie (z. B. Amputation nach Syme, Amputation nach Pirogoff, Unterschenkel-Amputation, Kniegelenksexartikulation, Oberschenkelamputation, Hüftexartikulation). Eine weitere übliche Einteilung erfolgt, ebenfalls nach ihrer Lokalisation, in Vorfuß- und Rückfußoperationen. Die innere Resektion wird aufgrund ihrer Sonderstellung getrennt aufgeführt.

Innere Resektion: Bei der inneren Resektion werden am betroffenen Fuß Knochen teilweise oder ganz entfernt. Prädestiniert für diese operative Intervention sind die Mittelfußknochen, Fußwurzelknochen und der Talus. Ein Vorteil dieser Operationsmethode liegt im Erhalt der Zehen bzw. der Fußform mit dadurch geringeren negativen Auswirkungen auf die Fußstatik. Vor allem bei jüngeren Patienten ist auch der kosmetische Aspekt nicht zu vernachlässigen. Bei geeigneter Lokalisation kann in einem Großteil der Fälle der Weichteilmantel erhalten oder wieder gedeckt werden. Je nach Resektionsausmaß kann eine temporäre Osteosynthese erforderlich werden. Bei MTK-Resektion kann es als Komplikation zu spitz zulaufenden Knochenenden („candy sticks") mit drohender Weichteilperforation kommen.

Vorfußamputation: Oft sind die PIP- und DIP-Gelenke aufgrund von häufig vorkommenden Zehenfehlstellungen betroffen. Hier erfolgt meist eine Zehenkranz-,

Endglied- oder Gelenkresektion. Auf eine ausreichende, spannungsfreie Adaption der Haut muss dabei geachtet werden. Um eine Zehendeviation zu verhindern, kann eine Strahlresektion sinnvoll sein, dadurch wird der gesamte Vorfuß schmaler und ein Abweichen der Zehen wird verhindert. Freiliegende Gelenkflächen sollten aufgrund der schlechten Wundheilung reseziert werden.

Rückfußamputation: Bei ausgeprägter Gangrän des Fußes oder großflächiger Knochenentzündung kann eine Rückfußamputation notwendig werden. Zu nennen wären hier vor allem die Chopart-Amputation (mediotarsal), die Amputation nach Bona-Jäger (transtarsal), Amputation nach mod. Pirogoff und die Amputation nach Syme (Abb. 5.29).

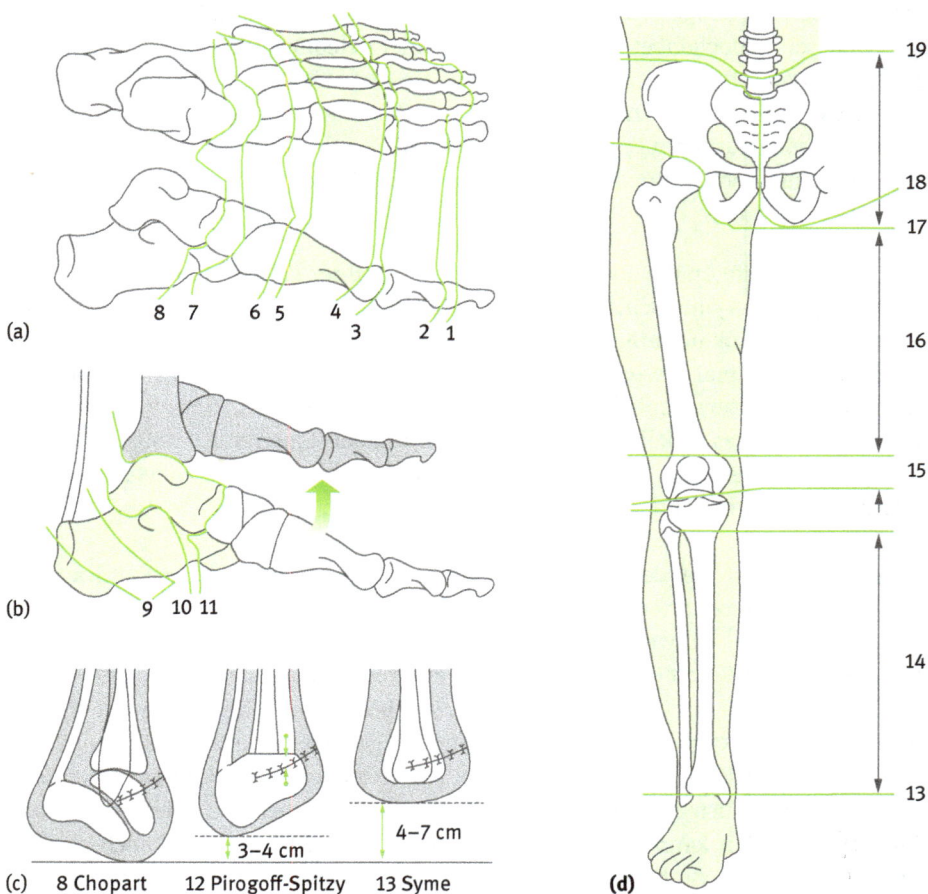

Abb. 5.29: Amputationslinien der unteren Extremität (Quelle: Bernhard Greitemann, Lutz Brückner, Michael Schäfer, René Baumgartner: Amputation und Prothesenversorgung. Indikationsstellung – operative Technik – Nachbehandlung – Funktionstraining. 4. Auflage 2016).

Grenzzonenamputation: Dieser aus dem deutschsprachigen Raum stammende Begriff beschreibt eine Form der Minor-Amputation mit Schonung von vitalem Gewebe, die sich mit dem Ziel eines maximalen Gewebeerhalts nicht an anatomische Grenzen hält.

5.3.11.2 Orthopädisch, chirurgische Therapieverfahren – Unterdrucktherapie

Die Unterdruck-Wundtherapie (NPWT, negative Pressure Wound Therapy) stellt eine nicht-invasive Option in der Therapie von akuten und chronischen Wunden dar. Durch ein geschlossenes System wird über einen offenporigen Schwamm ein Unterdruck (intermittierend oder kontinuierlich) über einer Wundfläche erzeugt. Ziel der Therapie ist das Absaugen von Wundsekret, Förderung der Durchblutung und somit Beschleunigung der Bildung von Granulationsgewebe. Unterschiedliche Systeme von verschiedenen Herstellern sind auf dem Markt verfügbar. Sie unterscheiden sich hinsichtlich aufliegenden Materials, Konnektionssystemen, Reservoiren und Höhe bzw. Art (intermittierend, kontinuierlich) des erzeugten Unterdrucks.

Die NPWT ist mit wenigen Einschränkungen für alle Wunden anwendbar; auch für tiefe, komplizierte, schlecht heilende Wunden gemischter Genese. Infizierte Wunden sollten vor einer NPWT debridiert und adäquat antibiotisch behandelt werden, um eine Verschlimmerung des Infektes unter einem okklusiven Verband zu verhindern. Bei schweren Durchblutungsstörungen ist die NPWT ebenfalls nur mit Vorsicht anzuwenden, da es zu lokalen Ischämien kommen kann. Unter oraler Antikoagulation kann es zu schweren Blutungen kommen.

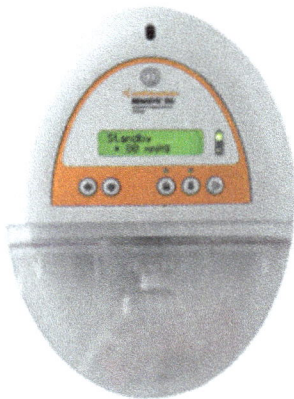

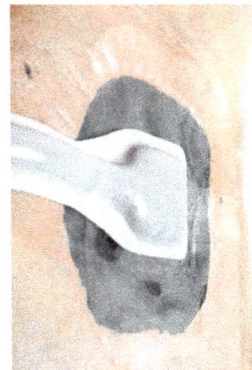

Saugpumpe mit Reservoir   Schwamm   Wunde mit einliegendem Schwamm, Okklusionsfolie und Platte des Schlauchsystems

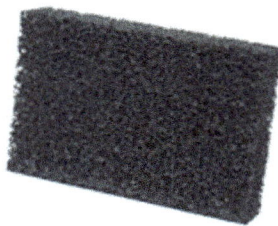

Abb. 5.30: NPWT-System der Firma Renasys (V.A.C.-System, vacuum assisted closure).

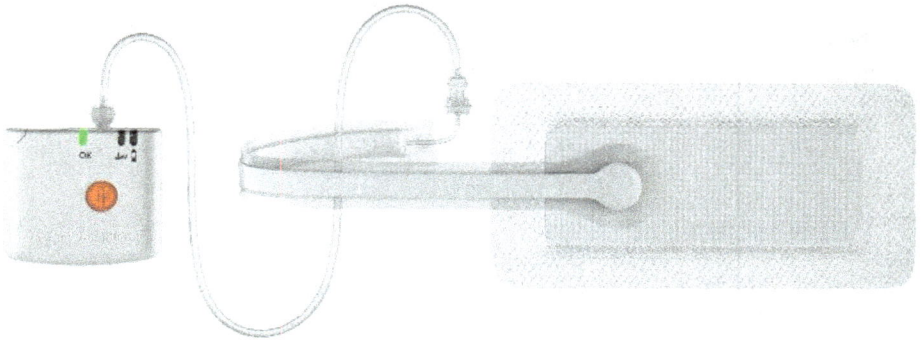

Abb. 5.31: NPWT-System der Firma Smith & Nephew (PICO-System; Quelle: Firmenhomepage).

5.3.11.3 Revaskularisierende Therapie

Liegt bei einem DFU eine relevante Perfusionsstörung durch Stenosen der Becken-Bein-Achse oder Unterschenkelgefäße vor, sollte die Möglichkeit einer Revaskularisation in einem interdisziplinären Kolloquium besprochen werden. Hier bietet sich ein Gefäßkolloquium mit Gefäßchirurgen, interventionellen Radiologen, Diabetologen und Orthopäden an. Dabei ist das OP-Verfahren zu favorisieren, das zur geringsten Traumatisierung führt. Bei nicht behandelbaren Stenosen, Multimorbidität oder Ablehnung des Patienten kann auch auf eine Intervention verzichtet werden, z. B. mit dem Ziel der Mumifizierung des betreffenden Areals. Bedeutsam ist hier eine ausführliche Darlegung der Befunde und Therapieoptionen und möglichen Komplikationen mit dem Patienten und dessen Angehörigen [30].

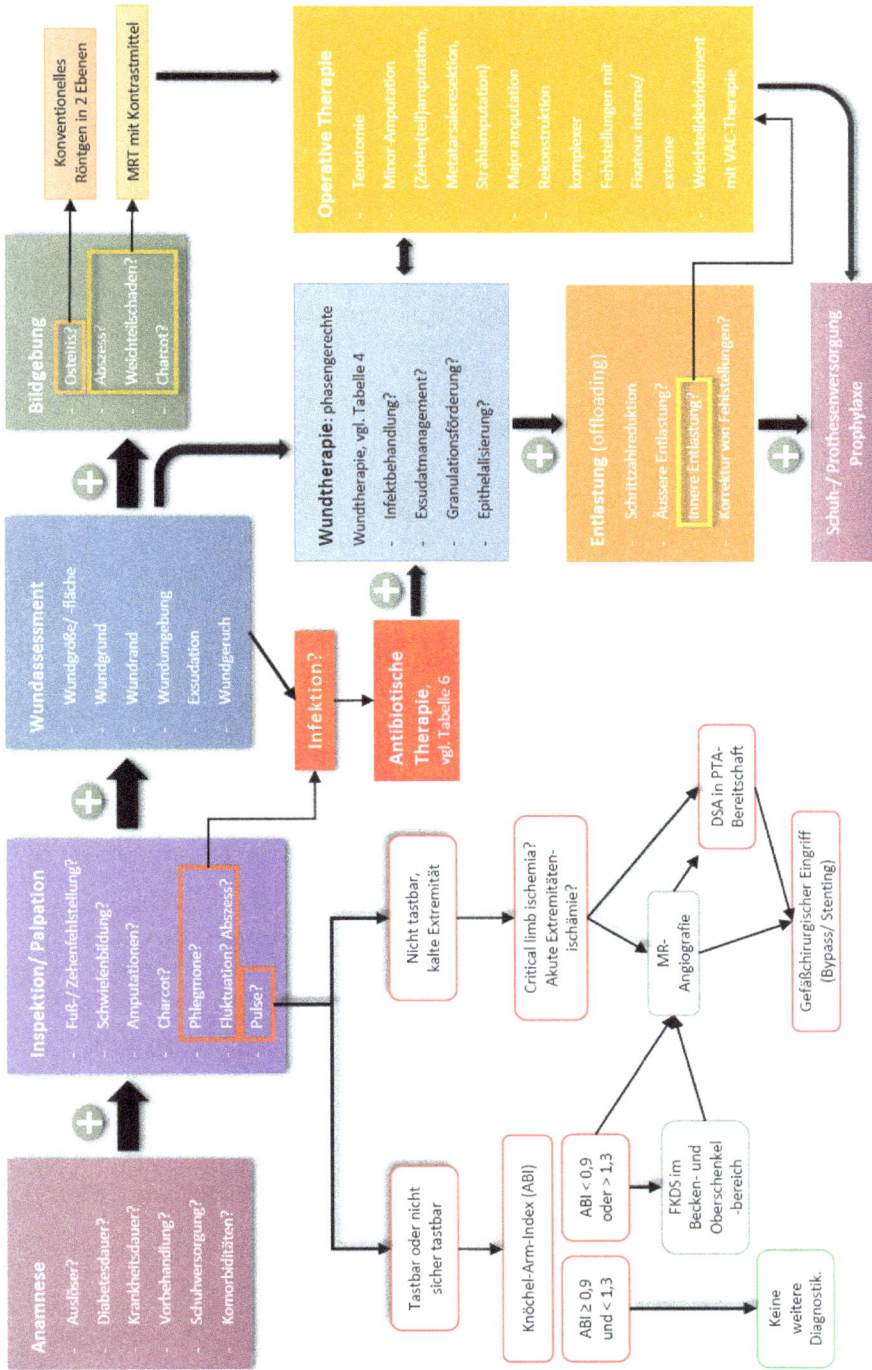

Abb. 5.32: Flussschema zur Behandlung des DFS.

Literatur

[1]   Dissemond J, Bültemann A, Gerber V, et al. Standards des ICWe. V. für die Diagnostik und The-
      rapie chronischer Wunden. WundManag. 2017;11(2):81–86.
[2]   Zhang P, Lu J, Jing Y, Tang S, Zhu D, Bi Y. Global epidemiologyofdiabetic foot ulceration: asyste-
      matic reviewandmeta-analysis. Ann Med. 2017;49(2):106–116.
[3]   Lobmann R, Rümenapf G, Lawall H, Kersken. Diabetischer Fuß. Beispiel für sektorenübergreifen-
      de Versorgungsstrukturen. Diabetologe. 2017;13:8–13.
[4]   Morbach S, Lobmann R, Eckhard M, et al. Diabetisches Fußsyndrom. Diabetologie. 2019;14
      (Suppl 2):267–277.
[5]   Dörr S, Schlecht S, Chatzitomaris A, et al. Predictive effect of inflammatory response and foot
      ulcer localization on outcome in younger and older individuals with infected diabetic foot syn-
      drome. Exp Clin Endocrinol Diabetes. 2020;1–9, doi 10.1055/a-1149-8989.
[6]   Calhoun JH, Overgaard KA, Stevens CM. Diabeti foot ulcers and infections: current concepts.
      Adv Skin Wound Care. 2002;15(1):31–42.
[7]   Heravi FS, Zakrzewski M, Vickery K, Armstrong DG, Hu H. Bacterial diversity of diabetic foot ul-
      cers: current status and future prospectives. J Clin Med. 2019;8 Vol. 1935, doi:10.3390/
      jcm8111935.
[8]   Macdonald KE, Jordan CY, Crichton E, et al. A retrospective analysis of the microbiology of dia-
      betic foot infections at a Scottish tertiary hospital. BMC Infect Dis. 2020;20 Vol. 218, doi.org/
      10.1186/s12879-020-4923-1.
[9]   Ziegler D, Landgraf R, Lobmann R, et al. Polyneuropathy is inadequately treated despite increa-
      sing symptom intensity in individuals with and without diabetes (PROTECT follow-up study). J
      Diabetes Investig. 2020 Sep;11(5):1272–1277. Doi: 10.1111/jdi.13267.
[10] Waijman R. Risk factors for plantar ulcers recurrence in neuropathic diabetic patients. Diabetes
      Care. 2014;37:1697–1705.
[11] Ousey K, Chadwick P, et al. JWC Consensu document: Identifying and treating foot ulcers in pa-
      tients with diabetes: saving feet, legs and lives. s. l. : MA Healthcare Ltd, Aug 2018.
[12] Mills JL Sr, Conte MS, Armstrong DG, et al. The dysvascular foot. A system of diagnosis and
      treatment. Foot and Ankle: 1981;2:64–122.
[13] Armstrong D. Validation of a diabetic wound classification system. Diabetes Care. 1998;21:855.
[14] Rudy M, Bogdanou D. Vitamin D und glukometabolische Risikofaktoren bei Diabetischem Fuß-
      syndrom. DDG-Kongress 2018. DOI 10.1055/s-0037-1601653.
[15] Ince P, Abbas ZG, Lutale JK, et al. Use of the SINBAD classification system and score in compa-
      ring outcome of foot ulcer management on three continents. Diabetes Care. 2008;31:964–967.
[16] Mills JL Sr, Conte MS, Armstrong DG, et al. The Society for Vascular Surgery lower extremity
      threatened limb classification system: risk stratification based on wound, ischemia, and foot
      infection. J Vasc Surg. 2014;59:220–234.
[17] Zhan LX, Branco BC, Armstrong DG, Mills JL. The Society for Vascular Surgery lower extremity
      threatened limb classification system based on Wound, Ischemia, and foot Infection (WIfI) cor-
      relates with risk of major amputation and time to wound healing. J Vasc Surg. 2015;64:939–
      944.
[18] NC, Sharper. Diabetic foot ulcer classification system for research purposes: a progress report
      on criteria for including patients in research studies. Diabetes Metab Res Rev. 2014;20(1):90–
      95.
[19] Mast BA, Schultz GS. Interactions of cytokines, growth factors and proteases in acute and chro-
      nic wounds. Wound. RepairRegen. 1996;4:441–420.
[20] Dörr S, Lucke-Paulig L, Vollmer C, Lobmann R. Malignant transformation in diabetic foot ul-
      cers – case reports and review of the literature. Geriatrics (Basel). 2019;4(62), doi: 10.3390/
      geriatrics4040062.

[21] Edmonds M, Lázaro-Martínez JL, Lobmann R. Sucrose octasulfate dressing versus control dressing in patients with neuroischaemic diabetic foot ulcers (Explorer). The Lancet Diabetes & Endocrinology. online publiziert 2017.

[22] Lipsky B, Senneville E, Abbas Z. Guidlines in the diagnosis and treatment of foot infection in persons with diabetes (IWGDF 2019 update). Diab Metab Res Rev. 2020, e3280.

[23] Dörr S, Holland-Letz A-K, Weisser G, Chatzitomaris A, Lobmann R. Bacterial diversity, antibiotic resistance and the risk of lower limb amputation in younger and older individuals with diabetic foot infection. Int J Low Extrem Wounds. 2021, doi: 101177/1534734621992290.

[24] Victoria von Asten SA, Geradus Peters EJ, Xi Y, Lavery LA. The Role of Biomarkers to Diagnose Diabetic Foot Osteomyelitis. A Meta-analysis. Curr Diabetes Res. 2016;12(4):396–402.

[25] Schulze D. 10-Jahresverlauf: Keimspektrum bei Patienten mit infiziertem diabetischen Fuß-Syndrom in zertifizierten Behandlungseinrichtungen des Diabetes-Fußnetz Südwest. DDG-Kongress 2018. DOI 10.1055/s-0037-1601652.

[26] Sotto A, Richard JL, Combescure C, et al. Beneficial effects of implementing guidlines on microbiology and costs of infected diabetic foot ulcers. Diabetologia. 2010;53:2249–2255.

[27] Protz, Kerstin. Moderne Wundversorgung. Urban & Fischer, 2016, 8. Auflage.

[28] Cereda E, Klersy C, Rondanelli M, Caccialanza R. Energy balance in patients with pressure ulcers: a systematic review and meta-analysis of observational studies. Am Diet Assoc. 2011;12 (111):1868–1876.

[29] Matthes I, Beirau M. Amputationen und Prothesenversorgung der unteren Extremität. Der Unfallchirurg. Springer link. 2015;6(118):535–548.

[30] van den Boom W. Effect of A1c and glucose on postoperative mortality in noncardiac and cardiac surgery. Diabetes Care. 2018;41(4):782.

5.4 Der Charcot-Fuß (diabetische neuropathische Osteoarthropathie, DNOAP; CN)

Gerhard Rümenapf, Stephan Morbach, Gerald Engels

5.4.1 Einführung

Der Charcot-Fuß (diabetische neuropathische Osteoarthropathie, DNOAP; charcot neuropathy, CN) ist eine schwerwiegende Komplikation der diabetischen Polyneuropathie. Ist das diabetische Fußsyndrom selbst schon ein vernachlässigtes Folgeproblem des Diabetes mellitus, so gilt dies für den Charcot-Fuß ganz besonders. Die große Zahl von Patienten in Fußambulanzen mit „ausgebrannten", deformierten Charcot-Füßen, welche weder vom Patienten selbst noch vom vorbehandelnden Arzt in ihrer Entstehung als solche erkannt wurden, deutet an, dass die Erkrankung weitaus häufiger ist als bisher angenommen.

Vor dem Hintergrund dieser Problematik werden Pathogenese, Diagnostik und Therapie des Charcot-Fußes beschrieben. Hierbei soll auch auf die schwierige Differenzierung zwischen aktivem Charcot-Fuß (Inflammation) und bakterieller Infektion eingegangen werden.

5.4.2 Einleitung

Zur Zeit der Erstbeschreibung von neuroosteoarthropatischen Gelenken im Jahre 1868 durch Jean-Martin Charcot (1825–1893) war die Syphilis für diese typischen Veränderungen des Fußskeletts verantwortlich [1]. Erstmals im Jahr 1936 als „neuritische" Destruktionen beim Diabetiker beschrieben [2], ist der Diabetes mellitus heutzutage weltweit die Hauptursache für den Charcot-Fuß. Mit zunehmendem Lebensalter nimmt die Zahl der Diabetiker mit peripherer diabetischer Polyneuropathie zu. Letztere ist Grundlage und hinlängliche Bedingung für die Entwicklung neuroosteoarthropathischer Destruktionen des Fußes, es können selten aber auch andere Gelenke (z. B. Kniegelenke) betroffen sein. Die Zahl der Patienten mit Charcot-Fuß steigt im gleichen Verhältnis wie die Häufigkeit von Menschen mit Diabetes mellitus in unserer Gesellschaft an. Charcot-Gelenke sind die rätselhafteste und gleichzeitig dramatischste Manifestation der diabetischen peripheren Polyneuropathie [3]. Ist der diabetische Fuß in seiner Gesamtheit schon ein vernachlässigtes Folgeproblem des Diabetes mellitus [4], so trifft dies ganz besonders für den Charcot-Fuß zu. Er wird meist vom Patienten selbst oder vom erstbehandelnden Arzt nicht erkannt und daher oftmals nur unzureichend, mit deutlicher Zeitverzögerung oder gar nicht behandelt. Die große Zahl von Patienten mit „ausgebrannten" Charcot-Füßen, die in diabetischen Fußambulanzen oder bei einem auf das diabetische Fußsyndrom (DFS) spezialisierten Gefäßchirurgen, Chirurgen oder Orthopäden in Behandlung kommen, unterstreichen dieses generelle Unwissen, befinden sich diese Patienten doch meist zu diesem Zeitpunkt bereits im grundsätzlich vermeidbaren Spätstadium der Erkrankung [5].

5.4.3 Pathogenese

Bei allen Krankheiten, die mit einer sensiblen, autonomen und motorischen Neuropathie der Beine einhergehen (Diabetes mellitus, Lues, Lepra, Syringomyelie etc.), kann eine Osteoarthropathie entstehen. Der Diabetes mellitus ist heutzutage die häufigste Ursache. Bei bis zu 3 % aller Diabetiker und bei 10 % aller Diabetiker mit Polyneuropathie findet sich eine DNOAP [3].

Sie ist also eine nicht häufige, dafür aber schwerwiegende Fußkomplikation. Die Ursache ist letztlich ungeklärt [6]. Der Schweregrad der diabetischen Polyneuropathie und zusätzliche, häufig banale und unbemerkte Traumata bei aufgehobenem Schmerzempfinden (LOPS, loss of protective sensation) sind aber von entscheidender Bedeutung. Vermutlich führt die *autonome* Neuropathie durch einen gesteigerten ossären Blutfluss über arteriovenöse Shunts zu einer umschriebenen Osteopenie des Fußskeletts [7] oder verstärkt eine vorbestehende [8]. Ähnlich wie bei der Sudeck-Erkrankung (RSD, reflex sympathetic dystrophy) kommt es auch beim Charcot-Fuß zur Osteoklastenaktivierung mit lokaler High-Turnover-Osteopenie. Nach heutigem Verständnis werden diese Prozesse durch die kontinuierliche Produktion von proinflammatorischen Zytokinen (RANKL , NF-κB) bei fortgesetzter Traumatisierung der geschädigten Extremität vermittelt [9]. Im Zusammenspiel mit der *motorischen* Neuropathie (muskuläre Dysbalance der extrinsischen und der intrinsischen Fußmuskulatur) und unbemerkten Mikrotraumen (z. B. chronische Fehlbelastung) bei fehlender Schmerzwahrnehmung infolge der *sensiblen* Neuropathie kommt es so zu fortschreitendem periartikulären Stress und im Verlauf zu Frakturen. Es entwickeln sich überschießende periostale Reaktionen, die instabile Fußlängswölbung sinkt entsprechend der Gewichtsbelastung ein und eine Konsolidierung geht im ungünstigsten Fall mit einer massiven Fehlstellung einher („Tintenlöscherfuß"). Getriggert wird diese Entwicklung durch die meist zusätzlich bestehende Verkürzung der Wadenmuskelgruppe („Achillessehnenverkürzung"), dies muss bei einer chirurgischen Strategie berücksichtigt werden [10] (Abb. 5.33). Entsprechende Veränderungen können auch durch schmerzlose, in ihrer Tragweite vom Patienten häufig unterschätzte Makrotraumen ausgelöst werden (z. B. Sturz aus dem Bett, Prellung des Fußes durch herabfallende Last, Distorsionen).

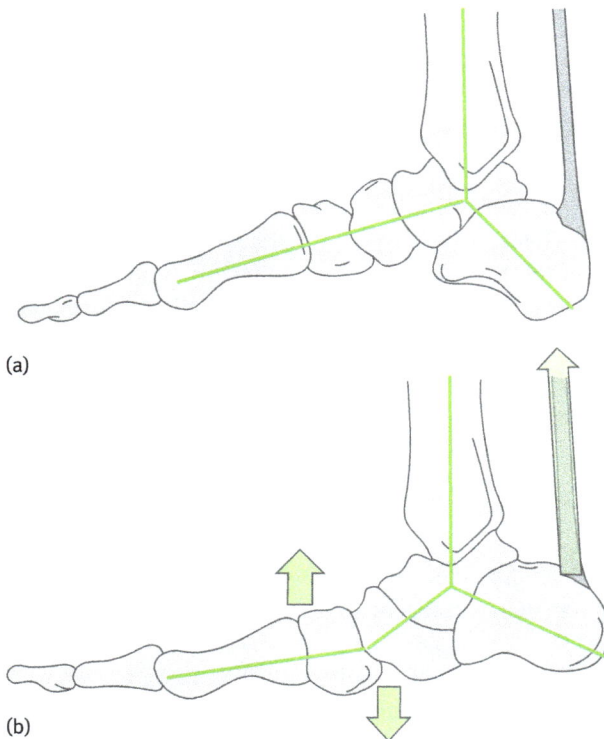

(a)

(b)

Abb. 5.33: (a) Normaler Fersenauftrittswinkel (25–35°), (b) Verminderung des Fersenauftrittswinkels beim Charcot-Fuß, der relevante Zug der Achillessehne ist mit Pfeil markiert.

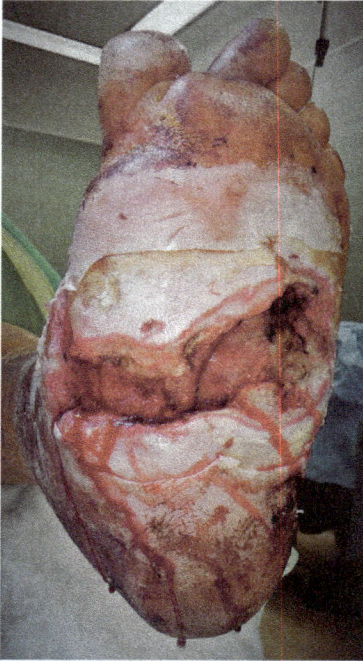

Abb. 5.34: „Septischer" Charcot-Fuß.

Im Bereich knöcherner Prominenzen können durch die Kombination von internem und externem Druck auf die Weichteile erhebliche Wunden mit Fistelungen in das Fußskelett entstehen, die bei fehlender lokaler Druckentlastung und fortgesetzter Traumatisierung zu ausgedehnten Infektionen und weitgreifenden bakteriellen Destruktionen der Knochen und Gelenke führen. Dieser „septische Charcot-Fuß" führt häufig zur Major-Amputation. (Abb. 5.34)

5.4.4 Diagnose

5.4.4.1 Klinisch

Der Charcot-Fuß wird nach der Eichenholtz-Klassifizierung in drei klinische Stadien eingeteilt, die den Verlauf von den ersten klinischen Zeichen bis zur Konsolidierung umfassen („natürlicher Verlauf") [11] (Tab. 5.8). Die Levin-Klassifikation beschreibt vier klinische Stadien (Tab. 5.9; [12]). Das Initialstadium der Erkrankung wird vom Patienten und auch vom behandelnden Arzt häufig nicht bemerkt. Meist kommt es zu einer zunächst schmerzlosen Schwellung des betroffenen Fußabschnitts (Abb. 5.35), begleitet von einer Rötung und Überwärmung der Haut mit mehr als 2 ° C Temperaturdifferenz im Vergleich zur nicht betroffenen Seite [7]. Diese Steigerung der Hauttemperatur ist ein wichtiger Gradmesser der Aktivität der Erkrankung im Behandlungsverlauf. Dem reduzierten Schmerzempfinden zum Trotz sind diffuse Schmerzen im betroffenen Fuß im weiteren Verlauf häufig (60 %) und führen dann zur Konsultation eines Arztes. Der Charcot-Fuß kann sich aber auch erstmals durch fraktur- oder luxationsbedingte, plötzliche Veränderungen der Fußform demaskieren. Prognostisch entscheidend ist die frühzeitige Diagnosestellung in der initialen Phase der Erkrankung („aktiver Charcot-Fuß") [6].

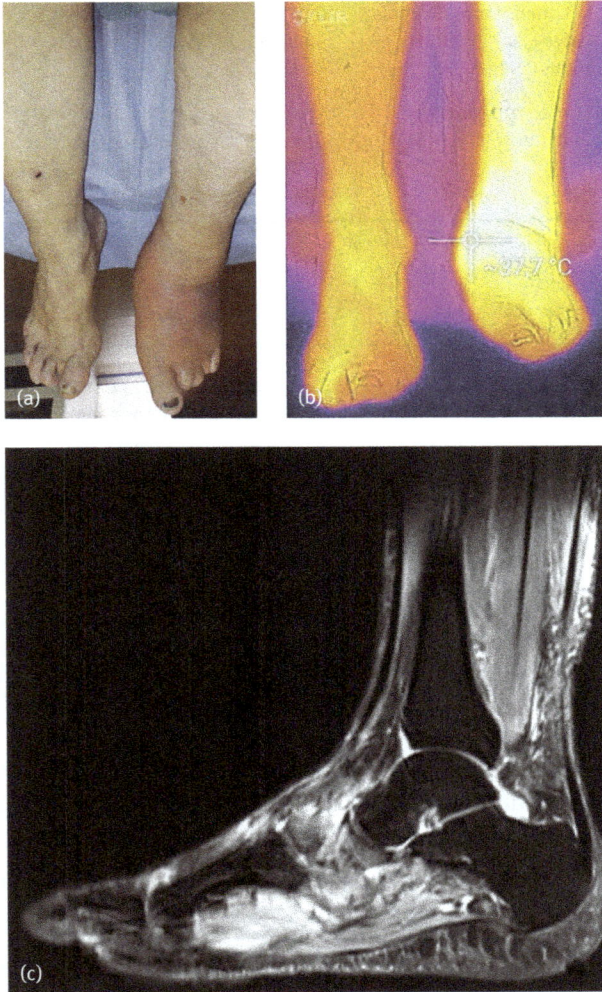

Abb. 5.35: (a) Klinisches Bild mit Schwellung, Rötung und Deformation des linken Fußes. (b) Infrarotfotografie mit Temperaturmessung (FLIR). (c) Kernspintomografie mit deutlichem Osteoödem der Fußwurzel.

Tab. 5.8: Klassifikationssystem von Eichenholtz.

Stadium	röntgenologische Zeichen	klinische Merkmale
I („dissolution")	regionale Knochendemineralisation, periartikuläre Auflösung und Fragmentierung, (Sub-)Luxation	akute Entzündungszeichen: Schwellung, Erythem, Überwärmung (leicht mit bakterieller Infektion zu verwechseln)
II („coalescence")	Resorption von Knochendébris, Organisation und frühe Heilung der Frakturen, periostale Knochenneubildung	Rückgang der Entzündungszeichen, zunehmende Frakturstabilität
III („resolution")	Abrundung von Kanten größerer Knochenfragmente, knöcherne oder fibröse Ankylose	Normalisierung der Hauttemperatur; permanente Vergrößerung von Fuß und Knöchel, geringe Schwellungszunahme im Laufe des Tages

Tab. 5.9: Verlaufsstadien nach Levin.

Stadium	Symptome
I	akutes Stadium: Rötung, Schwellung, Überwärmung des Fußes (Röntgenbild evtl. normal)
II	nach 2–3 Wochen: Knochen- und Gelenkveränderungen, Frakturen
III	Fußdeformität: Plattfuß, Wiegefuß, Tintenlöscherfuß
IV	plantare Fußläsion

Meist besteht bei den Patienten eine schwergradige diabetische Polyneuropathie mit aufgehobenem Schmerzempfinden, während eine PAVK seltener und in der Schwere weniger ausgeprägt ist als bei Patienten mit diabetischem Fußsyndrom [13]. Trotzdem wird die Häufigkeit neuroischämischer Charcot-Füße unterschätzt.

Stets sollte die arterielle Durchblutung beider Beine überprüft werden. Dazu gehört die Erhebung eines Pulsstatus und häufig eine weiterführende Diagnostik mittels Doppler- und Duplexsonografie. Bei Unsicherheit sollte ein Gefäßspezialist hinzugezogen werden.

Gravierendste Spätfolgen des Charcot-Fußes sind

- die Entwicklung von schuhtechnisch kaum mehr versorgbaren Fußdeformitäten,
- die Entstehung von Knochenvorsprüngen, die zu Druckulzerationen prädestinieren,
- eine Gelenkinstabilität durch den Verlust der Skelett- oder Gelenkintegrität,
- die über eine initial auch von Behandlern unterschätzte „Bagatellwunde" über knöchernen Vorsprüngen entstehende weitreichende Infektion

5.4.4.2 Röntgenaufnahmen des Fußskeletts

Die Frühstadien sind auf dem Röntgenbild noch nicht zu erkennen [14]. Noch vor dem Integritätsverlust des Fußskeletts entstehen innerhalb kurzer Zeit periartikuläre Demineralisationen. In fortgeschrittenen Stadien sind periartikuläre Frakturen mit überschießender periostaler Reaktion und Kallusbildung zu erkennen, des Weiteren die Sinterung und Sklerosierung von knöchernen Strukturen sowie die (Sub-)Luxation oder Ankylosierung von Gelenken. Radiologisch unauffällige knöcherne Strukturen schließen eine knöcherne Infektion nicht aus.

Entsprechend der Lokalisation der ossären Veränderungen werden nach der Sanders-Klassifikation fünf Formen unterschieden [12] (Tab. 5.10). Drei Viertel aller radiologischen Veränderungen finden sich bei den Typen I–III, am häufigsten (ca. 60 %) ist Typ II (Tarso-Metatarsalgelenke: Lisfranc-Gelenk). Veränderungen im Bereich der Metatarsalia (Typ I) können zur Zuspitzung der Metatarsalia („Candystick"-Deformität) führen und perforierende Ulzera herbeiführen. Beim Typ II (Befall der Tarso-Metatarsalgelenke; Abb. 5.36) kommt es durch die Einschmelzung der Ossa

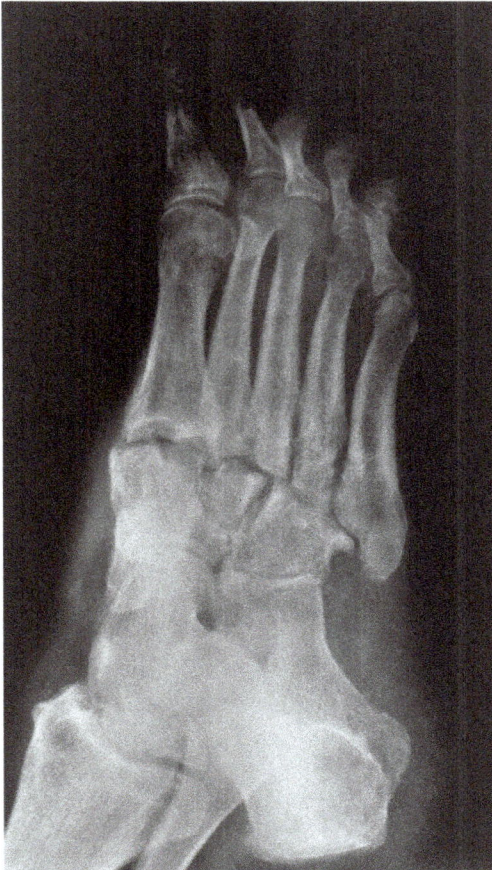

Abb. 5.36: Charcot-Fuß mit Destruktion des tarsometatarsalen Überganges (Eichenholtz II, Levin II, Sanders II).

cuneiformia und Luxation des Os naviculare zum Knick-Plattfuß. Bei Befall des Chopart-Gelenks (Typ III) kommt es zum typischen „Tintenlöscherfuß" (rocker bottom-deformity) mit der Gefahr plantarer Ulzera durch den steilgestellten Talus, der durch den Zug der Wadenmuskelgruppe provoziert wird. Bei Beteiligung des oberen Sprunggelenkes (Typ IV) kann es zur vollständigen Zerstörung des Talus kommen, so dass sich die Tibia förmlich in den Calcaneus bohrt (Abb. 5.37a). Auch können Subluxationen oder komplette Luxationen des Fußes resultieren. Die Konsolidierungsdauer dieser Läsionen ist am längsten und sie erfordern fast immer eine operative Intervention (Abb. 5.37b). Beim Typ V kommt es zu Calcaneusfrakturen („Rabenschnabelfraktur"), die stets durch den Zug der Achillessehne zu einer Dislokation der Fraktur und zu einer Überlastung des Rückfußes führen, häufig mit Entwicklung von Läsionen plantar oder im Bereich des Tuber calcanei (Abb. 5.38).

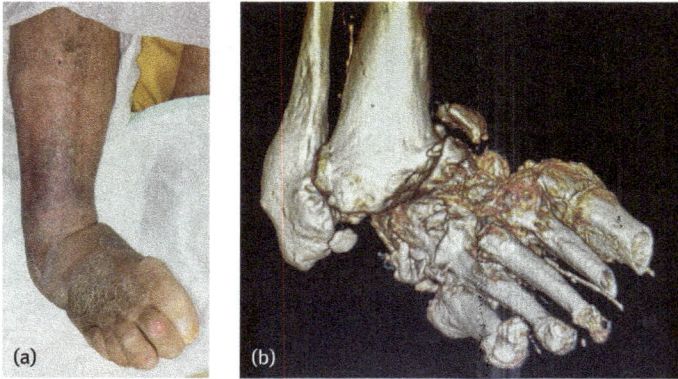

Abb. 5.37: (a) CT 3D-Rekonstruktion mit Darstellung des kompletten Verlustes des Talus und Destruktion des Calcaneus, Ansicht von lateral. (b) Klinisches Bild und CT 3D-Rekonstruktion einer Luxation im oberen Sprunggelenk in Inversion (Sanders 4).

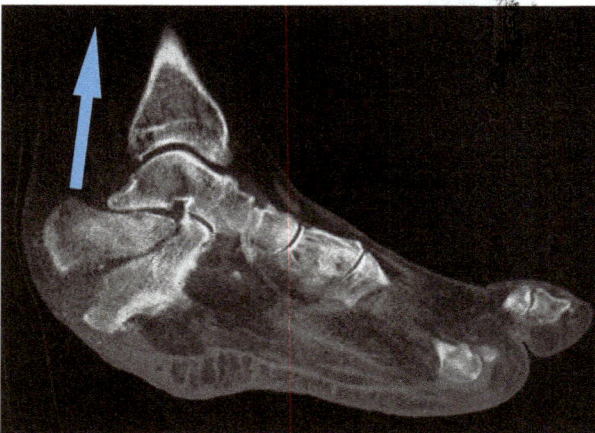

Abb. 5.38: Calcaneusfraktur („Rabenschnabel"), der distrahierende Zug der Achillessehne ist mit Pfeil eingezeichnet (Sanders 5).

Tab. 5.10: Klassifikation nach der Lokalisation [Sanders].

Typ	betroffene Skelettabschnitte
I	Mittelfuß bis Zehen
II	Tarso-Metatarsalgelenke (Lisfranc)
III	Fußwurzel (Chopart)
IV	Sprunggelenk
V	Calcaneus

5.4.4.3 Knochenszintigrafie

Wie bei der Sudeck-Erkrankung kommt es zu einer Mehranreicherung in den betroffenen Skelettabschnitten sowohl in der Früh- als auch in der Spätphase. Eine Abgrenzung zu Infektionen des Fußskeletts gelingt szintigrafisch nicht.

5.4.4.4 Kernspintomografie (Magnetresonanztomografie, MRT)

Sie ist vor allem bei den Initialstadien des Charcot-Fußes von entscheidender Bedeutung. Zu einem Zeitpunkt, an dem noch keine röntgenologischen Veränderungen am Fußskelett zu erkennen sind, findet sich in der Kernspintomografie bereits ein typisches Knochenödem der betroffenen Skelettanteile als Hinweis für bevorstehende Knochen-Gelenkdestruktionen, sollte der der Fuß weiter belastet werden. Diese initiale Phase der Erkrankung wird in Ergänzung der Levin-Verlaufsstadien auch als „Stadium 0" bezeichnet.

Bei klinischem Verdacht auf einen Charcot-Fuß und unauffälliger Röntgendiagnostik ist daher eine Kernspintomografie das sicherste Diagnoseverfahren. Zur Diagnostik bei bereits äußerlich sichtbaren Fußdeformitäten ist das MR nicht sinnvoll und guten Röntgenbildern in der Aussagekraft unterlegen. Ausnahmen sind hier die Diagnosesicherung einer Reaktivierung eines bekannten Charcot-Fußes oder die Erkennung von Abszessen als Hinweis für eine bakterielle Infektion.

5.4.4.5 Computertomografie (CT)

Sie ist vor allem zur Erkennung von Frakturen wichtig, die in der Röntgenaufnahme nicht zu erkennen sind. Das CT ist sinnvoll für die Planung chirurgischer Eingriffe am Fußskelett. Auch können abszessverdächtige Formationen erkannt werden. Für eine differenzialdiagnostische Unterscheidung Charcot-bedingter entzündlicher Veränderungen des Fußes bei steriler Osteoarthropathie (Inflammation) von einer Osteomyelitis bzw. Weichteilinfektion hilft das CT jedoch nicht weiter. Ein sicherer klinischer Hinweis für eine Osteitis bzw. Osteomyelitis ist die Sondierbarkeit knöcherner Strukturen im Ulkusgrund („probe to the bone") [15].

5.4.4.6 Differenzialdiagnose

Die wichtigste Differenzialdiagnose des aktiven Charcot-Fußes ist die tiefe bakterielle Infektion. Häufig werden die klinischen Zeichen auch als Erysipel, Phlebothrombose, Thrombophlebitis oder Gichtanfall fehlgedeutet. Wichtiges Kriterium für einen aktiven Charcot-Fuß ist das Fehlen von Ulzera oder Hautläsionen als Eintrittspforte für Keime. Laborparameter wie Leukocytose oder erhöhtes CRP sind zur Differenzierung zwischen Osteitis und akutem Charcot-Fuß nicht immer hilfreich [16]. Ganz besonders trifft das zu, wenn kein Ulkus vorliegt. Auch die Bildgebung (Röntgen, Szintigrafie) hilft bei dieser Konstellation meist nicht weiter. Bei Vorhandensein eines Ulkus lassen sich in der Kernspintomografie jedoch vorhandene Abszedierungen relativ sicher nachweisen.

5.4.5 Therapie

Die differenzialdiagnostische Abgrenzung kann in den Frühstadien klinisch und röntgenologisch äußerst schwierig sein und bedarf häufig einer weitergehenden bildgebenden Diagnostik. Daher muss bei Menschen mit Diabetes, aber auch bei allen anderen Menschen mit aufgehobenem Schmerzempfinden auf der Grundlage einer peripheren Polyneuropathie jeder gerötete und geschwollene Fuß bis zur Sicherung bzw. zum Ausschluss der Diagnose wie ein aktiver Charcot-Fuß behandelt werden. **Es darf keinen Aufschub der Therapie bis zur gesicherten Diagnose geben!**

5.4.5.1 Konservative Therapie

Die Behandlung erfolgt aufgrund der bislang letztlich unbekannten Ursache empirisch und primär konservativ. Die entscheidende Maßnahme ist die sofortige, vollständige und konsequente Ruhigstellung der betroffenen Extremität. Diese erfolgt standardmäßig durch Anlage eines „total contact cast" (TCC), einer 2-Schalen-Orthese oder die Verwendung konfektionierter Unterschenkel-Fuß-Orthesen. Die Dauer der vollständigen Ruhigstellung ist nicht vorhersehbar und bis zum Übergang des Befundes in ein stabiles Stadium (Remission) erforderlich („inaktiver Charcot-Fuß"). Anschließend ist eine langsam zunehmende Auflastung sinnvoll. Hierzu muss in der Regel ein orthopädischer Maßschuh mit hohem Schaft, Arthrodesenkappe, Vollkontakteinlagen mit Sohlenversteifung und rückversetzter Ballenrolle gefertigt **und** getragen werden [12].

Hinweise für die Wirksamkeit einer medikamentösen Begleittherapie, wie z. B. Bisphosphonate, liegen bisher nicht vor.

5.4.5.2 Chirurgische Therapie

Indikationen zur Operation bestehen bei

– Ulzera, Nekrosen oder Gangrän, um Infektionen zu vermeiden oder ihr Fortschreiten zu verhindern,
– fortgeschrittenen, konservativ nicht beherrschbaren Infektionen,
– rezidivierenden Ulzerationen über pathologischen Knochenvorsprüngen,
– konservativ nicht behandelbaren, schweren Deformitäten des Fußes,
– Gelenkinstabilität, Luxation,
– drohender Hautperforation aufgrund frakturbedingter Dislokationen.

Im akuten Stadium sollten voreilige chirurgischen Maßnahmen bei geschlossenen Weichteilen unterlassen werden. Sie dienen prinzipiell zur Erhaltung des Fußes und zur Vermeidung von Major-Amputationen, insbesondere beim Vorliegen eines infizierten Charot-Fußes mit korrespondierender Wunde.

Um Infektionen und ihr Fortschreiten zu verhindern, müssen Ulzera stets durch ein Débridement gereinigt, Nekrosen abgetragen und Gängräne bei Bedarf durch Minor-Amputationen entfernt werden. Hier sollte auf die Differenzierung von infizierten und avitalen knöchernen Strukturen geachtet werden. Infizierte Knochen können im

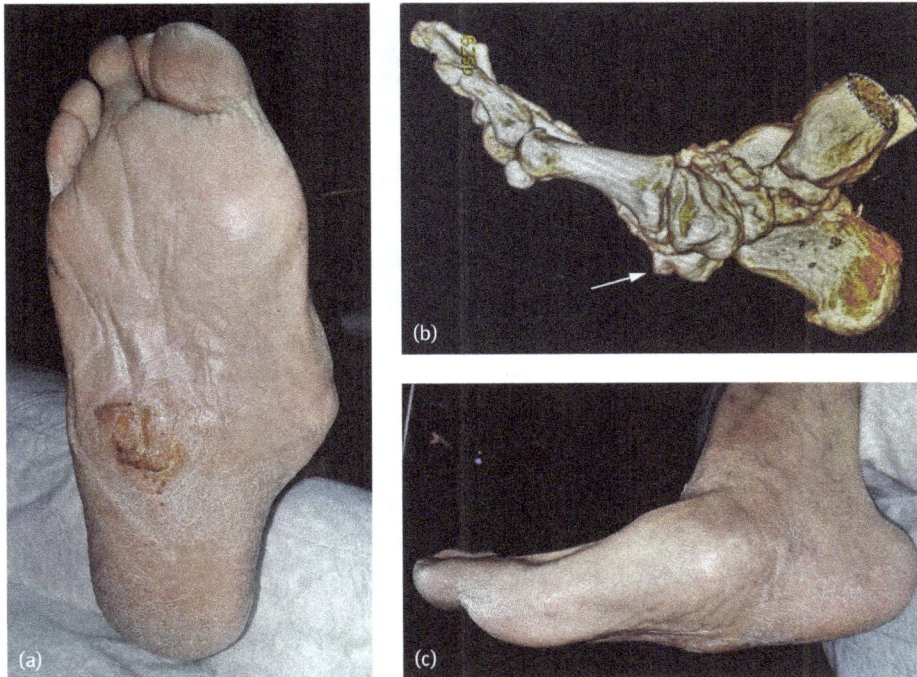

Abb. 5.39: (a) Plantare chronifizierte Läsion über dem Os cuboideum. (b) CT 3D-Rekonstruktion, die relevante knöcherne Protuberanz ist mit Pfeil markiert. (c) Klinischer Befund von medial.

Gegensatz zu Osteonekrosen bei gezielter antimikrobieller Therapie oft erhalten werden [17,18].

Akute Luxationen oder dislozierte Frakturen sollten sofort reponiert und stabilisiert werden. Bei Gelenkinstabilität insbesondere der Sprunggelenke können Versteifungsoperationen (Arthrodesen) indiziert sein.

Im inaktiven Stadium kommen operative Eingriffe zur Abtragung pathologischer Knochenvorsprünge bei rezidivierenden Ulzerationen in Frage. Das betrifft vor allem in orthopädischem Maßschuhwerk nicht-versorgbare Deformitäten des Fußes oder frakturbedingte Dislokationen, bei denen eine Hautperforation droht (Abb. 5.39 und Abb. 5.40). Die operative Strategie ist regelhaft subtraktiv und nicht additiv, gelegentlich sind autologe Spongiosaplastiken oder der Einsatz von keramischen Knochenersatzmaterialien, ggf. mit Zumischung lokal wirksamer Antibiotika, sinnvoll. Ob das Operationsergebnis mittels Fixateur externe, inneren Osteosynthesen oder einer Kombination beider Verfahren gesichert werden sollte, ist bislang noch nicht hinreichend geklärt. Eine Konsolidierung mit Pseudarthrosen ist häufig (25–75 %), die Resultate einer fibrösen Ankylose sind aber befriedigend [19].

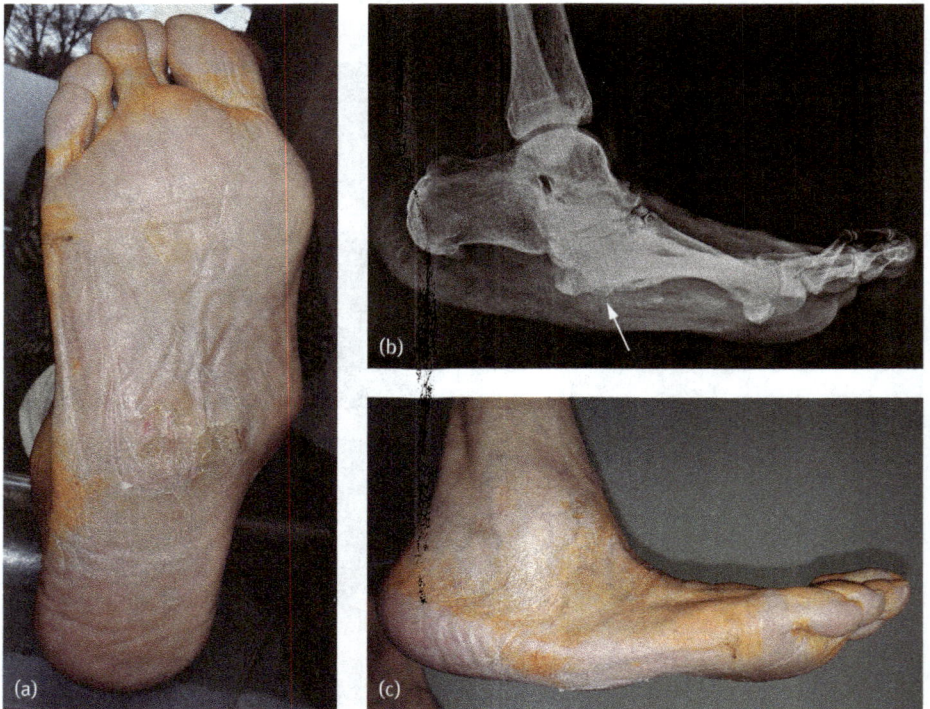

Abb. 5.40: (a) Klinischer Befund am 18. postoperativen Tag nach operativer Abtragung des knöchernen Vorsprungs in minimalinvasiver Technik. (b) Streng seitliches postoperatives Röntgenbild, die Region des Interesses ist mit Pfeil markiert. (c) Klinischer Befund wie bei (a) von lateral.

Viele Patienten mit Charcot-Fuß haben eine periphere arterielle Verschluss-krankheit, die klinisch häufig aufgrund der Überwärmung und Rötung nicht bemerkt wird. Die üblichen chirurgischen Maßnahmen (s. o.) sind dann gefährlich, weil die Ischämie das Fortschreiten der Nekrosen und Infektionen beschleunigt bzw. eine Heilung unmöglich macht. Bei Patienten mit neuroischämischem Charcot-Fuß muss deshalb zeitnah eine arterielle Revaskularisation angestrebt werden. Dies sollte am besten simultan mit der Nekrosektomie, Minor-Amputation, ggf. einer Reposition dislozierter Gelenke, oder einer fuß- oder unfallchirurgischen Versorgung in Kliniken mit einem interdisziplinären Gefäßzentrum durchgeführt werden (sog. Kombinationseingriff).

Es besteht ein nicht unwesentliches Risiko von Rezidiven und/oder eines bilateralen Auftretens [20,21]. Bei einem Charcot-Fuß muss daher der nicht betroffene Fuß vor Überlastung geschützt werden. Die Behandlung sollte in einer interdisziplinär, intersektoral und multiprofessionell organisierten Netzwerkstruktur erfolgen.

Literatur

[1] Sanders LJ. Jean-Martin Charcot (1825–1893). The man behind the joint disease. J Am Podiatr Med Assoc. 2002;92:375–380.

[2] Sanders LJ. The Charcot foot: historical perspective 1827–2003. Diabetes Metab Res Rev. 2004;20(1):S4-8.

[3] Jeffcoate WJ. Charcot foot syndrome. Diabet Med. 2015;32(6):760–70.

[4] Chantelau E. Alternativen zur Fußamputation bei diabetischer Podopathie. Was ist gesichert? Dtsch Ärztebl. 2002;99:A2052-A2056.

[5] Metcalf L, Musgrove M, Bentley J, et al. Prevalence of active Charcot disease in the East Midlands of England. Diabet Med. 2018;35(10):1371–4.

[6] Rogers LC, Frykberg RG, Armstrong DG, et al. The Charcot foot in diabetes. Diabetes Care. 2011;34:2123–2129.

[7] Young MJ, Marshall A, Adams JE, et al. Osteopenia, neurological dysfunction, and the development of Charcot neuroarthropathy. Diabetes Care. 1995;18:34–38.

[8] Petrova NL, Foster AV,Edmonds ME. Calcaneal bone mineral density in patients with Charcot neuropathic osteoarthropathy: differences between Type 1 and Type 2 diabetes. Diabet Med. 2005;22:756–761.

[9] Jeffcoate WJ, Game F, Cavanagh PR. The role of proinflammatory cytokines in the cause of neuropathic osteoarthropathy (acute Charcot foot) in diabetes. The Lancet. 2005;366:2058–2061.

[10] Ramanujam CL, Zgonis T. Surgical Correction of the Achilles Tendon for Diabetic Foot Ulcerations and Charcot Neuroarthropathy. Clin Podiatr Med Surg. 2017;34:275–280.

[11] Chantelau EA, Grutzner G. Is the Eichenholtz classification still valid for the diabetic Charcot foot? Swiss Med Wkly. 2014;144:w13948.

[12] Morbach S, Lobmann R, Eckhard M, et al. DDG Praxisempfehlungen. Diabetisches Fußsyndrom. Der Diabetologe. 2020;16:54–64.

[13] Wukich DK, Raspovic KM, Suder NC. Prevalence of Peripheral Arterial Disease in Patients With Diabetic Charcot Neuroarthropathy. J Foot Ankle Surg. 2016;55:727–731.

[14] Chantelau E, Poll LW. Evaluation of the diabetic charcot foot by MR imaging or plain radiography—an observational study. Exp Clin Endocrinol Diabetes. 2006;114:428–431.

[15] Grayson ML, Gibbons GW, Balogh K, et al. Probing to bone in infected pedal ulcers. A clinical sign of underlying osteomyelitis in diabetic patients. JAMA. 1995;273:721–723.

[16] Petrova NL, Moniz C, Elias DA, et al. Is there a systemic inflammatory response in the acute charcot foot? Diabetes Care. 2007;30:997–998.

[17] Lipsky BA, Aragon-Sanchez J, Diggle M, et al. IWGDF guidance on the diagnosis and management of foot infections in persons with diabetes. Diabetes Metab Res Rev. 2016;32 Suppl 1:45–74.

[18] Koller A, Springfeld R, Engels G, et al. German-Austrian consensus on operative treatment of Charcot neuroarthropathy: a Perspective by the Charcot task force of the German Association for Foot Surgery. Diabet Foot Ankle. 2011;2:10207, doi: 10.3402/dfa.v2i0.10207.

[19] Papa J, Myerson M, Girard P. Salvage, with arthrodesis, in intractable diabetic neuropathic arthropathy of the foot and ankle. J Bone Joint Surg Am. 1993;75:1056–1066.

[20] Osterhoff G, Boni T, Berli M. Recurrence of acute Charcot neuropathic osteoarthropathy after conservative treatment. Foot Ankle Int. 2013;34:359–364.

[21] Rudrappa S, Game F, Jeffcoate W. Recurrence of the acute Charcot foot in diabetes. Diabet Med. 2012;29:819–821.

6 Diabetes und Zahngesundheit

James Deschner, Lena Katharina Müller

6.1 Orale Auswirkungen des Diabetes mellitus

Die Auswirkungen des Diabetes mellitus auf die orale Gesundheit sind hinreichend untersucht worden und das Wissen über die Interaktionen der Erkrankungen sollte Grundlage einer erfolgreichen Zusammenarbeit von Ärzten und Zahnärzten sein. Die Prävalenz der Xerostomie ist bei Diabetikern im Vergleich zu Nichtdiabetikern erhöht. Auch die Quantität des Speichels, gemessen anhand der Speichelflussrate, ist bei Diabetikern niedriger ist als bei Nichtdiabetikern (López-Pintor et al., 2016). Jede Beeinträchtigung des Speichelflusses erhöht das Kariesrisiko, da der Speichel den Zahnschmelz remineralisiert und kariesprotektiv wirkt. Wenn auch die bisher publizierten Daten zu einer möglichen Assoziation zwischen Diabetes und Karies eher heterogen sind, so legen zumindest einige Studien eine erhöhte Kariesprävalenz bei Diabetes nahe (Song et al., 2017; Suzuki et al., 2019). Die Hyposalivation birgt insbesondere in Kombination mit einer gestörten Infektabwehr ein erhöhtes Risiko für die orale Besiedlung mit Candida, weshalb Diabetiker anfälliger für orale Candida-Infektionen sind (Mohammadi et al., 2016). Des Weiteren ist bei Diabetikern die Prävalenz eines Lichen Planus erhöht (Mozaffari et al., 2016). Die Interaktionen des Diabetes mellitus mit parodontalen Erkrankungen, d. h. Erkrankungen des Zahnhalteapparates (Parodont), sind in den letzten Jahren intensiv untersucht worden (Abb. 6.1) (Polak und Shapira, 2018; Preshaw et al., 2012). Beide Erkrankungen beeinflussen sich gegenseitig. Der Diabetes fördert einerseits Entzündungsprozesse in den parodontalen Geweben, andererseits gelangen Bakterien und Entzündungsmediatoren aus dem Parodont in den systemischen Kreislauf, was zu einem Anstieg des Blutzuckers führt (Taylor et al., 2013). Aufgrund der besonderen klinischen Relevanz wird auf diesen bidirektionalen Zusammenhang im Folgenden ausführlicher eingegangen.

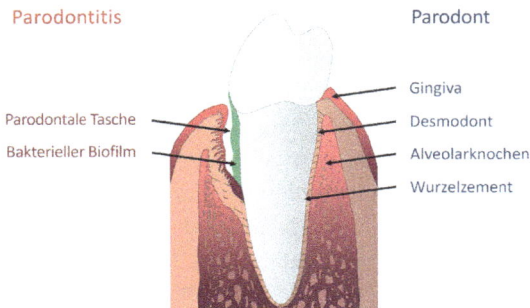

Abb. 6.1: Schematische Darstellung des gesunden Parodonts (rechts) und einer Zahnfleischtasche (links).

https://doi.org/10.1515/9783110590951-006

6.2 Interaktionen zwischen Diabetes mellitus und Parodontitis

Bei der Parodontitis, im Volksmund früher auch als Parodontose bezeichnet, handelt es sich um eine entzündliche Erkrankung des Parodonts. Diese chronische Erkrankung geht mit systemischen Auswirkungen einher und ist weltweit der Hauptgrund für Zahnverlust im Erwachsenenalter. Die Parodontitis kann daher zu einer beträchtlichen Einschränkung der Lebensqualität führen und auch enorme sozioökonomische Auswirkungen haben (Beikler und Flemmig, 2011; Slots, 2017). Die Prävalenz einer schweren Parodontitis liegt bei ca. 10–15 Prozent der erwachsenen Bevölkerung, was weltweit ca. 740 Millionen Menschen entspricht (Frencken et al., 2017; Kassebaum et al., 2014). In Deutschland leiden laut der fünften deutschen Mundgesundheitsstudie elf Millionen Menschen an einer behandlungsbedürftigen schweren Parodontitis (IDZ, 2016).

Die Parodontitis ist eine komplexe multifaktorielle Erkrankung und wird bezüglich des Schweregrades anhand klinischer und/oder radiologischer Befunde in vier Stadien unterteilt. Zusätzlich erfolgt ein Grading, das Informationen hinsichtlich der Krankheitsprogression und -risiken bietet. Bezüglich der Ausdehnung der Parodontitis und Verteilung der parodontalen Taschen wird unterschieden in lokalisiert, generalisiert und Molaren-Inzisiven-Muster (Tonetti et al., 2018). Initiiert wird die Erkrankung durch einen mikrobiellen Biofilm auf der Zahnoberfläche im Bereich der Gingiva (Zahnfleisch). In diesem Biofilm sind die parodontalpathogenen Bakterien weitestgehend geschützt. Durch äußere oder innere Veränderungen (z. B. Allgemeinerkrankungen, Rauchen, mentaler Stress, bestimmte Medikamente) kommt es zu einem Zusammenbruch der Homöostase im Biofilm (Hajishengallis und Lamont, 2016; Zenobia und Hajishengallis, 2015). Der nun dysbiotische Biofilm ist gekennzeichnet durch vor allem gramnegative anaerobe Bakterien (Mira et al., 2017). Die Bakterien, ihre Bestandteile und Produkte führen in der Gingiva zu einer immunentzündlichen Wirtsantwort, deren Ziel die Abwehr des mikrobiellen Angriffs ist. Sind es anfänglich vor allem neutrophile Granulozyten, die mittels Phagozytose, Degranulation und Bildung antibakterieller Netze (Neutrophile Extracellular Trap, NET) versuchen, die angreifenden Mikroorganismen zu reduzieren, gesellen sich zunehmend auch Makrophagen sowie T- und B-Lymphozyten dazu, wenn der erste Abwehrwall aus neutrophilen Granulozyten versagt. Die Gingiva, d. h. der obere und klinisch sichtbare Bereich des Zahnhalteapparates, zeigt dann typische Zeichen einer Entzündung (Rötung, Schwellung, Schmerz). Greift die bakterielle Infektion und Entzündung auch auf die unterhalb der Gingiva befindlichen Gewebestrukturen (Desmodont, Alveolarknochen, Wurzelzement) über, entsteht aus der Gingivitis eine Parodontitis, d. h. Entzündung des gesamten Zahnhalteapparates. Es bilden sich Zahnfleischtaschen zwischen Zahn und Zahnfleisch aus, die von den Patienten nicht mehr gesäubert werden können, so dass der bakterielle Biofilm weiter zunimmt. Diese Negativspirale führt unbehandelt zum Befestigungsverlust des Zahnes am Knochen und damit zur Zahnlockerung bis hin zum Zahnverlust (Abb. 6.2 und Abb. 6.3) (Tatakis und Kumar,

2005). Entscheidende Kofaktoren für die Entstehung und Progression einer Parodontitis sind neben der bakteriellen Dysbiose endogene und exogene Risikofaktoren (z. B. genetische Disposition, Rauchen und Allgemeinerkrankungen) (Khader et al., 2006; Leite et al., 2018; Loos et al., 2015; Tatakis und Kumar, 2005).

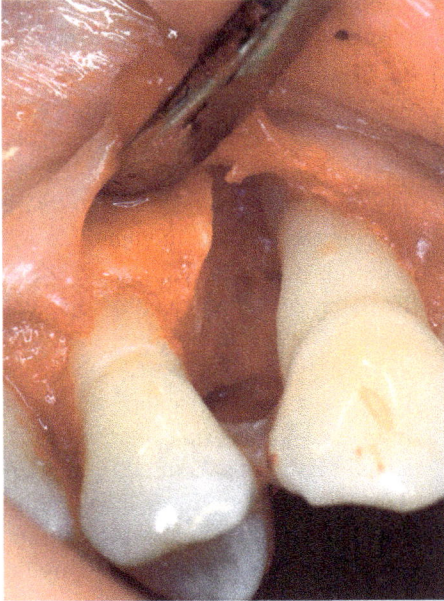

Abb. 6.2: Stark fortgeschrittener Knochenabbau an einem einwurzligen Oberkieferzahn aufgrund einer Parodontitis (intraoperativ).

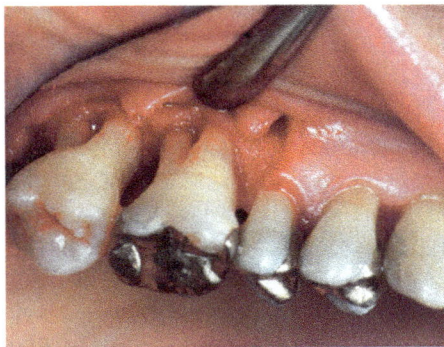

Abb. 6.3: Stark fortgeschrittener Knochenabbau an zwei mehrwurzligen Oberkieferzähnen aufgrund einer Parodontitis (intraoperativ).

Die Gesamtfläche der entzündeten und bakteriell infizierten parodontalen Taschenwände bei schwerer generalisierter Parodontitis entspricht in etwa der Größe einer Handfläche, was die enorme Entzündungs- und Infektionsbelastung für den Organismus verdeutlicht. Wie zuvor erwähnt, können die parodontalpathogenen Bakterien, ihre Bestandteile und Produkte über das Gefäßsystem der Gingiva und der anderen parodontalen Gewebe in die systemische Zirkulation und zahlreiche extra-orale Gewebe gelangen, wo sie die Ausschüttung von pro-inflammatorischen Mediatoren und somit immunentzündliche Prozesse fördern (D´Aiuto et al., 2004; Noack et al., 2001). Zusätzlich zu den Bakterien können auch Entzündungsmediatoren, die lokal im Parodont produziert worden sind, in die systemische Zirkulation gelangen. Die Parodontitis ist über diese systemische Entzündungs- und Bakterienlast mit einer Vielzahl von Erkrankungen des Gesamtorganismus (z. B. Diabetes mellitus, koronare Herzkrankheit, Apoplex, periphere arterielle Verschlusskrankheit, rheumatoide Arthritis) verbunden (Humphrey et al., 2008; Khader et al., 2006; Leira et al., 2017; Tang et al., 2017; Yang et al., 2018). Parodontitis ist zudem mit Frühgeburtlichkeit und Untergewichtigkeit von Neugeborenen assoziiert (Manrique-Corredor et al., 2019).

Diabetes mellitus und Parodontitis beeinflussen sich wechselseitig, sowohl in Bezug auf die Pathogenese als auch auf die Salutogenese (Polak und Shapira, 2018; Preshaw et al., 2012). Beide Erkrankungen sind multifaktoriell bedingt, verlaufen häufig lange asymptomatisch und können die Lebensqualität beeinträchtigen. Eine Vielzahl klinischer Studien belegt, dass Diabetiker häufiger an Parodontitis erkranken. Die Parodontitis ist bei Diabetikern zudem stärker ausgeprägt und schreitet auch schneller voran (Chávarry et al., 2009; Khader et al., 2006). Klinisch gibt es keine Unterschiede zwischen der Parodontitis von Diabetikern und Nichtdiabetikern. Auch die mikrobielle Biofilmzusammensetzung ist bei Parodontitiden von Diabetikern und Nichtdiabetikern im Wesentlichen gleich. Für das Ausmaß der Folgen eines Diabetes auf das Parodont ist die Einstellung des Blutzuckers (validierbar durch die Bestimmung des HbA_{1c}-Wertes) maßgeblich. Ein schlecht eingestellter Diabetes mellitus erhöht das Risiko, an einer Parodontitis zu erkranken. Glykämisch schlecht eingestellte Diabetiker befinden sich in einem hochinflammatorischen Zustand, der den Abbau der parodontalen Gewebe beschleunigt. Die parodontale Erkrankung schreitet schneller voran und ist stärker ausgeprägt (Lim et al., 2007; Tsai et al., 2002). Gut eingestellte Diabetiker besitzen jedoch kein erhöhtes Risiko für eine Parodontitis (Kowall et al., 2015). Bei guter glykämischer Einstellung des Diabetes ist die Parodontitistherapie genauso erfolgreich wie bei Nichtdiabetikern, während bei insuffizienter Einstellung die Antwort der Parodontitistherapie reduziert ist (Christgau et al., 1998; Kaur et al., 2015).

Ein Pathomechanismus für das erhöhte Parodontitisrisiko bei schlechter Blutzuckereinstellung stellt die Glykierung dar, d. h. die nicht-enzymatische Bindung von Kohlehydraten an Proteine, Lipide und Nukleinsäuren (Vlassara et al., 1988). Es handelt sich hierbei um eine irreversible Bindung. Diese Endprodukte der fortgeschrittenen Glykierung (Advanced Glycation End products, AGE) können sich im Gewebe anreichern. AGE sind auch im parodontalen Gewebe nachweisbar und binden an einen spezifischen Oberflächenrezeptor (Receptor for Advanced Glycation End products, RAGE) auf Entzündungs- und Strukturzellen (Katz et al., 2005; Schmidt et al., 1996). Dort induziert die AGE-RAGE-Interaktion die Freisetzung von Entzündungsmediatoren, matrixabbauenden Enzymen und reaktiven Sauerstoffspezies (Polak und Shapira, 2018). AGE führen auch zu einer verstärkten Kollagenvernetzung, so dass Umbauprozesse in den parodontalen Geweben eingeschränkt sind. Des Weiteren sind bei Diabetes mellitus wichtige funktionelle Aktivitäten der neutrophilen Granulozyten, z. B. Chemotaxis und Phagozytose, beeinträchtigt, so dass der erste Abwehrwall gegen die parodontalpathogenen Bakterien versagt (Alba-Loureiro et al., 2007). Andererseits scheinen die Makrophagen, die den zweiten Abwehrwall bilden, hyperreaktiv auf den mikrobiellen Angriff zu reagieren (Salvi et al., 1997). Als Folge dieser gestörten Wirtsantwort sind die immunentzündlichen und gewebedestruktiven Prozesse in der Gingiva verstärkt. Bei übergewichtigen Diabetikern werden zudem sogenannte Adipokine (z. B. Leptin, Visfatin und Resistin) aus dem Fettgewebe freigesetzt (Wozniak et al., 2009). Die Blutwerte der Adipokine sind bei Diabetes mellitus und Adipositas erhöht und spielen nicht nur eine Rolle bei der Regulation der Insulinwirkung, sondern wirken auch entzündungsfördernd. Da sich diese proinflammatorischen Adipokine bei Typ-2-Diabetes vermehrt und erhöht in der Sulkusflüssigkeit (Trans- bzw. Exsudat im Sulkus bzw. in der parodontalen Tasche) nachweisen lassen, wird angenommen, dass Adipokine die parodontalen Entzündungen bei Diabetikern verstärken (Deschner et al., 2014). Diese biologisch plausiblen Pathomechanismen zeigen, dass Diabetes das Risiko für Parodontitis über verschiedene Wege erhöhen kann.

Parodontitis steht in einer bidirektionalen Wechselwirkung zum Diabetes mellitus. Eine schlechte Blutzuckereinstellung fördert nicht nur die Entstehung und das Voranschreiten einer Parodontitis, sondern die Parodontitis selbst wiederum führt zu einer Verschlechterung der glykämischen Einstellung (Abb. 6.4). Wie bereits oben erwähnt, können die parodontalpathogenen Mikroorganismen, ihre Bestandteile und Produkte über das Gefäßsystem der Gingiva und der anderen parodontalen Gewebe in die systemische Zirkulation und zahlreiche extra-orale Gewebe gelangen, wo sie die Ausschüttung von Entzündungsmediatoren induzieren (Geerts et al., 2002). Zusätzlich können Entzündungsmediatoren direkt aus dem Parodont in die systemische Zirkulation gelangen. Je stärker die Parodontitis ausgeprägt ist, desto höher sind die systemischen Entzündungsspiegel (Loos et al., 2005). Die Entzündungsmediatoren, wie z. B. Interleukin-6 und Tumornekrosefaktor-α, fördern die Insulinresistenz, indem sie die Funktion des Insulinrezeptors hemmen (Gual et al., 2005; Youngren, 2007). Dass eine parodontale Entzündung tatsächlich zur Hyperglykämie beiträgt, konnte durch Interventionsstudien belegt werden. Hierbei wurde die Parodontitis von Typ-2-Diabetikern behandelt und der HbA$_{1c}$-Wert vor und nach der Therapie verglichen. Die Parodontitistherapie führte in der Regel zu einer HbA$_{1c}$-Senkung um ca.

Parodontitis

Entzündung

Entzündung

AGE/RAGE
Adipokine

Insulin-
resistenz

Diabetes
mellitus

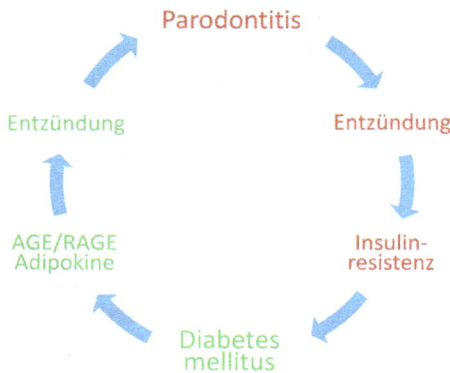

Abb. 6.4: Schematische Darstellung der gegenseitigen Beeinflussung von Parodontitis und Diabetes mellitus.

0,4 Prozentpunkte (Janket et al., 2005). Der blutzuckersenkende Effekt einer Parodontitistherapie bei Typ-2-Diabetes ist durch eine Vielzahl von Metaanalysen belegt (Borgnakke, 2015). Anderseits folgt aus diesen Studien auch, dass die glykämische Einstellung des Diabetes bei unbehandelter oder nicht erfolgreich therapierter Parodontitis erschwert ist. Auch die Komplikationen des Diabetes mellitus (Mikro- und Makropathien) werden durch eine Parodontitis gefördert bzw. verstärkt, wie Longitudinalstudien offenbart haben (Saremi et al., 2005; Taylor et al., 2008).

6.3 Interdisziplinäre Zusammenarbeit

Die interdisziplinäre Zusammenarbeit zwischen Hausarzt bzw. Diabetologen und Zahnarzt ist sowohl für die optimale Therapie des Diabetes mellitus als auch der Parodontitis unabdingbar. Wenn eine Parodontitis vorliegt, sollte diese unter Beachtung der glykämischen Einstellung therapiert werden, weil hierdurch nicht nur die Mundgesundheit gefördert wird, sondern auch eine Verbesserung der glykämischen Einstellung erfolgen kann. Zwecks Abklärung und ggfs. Behandlung einer parodontalen Erkrankung sollte der Patient aufgefordert werden, sich bei einem Zahnarzt oder Parodontologen vorzustellen. Für den Langzeiterfolg einer Parodontitistherapie bei Diabetikern sind nicht nur regelmäßige Nachuntersuchungen und ggfs. erneute Behandlungen der parodontalen Infektion notwendig, sondern auch eine bestmögliche glykämische Einstellung und deren regelmäßige Kontrolle beim Hausarzt bzw. Diabetologen. Die parodontale Behandlung ist also Teil des Diabetesmanagements, während gleichzeitig die Therapie der Hyperglykämie auch das Management parodontaler Erkrankungen beeinflusst. Um eine optimale Diabetes- und Parodontitistherapie sicherzustellen, sollte der Diabetiker über die Interaktionen zwischen Diabetes mellitus und Parodontitis aufgeklärt werden. Parodontitis kann auch bei Diabetikern erfolgreich therapiert werden. Die Parodontitistherapie übt zudem einen positiven Effekt auf die glykämische Einstellung bei Typ-2-Diabetikern aus. Für den maximalen

Therapieerfolg und somit das Wohl des Patienten ist eine enge und vertrauensvolle Zusammenarbeit zwischen Arzt, Zahnarzt und Patienten von größter Bedeutung.

Literatur

Alba-Loureiro TC, Munhoz CD, Martins JO, et al. Neutrophil function and metabolism in individuals with diabetes mellitus. Braz J Med Biol Res. 2007;40(8):1037–44.

Beikler T, Flemmig TF. Oral biofilm-associated diseases: trends and implications for quality of life, systemic health and expenditures. Periodontol 2000. 2011;55(1):87–103.

Borgnakke WS. Does Treatment of Periodontal Disease Influence Systemic Disease? Dent Clin North Am. 2015;59(4):885–917.

Chávarry NG, Vettore MV, Sansone C, Sheiham A. The relationship between diabetes mellitus and destructive periodontal disease: a meta-analysis. Oral Health Prev Dent. 2009;7(2):107–27.

Christgau M, Palitzsch KD, Schmalz G, Kreiner U, Frenzel S. Healing response to non-surgical periodontal therapy in patients with diabetes mellitus: clinical, microbiological, and immunologic results. J Clin Periodontol. 1998;25(2):112–24.

D´Aiuto F, Ready D, Tonetti MS. Periodontal disease and C-reactive protein-associated cardiovascular risk. J Periodontal Res. 2004;39(4):236–41.

Deschner J, Eick S, Damanaki A, Nokhbehsaim M. The role of adipokines in periodontal infection and healing. Mol Oral Microbiol. 2014;29(6):258–69.

Frencken JE, Sharma P, Stenhouse L, et al. Global epidemiology of dental caries and severe periodontitis – a comprehensive review. J Clin Periodontol. 2017;44 Suppl 18:S94-S105.

Geerts SO, Nys M, De MP, et al. Systemic release of endotoxins induced by gentle mastication: association with periodontitis severity. J Periodontol. 2002;73(1):73–8.

Gual P, Le Marchand-Brustel Y, Tanti JF. Positive and negative regulation of insulin signaling through IRS-1 phosphorylation. Biochimie. 2005;87:99–109.

Hajishengallis G, Lamont RJ. Dancing with the stars: How choreographed bacterial interactions dictate nososymbiocity and give rise to keystone pathogens, accessory pathogens, and pathobionts. Trends Microbiol. 2016;24(6):477–489.

Humphrey LL, Fu R, Buckley DI, Freeman M, Helfand M. Periodontal disease and coronary heart disease incidence: a systematic review and meta-analysis. J Gen Intern Med. 2008;23 (12):2079–86.

Institut der Deutschen Zahnärzte (IDZ). Jordan AR, Micheelis W: Fünfte Deutsche Mundgesundheitsstudie (DMS V), Deutscher Zahnärzte Verlag DÄV GmbH Köln 2016.

Janket SJ, Wightman A, Baird AE, Van Dyke TE, Jones JA. Does periodontal treatment improve glycemic control in diabetic patients? A meta-analysis of intervention studies. J Dent Res. 2005;84 (12):1154–9.

Kassebaum NJ, Bernabé E, Dahiya M, Bhandari B, Murray CJ, Marcenes W. Global burden of severe periodontitis in 1990–2010: a systematic review and meta-regression. J Dent Res. 2014;93 (11):1045–53.

Katz J, Bhattacharyya I, Farkhondeh-Kish F, et al. Expression of the receptor of advanced glycation end products in gingival tissues of type 2 diabetes patients with chronic periodontal disease: a study utilizing immunohistochemistry and RT-PCR. J Clin Periodontol. 2005;32(1):40–4.

Kaur PK, Narula SC, Rajput R, K Sharma R, Tewari S. Periodontal and glycemic effects of nonsurgical periodontal therapy in patients with type 2 diabetes stratified by baseline HbA1c. J Oral Sci. 2015;57(3):201–11.

Khader YS, Dauod AS, El-Qaderi SS, Alkafajei A, Batayha WQ. Periodontal status of diabetics compared with nondiabetics: a meta-analysis. J Diabetes Complications. 2006;20(1):59–68.

Kowall B, Holtfreter B, Völzke H, et al. Pre-diabetes and well-controlled diabetes are not associated with periodontal disease: the SHIP Trend Study. J Clin Periodontol. 2015;42(5):422–30.

Leira Y, Seoane J, Blanco M, et al. Association between periodontitis and ischemic stroke: a systematic review and meta-analysis. Eur J Epidemiol. 2017;32(1):43–53.

Leite FRM, Nascimento GG, Scheutz F, López R. Effect of Smoking on Periodontitis: A Systematic Review and Meta-regression. Am J Prev Med. 2018;54(6):831–841.

Lim LP, Tay FB, Sum CF, Thai AC. Relationship between markers of metabolic control and inflammation on severity of periodontal disease in patients with diabetes mellitus. J Clin Periodontol. 2007;34(2):118–23.

Loos BG, Papantonopoulos G, Jepsen S, Laine ML. What is the Contribution of Genetics to Periodontal Risk? Dent Clin North Am. 2015;59(4):761–80.

Loos BG. Systemic Markers of Inflammation in Periodontitis. J Periodontol. 2005;76 Suppl 11 S:2106–2115.

López-Pintor RM, Casañas E, González-Serrano J, et al. Xerostomia, Hyposalivation, and Salivary Flow in Diabetes Patients. J Diabetes Res. 2016;2016:4372852.

Manrique-Corredor EJ, Orozco-Beltran D, Lopez-Pineda A, et al. Maternal periodontitis and preterm birth: Systematic review and meta-analysis. Community Dent Oral Epidemiol. 2019;47(3):243–251.

Mira A, Simon-Soro A, Curtis MA. Role of microbial communities in the pathogenesis of periodontal diseases and caries. J Clin Periodontol. 2017;44 Suppl 18:S23-S38.

Mohammadi F, Javaheri MR, Nekoeian S, Dehghan P. Identification of Candida species in the oral cavity of diabetic patients. Curr Med Mycol. 2016;2(2):1–7.

Mozaffari HR, Sharifi R, Sadeghi M. Prevalence of Oral Lichen Planus in Diabetes Mellitus: a Meta-Analysis Study. Acta Inform Med. 2016;24(6):390–393.

Noack B, Genco RJ, Trevisan M, et al. Periodontal infections contribute to elevated systemic C-reactive protein level. J Periodontol. 2001;72(9):1221–7.

Polak D, Shapira L. An update on the evidence for pathogenic mechanisms that may link periodontitis and diabetes. J Clin Periodontol. 2018;45(2):150–166.

Preshaw PM, Alba AL, Herrera D, et al. Periodontitis and diabetes: a two-way relationship. Diabetologia. 2012;55(1):21–31.

Salvi GE, Lawrence HP, Offenbacher S, Beck JD. Influence of risk factors on the pathogenesis of periodontitis. Periodontol 2000. 1997;14:173–201.

Saremi A, Nelson RG, Tulloch-Reid M, et al. Periodontal disease and mortality in type 2 diabetes. Diabetes Care. 2005;28(1):27–32.

Schmidt AM, Weidman E, Lalla E, et al. Advanced glycation endproducts (AGEs) induce oxidant stress in the gingiva: a potential mechanism underlying accelerated periodontal disease associated with diabetes. J Periodontal Res. 1996;31(7):508–15.

Slots J. Periodontitis: facts, fallacies and the future. Periodontol 2000. 2017;75(1):7–23.

Song IS, Han K, Park YM, Ryu JJ, Park JB. Type 2 diabetes as a risk indicator for dental caries in Korean adults: the 2011–2012 Korea national health and nutrition examination survey. Community Dent Health. 2017;34(3):169–175.

Suzuki S, Yoshino K, Takayanagi A, et al. Relationship between Blood HbA1c Level and Decayed Teeth in Patients with Type 2 Diabetes: A Cross-sectional Study. Bull Tokyo Dent Coll. 2019 Apr 10. doi: 10.2209/tdcpublication.2018-0039. [Epub ahead of print]

Tang Q, Fu H, Qin B, et al. A Possible Link Between Rheumatoid Arthritis and Periodontitis: A Systematic Review and Meta-analysis. Int J Periodontics Restorative Dent. 2017;37(1):79–86.

Tatakis DN, Kumar PS. Etiology and pathogenesis of periodontal diseases. Dent Clin North Am. 2005;49(3):491–516.

Taylor GW, Borgnakke WS. Periodontal disease: associations with diabetes, glycemic control and complications. Oral Dis. 2008;14(3):191–203.

Taylor JJ, Preshaw PM, Lalla E. A review of the evidence for pathogenic mechanisms that may link periodontitis and diabetes. J Clin Periodontol. 2013;40 Suppl 14:S113-34.

Tonetti MS, Greenwell H, Kornman KS. Staging and grading of periodontitis: Framework and proposal of a new classification and case definition. J Clin Periodontol. 2018;45 Suppl 20:S149-S161.

Tsai C, Hayes C, Taylor GW. Glycemic control of type 2 diabetes and severe periodontal disease in the US adult population. Community Dent Oral Epidemiol. 2002;30(3):182–92.

Vlassara H, Brownlee M, Cerami A. Specific macrophage receptor activity for advanced glycosylation end products inversely correlates with insulin levels in vivo. Diabetes. 1988;37(4):456–61.

Wozniak SE, Gee LL, Wachtel MS, Frezza EE. Adipose tissue: the new endocrine organ? A review article. Dig Dis Sci. 2009;54(9):1847–56.

Yang S, Zhao LS, Cai C, et al. Association between periodontitis and peripheral artery disease: a systematic review and meta-analysis. BMC Cardiovasc Disord. 2018;18(1):141.

Youngren JF. Regulation of insulin receptor function. Cell Mol Life Sci. 2007;64(7–8):873–91.

Zenobia C, Hajishengallis G. Porphyromonas gingivalis virulence factors involved in subversion of leukocytes and microbial dysbiosis. Virulence. 2015;6(3):236–43.

7 Diabetes in besonderen Situationen – OP und Intensivmedizin

Ralf Lobmann

Der Mensch mit Diabetes im Krankenhaus, OP und auf Intensivstation ist immer als (kardiovaskulärer) Hochrisikopatient einzustufen und bedarf besonderer Aufmerksamkeit [1].

7.1 Diabetische Ketoazidose – Hyperosmolares Koma

Die entgleiste Hyperglykämie kann sich als eine Ketoazidose oder ein hyperosmolares Koma (HHS, hyperosmolar hyperglycemic state) manifestieren [2,3]. Die diabetische Ketoazidose (DKA) betrifft Patienten mit Diabetes mellitus Typ 1 oder mit absolutem Insulinmangel (z. B. nach jahrelangem Typ-2-Diabetes mit absolutem Sekundärversagen der β-Zelle). Das HHS tritt bei Typ-2-Diabetikern in Erscheinung. Typisch ist der Überschuss an Insulin-Gegenregulatoren (z. B. Glukagon, Katecholamine, Kortisol und Wachstumshormon). Mehrere Faktoren sind für die o. g. Entgleisungen verantwortlich, wobei meistens ein Infekt zugrunde liegt. Traumen sowie Ernährungs- oder Therapiefehler können ebenfalls solche Entgleisungen auslösen. Etwa 25 % der Fälle der DKA sind auf Diabetes-Erstmanifestation zurückzuführen. Gerade für die Pädiatrie ist die Erstmanifestation mit einer Ketose ein relevantes Problem, welches oftmals und zunächst übersehen wird. Die Mortalität der DKA bei Erwachsenen beträgt < 1 %; diese Zahl steigt mit zunehmendem Alter und begleitenden Komorbiditäten bis auf 5 % an [1,4].

Die Pathogenese der DKA und des HHS werden in Abb. 7.1 dargestellt. Die aktivierte Lipolyse im Rahmen eines absoluten Insulinmangels spielt eine zentrale Rolle bei der Entstehung der Ketoazidose, da durch die Oxidation der freien Fettsäuren (FFS) Ketonkörper (3-Hydroxybutyrat, Aceton und Acetacetat) zustande kommen. Durch den Überschuss der Insulin-Gegenregulatoren steigt der Glukose-Spiegel an, wobei durch die osmotische Diurese ein Wassermangel mit konsekutivem Nierenversagen und Dehydratation – auch des Liquorraumes – entsteht.

Der pH-Wert mit der möglichen Azidose ist hier nicht richtungsweisend, die diagnostischen Unterscheidungskriterien zwischen DKA und HHS werden in Tab. 7.1 dargestellt.

https://doi.org/10.1515/9783110590951-007

Insulinmangel

Nur bei absolutem Insulinmangel !!

Gluconeogenese ↑   Glycogenolyse ↑   Lipolyse ↑

Hyperglykämie

Oxidation FFS ↑

osmotische Diurese Elektrolyt-Verluste (Na; K)   Ketonurie   Ketogenese

Dehydratation des Liquorraumes   Dehydratation Hypovolämie   Disseminierte intravasale Gerinnung   Ketoazidose ↑

zerebrale Hypoxie   periphere und zentrale Minderperfusion   Gewebshypoxie

Dehydratation der Hirnzellen   Laktat

KOMA   OLIGO-ANURIE   METABOLISCHE AZIDOSE

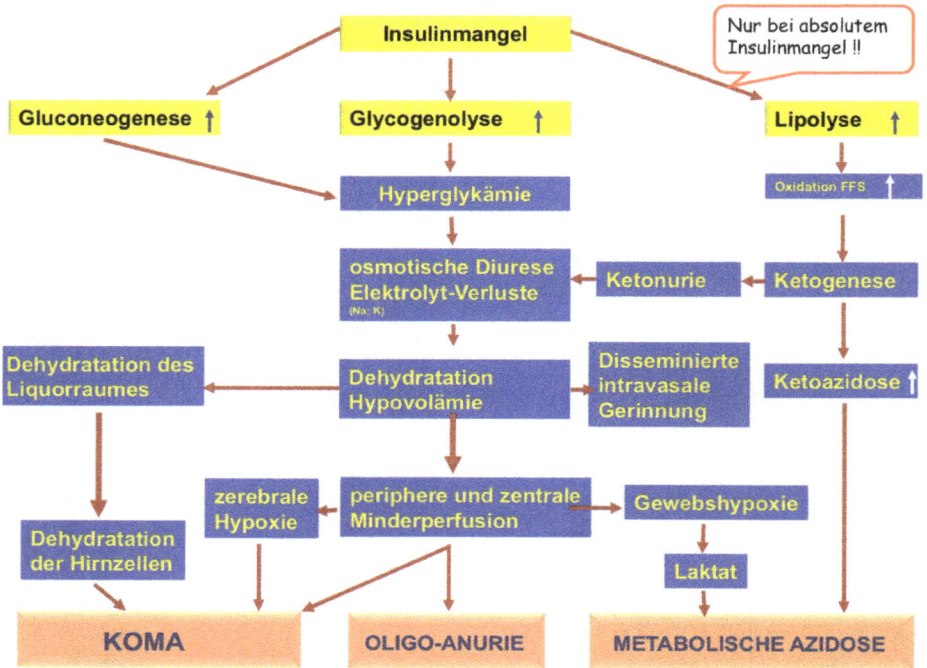

Abb. 7.1: Pathophysiologie der diabetischen Ketoazidose und des hyperosmolaren Komas.

Tab. 7.1: Diagnostische Kriterien für die DKA und das HHS [3].

	DKA (BZ > 250 mg/dl)			HHS (BZ > 600 mg/dl)
	milde	moderate	schwere	
pH arteriell	7,25–7,30	7,00–7,24	< 7,00	> 7,30
Serum Bikarbonat (mmol/l)	15–18	10–15	< 10	> 18
Urin-Ketone	positiv	positiv	positiv	positiv/negativ
Serum-Ketone	positiv	positiv	positiv	positiv/negativ
Serum-Osmolalität (mosmol/kg)	variabel	variabel	variabel	> 32
Vigilanz	wach	schläfrig	Stupor/Koma	Stupor/Koma

Die *Therapie* der DKA und des HHS wird in Abb. 7.2 dargestellt. Die Priorität der Therapie besteht darin, den Flüssigkeitsmangel auszugleichen (Tab. 7.2). Nach Infusion von 1000 ml NaCl 0,9 % ist die Gabe von Insulin i.v. (zunächst Bolus 5–10 % des Körpergewichts, anschließend über Perfusor mit einer Rate von 0,05–0,1 IE/kg KG/h) erforderlich. Die weitere Substitution sollte ZVD gesteuert erfolgen. Die Anlage eines ZVK ist unbedingt in folgenden Fällen notwendig: junge Patienten bis 25 Jahre,

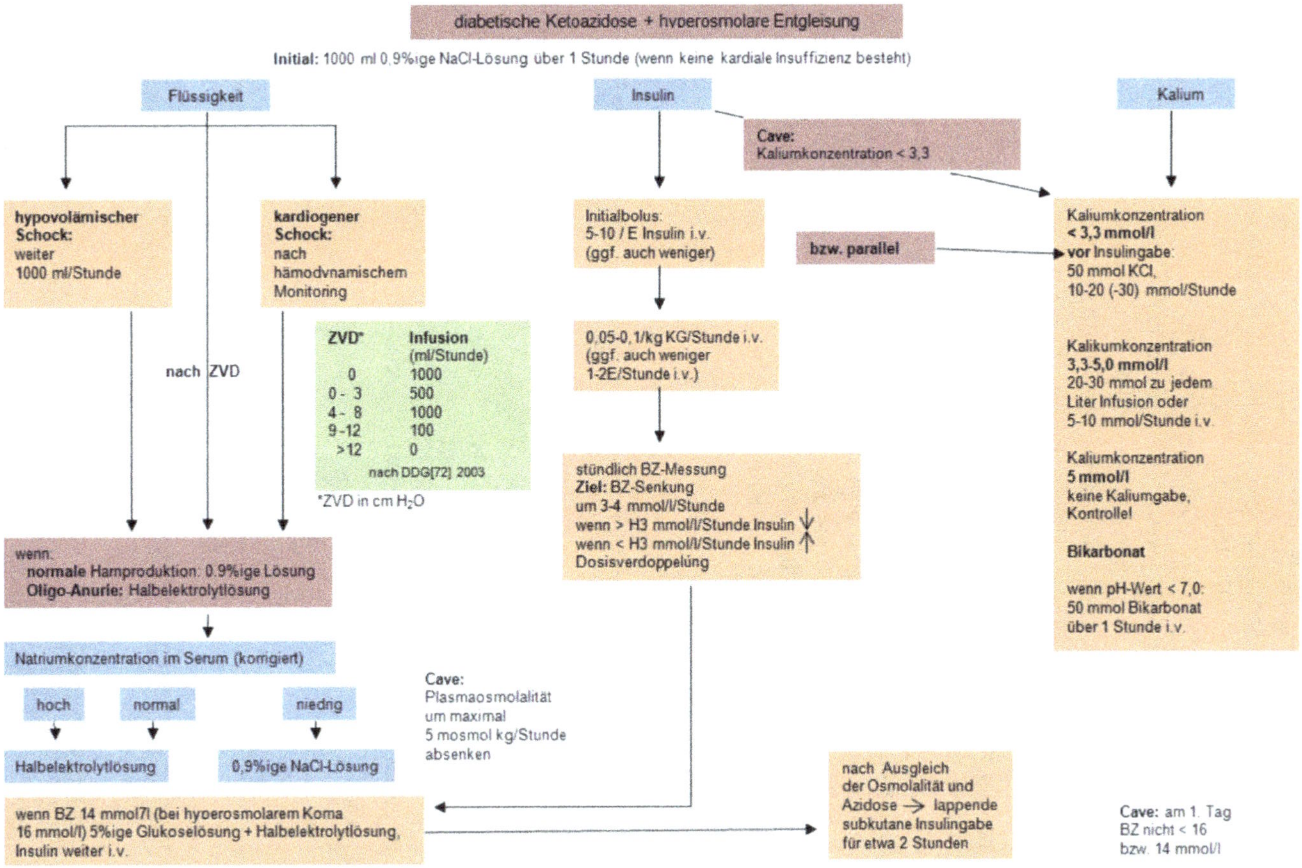

diabetische Ketoazidose + hyperosmolare Entgleisung

Initial: 1000 ml 0,9%ige NaCl-Lösung über 1 Stunde (wenn keine kardiale Insuffizienz besteht)

Kalium

Cave:
Kaliumkonzentration < 3,3

bzw. parallel

Kaliumkonzentration
< 3,3 mmol/l
vor Insulingabe:
50 mmol KCl,
10-20 (-30) mmol/Stunde

Kaliumkonzentration
3,3-5,0 mmol/l
20-30 mmol zu jedem
Liter Infusion oder
5-10 mmol/Stunde i.v.

Kaliumkonzentration
5 mmol/l
keine Kaliumgabe,
Kontrolle!

Bikarbonat

wenn pH-Wert < 7,0:
50 mmol Bikarbonat
über 1 Stunde i.v.

Insulin

Initialbolus:
5-10 I/E Insulin i.v.
(ggf. auch weniger)

0,05-0,1/kg KG/Stunde i.v.
(ggf. auch weniger
1-2E/Stunde i.v.)

stündlich BZ-Messung
Ziel: BZ-Senkung
um 3-4 mmol/l/Stunde
wenn > H3 mmol/l/Stunde Insulin
wenn < H3 mmol/l/Stunde Insulin
Dosisverdoppelung

Cave:
Plasmaosmolalität
um maximal
5 mosmol kg/Stunde
absenken

nach Ausgleich
der Osmolalität und
Azidose → lappende
subkutane Insulingabe
für etwa 2 Stunden

Flüssigkeit

**kardiogener
Schock:**
nach
hämodynamischem
Monitoring

ZVD*	Infusion (ml/Stunde)
0	1000
0 - 3	500
4 - 8	1000
9 -12	100
>12	0

nach DDG[72] 2003

*ZVD in cm H₂O

**hypovolämischer
Schock:**
weiter
1000 ml/Stunde

nach ZVD

wenn:
normale Harnproduktion: 0,9%ige Lösung
Oligo-/Anurie: Halbelektrolytlösung

Natriumkonzentration im Serum (korrigiert)

niedrig — 0,9%ige NaCl-Lösung

normal

hoch — Halbelektrolytlösung

wenn BZ 14 mmol/l (bei hyperosmolarem Koma
16 mmol/l) 5%ige Glukoselösung + Halbelektrolytlösung,
Insulin weiter i.v.

Cave: am 1. Tag
BZ nicht < 16
bzw. 14 mmol/l

Abb. 7.2: Therapie der diabetischen Ketoazidose und des hyperosmolaren Komas.

ältere Patienten, Schwangere, bei vorliegender Herz- oder Niereninsuffizienz, bei schwerer Ketoazidose (Serum-Ketone > 6,0 mmol/l, Bikarbonat < 5 mmol/l oder pH < 7,1), Hypokaliämie bei Aufnahme, Sättigung < 92 %, RRsys < 90 mmHg, Puls > 100 bpm oder < 60 bpm und Anionenlücke > 16 mmol/l. Besonders muss auf die Kaliumsubstitution geachtet werden bzw. regelmäßige venöse Kaliumkontrollen müssen erfolgen. Nach 24 Stunden sollten keine Ketone oder eine Azidose mehr nachweisbar sein. Eine schnelle Normalisierung der Glukose-Spiegel ist **nicht** anzustreben. Das bedeutet, der Blutzucker sollte innerhalb der ersten 24 Stunden nicht tiefer als 50 % des Ausgangswertes gesenkt werden, auf jeden Fall nicht < 250 mg/dl. Wenn der systemische Blutzucker zu rasch gesenkt wird kann der aktive Glukosetransport aus dem Liquorraum dies nicht mehr kompensieren und es kommt zu einem Flüssigkeitseinstrom zum Ausgleich des Konzentrationsgradienten. Daraus kann dann ein Hirnödem (Dysäquilibrationssyndrom) mit schweren Folgeerscheinungen und einer Mortalitätsrate von nach wie vor 21–24 % resultieren [5].

Die Umstellung auf subkutanes Insulin sollte nach Erreichen eines normalen pH-Wertes erfolgen. **Zuletzt sollte unbedingt bei der Verlegung des Patienten auf eine periphere Normalstation auf eine lückenlos gut geführte Insulintherapie geachtet werden.**

Tab. 7.2: Substitutionsplan für Flüssigkeit und Kalium bei DKA (mod. n. [6]).

Therapiestunde	Volumengabe	Kaliumzugabe pro 1000 ml Infusionslösung
1. Stunde	0,9 % NaCl 1000 ml	
2. und 3. Stunde	0,9 % NaCl 1000 ml mit KCl	höher als 5,5 mmol/l >>> keine Zugabe
4. und 5. Stunde	0,9 % NaCl 1000 ml mit KCl	3,5–5,5 mmol/l >>> 40 mval/l
6. bis 10. Stunde	0,9 % NaCl 1000 ml mit KCl	< 3,5 mmol/l ggf. zusätzlich orale Gabe KCl
10.–14. Stunde	0,9 % NaCl 1000 ml mit KCl	
14.–20. Stunde	0,9 % NaCl 1000 ml mit KCl	
	KCl = Kaliumchlorid	

Nach 12 Stunden ist die Herz-Kreislauf-Situation zu beurteilen und die Flüssigkeitszufuhr entsprechend anzupassen.

7.2 Hypoglykämien

Auch wenn die hypoglykämischen Ereignisse bei Menschen mit Diabetes am häufigsten auftreten, sind grundsätzlich weitere Ursachen hypoglykämischer Entgleisungen mit zu beachten und in eine Ausschlussdiagnostik mit einzubeziehen. Hier unterscheidet man endogene von exogenen Ursachen (s. Tab. 7.3). Neben den häufigen

Funktionsstörungen im Kindesalter (Glykogenspeicherkrankheiten, Carnitinmangel, Inselzelltumor) sind endokrine Funktionsstörungen wie extrapankreatische Tumoren, die Hypophysen- oder Nebenniereninsuffizienz ebenso als endogene Ursachen zu nennen wie Funktionsstörungen der Leber bis hin zum Leberversagen. Exogene Ursachen der Hypoglykämie können im Rahmen einer Mangelernährung oder auch alkoholinduziert festgestellt werden. Vermehrte körperliche Bewegung bei Menschen mit Diabetes – aber auch extreme Muskelarbeit bei stoffwechselgesunden Menschen – kann hypoglykämische Episoden auslösen. Gerade bei Menschen mit Diabetes sind Ernährungsfehler sowie Begleitmedikamente – insbesondere, wenn diese insulinotrop sind – hervorzuheben. Die häufig genannten Betablocker sind hier nicht isoliert Hypoglykämien-auslösend, können aber die Hypoglykämiewahrnehmung abschwächen und einer Aggravierung Vorschub leisten.

Tab. 7.3: Ursachen einer Hypoglykämie.

Endogene	Exogene

– *Endokrin:*
    – Inselzelltumor
    – extrapankreatische Tumoren (Sarkom, Karzinoid, HCC)
    – Hypophyseninsuffizienz
    – Nebenniereninsuffizienz
 – *Metabolisch:*
    – Glykogenspeicherkrankheiten
    – Störung der Glukoneogenese
    – Carnitinmangel
    – Galactosämie
    – Fructoseintoleranz
 – *Hepatisch:*
    – Hepatitis Reye-Syndrom
    – Leberversagen
 – *Autoimmun:*
    – Anti-Insulin-Antikörper-Syndrom (AK mit Stimulation der Insulinrezeptoren)
	– Mangelernährung
	 – alkoholinduzierte Hypoglykämie (Hemmung der Glukoneogenese)
	 – extreme Muskelarbeit (auch bei Stoffwechselgesunden)
	 – vermehrte körperliche Bewegung (bei Menschen mit Diabetes)
	 – Diätfehler
	 – Medikamente:
	    – Insulin
	    – Sulfonylharnstoffe
	    – nicht-selektive β-Blocker (Abschwächung der Hypoglykämiewahrnehmung)
	    – Salizylate
	    – Tetrazykline
	    – Disopyramid
	    – Pentamidin
	    – Chinin
	    – Chinidin
	    – Haloperidol

Die Pathophysiologie der Entwicklung einer Hypoglykämie entspricht einem klaren Muster [7]. So wird als erstes Hormon die noch vorhandene Insulinsekretion bei Blutzuckerwerten um 90 mg/dl beendet. Bei Werten unter 70 mg/dl beginnt die hormonelle Gegenregulation durch Glukagon und Adrenalin. Ab 60 mg/dl kommen erste autonome Symptome der Neuroglukopenie (Noradrenalinwirkung) zum Tragen; ab 55 mg/dl sind neurophysiologische Dysfunktionen messbar, die sich dann auch in beginnenden kognitiven Beeinträchtigungen äußern. Klare EEG-Veränderungen sind

unter 40 mg/dl nachweisbar und spätestens unter 25 mg/dl muss mit Bewusstseins-
trübungen, Bewusstlosigkeit, Krampfanfällen und lebensbedrohlichen komatösen
Zuständen gerechnet werden.

Die Mechanismen der Hypoglykämie-induzierten Schäden beinhalten die Freisetzung von Entzündungsmediatoren wie IL-6 und VEGF, die endotheliale Dysfunktion,
die fehlregulierte Blutgerinnung mit Aktivierung der Neutrophilen und der Thrombozyten sowie die verstärkte sympathiko-adrenerge Reaktion. Die additive Wirkung dieser Faktoren führt zur Vasokonstriktion und Katecholaminfreisetzung, die anschließend Herzrhythmusstörungen und Myokardischämien auslösen können [8].

Gerade angesichts der hohen Zahl von Menschen mit Diabetes mit einer Prävalenz von rund 10 % für Deutschland und unter Berücksichtigung der auch zukünftig
weiter steigend prognostizierten Fallzahlen sind die Konsequenzen von hypoglykämischen Ereignissen nicht zu unterschätzen. Neben den direkten Folgen für den Patienten mit Koma [9] und auch erhöhter unmittelbar diabetesbedingter Sterblichkeit
[9,10] sind der Verlust von Lebensqualität [11], die erhöhte Rate von kardiovaskulären Komplikationen [10] und die grundsätzlich damit assoziierte erhöhte Rate und
Kosten einer Hospitalisierung enorm [12,13]. Unkontrollierte, gehäufte hypoglykämische Ereignisse können auch heute noch ein Grund für Auflagen hinsichtlich des
Führens eines Kraftfahrzeugs oder einer Einschränkung hinsichtlich der Berufswahl
sein.

Nicht zuletzt ist zu berücksichtigen, dass in Studien gezeigt werden konnte, dass
wiederholte schwere Hypoglykämien einen eigenständigen Risikofaktor für ein erhöhtes Demenzrisiko darstellen [14].

Hinsichtlich der Steuerung der Gegenregulation ist festzustellen, dass es im Rahmen der klinischen Pathologie der kompromittierten Glukosegegenregulation zu einem selektiven Defekt der Gegenregulation der Glukagonsekretion kommt. Dies ist
oft innerhalb der ersten 5 Jahre nach Diabetesmanifestation bei Menschen mit Typ-1-
Diabetes aufgrund der fortschreitenden autoimmunen Reaktionen im Pankreas, welche dann nicht nur die Beta- sondern auch die Alphazellen betrifft, zu beobachten.
Aber auch bei Menschen mit Diabetes Typ 2 ist ein solcher Defekt der Glukagonsekretion ca. 10 Jahre nach Manifestation zu verzeichnen. Dieser selektive Defekt der Gegenregulation ist mit einem ca. 25-fach höheren Risiko für eine schwere Hypoglykämie vergesellschaftet [15].

Eine weitere Risikogruppe für hypoglykämische Ereignisse umfasst die Patienten
mit einer so genannten *Hypoglycemia Unawareness* [16]. Insbesondere im Rahmen einer schweren autonomen Neuropathie mit Beeinträchtigung der Gegenregulations-
funktion der Nebennieren ergibt sich eine abgeschwächte Gegenregulation. Grundsätzlich ist hier festzustellen, dass jedes hypoglykämische Ereignis, insbesondere
auch nächtliche (überschlafene) hypoglykämische Ereignisse, die Gegenregulations-
fähigkeit im Rahmen einer dann folgenden hypoglykämischen Phase reduziert. Davis
et al. konnten in einer Studie zeigen, dass bereits ein einzelnes induziertes hypogly-
kämisches Ereignis die Gegenregulation von Plasma, Adrenalin und Glukagon selbst

bei Stoffwechselgesunden um 30 % für eine Hypoglykämie am Folgetag reduziert [15].

In der Diskussion von Hypoglykämien gerade bei Menschen mit Diabetes darf das Alter nicht unberücksichtigt bleiben [7]. Das Alter alleine hat einen Einfluss auf die Wahrnehmungsschwelle für Hypoglykämien und während jüngere Männer (Durchschnittsalter ca. 35 Jahre) bei einem Blutzuckerniveau von 65 mg/dl noch gut die Symptome einer sich einstellenden Unterzuckerung bemerken und auch noch bis Blutzuckerwerte von 48 mg/dl adäquat dieser Hypoglykämie gegenwirken können, ist bei älteren Menschen (Alter ≥ 65Jahre) das sichere Erkennen von hypoglykämischen Symptomen bereits auf ein Niveau von 56 mg/dl herabgesenkt. Zusätzlich ist die Reaktionsschwelle bereits bei Werten von über 50 mg erreicht. Daher ist das therapeutische Fenster, insbesondere für die Möglichkeiten der Selbsthilfe, im Rahmen hypoglykämischer Ereignisse bei älteren Menschen deutlich eingeschränkt. Dies äußert sich in den aktuellen Leitlinien der Deutschen Diabetes Gesellschaft, hinsichtlich der Zielwertkorridore und des individuellen HbA_{1c}-Ziels. Gerade wegen des besonderen Risikos von hypoglykämischen Ereignissen muss die Therapie bei älteren Menschen individualisiert angepasst werden.

Auch jüngere, sonst gesunde und ohne Komplikationen eines Diabetes behaftete Typ-1-Diabetiker können schwere nächtliche hypoglykämische Episoden (Plasmaglukose um 40 mg/dl) regelhaft überschlafen und die Hypoglykämie-bedingte autonome Gegenregulation fällt verspätet und reduziert aus [17,18].

Hinsichtlich der *Therapie* der Hypoglykämie ist festzustellen, dass im Rahmen der leichten Hypoglykämie die Gabe von Glukose (Traubenzucker oder zuckerhaltigen Getränken) ausreichend ist. Zu bedenken ist, dass hier häufig von den Patienten und Angehörigen zu wenig Glukose zugeführt wird. Bei Blutzuckerwerten zwischen 60 mg/dl und 80 mg/dl sind hier zwei Täfelchen Traubenzucker notwendig, unter 60 mg/dl bereits vier bis sechs und < 40 mg/dl mindestens sechs Täfelchen Traubenzucker; dabei sollte immer darauf geachtet werden, dies mit längerkettigen Kohlehydraten (z. B. eine halbe Scheibe Brot oder Obst) zu kombinieren, um dem raschen erneuten Abfall nach Verstoffwechselung des Traubenzuckers entgegenzuwirken.

Bei schweren Hypoglykämien kann im Rahmen der Fremdhilfe die Gabe von Glukagon (1 mg i. m. und zukünftig auch als nasales Präparat) erwogen werden. Ärztliche Handlungsmaxime ist die i.v.-Gabe von Glukose (25–33 % Glukose 50–100 ml i. v.).

Bei protrahierter Bewusstlosigkeit – insbesondere im Rahmen der Einnahme von Sulfonylharnstoffen – ist eine Dauerinfusion mit 5–10 % der Glukoselösung aufgrund der durch diese Medikation häufig verursachten protrahierten hypoglykämischen Ereignisse notwendig. Diese Patienten sollten auch stets für 48–72 h der stationären Überwachung zugeführt werden.

7.3 Akutkomplikationen des Diabetes im Alter

Gerade hinsichtlich des älteren Patienten ergeben sich spezifische Probleme. Insbesondere im stationären Setting finden sich ältere, hochbetagte Menschen, denen insbesondere prä- und perioperativ unkritisch das Insulin abgesetzt wird. Dabei wird verkannt, dass aufgrund der Verfügbarkeit von Insulin seit 1922 viele Typ-1-Diabetiker mittlerweile ein hohes Lebensalter erreicht haben. Das Absetzen, insbesondere des Basalinsulins, in dieser Patientengruppe beschwört in dieser Patientengruppe ein Desaster herauf. Als Behandler sollte man sich daher stets vergewissern, dass es sich bei einem älteren Patienten mit Diabetes nicht doch (pathophysiologisch) um einen Typ-1-Diabetiker handelt. Das unkritische Absetzen der Insulintherapie wäre ansonsten als Kunstfehler zu werten.

Auf der anderen Seite finden sich die zunehmend betagten Menschen mit Typ-2-Diabetes, die zum Teil 40 oder mehr Jahre am Diabetes Typ 2 erkrankt waren. Pathophysiologisch entscheidend für die Progredienz des Typ-2-Diabetes ist die abnehmende Funktion der Betazelle. Als Funktion der Zeit und Stoffwechselgüte (gerade des Stresses für die Beta-Zelle während der Erkrankungsdauer) kann sich auch bei dieser Patientengruppe nach dem langjährigen Diabetes ein absoluter Insulinmangel entwickeln. Im Rahmen dieses absoluten Insulinmangels ist dann auch das Entstehen einer typischen Ketoazidose, die man mit dieser Patientengruppe nicht primär in Verbindung bringen würde, möglich.

Zukünftig muss aufgrund der demografischen Entwicklung von Alter und Diabetes vergegenwärtigt werden, dass die typischen hyperglykämischen Formen des ketoazidotischen und hyperosmolaren Komas so nicht mehr für die Differenzierung allein taugen und auch lebensbedrohliche Entgleisungen bei älteren Menschen mit Diabetes häufiger auftreten werden. Für das diabetische Koma ist für beide Formen festzuhalten, dass sich die grundsätzlichen Prinzipien der Therapie (Insulingabe, Kaliumgabe, Volumengabe) gleichen. Eine Besonderheit, die es zu beachten gilt, ist das Auftreten einer normoglykämischen Ketose bei Typ-2-Diabetes unter Therapie mit einem SGLT-2-Inhibitor [19,20]. Auch diese Konstellation wird zukünftig – durch den wegen exzellenter Endpunktstudien häufiger werdenden Einsatz – vermehrt in den Notaufnahmen vorkommen.

7.4 Mit Diabetes zur Operation ins Krankenhaus

Operationen oder stationäre Krankenhausaufenthalte unterbrechen bei Patienten mit Diabetes mellitus die übliche Routine, insbesondere auch die der Insulintherapie. Diabetes mellitus Typ 2 gehört zu den 20 häufigsten Nebendiagnosen im Krankenhaus. Nach der DRG-Statistik hatten 2,1 Mio. Menschen die Nebendiagnose Diabetes mellitus (ca. 12 %). Aktuelle Publikationen zeigen jedoch, dass die tatsächliche Prävalenz wahrscheinlich bei ca. 30 % liegt. Diabetische Patienten sind somit öfter im operativen Krankengut repräsentiert als es ihrer Prävalenz in der Allgemeinbevölkerung entspricht. Sie müssen sich besonders häufig koronaren Bypass-Operationen, peripheren Gefäßeingriffen, Nierentransplantationen, Augenoperationen oder Amputationen unterziehen.

Patienten sind durch den sich mit einer Operation ergebenden Postaggressionsstoffwechsel hinsichtlich peri- und operativer Komplikationen, durch Begleit- und Folgeerkrankungen sowie durch ein evtl. auftretendes Infektionsrisiko zusätzlich gefährdet. Dementsprechend ist bereits präoperativ die enge und intensive Zusammenarbeit von Anästhesisten, Operateur und Diabetologen erforderlich.

Grundsätzlich bedingt die katabole Stoffwechselsituation des Postaggressionsstoffwechsels einen Anstieg der kontrainsulinären Hormone und damit auch der Insulinresistenz. Ihre Überwachung bedarf oft einer erhöhten Insulindosis sowie ausreichender Flüssigkeitssubstitution, um die Akutkomplikationen wie Ketoazidose oder eine hyperglykämisch-hyperosmolare Entgleisung zu verhindern. Stets ist auch auf die strikte Vermeidung von Hyperglykämien (s. o.) zu achten. Gerade die chronische Hyperglykämie hat negative Einflüsse auf die OP-Fähigkeit. So wird durch eine neutrophile Dysfunktion die Immunfunktion beeinträchtigt; auch die Ischämie kann sich im Rahmen der Hyperglykämie durch eine direkt endotheliale Wirkung weiter verschlechtern. Bekannt ist die erhöhte Thrombosegefahr mit reduzierter fibrinolytischer und plasminogener Aktivität bei erhöhter PAI-1-Aktivität. In Studien zeigten sich eine verstärkte Plättchenaktivität auch noch ca. 4 Stunden nach Hyperglykämie sowie ein Anstieg des von-Willebrand-Faktors (vWF) [21,22]. Im Rahmen der Inflammation kommt es zum Anstieg von TNF-α, IL-6 und die Inaktivierung von NO führen zu einer endothelialen Dysfunktion. All dies ist verbunden mit zunehmendem oxidativem Stress. Ein präoperativ hoher HbA$_{1c}$-Wert zeigt an, dass sämtliche immunkompetente Zellen glykiliert sind und daher der Patient insgesamt immunsupprimiert, also als Hochrisikopatient, einzustufen ist. Ein hoher HbA$_{1c}$-Wert zeigt weiterhin an, dass sämtliche feste Blutbestandteile glykiliert und damit rigide sind: Die hämorheologischen Parameter sind somit verändert. Hohe Blutzuckerspiegel weisen immer auf osmotische Diurese und damit Exsikkose der Patienten hin; damit verbunden ist die erhöhte Gefahr thromboembolischer Komplikationen.

Hinsichtlich der Operationsrisiken haben gesunde Menschen mit Typ-1-Diabetes bei guter Stoffwechseleinstellung kein per se erhöhtes operatives Morbiditäts- oder Mortalitätsrisiko; auch vermehrte Wundheilungsstörungen oder eine erhöhte Infektgefahr ergeben sich in der Patientengruppe nicht. Besondere Risiken können sich aber ergeben, sofern diabetesassoziierte Folgeerkrankungen wie eine koronare Herzkrankheit, orthostatisch bedingter Blutdruckabfall infolge einer autonomen Neuropathie oder ein erhöhtes Aspirationsrisiko infolge einer diabetischen Gastroparese vorliegen.

Menschen mit Diabetes scheinen von einer nahen normoglykämischen Einstellung nicht zu profitieren. Zum einen haben sie einen erhöhten Energiebedarf im Rahmen ihres Postaggressionsstoffwechsels, zum anderen wird insbesondere die Steuerung der Blutzuckereinstellung im niedrig-normalen Bereich aufwendiger und schwieriger. Hypoglykämische Ereignisse – auch nur als passagere Dips – sind nicht auszuschließen und wirken hier bei akut erkrankten Patienten kontraproduktiv. *Daher wird derzeit von den Fachgesellschaften empfohlen, die Blutglukose-Konzentration in der peri- und postoperativen Phase zwischen 140–180 mg/dl zu halten und Werte über 200 mg/dl als kontraproduktiv einzustufen.*

Tab. 7.4: Antidiabetische Therapie im Rahmen operativer Maßnahmen bei insulinpflichtigen Menschen mit Diabetes.

	Patienten mit – Diabetes mellitus Typ 1 – Diabetes mellitus Typ 2 mit Insulin behandelt
präoperativ	Am Vortag: Insulin wie üblich bei Abführmaßnahmen: (Darmeingriffe) Dosis halbieren
am OP-Tag	Bisherige Basalinsulintherapie fortsetzen oder 25 % des Gesamttages-insulinbedarfs morgens als NPH-Insulin s.c.
auf Station	7:00 Uhr Blutglukosekontrolle Normalinsulin nach Korrekturschema s.c.
im OP oder auf Station	Blutglukosekontrollen und jeweils Normalinsulin nach Korrekturschema s.c./i.v.: 10:00; 13:00; 17:00 Uhr
Wenn abends keine Nahrungsaufnahme möglich ist	Basalinsulintherapie fortsetzen. Blutglukosekontrollen und jeweils Normalinsulin nach Korrekturschema s.c./i.v.: 22:00; 3:00 Uhr. Am Folgetag häusliche Therapie aufnehmen.
Wenn abends Nahrungs-aufnahme möglich ist	Häusliche Therapie wieder aufnehmen.

7.5 Diabetesmanagement prä-/peri-/postoperativ

Als Zeichen der gesteigerten inflammatorischen Reaktion findet sich ein Anstieg von TNF-α und Interleukin-6. Eine Inaktivierung von NO führt zu einer endothelialen Dysfunktion und auch der oxidative Stress ist in dieser Ausnahmesituation für den Patienten erhöht. Ein hoher HbA_{1c}-Wert zeigt zusätzlich an, dass sämtliche immunkompetenten Zellen glykiliert sind und daher der Patient insgesamt immunsupprimiert ist. Somit ist er also als Hochrisikopatient einzustufen. Der hohe Grad an Glykierung führt auch mit zu den veränderten hämorheologischen Parametern. Hohe Blutzuckerspiegel weisen immer auf eine osmotische Diurese und damit Exsikkose des Patienten hin, was die Gefahr thromboembolischer Komplikationen mit erhöht. Chronische Probleme beim Diabetiker können durchaus zu strukturellen funktionellen Schäden führen. So ist die Makroangiopathie im Bereich des kardiovaskulären Systems Auslöser für (stumme) Myokardischämien oder für die Aggravierung einer vorbestehenden Karotisstenose. Die Mikroangiopathie und insbesondere dabei die Nephropathie führt zu Einschränkungen hinsichtlich der Medikation (z. B. Gabe von NSAR) sowie bei diagnostischen Maßnahmen wie z. B. von Kontrastmitteluntersuchungen. Die symmetrisch sensible Polyneuropathie kann zu Lagerungsschäden führen, die autonome Neuropathie zum plötzlichen Herztod bzw. Störungen in der Autoregulation aller körperlichen Systeme. Im Rahmen der Limited Joint Mobility und des Stiff-Joint-Syndroms kann es zu Intubationsproblemen kommen, welche durch eine Gastroparese mit Regurgitation von Nahrung zu erheblichen Problemen führen kann. Das Stiff-Joint-Syndrom mit einer verminderten Beweglichkeit des Atlantookzipitalgelenks kommt bis zu 30 % auch bei jüngeren Menschen mit Diabetes vor.

Um das Risiko bei elektiven Operationen möglichst gering zu halten, muss der Blutzuckerspiegel bereits zwei bis vier Wochen vor der Operation optimal eingestellt werden. Dabei sollten die Nüchtern- und vor dem Essen gemessenen Werte zwischen 90 und 130 mg/dl liegen. Postprandial (Zwei-Stundenwert) sollten 180 mg/dl nicht überschritten werden. Begleitend muss auf eine gute Einstellung des Blutdruckes geachtet werden.

Bei diätetisch gut eingestellten Typ-2-Diabetikern ist meist keine Änderung der Behandlung erforderlich. Erst bei Nüchternwerten ab 180 mg/dl (10 mmol/l) sollte eine korrigierende Insulingabe erfolgen. Grundsätzlich sollten insulinotropische Substanzen pausiert werden, solange der Patient nüchtern bleibt. Wegen der kurzen Halbwertzeit (1,5–5 h) reicht es, Biguanide am Abend vor einer Operation in Allgemeinanästhesie abzusetzen. Für die Empfehlung einer zweitägigen präoperativen Pause gibt es keine Evidenz und wird auch nicht mehr von der Fachinformation so vorgesehen. Die übrigen oralen Antidiabetika, insbesondere auch SGLT-2-Inhibitoren, sollten ebenfalls 12 bis 24 Stunden präoperativ pausiert werden.

Sofern überhaupt noch Acarbose eingesetzt wird, gilt, dass die perioperative Gabe dieses Präparates, insbesondere für die Dauer der parenteralen Ernährung, aufgrund seines Wirkprinzips nicht sinnvoll ist. Erst nach erfolgtem Kostaufbau kann dieses Präparat wieder eingenommen werden.

Für GLP-1-Agonisten und GLP-4-Inhibitoren besteht noch keine offizielle Richtlinie, weshalb eine klare Empfehlung an dieser Stelle nicht gegeben werden kann. Aufgrund des sehr geringen Hyperglykämierisikos scheint eine perioperative Fortsetzung der Therapie aber vertretbar.

Bezüglich SGLT-2-Inhibitoren ist gerade bei größeren chirurgischen Eingriffen bzw. einer Notwendigkeit einer Hospitalisierung aufgrund einer akuten schweren Krankheit die Behandlung zu unterbrechen. In beiden Fällen kann die Behandlung mit SGLT-2-Inhibitoren fortgesetzt werden, sobald sich der Zustand des Patienten stabilisiert hat. Es ist aber darauf hinzuweisen, dass es in diesen Situationen bei Fortführung der Therapie zu unerwarteten normoglykämischen Ketoazidosen kommen kann. Die entsprechenden Richtlinien für die Beendigung der Medikation in Akutsituationen sind daher eindeutig.

Intraoperativ sollte die Blutglukose bei allen Patienten mit Diabetes mellitus mindestens stündlich gemessen werden. Blutzuckerwerte über 200 mg/dl (11,2 mmol/l) sollten nicht toleriert, sondern mit kleinen Boli Normalinsulin (4–8 E) behandelt werden. Alternativ kann ein Insulinperfusor eingesetzt werden. Erfahrungsgemäß ist bei schweren Infektionen, einer Sepsis oder Glukokortikoidtherapie eine höhere Insulindosis erforderlich. Neben dem Blutzucker muss auch eine regelmäßige Kontrolle des Serumkaliums erfolgen. Eine Kaliumsubstitution ist häufig erforderlich. Bei längeren Operationen erfolgt die Infusion von 5%iger Glukoselösung. Intraoperativ bekommen Typ-1-Diabetiker eine getrennte Infusion mit 5%iger Glukose und Elektrolyte sowie Insulin über eine Infusionspumpe. Die Insulindosis pro Stunde ist abhängig von der täglichen Dosis vor der Operation und den aktuellen Blutzuckerwerten. Während und kurz nach der Operation wird eine stündliche Blutzuckerkontrolle durchgeführt. Typ-2-Diabetiker bekommen bei kleineren oder mittleren Eingriffen eine Infusion mit 5%iger Glukose. Der Blutzucker wird stündlich kontrolliert. Überschreitet ein Wert 200 mg/dl, wird Insulin zusätzlich über eine Infusionspumpe verabreicht. Nach der Operation erfolgt weiterhin eine engmaschige Blutzuckerkontrolle. Bei großen Operationen bekommen Typ-2-Diabetiker bedarfsgerecht eine Infusion mit Insulin und 5%iger Glukose, die – je nach stündlich gemessenem Blutzuckerwert – eingestellt wird (Tab. 7.5).

Tab. 7.5: Intraoperativ sollte die Blutglukosekonzentration bei allen Patienten mit Diabetes mellitus stündlich gemessen werden. Blutzuckerwerte über 200 mg/dl (11,2 mmol/l) sollten nicht toleriert, sondern mit kleinen Boli Normalinsulin (4–8 IE) behandelt werden. Alternativ kann ein Insulinperfusor eingesetzt werden.

Blutglukose	Anweisung
< 60 mg/dl < 3,5 mmol/l	10 g Glukose i. v. (50 ml G. 20 %) Stopp Insulinperfusor für 5 min, Insulinrate um 25 % reduzieren nach 30 min BZ messen
60–79 mg/dl 3,5–4,5 mmol/l	5 g Glukose i. v. (25 ml Glukose 20 %), Insulinrate um 20 % reduzieren
80–119 mg/dl 4,6–6,5 mmol/l	Insulinrate um 10 % reduzieren
120–149 mg/dl 6,6–8,3 mmol/l	gewünschter Bereich, Insulinrate beibehalten
150–179 mg/dl 8,4–9,9 mmol/l	Insulinrate um 10 % erhöhen
180–200 mg/dl 10–11 mmol/l	Insulinrate um 20 % erhöhen
> 200 mg/dl > 11 mmol/l	Insulinrate um 30 % erhöhen

Bei lang andauernden komplizierten Operationen ggf. mit anschließender parenteraler Ernährung für mehrere Tage wird eine Glukose-Insulin-Kaliuminfusion angesetzt (500 ml Glukose 10 % + 10 mmol KCl + 16 E Normalinsulin [entspricht bei BMI > 30 kg/m²: 20 IE] werden mit 84 ml/h intravenös verabreicht (2,7–3,36 E/h).

Die Blutglukose wird intraoperativ mindestens stündlich, postoperativ zunächst stündlich und dann alle 2–4 Stunden engmaschig kontrolliert, ebenso erfolgt die Kontrolle von Natrium und Kalium im Serum. Sollte ein Blutglukoseanstieg um 50 mg/dl erfolgen oder der Blutzucker über 200 mg/dl liegen, wird die Insulininfusion um 20 % gesteigert. Bei einem Blutglukoseabfall auf 100 mg/dl oder niedriger wird die Insulinmenge um 20 %/h reduziert. Dieses Schema sollte fortgesetzt werden bis ca. eine Stunde nach der ersten regulären Mahlzeit; unmittelbar davor ist dann die Wiederaufnahme der subkutanen Insulintherapie sinnvoll, da sonst bei Absetzen der Infusion kein Insulindepot vorhanden ist und somit das Risiko eines sehr raschen Blutglukoseanstieges bestehen würde.

Fortsetzung bis eine Stunde nach erster regulärer Mahlzeit; unmittelbar vorher Wiederaufnahme der s.c.-Insulintherapie, da sonst bei Absetzen der Infusion kein Insulindepot vorhanden ist und somit das Risiko eines sehr raschen Blutglukose-Anstiegs besteht.

In der postoperativen Phase sind Patienten mit vorbestehender kardialer Neuropathie besonders gefährdet, maligne Arrhythmien oder Myokardischämien zu erleiden. Es ist daher sinnvoll, den Patienten engmaschig zu überwachen und gegen Stressoren abzuschirmen, die einen vermehrten Sauerstoffverbrauch nach sich ziehen, insbesondere gegen postoperative Schmerzen und Kältezittern (shivering). Unbedingt ist auf die Fortführung einer lückenlosen intravenösen Insulinsubstitution bei Typ-1-Diabetikern – hier insbesondere auch bei älteren hochbetagten Menschen mit pathogenetischem Typ-1-Diabetes! – zu achten. Es ist günstig, Patienten mit lange bestehendem oder schwer einzustellendem Diabetes bzw. Diabetes mit multiplen Komplikationen nach größeren Operationen zunächst auf einer Intensivstation zu betreuen. Eine ggf. parenterale Ernährung sollte unter adäquater Insulinsubstitution (s. o.) erfolgen; mit Beginn der regulären Ernährung erfolgt die Wiederaufnahme der oralen Medikation bzw. der üblichen bisherigen Insulintherapie. Zahlreiche klinische Studien haben gezeigt, dass erhöhte Blutzuckerwerte insbesondere mit einer erhöhten Infektrate, aber auch mit einem generell schlechteren postoperativen Verlauf assoziiert sind. Von Bedeutung ist dabei, dass die Wirkung von Insulin sich nicht auf die Regulierung des Blutzuckers beschränkt, sondern umfassend auch antiinflammatorische und antioxidierende Effekte zeigt.

Studien haben eindrücklich gezeigt, dass es einen Zusammenhang zwischen Wundheilung, Mortalität und Hyperglykämie gibt [23]. Als Cut-off-Wert für die erhöhte Mortalität zeigt sich ein Blutzuckerwert von über 200 mg/dl. In verschiedenen klinischen Studien wurde gezeigt, dass es nach chirurgischen Eingriffen häufiger zu Infektionen – unabhängig vom operativen Eingriff (kardiochirurgisch, orthopädisch etc.) – kommt. Als postoperative Probleme der chronisch persistierenden Hyperglykämie finden sich Wundinfektionen, verlängerte Krankenhausaufenthalte sowie auch eine erhöhte Letalität.

Eine streng normoglykämische Therapie von Patienten postoperativ oder auf Intensivstation hat nicht gezeigt, dass hierdurch ein nachhaltiger Benefit zu erreichen ist; wobei hier kritisch hinterfragt werden muss, ob die verbesserte Glukosestoffwechselsituation mit einer erhöhten Hypoglykämierate erkauft wurde [24]. Grundsätzlich ist vom Mechanismus der Pathophysiologie her ein vermehrter Bedarf an Glukose/Kohlenhydraten im Rahmen des Postaggressionszustandes eher sinnvoll, sodass derzeit empfohlen wird, die Blutglukosekonzentration postoperativ im Bereich von 150–180 mg/dl (8,3–10 mmol/l) zu halten. Diese Grenzwerte scheinen auch im Hinblick auf die Vermeidung chirurgischer Wundkomplikationen eine vernünftige Grundlage zu haben und sollten durch entsprechende Protokolle in den jeweiligen Abteilungen/Krankenhäusern umgesetzt werden.

Literatur

[1]   Chatzitomaris A, Lobmann R. Notfälle in der Endokrinologie und Diabetologie XIII – 6.1. Intensivmedizin. 2020. p. 1–18.

[2]   Umpierrez G, Korytkowski M. Diabetic emergencies – ketoacidosis, hyperglycaemic hyperosmolar state and hypoglycaemia. Nat Rev Endocrinol. 2016;12(4):222–32.

[3]   Ehrmann D, Kulzer B, Roos T, et al. Risk factors and prevention strategies for diabetic ketoacidosis in people with established type 1 diabetes. Lancet Diabetes Endocrinol. 2020;8(5):436–46.

[4]   Kitabchi AE, Umpierrez GE, Miles JM, Fisher JN. Hyperglycemic crises in adult patients with diabetes. Diabetes Care. 2009;32(7):1335–43.

[5]   Wolfsdorf JI, Allgrove J, Craig ME, et al. ISPAD Clinical Practice Consensus Guidelines 2014. Diabetic ketoacidosis and hyperglycemic hyperosmolar state. Pediatr Diabetes. 2014;15(20):154–79.

[6]   Haak T, Fritsche A, Füchtenbusch M, et al. Therapie des Typ-1-Diabetes. Diabetologie. 2020 (15):40–50.

[7]   Zammitt NN, Frier BM. Hypoglycemia in type 2 diabetes: pathophysiology, frequency, and effects of different treatment modalities. Diabetes Care. 2005;28(12):2948–61.

[8]   Desouza CV, Bolli GB, Fonseca V. Hypoglycemia, diabetes, and cardiovascular events. Diabetes Care. 2010;33(6):1389–94.

[9]   Bonds DE, Miller ME, Bergenstal RM, et al. The association between symptomatic, severe hypoglycaemia and mortality in type 2 diabetes: retrospective epidemiological analysis of the ACCORD study. BMJ. 2010;340:b4909.

[10] Barnett AH. Avoiding hypoglycaemia while achieving good glycaemic control in type 2 diabetes through optimal use of oral agent therapy. Curr Med Res Opin. 2010;26(6):1333–42.

[11] McEwan P, Evans M, Bergenheim K. A population model evaluating the costs and benefits associated with different oral treatment strategies in people with type 2 diabetes. Diabetes Obes Metab. 2010;12(7):623–30.

[12] Ferreira JP, Araujo F, Dores J, et al. Hospitalization Costs Due to Hypoglycemia in Patients with Diabetes: A Microcosting Approach. Diabetes Ther. 2020;11(10):2237–55.

[13] Gallo F, Maggi D, Cordera R. The economic burden of severe hypoglycemia: Two sides of the same coin. Comment on G. Veronese and Coll. Costs associated with emergency care and hospitalization for severe hypoglycemia. Nutr Metab Cardiovasc Dis. 2016;26(9):850–1.

[14] Whitmer RA, Karter AJ, Yaffe K, Quesenberry CP Jr., Selby JV. Hypoglycemic episodes and risk of dementia in older patients with type 2 diabetes mellitus. JAMA. 2009;301(15):1565–72.

[15] Davis SN, Mann S, Briscoe VJ, Ertl AC, Tate DB. Effects of intensive therapy and antecedent hypoglycemia on counterregulatory responses to hypoglycemia in type 2 diabetes. Diabetes. 2009;58(3):701–9.

[16] Martin-Timon I, Del Canizo-Gomez FJ. Mechanisms of hypoglycemia unawareness and implications in diabetic patients. World J Diabetes. 2015;6(7):912–26.

[17] Schultes B, Jauch-Chara K, Gais S, et al. Defective awakening response to nocturnal hypoglycemia in patients with type 1 diabetes mellitus. PLoS Med. 2007;4(2):e69.

[18] Edelman SV, Blose JS. The Impact of Nocturnal Hypoglycemia on Clinical and Cost-Related Issues in Patients With Type 1 and Type 2 Diabetes. Diabetes Educ. 2014;40(3):269–79.

[19] Rosenstock J, Ferrannini E. Euglycemic Diabetic Ketoacidosis: A Predictable, Detectable, and Preventable Safety Concern With SGLT2 Inhibitors. Diabetes Care. 2015;38(9):1638–42.

[20] Barski L, Eshkoli T, Brandstaetter E, Jotkowitz A. Euglycemic diabetic ketoacidosis. Eur J Intern Med. 2019;63:9–14.

[21] Chen SF, Xia ZL, Han JJ, et al. Increased active von Willebrand factor during disease development in the aging diabetic patient population. Age (Dordr). 2013;35(1):171–7.

[22] Frankel DS, Meigs JB, Massaro JM, et al. Von Willebrand factor, type 2 diabetes mellitus, and risk of cardiovascular disease: the framingham offspring study. Circulation. 2008;118(24):2533–9.

[23] Dogra P, Jialal I. Diabetic Perioperative Management. StatPearls. Treasure Island (FL), 2021.

[24] Investigators N-SS, Finfer S, Chittock DR, et al. Intensive versus conventional glucose control in critically ill patients. N Engl J Med. 2009;360(13):1283–97.

8 Besonderheiten im Kindes- und Jugendalter

Martin Holder

8.1 Begleiterkrankungen

Weitere Autoimmunerkrankungen

Wenn ein Kind oder Jugendlicher an einem insulinpflichtigen Diabetes mellitus Typ 1 erkrankt ist, hat er ein höheres Risiko als Andere, an einer weiteren Autoimmunerkrankung zu erkranken. Etwa fünf- bis zehnmal häufiger können Menschen mit Typ-1-Diabetes eine zweite Autoimmunerkrankung im Vergleich zur allgemeinen Bevölkerung bekommen [1]. Es besteht also eine generelle Veranlagung für Autoimmunerkrankungen bei Typ-1-Diabetes.

Die häufigsten assoziierten Autoimmunerkrankungen bei Kindern und Jugendlichen mit Typ-1-Diabetes sind die Autoimmunthyreoiditis sowie die Zöliakie [2]. Beide Erkrankungen können auftreten, ohne dass offensichtliche klinische Symptome vorhanden sind.

8.1.1 Diabetes und Schilddrüse

Schilddrüsenerkrankungen sind die häufigsten Begleiterkrankungen bei Kindern und Jugendlichen mit Typ-1-Diabetes. Bei ca. 25–30 % werden Autoantikörper gegen Schilddrüsengewebe gefunden (Autoimmunthyreoiditis, [3]). Schilddrüsenantikörper treten häufiger bei Mädchen als bei Jungen auf. Der Nachweis der Inselzell-Autoantikörper GAD (Glutamat-Decarboxylase) und ZnT8 (Zinktransporter 8) sind assoziiert mit Autoimmunthyreoiditis [4].

Solange die Schilddrüsenhormonwerte im normalen Bereich liegen, kann therapeutisch zunächst abgewartet werden. Es sollten aber dann engmaschigere Kontrollen der Schilddrüsenwerte stattfinden, spätestens jedes halbe Jahr. Dabei werden das Schilddrüsen-stimulierende Hormon TSH, das freie Schilddrüsenhormon fT4 sowie die Autoantikörper MAK (TPO-AK), TAK (Thyreoglobulin-AK) und TRAK (TSH-Rezeptor-AK) bestimmt.

Klinisch unterscheidet man bei der Autoimmunthyreoiditis im Kindes- und Jugendalter 2 Formen:

Die *Hashimoto-Thyreoiditis* mit langsamem Verlust der Schilddrüsenhormonproduktion. Diese Form führt in der Regel zu einer Hypothyreose.

Die *Basedow-Erkrankung* (Morbus Basedow) mit Stimulation der Hormonbildung, welche zu einer Hyperthyreose führen kann.

Neben den Laborwerten gehört die regelmäßige sonografische Untersuchung der Schilddrüse zur Diagnostik dazu.

https://doi.org/10.1515/9783110590951-008

Hypothyreose

Innerhalb von Monaten, Jahren oder Jahrzehnten kann es zu einer Hypothyreose kommen, weil Zellen, die Schilddrüsenhormone bilden, vom eigenen Immunsystem zerstört werden. Typische klinische Zeichen für eine Unterfunktion sind Müdigkeit, Gewichtszunahme, seltener ein harter Stuhlgang (Obstipation). Der Stoffwechsel wird generell herabgesetzt und verlangsamt. Es kommt zu einer Vergrößerung der Schilddrüse.

Auswirkungen der Hypothyreose auf den Diabetes:
– vermehrt Hypoglykämien, vor allem auch nach den Mahlzeiten, bedingt durch eine verzögerte Magenentleerung
– nach Ausgleich der hypothyreoten Stoffwechsellage Rückgang der symptomatischen Hypoglykämien

Es besteht weiterhin Unklarheit über die Indikation zur Behandlung bei Nachweis von Schilddrüsenautoantikörpern, aber normalen TSH- und fT4/fT3-Werten. Solange keine prospektiven Studien einen positiven Einfluss auf den weiteren Krankheitsverlauf gezeigt haben, kann bei einer solchen Konstellation eine Behandlung nicht empfohlen werden [2].

Hyperthyreose

Eine Hyperthyreose ist seltener als die Hypothyreose, aber mit einer Prävalenz von 3–6 % beim Typ-1-Diabetes häufiger als in der Allgemeinbevölkerung [5]. Stimulierende Autoantikörper führen dazu, dass mehr Schilddrüsenhormon gebildet wird. Typische klinische Hinweise sind Unruhe, Nervosität und Gewichtsabnahme. Oft ist die Schilddrüse vergrößert, ganz selten kommt es zu einem Exophthalmus, bedingt durch eine endokrine Orbitopathie. Es kann zu unerklärlich hohen Blutzuckerwerten mit steigenden HbA_{1c}-Werten und einem höheren Insulinbedarf kommen. Typische Laborbefunde sind ein erniedrigtes TSH und erhöhte Schilddrüsenhormonwerte (fT3, fT4). Gesichert wird der Morbus Basedow durch den Nachweis von TSH-Rezeptor-Autoantikörpern (TRAK) im Serum. Seltener kann es auch zu einer hyperthyreoten Phase der Hashimoto-Thyreoiditis kommen [2].

Diabetes und Schilddrüse: Therapie

Wie schon erwähnt, müssen viele unserer Kinder und Jugendliche mit Typ-1-Diabetes und nachgewiesenen Schilddrüsen-Autoantikörpern nicht behandelt werden, da ihre Schilddrüsenfunktion noch völlig normal ist. Bei manifester Hypothyreose – definiert durch einen erhöhten TSH-Wert und erniedrigte Schilddrüsenhormonwerte – muss eine Substitution mit L-Thyroxin erfolgen (Dosierung in der Regel zwischen 50 und 150 µg/täglich). Calcium- und Eisenpräparate sollten nicht gleichzeitig eingenommen werden, da sie die Aufnahme von Thyroxin stören.

Die Hyperthyreose wird thyreostatisch mit Carbimazol oder Thiamazol behandelt. Bei ausgeprägter Unruhe und Tachykardie können in der Akutphase Beta-Blocker eingesetzt werden. Eine Alternative zur langfristigen thyreostatischen Therapie ist die totale chirurgische Thyreoidektomie oder bei Jugendlichen die ablative Radiotherapie [2].

8.1.2 Diabetes und Zöliakie

Eine weitere Autoimmunerkrankung, welche bei Kindern und Jugendlichen mit Typ-1-Diabetes häufiger auftritt, ist die Zöliakie (CD = Celiac Disease). Dabei handelt es sich um eine Erkrankung des Dünndarms mit einer Überempfindlichkeit gegenüber Gluten (Gliadin). Gluten, oder auch Klebereiweiß genannt, ist in allen Getreidearten enthalten. Gluten und ähnliche Eiweißstoffe finden sich in den Hauptgetreidearten Weizen, Roggen, Gerste und Hafer sowie in selteneren Getreidearten. Nach Kontakt reagiert die überempfindliche Darmschleimhaut mit typischen Veränderungen, welche die normale Aufnahme von Nahrungsstoffen allmählich vermindert.

Zöliakie tritt bei ca. 2–10 % der Kinder und Jugendlichen mit Typ-1-Diabetes auf. Die Diagnose erfolgt durch einen hochpositiven Nachweis von spezifischen Gewebetransglutaminase-Antikörpern (TGA-Ak, > 10-fach des oberen Grenzwertes) und positiven Endomysium-Antikörper (EMA-IgA). Ein möglicher IgA-Mangel sollte im Vorfeld ausgeschlossen werden, um mögliche falsch negative Ergebnisse zu verhindern. Solche spezifischen Autoantikörper können entweder gleich bei der Manifestation des Diabetes oder im Verlauf der Erkrankung, meist in den ersten 5 Jahren, auftreten. Aber auch bei dieser Erkrankung gilt: Der positive Nachweis der für eine Zöliakie spezifischen Autoantikörper bedeutet nicht automatisch, dass das Kind an einer Zöliakie erkrankt ist. Bei positiven, aber nicht eindeutig zu hohen TGA-IgA-Titern (< 10-fachem des oberen Normwertes) kann die endgültige Diagnose nur durch endgültige Diagnose kann nur durch eine Dünndarmbiopsie im Rahmen einer Gastroskopie gestellt werden, bei nur leicht erhöhten Werten (< 4-fachem des oberen Normwertes und fehlender klinischer Veränderungen) kann zunächst abgewartet und engmaschig kontrolliert werden. Man findet bei dieser Erkrankung mikroskopisch eine atrophe, flache Darmschleimhaut ohne Zotten (Zottenatrophie). Es ist keine regelrechte Aufnahme von Nährstoffen mehr möglich und es kommt zur Fehlverdauung (Malabsorption, [6]). Das Biopsieergebnis gilt nach der Marsh-Klassifikation (Marsh 1 bis Marsh 3) ab einer Marsh-Klassifikation 2 als positiv für eine Zöliakie. Die Diagnose wird erst im Therapieverlauf durch Besserung der Symptome und Nachweis rückläufiger Antikörpertiter abschließend gesichert [2].

Aktuelle Leitlinien empfehlen die Analyse von HLA-DQ2 und HLA-DQ8, da eine Zöliakie Diagnose unwahrscheinlich ist, wenn beide Haplotypen negativ sind. Jedoch sind bei Kindern und Jugendlichen mit Typ-1-Diabetes die Risiko-Allele DR3 und DR4 mit DQ2 und DQ8 assoziiert, sodass die HLA-Typisierung in der Zöliakie-Diagnostik bei diesen Patienten wenig geeignet ist [3].

Die klinischen Symptome einer Zöliakie können schlechtes Gedeihen, Kleinwuchs, Gewichtsverlust, auffällig massige Stühle, Durchfälle, Blähungen, Bauchschmerzen, Erbrechen, schlechter Appetit und Muskelschwäche sein. Vereinzelt treten auch psychische Veränderungen bei den Patienten auf. Jedoch können die Kinder auch völlig asymptomatisch, also klinisch unauffällig sein. In einzelnen Fällen haben sich die Kinder und Jugendlichen über die Jahre an leichte Symptome wie täglicher, geringer Durchfall oder vermehrte Blähungen gewöhnt und spüren die Veränderungen erst nach Beginn der glutenfreien Diät. Wird eine Zöliakie bei einem Kind oder Jugendlichen festgestellt, wird empfohlen, dass sich auch die anderen Familienmitglieder untersuchen lassen. Nicht selten wurde dann auch bei einem der Eltern oder bei einem Geschwister eine bisher noch nicht bekannte Zöliakie festgestellt.

Bei Kindern und Jugendlichen mit Typ-1-Diabetes und einer zusätzlichen Zöliakie kann es vermehrt zu Hypoglykämien, Blutzuckerschwankungen sowie Verschlechterung der Stoffwechseleinstellung kommen. Unter glutenfreier Kost und damit Wiederherstellung der Dünndarmschleimhaut kommt es zu einer Verringerung der Zahl der Hypoglykämien, Reduktion der Blutzuckerschwankungen und dadurch wieder zu einer Verbesserung der Stoffwechseleinstellung.

Diabetes und Zöliakie: Therapie

Die Therapie besteht in einer glutenfreien Kost, welche lebenslang und konsequent durchgeführt werden muss. Um dies zu lernen, ist eine ausführliche Diätberatung notwendig. In der Zwischenzeit gibt es erfreulicherweise viele Ratgeber und im Alltag werden immer mehr verschiedene glutenfreie Nahrungsmittel angeboten. Wichtig ist sicherlich, dass alle Betroffenen Mitglied in der Deutschen Zöliakie Gesellschaft (DZG) werden. Diese bieten umfangreiche Hilfen und praktische Tipps über ihre Website www.dzg-online.de (letztes Zugriffsdatum: 24.05.2021) an.

8.1.3 Diabetes und juvenile idiopathische Arthritis (JIA)

Weniger häufiger ist die Komorbidität zwischen Typ-1-Diabetes und juveniler idiopathischer Arthritis (JIA).

Prävalenz von Typ-1-Diabetes und JIA

In einer aktuellen Analyse der Diabetes-Patienten-Verlaufsdokumentation-Initiative DPV von 54.911 Kindern und Jugendlichen mit Typ-1-Diabetes < 16 Jahren in einem Zeitraum von 1995 bis September 2013 konnte eine Prävalenz der JIA von 0,19 %, entsprechend 106 betroffene Kinder und Jugendliche, gefunden werden, welche deutlich höher liegt als mit 0,05 % in der Normalbevölkerung [7].

Damit ist die Häufigkeit dieser beider Komorbiditäten deutlich geringer als das Auftreten anderer assoziierter Autoimmunerkrankungen wie die Autoimmunthyreoiditis oder die Zöliakie. Für die Seltenheit des Auftretens beider Erkrankungen spricht auch, dass es sowohl in den nationalen als auch in den internationalen Leitlinien keine Daten darüber gibt [2,3].

Dass es Familien mit einer hohen familiären Autoimmunität gibt, konnte eine aktuelle Untersuchung aus Italien zeigen [8]. Die Autoren untersuchten 72 Patienten im Alter von 0–21 Jahren mit einer JIA. 12 (15,2 %) hatten mindestens eine assoziierte Autoimmunerkrankung. Davon hatten 8 (10,1 %) eine Autoimmunthyreoiditis, 3 (3,8 %) eine Zöliakie und ein Patient (1,3 %) einen Typ-1-Diabetes und eine Alopezie. Zusätzlich befragten die Autoren 76 Familien der mit JIA betroffenen Patienten mit insgesamt 438 Verwandten. Ca. 50 % der Patienten haben mindestens einen Verwandten mit einer Autoimmunerkrankung, was für eine hohe familiäre Autoimmunität spricht. Ca. 20 % haben sogar zwei Verwandte, ca. 3 % drei und 1,3 % vier Verwandte mit einer Autoimmunerkrankung in dieser Befragung. Die Autoren schließen daraus, dass auf eine familiäre Beteiligung bei jungen Patienten mit JIA geachtet werden soll. Jedoch korreliert eine positive familiäre Autoimmunität nicht mit einem besonderen Subtyp der JIA oder führt zu einer früheren Manifestation der Arthritis.

Wie sind nun die Erfahrungen über das gleichzeitige Auftreten von Typ-1-Diabetes und JIA in einem Land, in dem es die meisten betroffenen Kinder und Jugendlichen mit Typ-1-Diabetes weltweit gibt? Diese Frage stellte sich eine finnische Arbeitsgruppe, die 82 Patienten mit Typ-1-Diabetes und JIA während eines Zeitraumes von 1976 bis 2005 untersuchte [9]. Die Daten der Patienten stammten aus dem „Finnish National Institute of Insurance". Eingeschlossen in die Studie wurden Patienten, die vor ihrem 21. Lebensjahr JIA und vor ihrem 30. Lebensjahr Typ-1-Diabetes bekommen haben. Untersucht wurden 55 Mädchen und 27 Jungen. 18 (22 %) der mit Typ-1-Diabetes und JIA betroffenen Patienten hatten eine zusätzliche Autoimmunerkrankung: 12 eine Autoimmunthyreoiditis und 6 eine Zöliakie. Das Besondere dieser Untersuchung ist der lange Beobachtungszeitraum von fast 30 Jahren. Die Autoren stellten fest, dass es in diesen drei Jahrzehnten zu einer signifikanten, 4,5-fachen Zunahme des gleichzeitigen Auftretens von Typ-1-Diabetes und JIA gekommen ist. 49 Patienten (35 Mädchen, 14 Jungen) hatten zuerst einen Typ-1-Diabetes mit einem mittleren Manifestationsalter von 8,1 Jahren und 33 Patienten (20 Mädchen, 13 Jungen) zuerst eine JIA im mittleren Alter von 8,5 Jahren.

Praktische Aspekte und Therapie

In der anfangs schon erwähnten großen DPV-Studie trat bei 88 % der Kinder und Jugendlichen erst der Diabetes, dann die rheumatische Erkrankung auf [7]. Signifikant waren mehr Mädchen (66 %) mit beiden Erkrankungen betroffen. Das Alter der

Diabetes-Manifestation war im Durchschnitt 5 Jahre früher als das Auftreten der ersten JIA.

Kinder mit Diabetes und JIA hatten im Vergleich zu Kindern nur mit Diabetes einen niedrigeren HbA_{1c} (8,0 versus 8,3 %), eine größere Insulin-Dosis (1,03 versus 0,93 IU/kgKG/d) und sie wurden häufiger mit einer Pumpentherapie behandelt (jeder dritte versus jeder vierte). Mit der Pumpentherapie kann die Insulindosis besser und flexibler an die aktuelle Stoffwechseleinstellung angepasst werden, z. B. bei höheren Blutzuckerwerten während eines Methylprednisolonpulses. Auch war der HbA_{1c} bei den Kindern mit beiden Erkrankungen etwas niedriger als bei den Patienten mit Typ-1-Diabetes allein, was für den Einfluss einer mehr intensiveren Insulintherapie spricht. Das würde auch die höhere Insulindosis bei diesen Kindern und Jugendlichen erklären.

Darüber hinaus zeigte es sich noch, dass Kinder und Jugendliche mit Typ-1-Diabetes, aber ohne JIA, 2,2 cm größer waren als die Patienten mit beiden Erkrankungen. Das Gewicht war signifikant, der BMI nicht signifikant niedriger bei den Kindern und Jugendlichen mit Typ-1-Diabetes und JIA. Und die Zöliakie (signifikant) und die Autoimmunthyreoiditis (nicht signifikant) als zusätzliche assoziierte Autoimmunerkrankungen traten häufiger bei den Kindern und Jugendlichen mit beiden Erkrankungen auf.

Bei Kindern und Jugendlichen mit Typ-1-Diabetes führen wir jährliche Routineuntersuchungen durch, um rechtzeitig entweder andere Autoimmunerkrankungen oder beginnende mögliche Folgeerkrankungen des Diabetes sehr früh festzustellen [2,3]. Ein solches jährliches Screening nach assoziierten Erkrankungen ist sicher auch bei Kindern mit JIA zu empfehlen [10]. Abb. 8.1 zeigt einen Vorschlag für ein mögliches Flow-Sheet zum frühzeitigen Erkennen assoziierter Autoimmunerkrankungen.

8.1.4 Primäre Nebenrindeninsuffizienz (Morbus Addison)

Circa 1–2 % der Kinder und Jugendlichen mit Typ-1-Diabetes haben positive anti-adrenale Autoantikörper gegen die 21-Hydroxylase. Klinische Zeichen einer primären Nebennierenrindeninsuffizienz (Morbus Addison) sind zunehmende Hypoglykämien, unerklärbarer Rückgang des Insulinbedarfs, vermehrte Hautpigmentierung, Adynamie, Gewichtsabnahme und Hypotonie. Typische Laborbefunde sind Hyponatriämie, Hyperkaliämie, ein verminderter Cortisolanstieg im ACTH-Test sowie basal erhöhte Werte für ACTH und Renin im Plasma. Der Morbus Addison kann assoziiert mit Typ-1-Diabetes als Autoimmunes Polyglanduläres Syndrom (APS) Typ 1 und 2 vorkommen. Beim APS 1 können zusätzlich eine mukokutane Candidiasis und ein Hypoparathyreoidismus vorliegen. Die Therapie des Morbus Addison besteht in einer adäquaten lebensbegleitenden Substitution von Hydrocortison, eventuell muss zusätzlich ein Mineralkortikoid (Fludrocortison) gegeben werden [2,3].

8.1.5 Begleiterkrankungen: praxisorientiertes Wissen

Tritt bei einem Kind oder einem Jugendlichen eine Autoimmunerkrankung wie ein Typ-1-Diabetes auf, hat er ein erhöhtes Risiko eine zweite oder seltener auch eine dritte Autoimmunerkrankung zu bekommen. Dabei sind für Kinder und Jugendliche mit Typ-1-Diabetes die häufigsten assoziierten Autoimmunerkrankungen die Autoimmunthyreoiditis (Hashimoto-Thyroiditis) und die Zöliakie. Das gleichzeitige Auftreten eines Typ-1-Diabetes und einer JIA ist selten, jedoch bei den Kindern und Jugendlichen mit Typ-1-Diabetes ungefähr vierfach höher als in der Normalbevölkerung.

Wegen des erhöhten Risikos einer zusätzlichen Autoimmunerkrankung und wegen der in der Literatur beschriebenen deutlich erhöhten familiären Autoimmunität sollte bei den Kindern und Jugendlichen mit Typ-1-Diabetes ein regelmäßiges Screening nach assoziierten Autoimmunerkrankungen durchgeführt werden (Abb. 8.1)

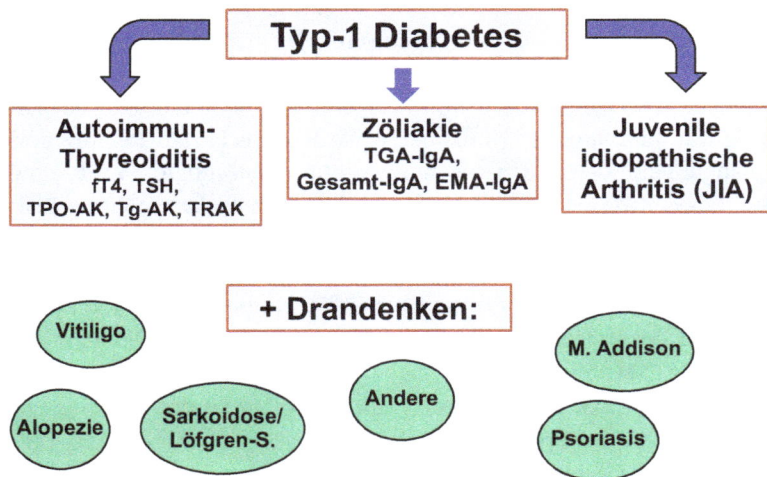

Abb. 8.1: Jährliches Screening nach assoziierten Erkrankungen.

8.2 Psychische und psychiatrische Begleiterkrankungen

Kinder, Jugendliche und junge Erwachsene haben ein erhöhtes Risiko für psychische und psychiatrische Begleiterkrankungen. Betroffen sind vor allem Jugendliche, dabei Mädchen mehr als Jungen. In Tab. 8.1 werden die häufigsten psychiatrischen Begleiterkrankungen aufgeführt. ADHS wird häufiger bei Jungen diagnostiziert, Essstörungen sind dagegen bei Mädchen häufiger [11].

Tab. 8.1: Psychiatrische Erkrankungen bei Kindern, Jugendlichen und jungen Erwachsenen mit Typ-1-Diabetes (< 20 Jahre) im Behandlungsjahr 2017 laut DPV-Register [11].

Typ-1-Diabetes plus	Jungen	Mädchen	insgesamt
ADHS	688	198	886
Depression	234	266	500
Essstörung	36	122	158
Spritzenphobie	130	174	304
Angst-/Zwangsstörung (OCD)	147	161	308
Psychosen/Neuroleptika	102	88	190

Psychische Begleiterkrankungen sind mit einer schlechteren Stoffwechselkontrolle und einem häufigeren sowie längeren Krankenhausaufenthalt verbunden [12,13].

Auch akute Komplikationen (Ketoazidose, schwere Hypoglykämien) treten dabei häufiger auf. Bei subklinischen und klinisch relevanten Essstörungen (inkl. „Insulinpurging" = gezieltes Unterdosieren von Insulin) besteht ohne adäquate Intervention ein erhöhtes Risiko für eine langfristig unzureichende Stoffwechseleinstellung und frühzeitige Folgekomplikationen. Auch für subklinische Essstörungen wurde eine Verschlechterung der Stoffwechseleinstellung beobachtet. Ein 2,5-fach höheres Risiko für eine diabetische Retinopathie zeigen Patienten mit einer Bulimie oder EDNOS (Eating disorder not otherwise specified, [11]). Verhaltensprobleme und affektive Störungen (Depression und/oder Angst und geringes Selbstwertgefühl) stehen im Zusammenhang mit einer unzureichenden Stoffwechseleinstellung und gehäuften stationären Aufnahmen bei Jugendlichen [2].

Bei Vorliegen einer psychiatrisch relevanten Störung sollen Kinder- und Jugendpsychiater oder psychologische Psychotherapeuten hinzugezogen werden, um gegebenenfalls eine Mitbehandlung zu initiieren [2]

Trotz der großen Relevanz für die pädiatrische Diabetestherapie wird der Diagnostik und Behandlung von gleichzeitig bestehenden psychiatrischen Begleiterkrankungen noch zu wenig Aufmerksamkeit geschenkt. Regelmäßiges Screening auf mögliche psychische oder psychiatrische Störungen sollten vom interdisziplinären Team durchgeführt werden. Besonders wichtig ist dies bei Jugendlichen mit Typ-1-Diabetes, die ihre Therapieziele nicht erreicht oder eine chronisch schlechte Stoffwechseleinstellung haben [14].

8.3 Verlaufskontrolle und Folgeerkrankungen

Mit den jährlichen Routineuntersuchungen sollen bei Kindern und Jugendlichen mit Diabetes rechtzeitig das Auftreten einer weiteren Autoimmunerkrankung oder beginnende mögliche Folgeerkrankungen des Diabetes festgestellt werden.

Die Notwendigkeit einer guten Stoffwechseleinstellung zur Vermeidung Diabetes-bedingter Folgeerkrankungen ist schon seit langer Zeit bekannt. Mit den besseren Möglichkeiten der Selbstkontrolle und der deutlichen Intensivierung der Therapie ist es zu einer kontinuierlichen Verbesserung der Stoffwechseleinstellung in den letzten Jahrzehnten gekommen. Damit einher ging eine Abnahme von Folgeerkrankungen und geringerer Mortalität im Vergleich zu Patienten mit konventioneller Insulintherapie [15,16,17].

Tab. 8.2: Jährliche Routineuntersuchungen zur Prävention möglicher Folgeerkrankungen bei Kindern und Jugendlichen mit Typ-1-Diabetes und mögliche Interventionen.

Screeninguntersuchung und -intervall	empfohlene Screeningmethode	mögliche Intervention
Retinopathie – alle 1–2 Jahre – ab dem 11. LJ oder ab 5 Jahren Diabetesdauer – USA: ab 10. LJ oder bei früherem Pubertätsbeginn	bimikroskopische Funduskopie in Mydriasis durch routinierten Augenarzt	Verbesserung der Stoffwechseleinstellung Lasertherapie ACE-Hemmer bei Hypertonie
Nephropathie – jährlich – ab dem 11. LJ oder ab 5 Jahren Diabetesdauer	Nachweis einer Mikroalbuminurie: – Albumin-Kreatinin-Ratio – evtl. 24h-Sammelurin	Verbesserung der Stoffwechseleinstellung – ACE-Hemmer – AT-1-Blocker – Nikotinabstinenz
Neuropathie – ab dem 11. LJ oder ab 5 Jahren Diabetesdauer – bei langfristig schlechter Stoffwechsellage jährlich USA: ab 10. LJ oder bei früherem Pubertätsbeginn	Anamnese Berührungsempfinden (Monofilament) Vibrationsempfinden (Stimmgabeltest) Eigenreflexe	Verbesserung der Stoffwechsellage
Hypertonie – alle 3 Monate – mind. vom 11. LJ an	Ruhe-RR 24-h-RR-Messung bei mind. 2 × > 95. Perzentile innerhalb von 3 Monaten oder bei Mikroalbuminurie	Lebensstilintervention (Bewegung, Salzrestriktion, Gewichtsreduktion, Reduktion von Alkohol und Nikotin) ACE-Hemmer, falls nicht erfolgreich

Tab. 8.2: (fortgesetzt).

Screeninguntersuchung und -intervall	empfohlene Screeningmethode	mögliche Intervention

Hyperlipidämie
– initial nach Stoffwechsel-
   stabilisierung, dann alle
   2 Jahre
– präpubertär alle 5 Jahre
 	
USA: ab 10. LJ oder bei früherem
Pubertätsbeginn, wenn normal
alle 3–5 Jahre
	Lipidscreening:
	– Gesamtcholesterin
	– HDL
	– LDL
	– Triglyzeride
		Diätetische Therapie
		falls nicht erfolgreich: ab dem
		8. LJ Statine

Klinische Veränderungen wie Retinopathie, Nephropathie oder Neuropathie durch mikrovaskuläre Komplikationen infolge des Diabetes mellitus sind im Kindes- und Jugendalter, auch bei sehr früher Manifestation, extrem selten. Subklinische Veränderungen ohne aktuelle therapeutische Konsequenzen können aber bereits nachgewiesen werden [6].

8.3.1 Retinopathie

Durch mikrovaskuläre Komplikationen können sich eine Retinopathie und eine Makulopathie entwickeln. Die Prävalenzrate der Retinopathie liegt allgemein bei 24–27 % für Typ-1-Diabetes, 0,2–0,5 % der Menschen mit Diabetes sind erblindet [18]. Das jüngste Kind mit einer Retinopathie war 7,9 Jahre alt. Regelmäßige augenärztliche Untersuchungen ermöglichen die Entdeckung früher, besser zu behandelnder Retinopathiestadien. Die Kontrollintervalle richten sich nach dem individuellen Risikoprofil und betragen 1–2 Jahre. Zur Diagnostik gehören die Bestimmung der Sehschärfe, die Spaltlampenmikroskopie und die Ophthalmoskopie bei dilatierter Pupille sowie in bestimmten Fällen weitere Verfahren. Eine Funduskopie ohne Mydriasis ist für das Screening nicht ausreichend.

Eine gute Stoffwechseleinstellung und Nicht-Rauchen sind wichtige protektive Faktoren. Auch eine rechtzeitige Behandlung erhöhter Blutdruck- und Fettstoffwechselwerte ist dabei sehr wichtig. Zur Kommunikation zwischen Kinderarzt bzw. Kinder-Diabetologen und Augenarzt sollen standardisierte Dokumentationsbögen verwendet werden.

8.3.2 Nephropathie

Erster Hinweis für eine diabetische Nephropathie ist eine erhöhte Albuminausscheidung im Urin. Ca. 30–40 % entwickeln eine Mikroalbuminurie nach einer Diabetesdauer von 15–20 Jahren. Bei weniger als 10 % tritt ein Fortschreiten der Nierenveränderungen bis zum Nierenversagen während einer Diabetesdauer von 40 Jahren auf [19]. Erfreulicherweise hat sich das Auftreten einer solchen Mikroalbuminurie bei Kindern und Jugendlichen mit Typ-1-Diabetes in den letzten Jahren deutlich verzögert.

Der mögliche Nachweis von Albumin im Urin, die Albumin-Kreatinin-Ratio (ACR), hat eine hohe Sensitivität, damit Veränderungen an den Nieren so früh wie möglich erkannt werden können. Jedoch kann der Nachweis deshalb auch häufig falsch positiv sein, wenn durch andere Faktoren vorübergehend etwas vermehrt Albumin im Urin nachgewiesen wird (Tab. 8.3, Tab. 8.4).

Deshalb geht man von einer echten Mikroalbuminurie erst dann aus, wenn 2–3 auffällige Urinproben mit erhöhter Ausscheidung von Albumin im Abstand von 3–6 Monaten nachgewiesen werden. Durch die wiederholten Messungen lassen sich diese nicht krankheitsbedingten Ursachen mit großer Sicherheit ausschließen.

Tab. 8.3: Grenzwerte für die Diagnose einer Mikro-/Makroalbuminurie.

	Mikroalbuminurie	Makroalbuminurie	Einheiten
Konzentrationsmessung	20–200	> 200	mg/l
nächtliche Sekretionsrate	20–200	> 200	mg/min/1,73 m² KOF
24-h-Sammelurin	30–300	> 300	mg/min/1,73 m² KOF
Albumin-/Kreatinin-Ratio Jungen/Männer	20–200 2,5–25	> 200 > 25	mg/g Kreatinin mg/mmol Kreatinin
Albumin-/Kreatinin-Ratio Mädchen/Frauen	30–300 3,5–35	> 300 > 35	mg/g Kreatinin mg/mmol Kreatinin

Tab. 8.4: „Falsch positive" Ursachen für eine erhöhte, vorübergehende Albuminausscheidung im Urin.

- starke körperliche Aktivität, Sport, „Stress"
- Infektionen der Harnwege, Fieber
- bei oder nach operativen Eingriffen
- überhöhter Fleisch- und/oder Salzkonsum
- Blutdruckanstieg
- klinisch bedeutsame Herzinsuffizienz
- orthostatische Proteinurie, d. h. bei aufrechter Körperhaltung, tritt nur nach längerem Stehen oder Sitzen auf, vorwiegend bei Jugendlichen und jungen Erwachsenen

Die Ursachen für das Auftreten einer diabetischen Nierenerkrankung sind vielfältig. Ein wichtiger Grund ist die Erhöhung des Druckes in den Glomeruli. Dies führt zur Verdickung und Erhöhung der Durchlässigkeit der Basalmembran, welche die Nierenglomeruli umgibt und abdichtet. Das Resultat ist eine Hyperfiltration. Somit kann vermehrt Albumin im Urin ausgeschieden und nachgewiesen werden.

In einer Langzeitbeobachtung über durchschnittlich 22 Jahre konnte bei Patienten mit Typ-1-Diabetes gezeigt werden, dass unter intensivierter Insulintherapie das Risiko für eine Nierenbeteiligung um 50 % reduziert werden konnte [20]. Auch das Erreichen einer terminalen Niereninsuffizienz, definiert als Nierentransplantation oder Einleitung einer dauerhaften Dialysetherapie, trat nur bei der Hälfte der Studienteilnehmer mit intensivierter Diabetes-Behandlung auf.

Ein weiteres Frühzeichen für eine Nierenfunktionsstörung sind dauerhaft erhöhte Blutdruckwerte. Die regelmäßigen Kontrollen in der Ambulanz dienen deshalb dazu, einen Hypertonus frühzeitig zu erfassen und zu behandeln.

„Angiotensin converting enzyme inhibitors" (ACE-Hemmer) oder „angiotensin receptor blockers" (ACR-Blocker) sollten bei Jugendlichen mit persistierender Mikroalbuminurie eingesetzt werden, um eine Progression zur Proteinurie zu verhindern [21].

Eine mögliche, zukünftige therapeutische Option könnte der Einsatz von SGLT2-Inhibitoren (sodium-glucose linked transporter 2) auch im Kindes- und Jugendalter sein, da diese Substanzen nachweislich die renale Hyperfiltration reduzieren und somit bereits frühzeitig das Fortschreiten einer diabetischen Niereninsuffizienz verhindern können [22].

8.3.3 Arterielle Hypertonie

Die Daten der DPV-Initiative zeigen eine hohe Rate an *kardiovaskulären Begleitrisiken* bei Jugendlichen mit Typ-1-Diabetes: Bei 30 % finden sich erhöhte Blutdruckwerte, bei 37 % Hinweise auf eine Fettstoffwechselstörung [23]. Hierzu trägt auch die Gewichtszunahme unter der Insulinbehandlung bei, die bei Mädchen ausgeprägter ist. Eine konsequentere Behandlung dieser Risikofaktoren ist bereits bei Jugendlichen eine wichtige Aufgabe sowohl für pädiatrische als auch internistische Diabetologen, gerade in der Transitionsphase zwischen beiden Betreuungsangeboten.

Bei Berücksichtigung altersgerechter Referenzwerte können schon sehr frühzeitig von Diabetes betroffene Kinder mit Hypertonierisiko identifiziert werden. Die Blutdruckperzentile korreliert mit dem HbA_{1c}-Wert und dem BMI. Ein Blutdruckwert über der 95. Perzentile sollte kurzfristig kontrolliert werden. Der Verdacht auf einen Bluthochdruck wird gestellt, wenn der gemessene Wert mehrmals über der 95. Perzentile liegt. Für die Bestätigung der Diagnose soll eine 24-Stunden-Blutdruckmessung erfolgen. Jugendliche, deren Blutdruck 140/85 mmHg überschreitet, sollten ebenfalls einer weiteren Diagnostik und gegebenenfalls Therapie zugeführt werden [2].

Ein Anstieg des nächtlichen systolischen Blutdrucks (SBP) ist einer der relevantesten Risikofaktoren für kardiovaskuläre Ereignisse. Dieses „Non-dipping" bzw. die nächtliche Blutdruckerhöhung ist prognostisch sehr schlecht. Deshalb sollten, vor allem auch bei bestehender Mikroalbuminurie, regelmäßige 24-Stunden-Blutdruckmessungen bei Kindern und Jugendlichen mit Typ-1-Diabetes durchgeführt werden.

Der Einfluss des systolischen Blutdruckes (SBP) versus des diastolischen Blutdruckes (DBP) wird kontrovers diskutiert. Der periphere Pulsdruck (peripheral pulse pressure, PP), die Differenz zwischen SBP und DBP, gilt als weiterer Indikator für die Atherosklerose. In einer Untersuchung der Blutdruckwerte von 46.737 Patienten mit Typ-1-Diabetes (< 20 Jahren) war der PP in 63 %–67 % der Patienten erhöht. Somit kann ein erhöhter PP-Wert als zusätzlicher Risikofaktor in der Therapie der Kinder und Jugendlichen mit Typ-1-Diabetes betrachtet werden [24].

8.3.4 Dyslipidämie/Hypercholesterinämie

Die Hypercholesterinämie gilt als einer der wichtigsten Risikofaktoren für die Entwicklung und Progression arteriosklerotischer Gefäßveränderungen. Dabei ist besonders eine Erhöhung des Low-density-Lipoprotein(LDL)-Cholesterin mit einem erhöhten Arterioskleroserisiko verbunden. In mehreren Studien wurde nachgewiesen, dass eine Reduktion des LDL-Cholesterins bei Patienten mit kardiovaskulären Erkrankungen zu einer deutlichen Reduktion der Morbidität und Mortalität führte [25]. High-density-Lipoprotein(HDL)-Cholesterin hat dagegen eine protektive Wirkung auf die Gefäßwand, ein vermindertes HDL-Cholesterin stellt ebenfalls eine erhöhtes Arterioskleroserisiko dar. Auch eine Hypertriglyzeridämie ist ein unabhängiger Risikofaktor für kardiovaskuläre Erkrankungen. Eine arterogene Lipidkonstellation besteht daher aus erhöhtem LDL-Cholesterin, erniedrigtem HDL-Cholesterin und erhöhten Triglyzeriden [25].

Kinder und Jugendliche mit hohen HbA_{1c}-Werten haben typischerweise aufgrund eines Insulinmangels hohe Triglycerid-, Gesamtcholesterin- und LDL-Cholesterinwerte, aber niedrige HDL-Cholesterin-Spiegel. Deshalb sind bei der Manifestation mit Ketoazidose die Lipidwerte oft deutlich erhöht. Diese Veränderungen schwächen sich ab, wenn sich die Stoffwechseleinstellung verbessert. Durch Übergewicht und Adipositas werden die Lipide in gleicher Weise beeinflusst, allerdings in nicht so ausgeprägtem Ausmaß wie durch eine schlechte Diabeteseinstellung.

Das Lipid-Screening kann praktischerweise zunächst im Nicht-Nüchtern-Zustand bestimmt werden. Falls dabei die Triglyzeride oder das LDL-Cholesterin erhöht sind, sollte eine Nüchtern-Kontrolle der Lipidwerte erfolgen [21].

Eine subklinische Hypothyreose, definiert als erhöhte TSH-Konzentrationen mit normalem peripherem T3- und T4-Spiegel, ist bei Kindern und Jugendlichen mit signifikant erhöhten Lipid-Werten (Gesamt- und LDL-Cholesterin) assoziiert. Da die Prävalenz einer subklinischen Hypothyreose in einer Querschnittsanalyse von 22.747 Kindern, Jugendlichen und jungen Erwachsenen (bis < 25 Jahren) 7,2 % beträgt, können die damit erhöhten Lipidwerte zu einem erhöhten kardiovaskulären Risiko beitragen [26].

Behandlung der Hyperlipidämie (nach [2])

Bei Kindern und Jugendlichen mit Hyperlipidämie soll als grundlegende Behandlungsmaßnahme eine diätetische Therapie nach leitlinienkonformer Ernährungsberatung und Schulung durchgeführt werden.

Wenn der LDL-Wert trotz adäquater Diät über mind. 6–12 Monate > 160 mg/dl beträgt, sollten Kinder ab 8 Jahren und Jugendliche mit Diabetes zusätzlich medikamentös mit einem Statin behandelt werden. Wenn zusätzliche kardiovaskuläre Risikofaktoren vorliegen, sollte ab 130 mg/dl mit Statin behandelt werden.

8.3.5 Neuropathie

Veränderungen am Nervensystem (Neuropathie) können zur Beeinträchtigung der Empfindungen (sensorische Störungen) oder des Bewegungsablaufs (motorische Störungen) führen. Auch Veränderungen im sog. autonomen, vegetativen Nervensystem, das unsere Herzaktion oder unser Urogenitalsystem (Blasenentleerung, Potenz) wie auch die Funktion des Magen-Darm-Traktes steuert, können auftreten. Klinisch relevante Störungen sind bei Kindern und Jugendlichen eine absolute Rarität. Mit aufwändigen Untersuchungen lassen sich aber oft schon in frühem Alter geringfügige erste Schäden des Nervenleitsystems der Beine, aber auch des Herzens feststellen.

Man spricht dann von sog. subklinischen Veränderungen, welche aber keine klinische Relevanz haben. Sie können anhand einer reduzierten Nervenleitgeschwindigkeit oder reduzierten Herzfrequenzvariabilität objektiviert werden [27]. Diabetesbedingte Nervenerkrankungen treten erst nach langer Diabetesdauer im Erwachsenenalter auf.

Zur Früherkennung einer peripheren Neuropathie werden folgende Untersuchungen bei langfristig schlechter Stoffwechsellage empfohlen:
− Anamnese (inkl. Vorhandensein von Taubheitsgefühl, Parästhesien, Schmerzen)
− Beurteilung des Berührungsempfindens (Monofilament)
− Beurteilung des Vibrationsempfindens (Stimmgabel)
− Beurteilung der Eigenreflexe

8.3.6 Der „Diabetische Fuß"

Die Ursache des diabetischen Fußes ist multifaktoriell: zum einen die „angiopathische Störung", welche zur Durchblutungsstörung des Fußes führt, zum anderen die „neuropathische Störung", bedingt durch Veränderungen an den Nerven, welche zu einem Verlust der Sensibilität des Fußes und dadurch bedingt häufig zu unbemerkten Verletzungen und Infektionen führt.

Glücklicherweise spielen Veränderungen an den Füßen im Kindes- und Jugendalter praktisch noch keine Rolle, mit Ausnahme von Fußfehlstellungen infolge erblicher, neuromuskulärer Erkrankungen mit Druckstellen- und Schwielenbildung.

8.3.7 Diabetische Makroangiopathie

Veränderungen an den großen Gefäßen, die sog. Makroangiopathie, beginnen bereits in der Kindheit. Die pathophysiologischen Vorgänge, die zu den Veränderungen an den großen und größeren Arterien des Körpers führen, sind multifaktoriell und im Einzelnen noch recht unklar. Die Krankheit ist auch allgemein bekannt als Arteriosklerose und tritt mit zunehmendem Alter auch bei Nicht-Diabetikern auf.

Das Vorliegen von subklinischen makrovaskulären Erkrankungen bei Kindern und Jugendlichen mit Diabetes wird aufgrund einer verstärkten Intima-Media-Dicke der Karotiden oder der Aorta diagnostiziert [28]. Unabhängige Risikofaktoren für makrovaskuläre Erkrankungen sind neben erhöhtem Blutdruck und Dyslipidämie das Vorliegen einer Mikroalbuminurie und die Stoffwechseleinstellung [2].

In einer Querschnitts-Studie wurden 27.358 Kinder, Jugendliche und junge Erwachsene mit Typ-1-Diabetes auf kardiovaskuläre Risikofaktoren einer Makroangiopathie/Arteriosklerose (Adipositas, Hypertonie, Dyslipidämie, schlechte Stoffwechseleinstellung, Rauchen) untersucht. Die Patienten wurden entsprechend ihrem Alter in unterschiedliche Gruppen eingeteilt (< 11 Jahre; 11–16 Jahre; > 16–26 Jahre). Fast alle Risikofaktoren treten bei weiblichen Patienten häufiger auf. Erhöhung des Blutdrucks und das Rauchen finden sich häufiger bei männlichen Patienten. Während Kinder < 11 Jahren nur in Einzelfällen rauchen, waren es bei den 11–16-jährigen bereits 11 %, bei den > 16–26-jährigen bereits 35 % [29]. Neuere Untersuchungen zeigten einen Anteil von 24,3 % Rauchern mit Typ-1-Diabetes, mehr männliche Raucher mit einem signifikant höheren HbA$_{1c}$-Level und ungünstigerem Lipidprofil [30].

Deshalb wird bei den Kindern und Jugendlichen mit Diabetes regelmäßig neben Gewicht und Größe auch der Blutdruck gemessen. Bei den jährlichen Laborkontrollen werden auch die Fettstoffwechselwerte wie Gesamt-Cholesterin, HDL- und LDL-Cholesterin und die Triglyceride bestimmt.

Eine beginnende Arteriosklerose bei Kindern und Jugendlichen mit Diabetes sollte möglichst früh diagnostiziert werden, da Gefäßveränderungen in diesem Alter rückbildungsfähig sind.

Literatur

[1]   Danne T, Kordonouri O, Lange K. Kompendium pädiatrische Diabetologie. Springer-Verlag, 2016.

[2]   Neu A, Bürger-Büsing J, Danne T, et al. Diagnostik, Therapie und Verlaufskontrolle des Diabetes mellitus im Kindes- und Jugendalter – S3–Leitlinie der Deutschen Diabetes Gesellschaft (DDG), AWMF-Registernummer 057–016. Diabetologie. 2016;11:35–94.

[3]   Mahmud FH, Elbarbary NS, Fröhlich-Reiterer E, et al. ISPAD Clinical Practice Consensus Guidelines 2018: Other complications and associated conditions in children and adolescents with type 1 diabetes. Pediatr Diabetes. 2018;19(27):275–286.

[4]   Jonsdottir B, Larsson C, Carlsson A, et al. Thyroid and islet autoantibodies predict autoimmune thyroid disease at type 1 diabetes diagnosis. J Clin Endocrinol Metab. 2017;102(4):1277–1285.

[5]   Dost A, Rohrer TR, Fröhlich-Reiterer E, et al. Hyperthyroidism in 276 children and adolescents with type 1 diabetes from Germany and Austria. Horm Res Paediatr. 2015;84(3):190–198.

[6]   Holder M, Bartus B. Das Kinder-Diabetes-Buch. Unbeschwert groß werden mit Typ-1 Diabetes. Trias-Verlag, 2021.

[7]   Hermann G, Thon A, Mönkemöller K, et al. Comorbidity of Type 1 Diabetes and Juvenile Idiopathic Arthritis. J Pediatr. 2015;166(4):930–935.

[8]   Tronconi E, Miniaci A, Pession A. The autoimmune burden in juvenile idiopathic arthritis. Italian Journal of Pediatrics. 2017;43:56–62.

[9]   Pohjankoski H, Kautiainen H, Korppi M, et al. Simultaneous juvenile idiopathic arthritis and diabetes mellitus type 1 – a Finnish Nationwide Study. J Rheumatol. 2012;39:377–81.

[10] Holder M. Typ-1 Diabetes und Juvenile idiopathische Arthritis. Pädiatrische Praxis. 2018;89:408–413.

[11] Holl RW, Prinz N. Versorgung von Kindern und Jugendlichen mit Diabetes – aktuelle Situation und Veränderungen der letzten 23 Jahre. Deutscher Gesundheitsbericht Diabetes DDG – diabetesDE. 2019, 136–145, Kirchheim-Verlag.

[12] Bächle C, Scheuing N, Kruse J, et al. Gestörtes Essverhalten und Essstörungen bei Typ-1-Diabetes: Ein Zusammenspiel mit Relevanz für die Diabetestherapie? Diabetes, Stoffwechsel und Herz. 2014;23(3):156–160.

[13] Plener PL, Molz E, Berger G, et al. Depression, metabolic control, and antidepressant medication in young patients with type 1 diabetes. Pediatr Diabetes. 2015;16(1):58–66.

[14] Delamater AM, de Wit M, McDarby V, et al. ISPAD Clinical Clinical Practice Consensus Guidelines 2018: Psychological care od children and adolescents with type 1 diabetes. Pediatr Diabetes 2018;19(27):237–249.

[15] Holder M, von Sengbusch S. Diabetes mellitus Typ 1 bei Kindern und Jugendlichen: Stoffwechselkontrolle und Folgeerkrankungen. In: O.Hiort et al. (Hrsg) Pädiatrische Endokrinologie und Diabetologie, Springer Reference Medizin 2018.

[16] DCCT/EDIC Research Group. Association between 7 years of intensive treatment of type 1 diabetes and longterm mortality. JAMA. 2015;313:45–53.

[17] American Diabetes Association. Standards of medical care in diabetes 2016. Children and adolescents. Diabetes Care. 2016;39(1):86.

[18] Schorr SG, Hammes HP, Müller UV, et al. Prävention und Therapie von Netzhautkomplikationen bei Diabetes. Dtsch Ärztebl. 2016;113:816–823.

[19] Raile K, Galler A, Hofer S, et al. Diabetic Nephropathy in 27.805 children, adolescents and adults with type 1 diabetes. Diabetes Care. 2007;30:2523–2528.

[20] De Boer IA for the DCCT/EDIC-Research Group, et al. Intensive diabetes therapy and glomerular filtration rate in type 1 diabetes. N Eng J Med .2011;385:2366–2376.

[21] Donaghue KC, Marcovecchio ML, Wadwa RP, et al. ISPAD Clinical Practice Consensus Guidelines 2018: Microvascular and macrovascular complications in children and adolescents. Pediatr Diabetes. 2018(27):262–274.

[22] Riddle MC, Cefalu WT. SLGT Inhibitors for type 1 diabetes: an obvious choice or too good to be true? Diabetes Care. 2018;41:2444–2447.

[23] Holl RW, Fink N. Medizinische Versorgung von Kindern und Jugendlichen mit Diabetes – Entwicklungen der letzten 21 Jahre. Deutscher Gesundheitsbericht Diabetes der Deutschen Diabetes Gesellschaft (DDG) und der DiabetesDE, 2017, 132–143, Kirchheim-Verlag.

[24] Dost A, Molz E, Krebs A, et al. Pulse pressure in children and adolescents with type 1 Diabetes mellitus in Germany and Austria. Pediatr Diabetes. 2014;15(3):236–43.

[25] Lichte K. Einfluss von Atorvastatin auf Lipide, PAF-AH, Endothelparameter und Intima-Media-Dicke bei Kindern und Jugendlichen mit Diabetes mellitus Typ-1 im Rahmen einer 24-monatigen Pilotstudie. Inaugural-Dissertation 2014, Universität Freiburg.

[26] Denzer C, Karges B, Näke, A et al. Subclinical hypothroidism and dyslipidemia in children and adolescents with type 1 diabetes mellitus. Eur J Endocrinol. 2013;15:168(4):601–8.

[27] Jaiswal M, Urbina EM, Wadwa RP, et al. Reduced heart rate variability among youth with type 1 diabetes: the SEARCH CVD study. Diabetes Care. 2013;36:157–162.

[28] Harrington J, Pena AS, Gent R, et al. Aortic intima media thickness is an early marker of arteriosclerosis in children with type 1 diabetes. J Pediatr. 2010;156:237–241.

[29] Schwab KO, Doerfer J, Hecker W, et al. Spectrum and prevalence of atherogenic risk factors in 27,358 children, adolescents and young adults with type 1 diabetes. Diabetes Care. 2006;29:218–225.

[30] Hofer S, Miller K, Hermann JM, et al. International comparison of smoking and metabolic control in patients with type 1 diabetes. Diabetes Care. 2016;39:e177-e178.

9 Diabetes mellitus im Alter

Anke Bahrmann

Die Prävalenz des Diabetes mellitus beträgt bei über 80-jährigen mehr als 30 %, in geriatrischen Betreuungseinrichtungen bis zu 50 %. Es ist davon auszugehen, dass in Deutschland rund 3 Millionen Menschen über 65 Lebensjahre alt sind und einen Diabetes haben. Zusätzlich gibt es noch eine hohe Dunkelziffer bisher nicht diagnostizierter Diabetesfälle im hohen Lebensalter.

Aufgrund der hohen Heterogenität alter Menschen mit Diabetes von den völlig selbständigen, nur kalendarisch Älteren, bis hin zu den hochpflegebedürftigen oder sogar palliativen Patienten mit Diabetes im Alter braucht es eine bessere Differenzierung dieser Patientengruppe, um sinnvolle Therapieziele zu formulieren.

Diese Einteilung ist in der S2k-Leitlinie der Deutschen Diabetesgesellschaft (Bahrmann et al., 2018) formuliert (Tab. 9.1).

Tab. 9.1: Für eine differenzierte Therapieplanung sollten ältere Menschen mit Diabetes in folgende funktionelle Gruppen eingeteilt werden (Bahrmann et al., 2018).

- *funktionell unabhängig:* ältere Menschen mit Diabetes und gutem funktionellen Status. Patienten mit wenig Komorbidität, allenfalls geringer kognitiver Einschränkung und guten Kompensationsmöglichkeiten;
- *funktionell leicht abhängig:* ältere Menschen mit Diabetes und eingeschränktem funktionellen Status. Patienten mit Multimorbidität, funktionellen und kognitiven Einschränkungen sowie geriatrischen Syndromen;
- *funktionell stark abhängig:* ältere Menschen mit Diabetes und extrem eingeschränktem funktionellem Status oder terminal erkrankte Menschen. Patienten mit Multimorbidität, geriatrischen Symptomen, ausgeprägten funktionellen und kognitiven Einschränkungen und Vorliegen von Erkrankungen mit limitierter Lebensprognose, z. B. terminale Herz-, Nieren- oder maligne Erkrankungen;
- *Menschen, die sich in der unmittelbaren Sterbephase befinden*

9.1 Der geriatrische Patient

Geriatrische Patienten sind Menschen, die ein höheres Lebensalter (meist 70 Jahre oder älter) und eine geratrietypische Multimorbidität aufweisen. Unter geriatrietypischer Multimorbidität versteht man Immobilität, Sturzneigung, Schwindel, kognitive Defizite, Depression, Angststörung, Inkontinenz, Dekubitalulzera, chronische Schmerzen, Sensibilitätsstörungen, Fehl- und Mangelernährung, Mehrfachmedikation, herabgesetzte Medikamententoleranz, Störungen im Elektrolyt- und Flüssigkeitshaushalt, rezidivierende Infekte, starke Sehbehinderung, ausgeprägte Schwerhörigkeit, häufige Krankenhausbehandlungen. Zudem werden alle Menschen über 80 Jahre als geriatrische Patienten definiert, da diese alterstypisch eine erhöhte Vulnerabi-

https://doi.org/10.1515/9783110590951-009

lität aufweisen, z. B. des Auftretens von Komplikationen und Folgeerkrankungen, der Gefahr der Chronifizierung sowie des Risikos eines Verlustes der Autonomie mit Verschlechterung des Selbsthilfestatus. Diese Patientengruppe weist einen hohen Grad an Gebrechlichkeit und Multimorbidität auf und erfordert einen ganzheitlichen Ansatz. Im Alter können sich Krankheiten mit einem veränderten Erscheinungsbild präsentieren und sind daher häufig schwer zu diagnostizieren. Therapieerfolge treten verzögert ein. In der Regel besteht zusätzlich ein Bedarf an sozialer Unterstützung.

9.2 Symptome und Diagnostik des Diabetes im Alter

Die Manifestation eines Diabetes im Alter geht häufig asymptomatisch oder mit klinisch unspezifischen Beschwerden einher. Die typischen Manifestationssymptome wie Polyurie (vermehrtes Wasserlassen) und Polydipsie (Durstgefühl) und Gewichtsverlust treten im Alter eher selten auf, zumal das Durstgefühl bei älteren Menschen verringert ist und auch der Schwellenwert für die Glukoseausscheidung über die Niere erhöht sein kann. Unspezifische Symptome wie Schwindel und Sehstörungen oder eine periphere Polyneuropathie als Folge eines schlecht eingestellten Blutzuckers sind häufig erste Symptome des Diabetes im hohen Lebensalter. Häufig wird die Diagnose eines Typ-2-Diabetes im Alter sogar erst gestellt, wenn akute Begleit- oder Folgeerkrankungen auftreten, wie z. B. Herzinfarkt, Schlaganfall, rezidivierende Harnwegsinfekte oder ein diabetisches Fußsyndrom.

Grundsätzlich sind die diagnostischen Kriterien für Diabetes im Alter nicht anders als bei jüngeren Patienten. Es gelten also die WHO-Kriterien (s. S2k-Leitlinie der Deutschen Diabetesgesellschaft [DDG] 2018):

- Nüchtern-Plasma-Glukose ≥ 126 mg/dl (7,0 mmol/l)
- Zufalls-Plasma-Glukose ≥ 200 mg/dl (11,1 mmol/l) mit diabetestypischen Symptomen
- HbA_{1c} ≥ 6,5 % (48 mmol/mol)
- Besonderheiten betreffen den 75-g-oraler-Glukosetoleranztest (OGTT) mit einer Nüchtern-Plasma-Glukose ≥ 126 mg/dl (7,0 mmol/l) oder einem 2-Stunden-Wert ≥ 200 mg/dl (11,1 mmol/l). Für die Durchführung des OGTT bei älteren Menschen wird in der S2k-Leitlinie der Deutschen Diabetesgesellschaft explizit keine Empfehlung ausgesprochen, da die unerwünschten Nebenwirkungen beträchtlich sind.

9.3 Therapieziele bei Diabetes im Alter

Die individuellen Fähigkeiten und Ressourcen älterer Menschen müssen bei der Festlegung der Therapieziele und der Therapie des Diabetes mellitus berücksichtigt werden. Steigerung, Erhalt oder wenn möglich verlangsamter Abbau der Lebensqualität ist das oberste Therapieziel für ältere Menschen nicht nur mit Diabetes. Neben dem individuellen Patientenwunsch braucht eine realistische und informierte Therapiezielfindung die Berücksichtigung der klassischen Begleiterkrankungen, der Lebenserwartung, der psychosozialen Lebensumstände, der Gesundheitskompetenz und der Funktionseinschränkungen im Sinne der sogenannten geriatrischen Syndrome. Häufig können pflegende Angehörige oder Pflegefachkräfte die Diabetestherapie oder Bereiche davon übernehmen und somit auch wenn nötig komplexere Therapieformen wie z. B. die Insulininjektion ermöglichen. Dies ist z. B. bei der Therapie des Typ-1-Diabetes im Alter bedeutungsvoll, wenn auch im hohen Lebensalter schwierigere Insulintherapien oder auch eine Insulinpumpentherapie durchgeführt werden müssen. Bei Auftreten von kognitiven Störungen sollte rechtzeitig überlegt werden, wann und ob es sinnvoll ist, komplexe Therapien zu vereinfachen, damit die Betroffenen diese noch selbständig durchführen können.

Ein vorrangiges Therapieziel im hohen Lebensalter ist die Vermeidung von therapiebedingten Akutkomplikationen wie z. B. Hypoglykämien. Aber auch eine Multimedikation sollte so weit wie möglich vermieden werden. Die Praxisempfehlungen der Deutschen Diabetes Gesellschaft empfehlen bei geriatrischen Patienten mit Diabetes mellitus neben Symptomfreiheit und Vermeidung von Hypoglykämien einen HbA_{1c}- Zielbereich zwischen 7 und 8 % (53–64 mmol/mol), s. Tab. 9.3 und Abb. 9.1 (Zeyfang et al., 2019). Die Konsensus-Statements der International Association of Gerontology and Geriatrics IAGG (Sinclair et al., 2012) von 2012 sehen einen HbA_{1c}-Zielbereich zwischen 7–7,5 % vor (53–58,5 mmol/mol) sowie folgende Empfehlungen zur Blutglukose: keine Nüchtern-Blutglukosewerte unter 6 mmol/l (108 mg/dl) („not

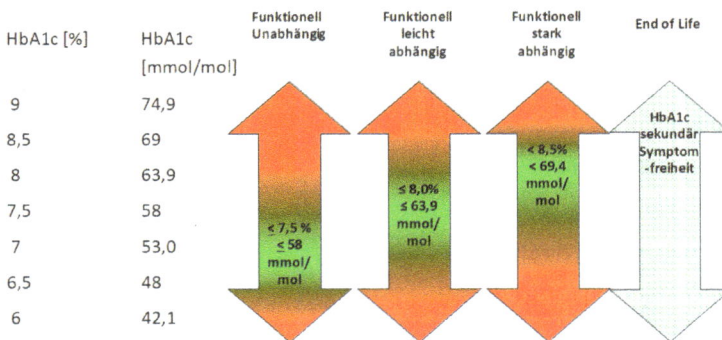

Praxistool: HbA1c- Korridore nach Funktionalität unter strikter Vermeidung von Hypoglykämien

Abb. 9.1: Therapieziele für geriatrische Patienten mit Diabetes mellitus (Zeyfang et al., 2019).

below 6"), zur Vermeidung von Hypoglykämien, keine blutglukosesenkende Therapie bevor die Werte kontinuierlich über 7 mmol/l (126 mg/dl) liegen („not before 7"), keine Blutglukosewerte über 11 mmol/l (198 mg/dl) zur Vermeidung von hyperglykämiebedingten Symptomen und diabetesbedingten Folgeerkrankungen. Entsprechend der neuen S2k-Leitlinie Diabetes im Alter der DDG sollen für alte Menschen mit Typ-2-Diabetes mellitus in Abhängigkeit Ihrer Komorbiditäten individualisierte Therapieziele für den Glukosestoffwechsel, Lipidwerte und Blutdruck vereinbart werden.

In der Regel wird je nach Funktionalität ein HbA_{1c}-Zielkorridor zwischen 6,5 und 7,5 % (47,5–58,5 mmol/mol) bei funktionell unabhängigen alten Menschen mit Diabetes empfohlen, ≤ 8 % (63,9 mmol/mol) bei funktionell leicht eingeschränkten Patienten, ≤ 8,5 % (69,4 mmol/mol) bei funktionell stark eingeschränkten Patienten sowie Symptomfreiheit in der End-of-Life-Situation. Davon weichen die Empfehlungen der Deutschen Gesellschaft für Allgemeinmedizin (DEGAM) und der Deutschen Gesellschaft für Pflegewissenschaft (DGP) ab. Diese empfehlen bei funktionell unabhängigen Patienten in der Regel einen HbA_{1c}-Korridor zwischen 7 und 8,5 % (53–69,4 mmol/mol), bei Symptomfreiheit bis 9 % (75 mmol/mol). Bei funktionell abhängigen Patienten wird der HbA_{1c}-Bereich individuell mit dem Ziel der Symptomfreiheit festgelegt. Allgemeine Therapieziele des Diabetes mellitus im Alter sind in Tab. 9.2 zusammengefasst.

Tab. 9.2: Therapieziele bei älteren Menschen mit Diabetes mellitus, modifiziert nach der NVL-Leitlinie 2013 (Bundesärztekammer 2013) und DDG-S2k-Leitlinie 2018 (Bahrmann et al., 2018).

Steigerung/Erhalt von Lebensqualität

Vermeidung von Akutkomplikationen (v. a. schweren Hypoglykämien)

Minimierung von therapiebedingten Nebenwirkungen (Hypoglykämien, Vermeidung von Multimedikation, unerwünschte Arzneimittelwechselwirkungen)

Kompetenzsteigerung der Betroffenen im Umgang mit der Erkrankung

Vermeidung von Folgeerkrankungen

Reduktion geriatrischer Syndrome

Verminderung eines Krankheitsstigmas

Behandlungszufriedenheit

Kompetenzsteigerung der Betroffenen

Förderung der Therapieadhärenz durch individuell angepasste Therapie

Vermeidung und Behandlung von Symptomen durch die Besserung der Stoffwechseleinstellung

Behandlung und Besserung von Begleiterkrankungen

Die Empfehlungen des American College of Physicians sehen seit 2018 eine „personalisierte Zielsetzung bei der Blutglukoseeinstellung vor", die Nutzen und Risiken der Arzneimitteltherapie, Patientenpräferenzen und Kosten berücksichtigen soll. Bei den meisten Patienten mit Typ-2-Diabetes soll das HbA_{1c}-Ziel zwischen 7 und 8 % liegen. Zurückhaltung wird bei Personen über 80 Jahren, Altenheimbewohnern oder Patienten mit schweren chronischen Erkrankungen (wie z. B. Demenz, Herzinsuffizienz, COPD oder malignen Erkrankungen), deren Lebenserwartungen unter 10 Jahren liegt, angeraten (Quaseem et al., 2018).

Tab. 9.3: Differenzierte Therapieziele für ältere Menschen mit Diabetes, nach Sk2-Leitlinie der Deutschen Diabetes Gesellschaft 2018 „Diabetes im Alter" (Bahrmann et al., 2018).

Patientengruppe	Begründung	HbA_{1c}	BZ vor den Mahlzeiten	Blutdruck
wenig Begleiterkrankungen kognitiv nicht eingeschränkt	Lebenserwartung > 15 Jahre Vorteile einer intensiven Therapie können erlebt werden	6,5–7,5 %	100–125 mg /dl	< 140/< 85* mmHg
sehr alte oder multimorbide oder kognitiv leicht eingeschränkte Patienten	Lebenserwartung < 15 Jahre Vorteile einer intensiven Therapie können nicht erlebt werden. erhöhtes Hypoglykämie- und Sturzrisiko	< 8,0 %	100–150 mg/dl	150–140/< 90 mmHg
Pflegeabhängige oder kognitiv stark eingeschränkte Patienten	begrenzte Lebenserwartung	< 8,5 %	100–180 mg/dl	individuell

9.4 Blutdruckziele bei Diabetes im Alter

Bei älteren gebrechlichen Patienten mit Diabetes mellitus wird in den S2-k-Leitlinien der Deutschen Diabetesgesellschaft 2018 ein Zielblutdruckwert unter 150 mmHg empfohlen. Die HYVET-Studie belegt einen positiven Nutzen der antihypertensiven Therapie auch bei über 80-Jährigen. Bei fitten älteren Menschen zwischen 60 und 80 Jahren wird bei bei guter Verträglichkeit der Blutdruckmedikation ein Zielblutdruckwert unter 140 mmHg systolisch empfohlen. 2015 wurde die amerikanische SPRINT-Studie veröffentlicht. Sie hatte sogar gezeigt, dass eine intensive Blutdrucksenkung auf einen oberen systolischen Zielwert von unter 120 mmHg Menschen mit

Bluthochdruck besser vor Herzinfarkt, Schlaganfall, Herzschwäche und Herz-Kreislauf-Tod schützt als der bisher bevorzugte Zielwert von unter 140 mmHg. Diese Studienergebnisse gelten aber nur für bestimmte Patienten: Menschen mit Diabetes, Schlaganfall-Patienten oder Patienten mit orthostatischer Hypotonie (plötzlicher Abfall des oberen Blutdruckwertes im Stehen) waren aus der SPRINT-Studie explizit ausgeschlossen. Daher können aufgrund dieser Untersuchung keine strengeren Blutdruckziele für Menschen mit Diabetes empfohlen werden.

Entsprechend den ESC-Leitlinien 2018 ist allerdings eine Behandlung bei unter 65-Jährigen schon im hochnormalen Bereich (130–139/85–89 mmHg) in Betracht zu ziehen, nämlich dann, wenn die Patienten ein sehr hohes kardiovaskuläres Risiko aufweisen, speziell bei KHK-Patienten.

Prinzipiell sollten im hochnormalen Bereich aber zunächst nur Lebensstilmaßnahmen ergriffen werden: Salz- und Alkoholkonsum reduzieren (auf < 5 g bzw. < 14/ 8 Einheiten für Männer/Frauen), generell eine gesunde Ernährung (Gemüse, Früchte, Fisch, ungesättigte Fettsäuren, Nüsse, wenig rotes Fleisch und fettarme Milchprodukte), Gewichtsreduktion bei Übergewicht, wenn der BMI > 30 kg/m² liegt, Bewegung und Rauchstopp. Die Blutdrucksenkung durch salzarme Kost ist gut belegt. Bei den älteren Patienten sollen wegen der Gefahr einer Hyponatriämie, vor allem bei entsprechender Begleitmedikation, engmaschige Kontrollen der Serumelektrolyte erfolgen.

Neu in den ESC-Leitlinien ist die Einführung einer Untergrenze der Blutdrucksenkung. Dieser sollte nicht unter 120 mmHg gesenkt werden. Speziell bei älteren Patienten sollte jedoch eher das biologische statt das chronologische Alter beachtet werden. Bei 65- bis 80-Jährigen sollte der Blutdruck nun zwischen 130 und 139 mmHg (unter Praxisbedingungen gemessen) liegen, aber nicht unter 130 mmHg fallen (in 2013 waren es 140–150 mmHg).

Selbst für über 80-Jährige kann ein solcher Bereich angestrebt werden, wenn die Therapie toleriert wird. Diese Behandlungszielwerte gelten entsprechend den ESC-Leitlinien 2018 für alle Patienten, unabhängig von bestehenden Komorbiditäten.

Bevor die antihypertensive Therapie begonnen wird, sollten im Rahmen der Anamnese und Diagnostik auch Ursachen wie Medikamentennebenwirkungen (Antidepressiva, Glukokortikoide, NSAR), bevorstehende Nierenerkrankungen oder endokrine Störungen sowie ein obstruktives Schlafapnoesyndrom ausgeschlossen werden.

Bei älteren Menschen mit Diabetes ohne kardiovaskuläre Risikofaktoren bzw. ohne Organschäden wird ein Ziel-LDL-Cholesterin unter 100 mg/dl, bei Risikofaktoren bzw. Endorganschäden unter 70 mg/dl empfohlen. Es gibt abweichende Empfehlungen der Deutschen Gesellschaft für Kardiologie und der Deutschen Gesellschaft für Allgemeinmedizin.

9.5 Therapie des Diabetes im hohen Lebensalter

Bei Menschen mit Diabetes im hohen Lebensalter stehen prinzipiell alle medikamentösen Therapieformen zur Verfügung wie bei Jüngeren. Jede Medikamentenänderung sollte in kleinen Schritten erfolgen („start slow, go slow"). Die Handhabung von Medikamenten (Tablettenblister, Insulinpen) ist oft aufgrund von Komorbiditäten (z. B. Arthrosen, funktionelle Defizite wie Seh- oder Hörstörungen) erschwert. Aufgrund dieser oder auch eingeschränkter Merkfähigkeit, sei es altersbedingt oder durch z. B. Demenzerkrankungen verursacht, muss die Therapie entsprechend angepasst und eine einfache Medikamentenhandhabung sichergestellt werden.

9.6 Ernährungsempfehlungen und körperliche Aktivität im Alter

Ernährungsempfehlungen im Alter sind nur sehr zurückhaltend zu geben, da Essen im Alter in hohem Maße Lebensqualität bedeutet. Die Basis stellt eine ausgewogene Mischkost dar (S2k-Leitlinie 2018 [Bahrmann A et al., 2018]). Da im hohen Lebensalter eher Untergewicht, Sarkopenie (Abnahme der Muskelmasse) und Frailty, weniger also das Übergewicht eine Rolle spielen, sollte auf eine ausreichende Kalorienzufuhr geachtet werden. Richtwerte für die tägliche Energieaufnahme liegen bei ca. 30 kcal, 1 g Eiweiß bzw. 30 ml Flüssigkeit pro kg KG und müssen individuell angepasst werden. Durch Bereitstellung ausreichender Mengen an Energie, Protein, Mikronährstoffen und Flüssigkeit soll der Ernährungszustand älterer Menschen erhalten oder verbessert werden.

Zur Vermeidung einer Exsikkose sollte bei geriatrischen Patienten auf eine ausreichende Trinkmenge geachtet werden, jedoch unter Berücksichtigung der Komorbiditäten (Herzinsuffizienz, terminale Niereninsuffizienz etc.).

Ein Ernährungsassessment (z. B. Mini Nutritional Assessment) ist bei gebrechlichen Menschen sinnvoll. Diätprodukte sollten im hohen Lebensalter generell vermieden werden. Da der Muskel als stoffwechselaktives Organ eine relevante Rolle für die Steuerung des Blutglukosespiegels spielt, besteht eine klinisch bedeutsame Wechselbeziehung zwischen dem Vorliegen einer Sarkopenie oder Frailty und einer diabetischen Stoffwechsellage. Es gibt eine höhere Prävalenz der Sarkopenie bei älteren Personen mit Diabetes gegenüber Kontrollen ohne Diabetes. Bei Vorliegen eines Diabetes fanden sich bei älteren Patienten neben einer verminderten Muskelmasse eine verringerte Muskelqualität, eine verminderte Muskelkraft sowie eine geringere Ganggeschwindigkeit.

Die körperliche Aktivität sollte soweit möglich gesteigert werden. Generell gilt, dass jede körperliche Aktivität besser ist als keine und auch schon ein Spaziergang stoffwechselrelevant ist. Zudem hat die Steigerung der körperlichen Aktivität auch einen positiven Einfluss auf die Lebensqualität, das subjektive Wohlbefinden, die Vermeidung einer demenziellen Entwicklung sowie den Knochen- und Muskelaufbau.

9.7 Medikamentöse Therapie des Diabetes im Alter

Kann das individuelle Therapieziel durch nichtmedikamentöse Maßnahmen nicht erreicht werden, sollte eine Intensivierung der Diabetestherapie mit oralen Antidiabetika und/oder Insulintherapie erfolgen. Jede Leitlinie empfiehlt ca. drei Arzneimittel; nach einer Studie von van den Akker et al. haben über 80 Jahre alte Patienten durchschnittlich mehr als drei Diagnosen, die dann „leitliniengerecht" zur Verordnung von (mehr als) 3 × 3 ≈ 10 Arzneimitteln pro Patient führen. Zur Vermeidung von Multimedikation sollten zur Erreichung des Therapieziels maximal zwei orale Antidiabetika kombiniert werden und nur in Ausnahmefällen eine Dreifachkombination in Erwägung gezogen werden. Als Orientierungshilfe zur Vermeidung von Multimedikation kann neben reinen Negativlisten wie z. B. die PRISCUS-Liste (Holt et al., 2010) das Forta-Klassifikationssystem (Fit for The Aged) herangezogen werden. Dieses berücksichtigt positive und negative Nutzen-Risiko-Bewertungen verschiedener Arzneimittel (Wehling und Burkhardt, 2016).

Auch vermeintlich einfache Handhabungen in der Diabetestherapie, wie z. B. Tabletten aus Blisterpackungen herausdrücken, sollten trainiert und regelmäßig überprüft werden, denn ca. 10 % der über 80-Jährigen kann dies aufgrund funktioneller Defizite, wie z. B. Fingergelenksarthrosen, nicht umsetzten (Nikolaus et al., 1996).

9.8 Orale Antidiabetika-Besonderheiten im Alter

Substanzspezifisch sind bei Älteren einige Besonderheiten zu beachten, die im Folgenden kurz dargestellt werden (s. Tab. 9.4). Soweit keine Kontraindikationen vorliegen ist *Metformin* auch bei älteren Menschen mit Diabetes das orale Antidiabetikum der ersten Wahl (Zeyfang et al., 2019). Bei moderater Niereninsuffizienz kann es bis zu einer glomerulären Filtrationsrate (GFR) von über 30 ml/min in angepasster Tagesdosis eingesetzt werden. Bei älteren Patienten, bei denen das Risiko einer Verschlechterung der GFR besteht, z. B. bei Exsikkose, Operationen, Gabe von Röntgenkontrastmittel, fieberhaften und gastrointestinalen Infekten, sollte Metformin pausiert bzw. abgesetzt werden.

Unter Therapie mit *Sulfonylharnstoffen* muss die Hypoglykämiegefahr besonders beachtet werden. Besonders risikoreich ist die Gabe von Sulfonylharnstoffen bei Menschen mit kognitiven Störungen, bei denen die Symptome einer Hypoglykämie oft nicht erkannt oder fehlgedeutet werden. Daher erscheint eine Sulfonylharnstofftherapie bei Menschen mit schweren kognitiven Störungen wie Demenzerkrankung aufgrund der damit verbundenen unregelmäßigen Nahrungsaufnahme nicht geeignet.

Alpha-Glukosidase-Hemmer spielen aufgrund ihrer häufigen gastrointestinalen Nebenwirkungen bei der Diabetestherapie älterer Menschen keine nennenswerte Rolle mehr.

DPP-IV-Hemmer können bis zur terminalen Niereninsuffizienz eingesetzt werden. Daher werden sie mittlerweile bei älteren Menschen mit Diabetes häufig verwendet. Die kardiovaskuläre Sicherheit wurde für Sita- und Vildagliptin belegt. Unter der Therapie mit Saxagliptin trat eine Zunahme der Krankenhauseinweisungen wegen Herzinsuffizienz auf. Vorteilhaft bei der Therapie mit DPP-IV-Hemmern ist, dass keine Hypoglykämien auftreten.

Glitazone sind aufgrund ihres Nebenwirkungsprofils (Ödeme, erhöhte Frakturrate, Gefahr der Herzinsuffizienz) und der nicht mehr gegebenen Erstattungsfähigkeit durch die GKV kaum noch im Einsatz.

SGLT-2-Hemmer können auch bei älteren Menschen mit Diabetes verwendet werden. Das Risiko für eine Hypoglykämie ist unter Monotherapie gering.

Empagliflozin zeigte eine Reduktion der Sterblichkeit, insbesondere der kardiovaskulären Sterblichkeit, sowie der Krankenhausbehandlungen aufgrund von Herzinsuffizienz. Ein positiver Effekt konnte auch für ältere Menschen (> 75 Jahre) belegt werden. Empagliflozin zeigt zudem nephroprotektive Effekte. Sowohl das Neuauftreten als auch die Verschlechterung einer Nephropathie kann im Vergleich zu Placebo verzögert werden. Aktuell dürfen Empagliflozin und Dapagliflozin bei bestehender Niereninsuffizienz (GFR < 60 ml/min) jedoch nicht neu angesetzt werden. Interessanterweise wirkten sich die kardio- und nephroprotektiven Effekte von Empagliflozin in den älteren Patientengruppen stärker aus, ohne dass die Nebenwirkungen (bis auf Urogenitalinfektionen und Volumenmangel bei den > 75-Jährigen) bei den älteren Patienten zunahmen. Bei der Therapie mit SGLT-2-Inhibitoren sind substanzspezifische Aspekte beachtlich. So zeigte sich unter der Therapie mit Canagliflozin eine erhöhte Amputationsrate der unteren Extremität. Aufgrund der Wirkweise der SGLT-2-Inhibitoren über eine gesteigerte Glukoseausscheidung über die Niere kann ein Volumenmangel als Nebenwirkung auftreten. Als weitere unerwünschte Nebenwirkungen sind eine erhöhte Rate an Urogenitalinfektionen beschrieben. Selten kann auch eine normoglykämische Ketoazidose auftreten.

Tab. 9.4: Besonderheiten oraler Antidiabetika bei geriatrischen Patienten mit Diabetes mellitus (Bahrmann, 2018).

Gruppe	Vorteile/Verbreitung	zu beachten
Metformin	Mittel der ersten Wahl, soweit keine Kontraindikationen vorliegen kann in angepasster Tagesdosis von max. 2 × 500 mg tgl. bis zu einer GFR 30 ml/min gegeben werden	Bei älteren Patienten, bei denen das Risiko einer akuten Verschlechterung der glomerulären Filtrationsrate (GFR) besteht (z. B. bei Exsikkose, Operationen, Gabe von Röntgenkontrastmittel, fieberhafte und gastrointestinale Infekte) sollte Metformin pausiert bzw. abgesetzt werden.
Sulfonylharnstoffe	flächendeckende Verwendung trotz Hypoglykämiegefahr, da lange Marktdauer und kostengünstig	Hypoglykämiegefahr bei kognitiven Störungen und Demenz mit unregelmäßiger bzw. fehlender Nahrungsaufnahme nicht empfohlen
Glinide	Glinidantidiabetika sind nur noch eingeschränkt zu Lasten der GKV verordnungsfähig: Repaglinid nur noch bei niereninsuffizienten Patienten mit einer Kreatininclearance unter 25 ml/min, für die andere OAD nicht infrage kommen und eine Insulintherapie nicht angezeigt ist.	keine Wirksamkeitsbelege zur Risikoreduktion klinischer Endpunkte
Alpha-Glukosidase-Hemmer	werden aufgrund von gastrointestinalen Nebenwirkungen bei geriatrischen Patienten kaum eingesetzt	gastrointestinale Nebenwirkungen
DPP-IV-Hemmer	können bis zur terminalen Niereninsuffizienz eingesetzt werden Die kardiovaskuläre Sicherheit wurde für Sita- und Vildagliptin belegt. keine Hypoglykämien	keine Studien zu Risikoreduktion klinischer Endpunkte und zur langfristigen Nutzen-Risiko-Bilanz
Glitazone	aufgrund NW-Profil und fehlender Erstattungsfähigkeit durch die GKV kaum noch im Einsatz	Ödeme, erhöhte Frakturrate, Gefahr der Herzinsuffizienz erhöhtes Blasenkrebsrisiko
SGLT-2-Hemmer	Je nach Substanz zeigen SGLT-2 Hemmer eine Reduktion der Sterblichkeit, insbesondere der kardiovaskulären Mortalität, sowie der Krankenhausbehandlungen aufgrund von Herzinsuffizienz	erhöhte Amputationsrate unter Canagliflozin durch die gesteigerte Glukoseausscheidung über die Niere kann ein Volumenmangel mit Hypotonie als Nebenwirkung auftreten erhöhte Rate an Urogenitalinfektionen

9.9 Insulintherapie

Eine Insulintherapie wird bei älteren Menschen mit Typ-2-Diabetes mellitus empfohlen, wenn das individuelle Therapieziel durch allgemeine Maßnahmen wie Steigerung der körperlichen Aktivität, eine Ernährungstherapie und/oder orale Antidiabetika nicht erreicht werden kann. Auch bei einem spät manifestierten Typ-1-Diabetes mellitus oder alt gewordenen Menschen mit Typ-1-Diabetes ist die Insulintherapie notwendig. Kurzfristig wird die Insulintherapie auch bei akuten Stoffwechselentgleisungen, perioperativ oder akuten Ereignissen (z. B. Infekt, Kortisongabe bei Schüben einer rheumatologischen Grunderkrankung usw.) durchgeführt. Der Neubeginn einer Insulintherapie bedarf einer adäquaten Schulung der älteren Menschen, um ausreichendes Wissen zur Diabetes- und Insulintherapie, insbesondere auch des Handlings der Insulininjektion, Selbstkontrolle und Akutkomplikation Hypoglykämie, sicher zu stellen.

Die Arbeitsgemeinschaft Geriatrie und Pflege der DDG hat daher ein spezielles altengerechtes Schulungs- und Behandlungsprogramm für Senioren, „Fit bleiben und älter werden mit Diabetes" kurz SGS (strukturierte geriatrische Schulung) genannt, implementiert (Braun et al,. 2009). Dies steht in mehreren Sprachen (türkisch, hocharabisch und russisch) zur Verfügung. Besteht Unsicherheit, ob ein älterer Mensch mit Diabetes die Insulintherapie zuverlässig selbständig durchführen kann, ist der Geldzähltest nach Nikolaus (Nikolaus et al., 1995) ein hilfreiches Assessment. Kann der Patient innerhalb von 45 Sekunden die in einem Geldbeutel hinterlegten definierten Münzen und Scheine von 9,80 Euro zählen, wird der Patient mit einer 80%igen Wahrscheinlichkeit nach erfolgter Diabetesschulung die Insulininjektion selbstständig beherrschen können (Zeyfang, 2012).

Die Form der Insulintherapie (supplementär, konventionell, intensiviert, basal unterstützte orale Therapie) richtet sich nach dem Diabetestyp sowie den individuellen Therapiezielen, Wünschen und Fähigkeiten des Patienten. Bei älteren Menschen spielen jedoch Hypoglykämieängste eine weniger ausgeprägte Rolle. Vielmehr befürchten ältere Menschen mit insulinpflichtigem Diabetes eine Stigmatisierung und Überforderung durch die Insulintherapie. Der Einsatz von Insulin bei Menschen mit schlechter Stoffwechseleinstellung führt jedoch nicht zu einer Verschlechterung der Lebensqualität. Durch die Verbesserung der Stoffwechselqualität im Rahmen einer strukturierten Schulung kann die Lebensqualität deutlich verbessert werden, da hyperglykämiebedingte Symptome wie z. B. Müdigkeit und Konzentrationsstörungen abnehmen.

9.10 Hypoglykämie

Hypoglykämien sind die zweithäufigste Ursache für arzneimittelbedingte Notaufnahmen älterer Menschen. Das Risiko für Hypoglykämien steigt mit zunehmender Diabetesdauer und ist bei älteren Menschen mit Diabetes erhöht. Gründe hierfür können u. a. eine abnehmende Nierenfunktion, kognitive Defizite mit konsekutiven Therapiefehlern, zunehmende Einschränkungen in der regelmäßigen Nahrungsaufnahme sowie eine zunehmende Insulindefizienz sein. Die Schwelle für die Wahrnehmung niedriger Blutzuckerwerte sinkt im Alter. Gehirnfunktionsstörungen treten aber bereits bei höheren Werten auf. Dazu können sich die Hypoglykämiesymptome in anderer Form zeigen (weniger adrenerge, eher neuroglukopenische Symptome).

9.11 Depression und Demenz

Die Prävalenz einer depressiven Störung ist bei gleichzeitig vorliegendem Diabetes etwa doppelt so hoch ist wie in der Normalbevölkerung. Bei der Entwicklung kognitiver Störungen spielen neben der chronischen Hyperglykämie weitere Risikofaktoren wie genetische Prädisposition, arterielle Hypertonie, Hyperlipoproteinämie, mikro- und makrovaskuläre Erkrankungen und auch die Depression eine wichtige Rolle. Das Vorkommen der Demenz steigt im Alter drastisch an, mit einer Prävalenzrate von ca. 1 % in der Altersgruppe der 65- bis 69-Jährigen, auf ca. 40 % in der Altersgruppe der über 90-Jährigen.

Depression und Demenz haben gravierende Auswirkungen auf das Diabetes-Selbstmanagement und die Lebensqualität. Leider bleiben noch immer etwa 50–70 % der depressiven Störungen unentdeckt. Die Deutsche Diabetes Gesellschaft empfiehlt daher ein jährliches Depressionsscreening sowie auch ein Demenzscreening bei Menschen mit langer Diabetesdauer, die älter als 65 Jahre sind und über spürbare Beeinträchtigungen der Gedächtnisleistung klagen. Empfohlen werden z. B. der Mini-Mental-State-Examination- oder DemTect- (zum Screening einer Demenz) bzw. der Zwei-Fragen-Test (aus der Nationalen Versorgungsleitlinie zum Screening einer bipolaren Depression). Suizidalität sollte bei Verdacht auf depressive Symptomatik unbedingt abgefragt werden.

Aufgrund der begrenzten Sensitivität der kognitiven Testverfahren sollte die Diagnose Demenz entsprechend der evidenzbasierten Leitlinien zur Demenz erst nach einer ausführlichen neuropsychologischen Diagnostik und neurologischer und psychiatrischer Beurteilung gestellt werden. Eine Demenzdiagnose ist für Betroffene und Angehörige eine äußerst schwerwiegende Information.

Um Festzustellen, ob kognitive Störungen die Fähigkeit zur selbständigen Insulininjektion beeinträchtigen, kann der Geld-Zähl-Test nach Nikolaus durchgeführt werden. Hier werden definierte Münzen und Scheine, insgesamt 9,80 Euro, in einen Geldbeutel gelegt und dem Betroffenen zum Zählen gegeben. Dieser Test erfordert visuelle, funktionelle und kognitive Fähigkeiten. Wird das Geld innerhalb von 45 Sekunden richtig gezählt, ist die Wahrscheinlichkeit, eine Insulininjektion selbständig und korrekt nach Teilnahme an einer Diabetesschulung durchzuführen, ca. 80 %. Dieser Test ist in der Praxis einfach und schnell durchzuführen.

9.12 Diabetes im Pflegeheim

Die Prävalenz des Diabetes im Pflegeheim liegt bei ca. 25 %, wobei über 40 % der in Pflegeheimen betreuten Patienten eine Insulintherapie benötigen. Häufig ist der Diabetes dabei nur eine von vielen Grunderkrankungen der Pflegeheimbewohner und wird nicht adäquat beachtet. Die Inzidenz von schweren Hypoglykämien im Pflegeheim ist mit von 7,8 % pro Patient/Jahr trotz hoher Anzahl von Hausarztkontakten extrem hoch. Es besteht somit noch ein großer Handlungsbedarf zur Optimierung der Therapie des Diabetes in Pflegeheimen. Die Deutsche Diabetes Gesellschaft reagiert auf den steigenden Bedarf an spezialisiertem Fachpersonal, indem sie sich für die Fortbildung zur Diabetes-Pflegefachkraft DDG (Basisqualifikation bzw. für die ambulante und stationäre Langzeitpflege) anbietet. Ziel dieser Weiterbildung ist es, das Pflegepersonal zu befähigen, als Mitglied eines interdisziplinären Teams die diabetologischen Pflegerisiken der Patienten zu erkennen und angemessen zu berücksichtigen. Die Diabetes-Pflegefachkraft lässt die notwendigen Therapie- und Behandlungsstrategien in die Pflegeplanung einfließen und trägt so nachhaltig zur Verbesserung der Lebensqualität der ihr anvertrauten Patienten bei. Gerade bei multimorbiden älteren Menschen ist die Zusammenarbeit im interdisziplinären Team wichtig. In diesem Netzwerk sollten An- und Zugehörige, Pflegefachkräfte, Sozialdienstmitarbeiter, Therapeuten, Ärzte, Apotheker und weitere Professionen, die die Therapie des Patienten begleiten, beteiligt sein.

9.13 Technologie im Dienste der Älteren

Telemonitoring erlaubt die Kontrolle von Blutglukosewerten und Vitalfunktionen eines Patienten durch einen Arzt oder das Pflegepersonal über eine räumliche Distanz hinweg. In der *Telediabetologie* können z. B. Blutglukosewerte, Blutdruck oder Gewicht eines Pflegeheimbewohners über eine Basisstation erfasst und an ein telemedizinisches Servicezentrum weitergeleitet werden. Dort werden die übermittelten Daten von einem Arzt bewertet und eine entsprechende Handlungsanweisung erfolgt. Dies ermöglicht z. B. eine optimierte Versorgung von älteren Menschen mit Typ-1- und Typ-2-Diabetes mit stark schwankenden Blutglukosewerten. Leider stehen telediabetologische Systeme noch nicht flächendeckend zur Verfügung. Telemedizin kann allerdings das persönliche Arzt-Patienten-Gespräch nicht ersetzen. In Deutschland besteht aktuell jedoch ein erheblicher personeller Ressourcenmangel insbesondere in ländlichen Regionen. Parallel steigt die Prävalenz des Diabetes im Alter dramatisch. Die komplementäre Nutzung telemedizinischer Möglichkeiten bietet eine effiziente Möglichkeit die Behandlungsqualität zu verbessern und wird in der Diabetologie zukünftig eine immer größere Rolle spielen.

Altersgerechte Assistenzsysteme für ein gesundes und unabhängiges Leben (AAL) stehen für intelligente Umgebungen, die sich selbstständig, proaktiv und situationsspezifisch den Bedürfnissen und Zielen des Benutzers anpassen, um ihn im täglichen Leben zu unterstützen. Dazu gehören Telemedizin, Notrufsysteme und Sensortechnologien. Als Beispiel können automatische Lichtsteuerungen im Krankenhaus oder zu Hause dazu beitragen, die Tag- Nacht-Rhythmik zu erhalten oder Stürze zu vermeiden. Durch Sensoren in der Wohnung oder im Pflegeheim bzw. Krankenhaus können Stürze registriert und ein automatischer Notruf gestartet werden. Weit verbreitet und bei einer Vielzahl von Anbietern erhältlich ist das klassische Hausnotrufsystem.

Mittlerweile stehen auch zahlreiche *Diabetes-Apps* auf dem Gesundheitsmarkt zur Verfügung. Nur 30 % der kommerziell vertriebenen Gesundheits-Apps verfügen über Datenschutzrichtlinien. Gesundheits-Apps teilen häufig ohne das Wissen der Nutzer Daten mit Dritten und sind für die Nutzer wenig überschaubar.

Die Arbeitsgemeinschaft *„Dia-Digital"* der Deutschen Diabetesgesellschaft (AG Diabetes und Technologie, AGDT), des Zentrums für Telematik und Telemedizin in Bochum (ZGT) und anderer Diabetesverbände beurteilt und zertifiziert Diabetes-Apps anhand eines Kriterienkatalogs aus ärztlicher und Patientensicht. Zertifizierungsvoraussetzungen sind neben Bedienbarkeit und Qualitätskriterien CE-Kennzeichen, ISO-Zertifikat, eine Verschlüsselung der Cloud-Speicherung und das Vorliegen wissenschaftlicher Studien. Die zertifizierten Diabetes-Apps sind auf der Website www.diadigital.de beschrieben. Diese umfassen Themen wie Berechnung der Insulineinheiten in Abhängigkeit der aufgenommenen Nahrung, Dokumentation der Stoffwechsellage, Einbindung von Daten aus Blutdruck- und Blutzuckermessgeräten, Körperwaagen und Fitnesstrackern. Eine leicht zu bedienende Diabetes-App bietet z. B. eine Erinnerungsfunktion für die Einnahme von Medikamenten, auch bei wechselnden Dosierungen, und ist somit auch für ältere Smartphone-Nutzer interessant.

9.14 Fazit für die Praxis

– Therapieziele für ältere Menschen mit Diabetes sind neben der Steigerung und dem Erhalt der Lebensqualität die Vermeidung von Akutkomplikationen wie z. B. die schwere Hypoglykämie.
– Zur Überprüfung der Fähigkeit zur selbständigen Insulininjektion eignet sich der Geldzähltest nach Nikolaus.
– Jede Medikamentenänderung sollte bei alten Menschen in kleinen Schritten erfolgen.

- Prinzipiell stehen älteren Menschen mit Diabetes alle medikamentösen Therapieformen zur Verfügung genau wie Jüngeren. Die Auswahl richtet sich nach Möglichkeiten zur Durchführung der Diabetestherapie, Komorbiditäten und Wünschen des Patienten. Multimedikation soll vermieden werden.
- Zur flächendeckenden Verbesserung der Behandlungsqualität von Menschen mit Diabetes in der stationären oder ambulanten Langzeitpflege im Krankenhaus werden Diabetespflegefachkräfte (Klinik oder Langzeit) DDG ausgebildet.
- Telediabetologie und altengerechte technische Hilfsmittel können in der Diabetestherapie komplementär genutzt werden.

Pharmakotherapeutisch sind im hohen Lebensalter Besonderheiten zu beachten, um Multimedikation und Nebenwirkungen zu vermeiden. Insbesondere Veränderungen der Dosierungen sollten in kleinen Schritten erfolgen. Bei Beginn einer Insulintherapie ist auch im hohen Lebensalter eine Diabetesschulung sinnvoll, um die Selbständigkeit und Lebensqualität der Betroffenen zu erhalten. Auch im Pflegeheim besteht ein Handlungsbedarf, da die Nebendiagnose „Diabetes" häufig nicht im Fokus der Behandlung steht. Vielfältige technologische Hilfsmittel wie Diabetes-Apps und Telediabetologie stehen auf dem Gesundheitsmarkt zur Verfügung und können komplementär genutzt werden.

Literatur

Bahrmann A, Bahrmann P, Baumann J, et al. S2k-Leitlinie Diagnostik, Therapie und Verlaufskontrolle des Diabetes mellitus im Alter. Diabetologie und Stoffwechsel. 2018;13(05):423–489.

Bahrmann A. Pharmakotherapie des Diabetes, Diabetologie 2018.

Bahrmann A. Diabetestherapie geriatrischer Patienten: Was sagen die Leitlinien? CardioVasc. 2019;19(3):36–43.

Braun AK, Kubiak T, Kuntsche J, et al. SGS: a structured treatment and teaching programme for older patients with diabetes mellitus—a prospective randomised controlled multi-centre trial. Age Ageing. 2009;38(4):390–396.

Holt S, Schmiedl S, Thürmann PA. Potenziell inappropriate medications in the elderly: the PRISCUS list. Dtsch Arztebl Int. 2010;107(31–32):543–51.

Nikolaus T, Bach M, Specht-Leible N, et al. The Timed Test of Money Counting: a short physical performance test for manual dexterity and cognitive capacity. Age Ageing. 1995;24(3):257–8.

Nikolaus T, Kruse W, Bach M, et al. Elderly patients problems with medication. An in-hospital and follow-up study. Eur J Clin Pharmacol. 1996;49:255–259.

Quaseem A, Wilt TJ, et al. Hemoglobin A1c Targets for Glycemic Control With Pharmacologic Therapy for Nonpregnant Adults With Type 2 Diabetes Mellitus: A Guidance Statement Update From the American College of Physicians. Ann Intern Med. 2018;168(8):569–576).

Sinclair A, Morley JE, Rodriguez-Manas L, et al. Diabetes mellitus in older people: position statement on behalf of the International Association of Gerontology and Geriatrics (IAGG), the European Diabetes Working Party for Older People (EDWPOP), and the International Task Force of Experts in Diabetes. J Am Med Dir Assoc. 2012;13(6):497–502.

van den Akker M, Vaes B, Goderis G, et al. Trends in multimorbidity and polypharmacy in the Flemish-Belgian population between 2000 and 2015. PLoS One. 2019;14(2):e0212046. doi: 10.1371/journal.pone.0212046. eCollection 2019.

Wehling M, Burkhardt H. Arzneimitteltherapie für Ältere, 2016, 4. Aufl. Springer, Heidelberg.

Wiliams B, et al. ESC/ESH Guidelines for the management of arterial hypertension: The Task Force for the management of arterial hypertension of the European Society of Cardiology (ESC) and the European Society of Hypertension (ESH). European Heart Journal. 2018;39(33):3021–3104.

Zeyfang A, Bahrmann A, et al. Praxisempfehlungen der Deutschen Diabetesgesellschaft: Diabetes mellitus im Alter. 2019;14:2017–213.

Zeyfang A, Berndt S, Aurnhammer G, et al. A short easy test can detect ability for autonomous insulin injection by the elderly with diabetes mellitus. J Am Med Dir Assoc. 2012;13(1):81.e15-8.

10 Endpunktstudien in der Diabetologie

Thomas Forst

10.1 Einleitung

Die Diabeteserkrankung geht mit einer erheblichen Zunahme des individuellen Mortalitätsrisikos für den Patienten einher. So sinkt die Lebenserwartung bei einem 50-jährigen Mann mit der Diagnose eines Diabetes mellitus Typ 2 im Durchschnitt um ca. 6 Jahre, die einer 50-jährigen Frau gar um ca. 6,5 Jahre [1]. Als Ursache können im Wesentlichen kardiovaskuläre Erkrankungen, aber auch ein erhöhtes Krebsrisiko oder eine vermehrte Anfälligkeit gegenüber Infektionskrankheiten angesehen werden. In den vergangenen Jahren konnten auch in der Folge neuer pharmakologischer Therapieansätze neue Aspekte in der komplexen Pathophysiologie metabolischer und kardiovaskulärer Komplikationen bei Patienten mit einem Diabetes mellitus Typ 2 aufgeklärt werden. Hierbei kommen neben klassischen Störungen im Glukosestoffwechsel einer Vielzahl von Faktoren wie der Ausbildung einer Insulinresistenz, einer Veränderung des Lipidprofils, einem Blutdruckanstieg, einer generalisierten Inflammation sowie hämorheologischen und hämostasiologischen Störungen eine zentrale Rolle in der Krankheitsentwicklung zu.

10.2 Bedeutung der Blutzuckerkontrolle

Die Effekte einer verbesserten Blutzuckerkontrolle auf mikro- und makrovaskuläre Komplikationen wurden erstmalig prospektiv in der United Kingdom Prospective Study (UKPD-Studie) in den 1970-er Jahren untersucht [2]. In dieser Studie wurde der Effekt einer intensiven Blutzuckereinstellung mit den in dieser Zeit zur Verfügung stehenden Medikamenten wie Metformin, Sulfonylharnstoffe oder Insulin im Vergleich zu einer weniger straffen Blutzuckerkontrolle bei Patienten mit einem neu diagnostizierten Diabetes mellitus Typ 2 untersucht. Im Kernstudienzeitraum von 7 Jahren zeigte sich bei den intensiv glukosekontrollierten Patienten im Vergleich zur weniger intensiv behandelten Gruppe eine moderate Reduktion mikrovaskulärer Komplikationen wie der Retinopathie, Nephropathie und Neuropathie. Makrovaskuläre Komplikationen und die Mortalität wurden in der Studie durch eine intensive Glukosekontrolle nicht signifikant beeinflusst. Erst in einer sich anschließenden, offenen Nachbeobachtungszeit über weitere 10 Jahre, konnte in der UKPD-Studie für die Gruppe der ursprünglich intensiv glukosekontrollierten Patienten eine moderate Reduktion kardiovaskulärer Komplikationen im Vergleich zur konservativ behandelten Kontrollgruppe dargestellt werden [3]. Inwieweit diese Mortalitätsreduktion 10 Jahre nach Beendigung der kontrollierten Studie tatsächlich auf die ursprünglich bessere Blutzuckerkontrolle im Studienzeitraum zurückgeführt werden kann, wird

https://doi.org/10.1515/9783110590951-010

kontrovers diskutiert. Im Angesicht dieser eher ernüchternden Effekte einer straffen Blutzuckereinstellung auf harte kardiovaskuläre Endpunkte bei frisch manifesten Typ-2-Diabetikern wurden weitere Studien aufgelegt, in denen der Effekt einer optimierten Blutzuckerkontrolle bei Patienten mit deutlich länger bestehender Diabeteserkrankung und einem höheren kardiovaskulären Risikoprofil untersucht wurde (s. Tab. 10.1). So wurden in der ACCORD-, ADVANCE- und VADT-Studie der Effekt einer intensiven Blutzuckerkontrolle bei mehr als 20.000 Patienten mit einem Diabetes mellitus und einer mittleren Diabetesdauer von 8 bis 10 Jahren untersucht [4–6]. Mehr als ein Drittel der Studienpatienten wies darüber hinaus ein kardiovaskuläres Hochrisikoprofil auf. Überraschenderweise zeigte eine intensive Glukosekontrolle in keiner dieser drei Studien eine signifikante Reduktion kardiovaskulärer Ereignisse, definiert in einem kombinierten Endpunkt aus kardiovaskulärem Tod, nicht-tödlichem Myokardinfarkt oder nicht-tödlichem Schlaganfall. In der ACCORD-Studie war die Gesamtmortalität in der intensiv behandelten Gruppe mit einer Hazard Ratio (HR) von 1,22 (95 % Konfidenzintervall [KI: 1,01–1,46]) signifikant erhöht [4]. Als Ursache der erhöhten Mortalität unter intensivierter Glukosekontrolle wurde vielfach das erhöhte Hypoglykämierisiko, insbesondere unter Sulfonylharnstoffen und Insulin, diskutiert.

In einer relativ kleinen multifaktoriellen Interventionsstudie mit 160 Patienten (Steno-2-Studie) wurde der Effekt einer Intensivierung der Blutzucker-, Blutdruck- und Lipideinstellung über einen mittleren Zeitraum von 7,8 Jahren untersucht [7]. In dieser Studie konnte durch die intensivierte Intervention die Hazard Ratio des kombinierten MACE-Endpunktes (Major Adverse Cardiovascular Event) aus kardiovaskulärem Tod, nicht-tödlichem Myokardinfarkt, nicht-tödlichem Schlaganfall, Koronarbypass, PTCA, peripherer Amputation oder peripherer Revaskularisation in der intensiv behandelten Gruppe um 53 % mit einer HR von 0,47 (Konfidenzintervall 0,24–0,73) eindrucksvoll reduziert werden. Die Gesamtmortalität wurde in dieser Studie nahezu halbiert. Da es sich in der Studie jedoch um eine multifaktorielle Intervention handelte, ist nicht zu beurteilen, wie groß der Effekt der Intervention in der Glukose-, Lipid- oder Hypertoniekontrolle auf die Gesamtreduktion des kardiovaskulären Risikos ist. Insbesondere im Hinblick auf die Bedeutung der Glukosekontrolle muss in dieser Studie berücksichtigt werden, dass in der intensiviert behandelten Gruppe weniger als 15 % der Patienten den angestrebten HbA_{1c}-Zielbereich < 6,5 % überhaupt erreichten. Die positiven Effekte in der Steno-2-Studie dürften daher weit mehr auf eine optimierte Blutdruck- und Lipideinstellung als auf eine verbesserte Glukosekontrolle zurückzuführen sein. In einer offenen Nachbeobachtungsphase der Steno-2-Studie konnte über eine Gesamtbeobachtungsdauer von 21 Jahren (ab Einschluss in die Studie) die Lebenserwartung in der primär intensiv behandelten Gruppe um 7,9 Jahre verlängert werden [8]. Die mittlere Zeit bis zum Auftreten eines ersten kardiovaskulären Ereignisses war in der multifaktoriellen Interventionsgruppe insgesamt um mehr als 8 Jahre verlängert.

Im Gegensatz zu UKPDS, ACCORD, ADVANCE, VADT und der Steno-2-Studie, in denen der Effekt einer intensivierten Intervention auf kardiovaskuläre Endpunkte unabhängig von der Art der pharmakologischen Intervention betrachtet wurde, wurde in der PROactiv-Studie erstmalig der Effekt einer spezifischen pharmakologischen Substanz, dem Peroxisom-Proliferator-aktivierten Rezeptor-Agonisten (PPAR-gamma-Agonisten) Pioglitazon, auf die kardiovaskuläre Mortalität bei Patienten mit einem Diabetes mellitus Typ 2 untersucht [9]. Auch wenn in dieser Studie der kombinierte primäre Endpunkt aus Gesamtmortalität, nicht-tödlichem Myokardinfarkt, nicht-tödlichem Schlaganfall, akutem Koronarsyndrom, vaskulärer Intervention an Koronar- oder Beinarterien und Amputation oberhalb des Knöchels an der unteren Extremität mit einer Hazard Ratio von 0,90 (95 % KI: 0,80–1,02) unter einer Therapie mit Pioglitazon nur tendenziell reduziert werden konnte, wurde für einen zweiten kombinierten kardiovaskulären Endpunkt, bestehend aus kardiovaskulärem Tod, nicht-tödlichem Myokardinfarkt und nicht-tödlichem Schlaganfall, eine signifikante Risikoreduktion von 16 % mit einer Hazard Ratio von 0,84 (95 % KI: 0,72–0,98) unter Pioglitazon im Vergleich zur Standardtherapie erzielt. Diese positiven Effekte von Pioglitazon werden auf eine multifaktorielle Modifikation des kardiovaskulären Risikoprofils mit einer Verbesserung der Insulinresistenz, lipidmodulierenden und anti-inflammatorischen Wirkungen, aber auch einer Verbesserung der endothelialen Funktion zurückgeführt. Demgegenüber stehen für die Substanz ein erhöhtes Risiko für eine Dekompensation einer Herzinsuffizienz aufgrund einer renalen Wasserretention sowie ein erhöhtes Frakturrisiko insbesondere bei Frauen in der Menopause. In einer Studie mit einem anderen PPAR-gamma-Agonisten, Rosiglitazon, konnte kein Effekt auf den kombinierten Endpunkt aus kardiovaskulärem Tod, nicht-tödlichem Herzinfarkt oder Schlaganfall im Vergleich zu einer Standardtherapie gefunden werden [10].

In der Origin-Studie wurde der kardiovaskuläre Effekt einer frühzeitigen Insulintherapie mit dem Basalinsulin Glargin bei Patienten mit gestörter Glukosetoleranz oder einem frisch manifesten Diabetes mellitus Typ 2 untersucht [11]. In dieser Studie wurden 12.537 Patienten mit einem gestörten Glukosestoffwechsel und einem erhöhten kardiovaskulären Risikoprofil über einen mittleren Zeitraum von 6,2 Jahren mit dem Insulin Glargin behandelt. In diesem speziellen Patientenkollektiv zeigte sich kein signifikanter Vor- oder Nachteil einer frühen Behandlung mit dem Basalinsulin Glargin auf den primären kombinierten Endpunkt aus kardiovaskulärem Tod, nicht-tödlichem Herzinfarkt oder Schlaganfall im Vergleich zu einer Standardtherapie (Hazard Ratio 1,02; 95 % KI: 0,94–1,11). Erwähnenswert erscheint aber, dass in einer kleinen Subgruppe der Patienten ohne pektanginöse Beschwerden vor Studienbeginn das Neuauftreten pektanginöser Beschwerden unter der Behandlung mit Glargin mit einer Hazard Ratio von 0,72 (95 % KI: 0,56–0,93) seltener beobachtet wurde. Möglicherweise könnte dies auf einen Vorteil für Glargin in der Primärprophylaxe kardiovaskulärer Komplikationen bei Patienten mit einer gestörten Glukosetoleranz hinweisen.

Tab. 10.1: Interventionsstudien zum Nachweis einer Überlegenheit einer blutzuckersenkenden Therapie oder einer spezifischen pharmakologischen Intervention bei Patienten mit einem Diabetes mellitus Typ 2.

	UKPDS-33 [2]	ACCORD [6]	VADT [28]	ADVANCE [5]	Steno 2 [7]	PROactive [9]	ORIGIN [11]
N	4.620	10.251	1.792	11.140	160	5.238	12.612
Alter (Jahre)	53	62	60	66	55	62	64
Diabetesdauer (Jahre)	0	10	11.5	8	6.0	8	5
% Patienten mit erhöhtem kardiovaskulärem Risiko	gering	35	40	32	24	100	66
Baseline HbA$_{1c}$ (%)	7,1	8,3	9,4	7,5	8,8	7,9	6,5
Beobachtungsdauer (Jahre)	10	3,5	5,6	5	7,8	2,9	6,2
Endpunkt	mortal.: n. s. - Kardiovaskulär: n. s.	MACE[1]: n. s. - Gesamtmortal.: ↑	MACE[1]: n. s.	MACE[1]: n. s.	MACE[2]: ↓	1. MACE[3]: n. s. 2. MACE[1]: ↓	MACE[1]: n. s.
Intervention	BZ-Senkung multiple Pharmaka	BZ-Senkung multiple Pharmaka	BZ-Senkung multiple Pharmaka	BZ-Senkung multiple Pharmaka	Lipide, RR, BZ-Senkung multiple Pharmaka	spezifische Intervention Pioglitazon	spezifische Intervention Glargin

MACE[1] = kardiovaskulärer Tod, nicht-tödlicher Myokardinfarkt, nicht-tödlicher Schlaganfall; MACE[2] = kardiovaskulärer Tod, nicht-tödlicher Myokardinfarkt, nicht-tödlicher Schlaganfall, Koronarbypass, PTCA, periphere Amputation, periphere Revaskularisation; MACE[3] = kardiovaskulärer Tod, nicht-tödlicher Myokardinfarkt, nicht-tödlicher Schlaganfall, akutes Koronarsyndrom, Koronarbypass, PTCA, periphere Amputation, periphere Revaskularisation

10.3 Endpunktstudien zum Nachweis der kardiovaskulären Sicherheit neuer Substanzen in der Zulassung zur Therapie des Typ-2-Diabetes mellitus

Im Jahre 2008 wurden durch die europäische (EMA) und die amerikanische Zulassungsbehörde (FDA) neue Vorgaben zur Einschätzung der kardiovaskulären Sicherheit für die Zulassung neuer Medikamente zur Behandlung des T2DM verfasst [12]. Als primärer Endpunkt wurde dabei von den Behörden ein kombinierter Endpunkt aus kardiovaskulärem Tod, nicht-tödlichem Myokardinfarkt und Schlaganfall (Major Adverse Cardiovascular Event; MACE) vorgegeben. Darüber hinaus können das Auftreten eines akuten Koronarsyndroms, eine Krankenhausaufnahme aufgrund einer Herzinsuffizienz oder eine Revaskularisation fakultativ mit in einem erweiterten kombinierten Endpunkt erfasst werden. Diese neuen Anforderungen der Zulassungsbehörden haben eine Fülle neuer Endpunktstudien zum Nachweis der Sicherheit neuer pharmakologischer Substanzen nach 2018 bedingt. Einige dieser Studien sind zwischenzeitlich abgeschlossen und werden im Folgenden berichtet. An dieser Stelle muss noch einmal darauf aufmerksam gemacht werden, dass im Gegensatz zu den bisher dargestellten Studien mit primärem Ziel eines Überlegenheitsbeleges die nachfolgenden Studien zunächst darauf ausgerichtet sind, die Sicherheit einer neuen Substanz und damit die Nichtunterlegenheit der Prüfsubstanz im Vergleich zur Standardtherapie zu belegen. Nach den Vorgaben der Zulassungsbehörden wird diese Sicherheit ausreichend belegt, wenn der Wert von 1,3 für die obere Grenze des 95%-Konfidenzintervalls der Hazard Ratio für den primär kombinierten MACE-Endpunkt nicht überschritten wird. Ist dieser Nachweis erfolgt, kann bei entsprechender statistischer Power sekundär auf eine Überlegenheit der Testsubstanz geprüft werden.

10.4 Endpunktstudien zur Sicherheit der Therapie mit Dipeptidylpeptidase-IV-Hemmern (DPP-IV-Hemmer)

Wie aus Abb. 10.1 ersichtlich, wurden für die DPP-IV-Hemmer Alogliptin, Saxagliptin, Sitagliptin und Linagliptin zwischenzeitlich Sicherheitsstudien in randomisierten, placebokontrollierten Studien vorgelegt und damit die Unbedenklichkeit dieser Substanzen im Hinblick auf den primär kombinierten MACE-Endpunkt (kardiovaskulärer Tod, nicht-tödlicher Herzinfarkt oder Schlaganfall) ausreichend belegt [13–16]. Ein Hinweis auf einen kardiovaskulären Vorteil im Vergleich zur Standardtherapie konnte jedoch bisher für keinen der aufgeführten DPP-IV-Hemmer dargestellt werden. Wie bereits erörtert, konnte dies aufgrund des Studiendesigns zum Nachweis einer Nichtunterlegenheit in diesen Studien auch nicht unbedingt erwartet werden und schließt einen Vorteil damit auch nicht zwingend aus. Wie aus Tab. 10.2 ersichtlich, konnte in den bisher vorliegenden Studien mit DPP-IV-Inhibitoren auch keine signifikante Überlegenheit auf die Einzelkomponenten (Myokardinfarkt, Schlag-

Studie	Substanz	Primärer Endpunkt	HR (95 % KI)
EXAMINE	Alogliptin vs. Plazebo	3-P-MACE	0,96 (< 1,16)
Savor Timi 53	Saxagliptin vs. Plazebo	3-P-MACE	1,00 (0,00–1,00)
TECOS	Sitagliptin vs. Plazebo	3-P-MACE Krankenhauseinweisung	0,98 (0,88–1,09)
CARMELINA	Linagliptin vs. Plazebo	3-P-MACE	1,02 (0,89–1,17)
CAROLINA	Linagliptin vs. Glimepirid	3-P-MACE	0,98 (0,84–1,14)

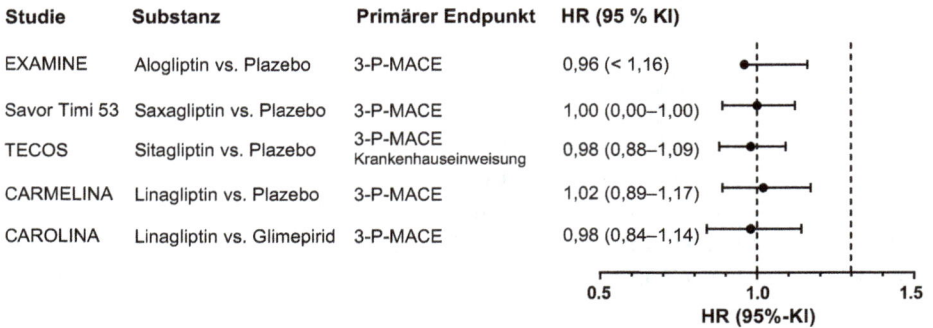

Abb. 10.1: Hazard Ratio (HR) und 95%-Konfidenzintervall (KI) der Dipeptidylpeptidase-IV-Inhibitoren (DPP-IV-Hemmer) im Vergleich zur Standardtherapie für den primär kombinierten Endpunkt aus kardiovaskulärem Tod, nicht-tödlichem Myokardinfarkt und nicht-tödlichem Schlaganfall [13–16].

anfall, kardiovaskuläre Mortalität) des kombinierten Endpunktes oder eine Reduktion der Gesamtmortalität beobachtet werden. Unerwartet zeigte sich in der SAVOR-TIMI-53-Studie unter der Therapie mit Saxagliptin eine um 27 % erhöhte Rate an Krankenhausaufnahmen aufgrund einer Herzinsuffizienz. In der EXAMINE-Studie wurde mit Alogliptin ebenfalls ein Trend (nicht signifikant) zu vermehrten Krankenhausaufnahmen aufgrund einer Herzinsuffizienz beobachtet, während keine erhöhte Rate an Krankenhausaufnahmen aufgrund einer Herzinsuffizienz in der TECO-Studie mit Sitagliptin oder der CARMELINA-Studie mit Linagliptin zu verzeichnen war. Inwieweit es sich daher in der Studie mit Saxagliptin um einen Zufallsbefund oder eine substanzspezifische Nebenwirkung handelt, bleibt derzeit unklar. Darüber hinaus erscheint die Therapie mit allen DPP-IV-Inhibitoren eine sehr sichere Therapie. Als erste aktiv kontrollierte Studie, wurde in der CAROLINA-Studie die Sicherheit des DPP-IV-Hemmers Linagliptin im Vergleich zu einer aktiven Substanz, dem Sulfonylharnstoff Glimepirid, untersucht [17]. In dieser Studie zeigte sich kein Unterschied für das Auftreten des primär kombinierten Endpunktes aus kardiovaskulärem Tod, nicht-tödlichem Myokardinfarkt oder nicht-tödlichem Apoplex zwischen Linagliptin und Glimepirid. Auch im Hinblick auf die Einzelkomponenten des kombinierten kardiovaskulären Endpunktes oder die Gesamtmortalität war kein Unterschied zwischen den beiden Substanzen zu erkennen.

Tab. 10.2: Hazard Ratio (HR) und 95%-Konfidenzintervalle (KI) für die Einzelkomponenten (nicht-tödlicher Myokardinfarkt, nicht-tödlicher Schlaganfall, kardiovaskulärer Tod) und die Gesamtmortalität in den Sicherheitsstudien für DPP-IV-Hemmer, GLP-1-RAen und SGLT-2-Hemmer, modifiziert nach [14–16,18–20,22,24–27,29].

Studie	Substanz	Myokardinfarkt	Apoplex	kardio-vaskulärer Tod	Gesamt-mortalität
DPP-IV-Inhibitoren					
SAVOR	Saxagliptin/ Placebo	0,95 (0,80–1,12)	1,11 (0,88–1,39)	1,03 (0,87–1,22)	1,11 (0,96–1,27)
TECOS	Sitagliptin/ Placebo	0,95 (0,81–1,11)	0,97 (0,79–1,19)	1,03 (0,89–1,20)	1,01 (0,90–1,14)
EXAMINE	Alogliptin/ Placebo	1,08 (0,88–1,33)	0,91 (0,55–1,50)	0,79 (0,60–1,04)	0,88 (071–1,09)
CARMELINA	Linagliptin/ Placebo	1,12 (0,90–1,40)	0,91 (0,67–1,23)	0,96 (0,81–1,14)	0,98 (0,84–1,13)
CAROLINA	Linagliptin/ Glimepirid	1,01 (0,80–1,26)	0,87 (0,66–1,15)	1,00 (0,81–1,24)	0,91 (0,78–1,06)
GLP-1-RA					
ELIXA	Lixisenatid/ Placebo	1,03 (0,87–1,22)	1,12 (0,79–1,58)	0,98 (0,78–1,22)	0,94 (0,78–1,13)
LEADER	Liraglutid/ Placebo	0,88 (0,75–1,03)	0,89 (0,72–1,11)	0,78 (0,66–0,93)	0,85 0,74–0,97)
EXCEL	Exenatid/ Placebo	0,97 (0,85–1,10)	0,85 (0,70–1,03)	0,88 (0,76–1,02)	0,86 (0,77–0,97)
HARMONY	Albiglutid/ Placebo	0,75 (0,61–0,90)	0,86 (0,66–1,14)	0,93 (0,73–1,19)	0,95 (0,79–1,16)
REWIND	Dulaglutid/ Placebo	0,96 (0,79–1,16)	0,76 (0,61–0,95)	0,91 (0,78–1,06)	0,90 (0,80–1,01)
SUSTAIN-6	Semaglu-tid/Placebo	0,74 (0,51–1,08)	0,61 (0,38–0,99)	0,98 (0,65–1,48)	1,05 (0,74–1,50)
PIONEER 6	orales Se-maglutid/ Placebo	1,18 (0,73–1,90)	0,74 (0,35–1,57)	0,49 (0,27–0,92)	0,51 (0,31–0,84)
SGLT-2-Hemmer					
EMPA-REG Outcome	Empagliflo-zin/Placebo	0,87 (0,70–1,09)	1,18 (0,89–1,56)	0,62 (0,49–0,77)	0,68 (0,57–0,82)
CANVAS	Canagliflo-zin/Placebo	0,85 (0,69–1,05)	0,90 (0,71–1,15)	0,90 (0,71–1,15)	0,87 (0,74–1,01)
DECLARE	Dapagliflo-zin/Placebo	0,89 (0,77–1,01)	1,01 (0,84–1,21)	0,98 (0,82–1,17)	0,93 (0,82–1,04)

10.5 Endpunktstudien zur Sicherheit der Therapie mit Glukagon-Like-Peptide-1-Rezeptoragonisten (GLP-1-RA)

In der ELIXA-Studie wurden kardiovaskuläre Ereignisse unter der Therapie mit dem kurzwirksamen GLP-1-RA Lixisenatid über einen mittleren Beobachtungszeitraum von 2,1 Jahren untersucht [18]. In diese Studie wurden ausschließlich Typ-2-Diabetiker mit einem vorausgegangenen akuten Koronarsyndrom innerhalb von 90 Tagen vor Studieneinschluss eingeschlossen. Wie aus der Abb. 10.2 hervorgeht, wurde für den kurz wirksamen GLP-1-RA Lixisenatid die kardiovaskuläre Sicherheit für den primären MACE-Endpunkt in diesem speziellen Hochrisikopatientenkollektiv belegt. Eine Überlegenheit im Sinne einer Senkung des kardiovaskulären Risikos oder der Mortalität konte für den kurz wirksamen GLP-1-RA Lixisenatid im Vergleich zur Standardtherapie in dieser Studie nicht dargestellt werden.

Für lang wirkende GLP-1-RA sind zwischenzeitlich sechs Studien (LEADER, EXCEL, SUSTAIN-6, PIONEER-6, HARMONY und REWIND) zur kardiovaskulären Sicherheit publiziert worden. Als erst publizierte Studie mit einem lang wirksamen GLP-1-RA erreichte die LEADER-Studie mit dem GLP-1-RA Liraglutid weltweite Beachtung [19]. Trotz eines Studiendesigns zum Nachweis einer Nichtunterlegenheit und damit der Sicherheit der Substanz, konnte darüber hinaus der primäre MACE-Endpunkt unter einer Therapie mit Liraglutid mit einer HR von 0,87 (95 % KI: 0,78–0,97) um 13 % signifikant reduziert werden. Die Gesamtmortalität sank mit einer HR von 0,85 (95 % KI: 0,74–0,97) um 15 %, die kardiovaskuläre Mortalität mit einer HR von 0,78 (95 % KI: 0,66–0,93) um 22 %. In der EXCELL-Studie konnte mit der lang wirksamen Formulierung des GLP-1-RA Exenatid der primäre MACE-Endpunkt mit einer

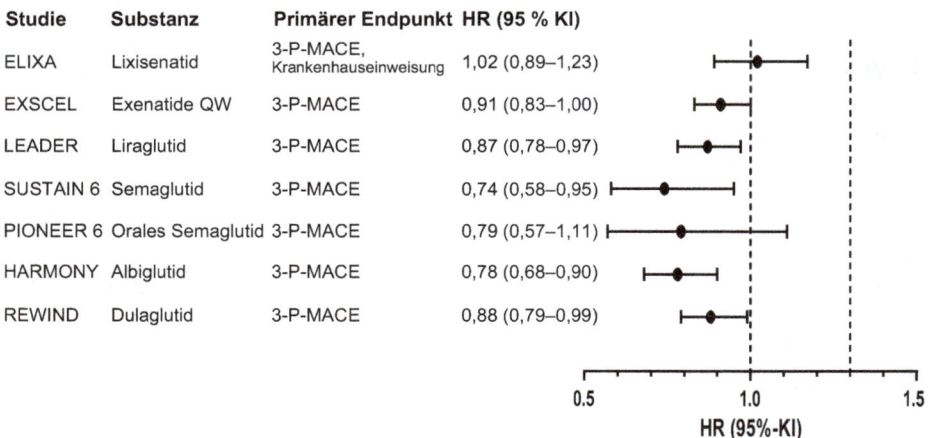

Studie	Substanz	Primärer Endpunkt	HR (95 % KI)	
ELIXA	Lixisenatid	3-P-MACE, Krankenhauseinweisung	1,02 (0,89–1,23)	
EXSCEL	Exenatide QW	3-P-MACE	0,91 (0,83–1,00)	
LEADER	Liraglutid	3-P-MACE	0,87 (0,78–0,97)	
SUSTAIN 6	Semaglutid	3-P-MACE	0,74 (0,58–0,95)	
PIONEER 6	Orales Semaglutid	3-P-MACE	0,79 (0,57–1,11)	
HARMONY	Albiglutid	3-P-MACE	0,78 (0,68–0,90)	
REWIND	Dulaglutid	3-P-MACE	0,88 (0,79–0,99)	

HR (95%-KI)

Abb. 10.2: Hazard Ratio (HR) und 95%-Konfidenzintervall (KI) der Glukagon-Like-Peptide-1-Rezeptoragonisten (GLP-1-RA) im Vergleich zur Standardtherapie für den primär kombinierten Endpunkt aus kardiovaskulärem Tod, nicht-tödlichem Myokardinfarkt und nicht-tödlichem Schlaganfall [19,20,22,27].

HR 0,91 (95 % KI: 0,83–1,00) nur tendenziell reduziert werden. Die Gesamtmortalität wurde jedoch auch unter der Therapie mit Exenatid mit einer HR von 0,86 (95 % KI: 0,77–0,97) um 14 % signifikant reduziert. Bei der Interpretation EXCELL-Studie muss berücksichtigt werden, dass die Power der Studie aufgrund einer hohen Studienabbruchrate von nahezu 50 % der Studienteilnehmer über den Beobachtungszeitraum massiv eingeschränkt wurde. Eine signifikante Absenkung des primären Endpunkts konnte aufgrund der hohen Abbruchrate auch nicht mehr erwartet werden. In einer weiteren Studie wurde die Sicherheit des lang wirksamen GLP-1-RA Albiglutid untersucht [20]. In dieser Studie wurde trotz lediglich schwacher Verbesserung der Glukosekontrolle der primäre MACE-Endpunkt mit einer HR von 0,78 (95 % KI: 0,68–0,90) um 22 % gesenkt. In Anbetracht der eher geringen metabolischen Effekte von Albiglutid unterstreicht dieses positive Ergebnis weitergehende pleiotrope Effekte einer Therapie mit GLP-1-RA. Mit der REWIND-Studie wurde erstmals der Effekt von einem einmal wöchentlichen GLP-1-RA (Dulaglutid) in einem Patientenkollektiv untersucht, in dem mehr als zwei Drittel der Patienten bisher kein kardiovaskuläres Vorereignis aufwies [21]. In dieser Studie wurde nach einer mittleren Beobachtungsdauer von 5,4 Jahren unter Therapie mit Dulaglutid mit einer HR von 0,88 (95 % KI: 0,79–0,99) eine signifikante Reduktion des primär kombinierten MACE-Endpunktes aus kardiovaskulärem Tod, nicht-tödlichem Myokardinfarkt oder nicht-tödlichem Schlaganfall um 22 % im Vergleich zur Standardtherapie beobachtet. Die Interaktionsanalyse zeigte, dass es hierbei keinerlei Unterschied im Ergebnis zwischen den Patienten mit und ohne kardiovaskulärem Vorereignis gab. Somit können die kardiovaskulären Vorteile einer Therapie mit einem GLP-1-RA in dieser Studie erstmals auch auf Patienten mit einem Diabetes mellitus Typ 2 ohne kardiovaskulärem Ereignis in der Vorgeschichte übertragen werden. Bei der Betrachtung der Einzelkomponenten des kombinierten Endpunktes fällt auf, dass in der REWIND-Studie insbesondere das Risiko für Schlaganfälle unter einer Therapie mit Dulaglutid günstig beeinflusst wurde (s. Tab. 10.2).

Die Sicherheit von Semaglutid als einmal wöchentlich zu applizierende modifizierte Molekülform des GLP-1 RA-Liraglutid wurde in der SUSTAIN-6-Studie untersucht [22]. Auch wenn es sich bei dieser Studie um eine Studie zum Ausschluss eines kardiovaskulären Exzess-Risikos vor Zulassung der Substanz handelt, sind die Ergebnisse der Studie im Einklang mit den Ergebnissen der oben aufgeführten Studien mit lang wirksamen GLP-1-RA. Basierend auf dem modifizierten Studiendesign zum Ausschluss eines Exzess-Risikos für kardiovaskuläre Ereignisse wurden in die Studie 3.299 Patienten mit vorbestehender KHK oder einem erhöhtem KHK-Risiko eingeschlossen und über einen Zeitraum von 2 Jahren beobachtet. Trotz der relativ niedrigen Patientenzahl und der kurzen Beobachtungsdauer wurde in der Studie mit einer HR von 0,74 (95 % KI: 0,58–0,95) eine Reduktion des primären MACE-Endpunktes um 26 % dargestellt. Die Sicherheit einer täglich zu applizierenden, oralen Formulierung von Semaglutid wurde in der PIONEER-6-Studie untersucht [23]. Wie in der SUSTAIN-6-Studie handelte es sich hierbei um eine Studie vor Zulassung der

Substanz zum Ausschluss eines Exzess-Risikos für kardiovaskuläre Ereignisse. Es zeigte sich in dieser Studie kein Hinweis auf ein kardiovaskuläres Risiko unter einer Therapie mit der oralen Formulierung von Semaglutid. Eine Reduktion des kombinierten MACE-Endpunktes wurde in der relativ kleinen und kurzen PIONEER-6-Studie für orales Semaglutid jedoch nicht beobachtet. Dennoch war unter Therapie mit oralem Semaglutid die kardiovaskuläre Mortalität mit einer HR von 0,49 (KI: 0,27–0,92) um 51 % und die Gesamtmortalität mit einer HR von 0,51 (95 %KI: 0,31–0,84) um 49 % in der PIONEER-6-Studie erniedrigt (Tab. 10.2).

Als häufigste Nebenwirkung wurden in allen Studien mit GLP-1-RA ein vermehrtes Auftreten von gastrointestinalen Nebenwirkungen wie Übelkeit und Erbrechen beobachtet, welches bei der Mehrzahl der Patienten am Beginn der Behandlung auftritt und meist temporärer Natur ist. In der SUSTAIN-6-Studie fielen unter Behandlung mit Semaglutid in 3 % der Patienten Netzhautveränderungen auf, während dies nur in 1,8 % der Patienten in der Kontrollgruppe der Fall war. Subanalysen der Studie weisen darauf hin, dass diese Netzhautveränderungen insbesondere bei Patienten mit starken HbA_{1c}-Abfällen am Beginn der Behandlung zu beobachten war. Die Bedeutung dieses Signals bedarf einer weiteren Abklärung. Unklar ist, inwieweit dieses Signal auf andere GLP-1-RA übertragbar ist.

10.6 Endpunktstudien zur Sicherheit der Therapie mit Hemmern der renalen Natrium-Glukose-Co-Transporter 2 (SGLT-2-Hemmer)

Wie in Abb. 10.3 dargestellt, zeigen auch die entsprechenden Sicherheitsstudien für die SGLT-2-Hemmer Empagliflozin und Canagliflozin einen positiven Effekt auf den primären MACE-Endpunkt aus kardiovaskulärem Tod, nicht-tödlichem Herzinfarkt oder Schlaganfall. So wurden in der EMPA-REG-Outcome-Studie mit Empagliflozin eine 14%ige Reduktion des primären MACE-Endpunktes mit einer HR von 0,86 (95 % KI: 0,74–0,99) [24] und in der CANVAS-Studie eine vergleichbare Reduktion des primären Endpunkts von 14 % mit einer HR von 0,86 (95 % KI: 0,75–0,97) [25] erreicht. In der DECLARE-Studie wurde der primäre MACE-Endpunkt aus kardiovaskulärem Tod, nicht-tödlichem Myokardinfarkt oder Schlaganfall mit einer HR von 0,93 (95 % KI: 0,84–1,03) statistisch verfehlt [26]. Im Gegensatz zu den beiden oben genannten Sicherheitsstudien mit Empagliflozin und Canagliflozin wurden in der DECLARE-Studie mit Dapagliflozin zwei Drittel der Patienten mit einem niedrigeren kardiovaskulären Risikoprofil eingeschlossen. Demzufolge war auch die Ereignisrate in der Placebogruppe der Studie mit 2,4 % Ereignissen/Jahr deutlich niedriger als in der EMPA-REG-Outcome-Studie mit 4,4 % Ereignissen/Jahr oder der CANVAS-Studie mit 3,2 % Ereignissen/Jahr. Ein zweiter zusammengesetzter Endpunkt der DECLARE-Studie aus kardiovaskulärem Tod und Krankenhausaufnahme aufgrund einer Herzinsuffizienz war unter Therapie mit Dapagliflozin um 17 % mit einer HR von 0,83 (95 % KI: 0,73–

Studie	Substanz	Primärer Endpunkt	HR (95 % KI)
EMPA-REG-OUT	Empagliflozin	3-P-MACE	0,86 (0,74–0,99)
CANVAS	Canagliflozin	3-P-MACE	0,86 (0,75–0,97)
DECLARE	Dapagliflozin	3-P-MACE	0,9 (0,84–1,03)

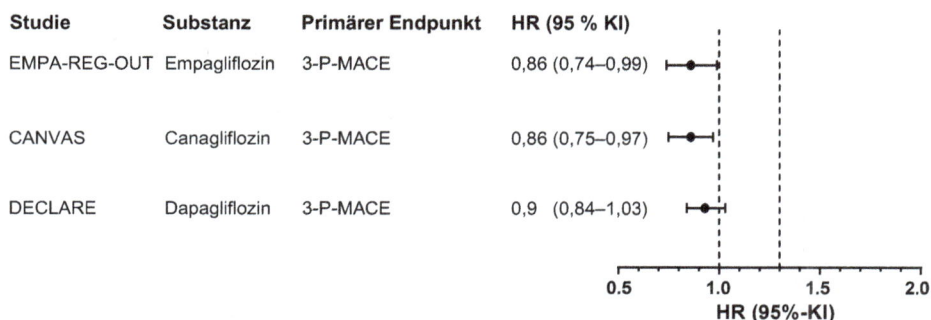

Abb. 10.3: Hazard Ratio (HR) und 95%-Konfidenzintervall (KI) der Hemmer der renalen Natrium-Glukose-Co-Transporter 2 (SGLT-2-Hemmer) im Vergleich zur Standardtherapie für den primär kombinierten Endpunkt aus kardiovaskulärem Tod, nicht-tödlichem Myokardinfarkt und nicht-tödlichem Schlaganfall [24–26].

0,95) reduziert. Hierbei war die Reduktion dieses zweiten zusammengesetzten Endpunktes unabhängig davon, ob es sich um Hochrisikopatienten (Sekundärprävention) oder Patienten mit niedrigerem kardiovaskulärem Risiko (Primärprävention) handelte. Eine signifikante Reduktion des kardiovaskulären Todes oder der Gesamtmortalität wurde bisher nur unter Empagliflozin in der EMPA-REG-Outcome-Studie dokumentiert (Tab. 10.2).

Konsistent konnte unter einer Therapie mit den SGLT-2-Hemmern Empagliflozin, Canagliflozin und Dapagliflozin eine klinisch signifikante Reduktion kombinierter renaler Endpunkte dargestellt werden (Abb. 10.4). Es kann daher substanzübergreifend von einem renoprotektiven Effekt unter einer Therapie mit SGLT-2-Hemmern ausgegangen werden.

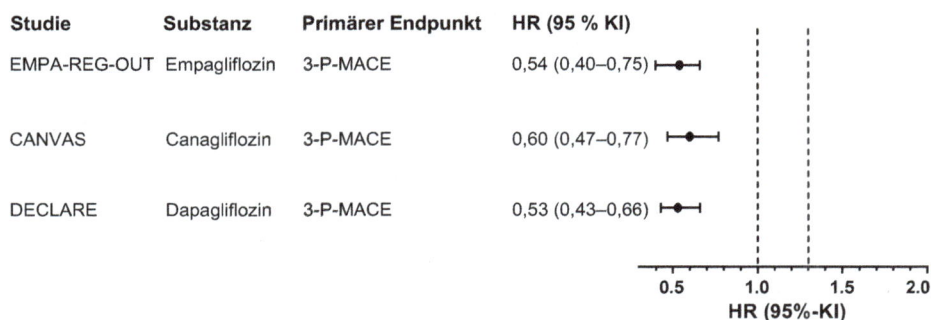

Studie	Substanz	Primärer Endpunkt	HR (95 % KI)
EMPA-REG-OUT	Empagliflozin	3-P-MACE	0,54 (0,40–0,75)
CANVAS	Canagliflozin	3-P-MACE	0,60 (0,47–0,77)
DECLARE	Dapagliflozin	3-P-MACE	0,53 (0,43–0,66)

Abb. 10.4: Hazard Ratio (HR) und 95%-Konfidenzintervall (KI) der Hemmer der renalen Natrium-Glukose-Co-Transporter 2 (SGLT-2-Hemmer) im Vergleich zur Standardtherapie für den renalen kombinierten Endpunkt [24–26].

Als Nebenwirkungen einer Therapie mit SGLT-2-Hemmern kann es insbesondere bei Frauen zu vermehrten genitalen Mykosen kommen. In großen Metaanalysen randomisierter klinischer Studien mit SGLT-2-Hemmern wurde ein marginaler Anstieg von Harnwegsinfekten dargestellt. In vereinzelten Fällen wurde unter einer Therapie mit SGLT-2-Hemmern eine Fournier-Gangrän beschrieben. Es handelt sich hierbei um eine seltene, aber bei Diabetikern allgemein häufiger vorkommende nekrotisierende Entzündung des Genitales und/oder des Perineums. In den großen Sicherheitsstudien mit Empagliflozin, Canagliflozin und Dapagliflozin konnte diese unerwünschte Nebenwirkung unter SGLT-2-Hemmern jedoch nicht häufiger beobachtet werden. Im Rahmen der DECLARE-Studien wurden bei insgesamt 17.160 Patienten mit einem Diabetes mellitus über einen mittleren Beobachtungszeitraum von 4,2 Jahren insgesamt sechs Fälle einer Fournier-Gangrän beschrieben. Hierbei traten ein Fall unter der Therapie mit dem SGLT-2-Hemmer Dapagliflozin und fünf Fälle unter der Placebotherapie auf [26].

Ein Anstieg der Ketonkörper ist ein substanztypischer Nebeneffekt einer Therapie mit SGLT-2-Hemmern. Seltene Fälle mit einem Auftreten einer Ketoazidose wurden insbesondere bei mit Insulin behandelten Typ-2-Diabetikern beobachtet.

Interessenskonflikt

Thomas Forst ist als Berater für AstraZeneca, Eli Lilly, BMS, Sanofi und Boehringer Ingelheim tätig. Thomas Forst hat Vortragshonorare von AstraZeneca, Eli Lilly, Novo Nordisk, Sanofi, BMS, Berlin Chemie, Novartis und Boehringer Ingelheim erhalten.

Literatur

[1] Rao Kondapally Seshasai S, Kaptoge S, Thompson A, et al. Diabetes mellitus, fasting glucose, and risk of cause-specific death. The New England Journal of medicine. 2011;364(9):829–841.

[2] Intensive blood-glucose control with sulphonylureas or insulin compared with conventional treatment and risk of complications in patients with type 2 diabetes (UKPDS 33). UK Prospective Diabetes Study (UKPDS) Group. Lancet. 1998;352(9131):837–853.

[3] Holman RR, Paul SK, Bethel MA, Matthews DR, Neil HA. 10-Year Follow-up of Intensive Glucose Control in Type 2 Diabetes. N Engl J Med. 2008;259:1577–1589.

[4] Gerstein HC, Miller ME, Byington RP, et al. Effects of intensive glucose lowering in type 2 diabetes. N Engl J Med. 2008;358(24):2545–2559.

[5] Patel A, MacMahon S, Chalmers J, et al. Intensive blood glucose control and vascular outcomes in patients with type 2 diabetes. N Engl J Med. 2008;358(24):2560–2572.

[6] Gerstein HC, Miller ME, Genuth S, et al. Long-term effects of intensive glucose lowering on cardiovascular outcomes. The New England Journal of medicine. 2011;364(9):818–828.

[7] Gaede P, Vedel P, Larsen N, et al. Multifactorial intervention and cardiovascular disease in patients with type 2 diabetes. N Engl J Med. 2003;348(5):383–393.

[8] Gaede P, Oellgaard J, Carstensen B, et al. Years of life gained by multifactorial intervention in patients with type 2 diabetes mellitus and microalbuminuria: 21 years follow-up on the Steno-2 randomised trial. Diabetologia. 2016;59(11):2298–2307.

[9] Dormandy JA, Charbonnel B, Eckland DJ, et al. Secondary prevention of macrovascular events in patients with type 2 diabetes in the PROactive Study (PROspective pioglitAzone Clinical Trial In macroVascular Events): a randomised controlled trial. Lancet. 2005;366(9493):1279–1289.

[10] Home PD, Pocock SJ, Beck-Nielsen H, et al. Rosiglitazone evaluated for cardiovascular outcomes in oral agent combination therapy for type 2 diabetes (RECORD): a multicentre, randomised, open-label trial. Lancet 2009;20;373(9681):2125–2135.

[11] Gerstein HC, Bosch J, Dagenais GR, et al. Basal insulin and cardiovascular and other outcomes in dysglycemia. N Engl J Med. 2012;367(4):319–328.

[12] Hirshberg B, Raz I. Impact of the U. S. Food and Drug Administration cardiovascular assessment requirements on the development of novel antidiabetes drugs. Diabetes Care. 2011;34(2):101-106.

[13] White WB, Cannon CP, Heller SR, et al. Alogliptin after acute coronary syndrome in patients with type 2 diabetes. The New England journal of medicine. 2013;369(14):1327–1335.

[14] Scirica BM, Bhatt DL, Braunwald E, et al. Saxagliptin and cardiovascular outcomes in patients with type 2 diabetes mellitus. The New England journal of medicine. 2013;369(14):1317–1326.

[15] Green JB, Bethel MA, Armstrong PW, et al. Effect of Sitagliptin on Cardiovascular Outcomes in Type 2 Diabetes. The New England journal of medicine. 2015;373(3):232–242.

[16] Rosenstock J, Perkovic V, Johansen OE, et al. Effect of Linagliptin vs Placebo on Major Cardiovascular Events in Adults With Type 2 Diabetes and High Cardiovascular and Renal Risk: The CARMELINA Randomized Clinical Trial. JAMA. 2019;321(1):69–79. doi: 10.1001/jama.2018.18269.

[17] Marx N. Carolina Trial – First results of the cardiovascular outcome trial comparing Linagliptin vs Glimepiride. ADA Scientific Session 2019.

[18] Pfeffer MA, Claggett B, Diaz R, et al. Lixisenatide in Patients with Type 2 Diabetes and Acute Coronary Syndrome. The New England journal of medicine. 2015;373(23):2247–2257.

[19] Marso SP, Daniels GH, Brown-Frandsen K, et al. Liraglutide and Cardiovascular Outcomes in Type 2 Diabetes. The New England journal of medicine. 2016;375(4):311–322.

[20] Hernandez AF, Green JB, Janmohamed S, et al. Albiglutide and cardiovascular outcomes in patients with type 2 diabetes and cardiovascular disease (Harmony Outcomes): a double-blind, randomised placebo-controlled trial. Lancet. 2018;392(10157):1519–1529. doi: 10.1016/S0140-6736(18)32261-X. Epub 2018 Oct 2. PMID: 30291013.

[21] Gerstein HC, Colhoun HM, Dagenais GR, et al. Dulaglutide and cardiovascular outcomes in type 2 diabetes (REWIND): a double-blind, randomised placebo-controlled trial. Lancet. 2019;394 (10193):121–130.

[22] Marso SP, Bain SC, Consoli A, et al. Semaglutide and Cardiovascular Outcomes in Patients with Type 2 Diabetes. The New England journal of medicine. 2016;375(19):1834–1844.

[23] Husain M, Birkenfeld AL, Donsmark M, et al. Oral Semaglutide and Cardiovascular Outcomes in Patients with Type 2 Diabetes. The New England journal of medicine. 2019;381(9):841–851. doi: 10.1056/NEJMoa1901118. Epub 2019 Jun 11.

[24] Zinman B, Wanner C, Lachin JM, et al. Empagliflozin, Cardiovascular Outcomes, and Mortality in Type 2 Diabetes. The New England journal of medicine. 2015;373(22):2117–2128.

[25] Neal B, Perkovic V, Matthews DR. Canagliflozin and Cardiovascular and Renal Events in Type 2 Diabetes. The New England journal of medicine. 2017;377(21):2099.

[26] Wiviott SD, Raz I, Bonaca MP, et al. Dapagliflozin and Cardiovascular Outcomes in Type 2 Diabetes. N Engl J Med. 2019;380(4):347–357. doi: 10.1056/NEJMoa1812389. Epub 2018 Nov 10.

[27] Holman RR, Bethel MA, Mentz RJ, et al. Effects of Once-Weekly Exenatide on Cardiovascular Outcomes in Type 2 Diabetes. The New England journal of medicine. 2017;377(13):1228–1239.

[28] Duckworth W, Abraira C, Moritz T, et al. Glucose control and vascular complications in veterans with type 2 diabetes. N Engl J Med. 2009;360(2):129–139.

[29] Home P. Cardiovascular outcome trials of glucose-lowering medications: an update. Diabetologia. 2019;62(3):357–369.

11 Nichtalkoholische Lebererkrankungen

Norbert Stefan

Die Leber ist eines der wichtigsten Organe, welche den Glukose- und Lipidstoffwechsel beeinflussen. Im Fastenzustand sorgt sie u. a. dafür, dass die Blutglukose nicht in den gefährlichen hypoglykämischen Bereich abfällt, indem sie über eine vermehrte Glykogenolyse und Glukoneogenese Glukose in das Blut abgibt. Andererseits nimmt sie unabhängig von Insulin überschüssige Glukose auf und speichert somit Energie als Glykogen oder in Form von Lipiden. Die Leber ist auch ein sehr dynamisches Organ, welches sich bei akuter Schädigung schnell regeneriert. Andererseits ist die Leber als relevantes Stoffwechsel- und Entgiftungsorgan vielen äußeren Einflüssen ausgesetzt, wie z. B. über die Nahrung induzierte Darmerkrankungen und Darmpermeabilitätsstörungen, wodurch mikrobielle Stoffwechselprodukte und mikrobielle und endogene Signalstoffe (sogenannte PAMPs/DAMPs) unmittelbar die Leber schädigen können. Solche Einflüsse können auch in eine chronifizierte Form übergehen, u. a. nachdem eine Darmdysbiose über eine dauerhafte Schädigung der Darmbarriere eine erhöhte Permeabilität (leaky gut) induziert. Folge dieser Veränderungen kann eine Inflammation der Leber sein, die, zusammen mit einer Hyperglykämie, eine zunehmende Fibrosierung der Leber herbeirufen kann, was schließlich in einer Leberzirrhose resultieren kann. Als wichtige Komplikation ist damit nicht nur die Glukoneogenese gestört, die anfangs erhöht und im fortgeschrittenen Stadium der Lebererkrankung vermindert ist, sondern dabei steigt das Risiko für ein hepatozelluläres Karzinom (HCC) an [1,2]. Im fortgeschrittenen Stadium der Inflammation und/oder Zirrhose der Leber muss man bei der Therapie des Diabetes beachten, dass auch die Clearance des Insulins reduziert ist, was ebenfalls das Risiko einer Hypoglykämie erhöht. Schließlich gilt zu beachten, dass, außer Insulin, die meisten Antidiabetika bei fortgeschrittener Inflammation und/oder Zirrhose der Leber wegen reduzierter Elimination und/oder möglicher Hepatotoxizität kontraindiziert sind.

11.1 Fettlebererkrankung

Eine Schädigung der Leber wird oft durch das Zellgift Alkohol induziert. Dabei kommt es zunächst zu einer gesteigerten Fettansammlung in der Leber und bei weiterem übermäßigem Alkoholkonsum zur Inflammation und Fibrose der Leber. Somit teilt man bis heute die Fettlebererkrankungen in die alkoholische und die nichtalkoholische Fettleber (nonalcoholic fatty liver diseases, NAFLD) ein. Da besonders die NAFLD sehr eng mit dem Auftreten des Typ-2-Diabetes vergesellschaftet ist, wird im Weiteren der Schwerpunkt auf die Pathogenese und Therapie der NAFLD, v. a. unter dem Aspekt des Diabetes, gelegt.

https://doi.org/10.1515/9783110590951-011

11.2 Definition und Häufigkeit der NAFLD

Eine NAFLD liegt vor, wenn 1) eine Steatose nachweisbar ist, entweder durch eine Bildgebung oder eine Histologie belegt, und 2) keine weiteren Ursachen für eine Fettleber, wie z. B. übermäßiger Alkoholkonsum, langjährige Einnahme von steatogener Medikamente oder bestimmte monogenetische Erkrankungen, vorliegen [3] (Tab. 11.1).

Tab. 11.1: Ursachen einer NAFLD.

Ausschluss folgender Ursachen einer Fettleber	Diagnostik
Alkohol	> 21 Standardgetränke* pro Woche bei Männern > 14 Standardgetränke* pro Woche bei Frauen
Medikamente	z. B. Glucocorticoide, Östrogene, Amiodaron, Tamoxifen, Tetracyclin, Methotrexat, Valproinsäure, antivirale Medikamente, Perhexilin-Maleat, Chloroquin
Virushepatitis	Virusserologie
Autoimmunhepatitis	Autoimmunserologie
Hämochromatose	erhöhte Ferritinwerte und Transferrinsättigung im Serum
Morbus Wilson	erniedrigte Coeruloplasminwerte im Serum
Alpha-1-Antitrypsinmangel	erniedrigte Alpha-1-Antitrypsinwerte im Serum
Zöliakie	Gliadin-Antikörper, Anti-Tissue-Transglutaminase
andere	z. B. ausgeprägte Unterernährung, Hypobetalipoproteinämie, monogenetische Lipodystrophie, ausgeprägte chronisch-entzündliche Darmerkrankungen

* Ein Standardgetränk enthält 14 g Alkohol.

Weltweit haben mittlerweile 25 % der Erwachsenen eine NAFLD. Sie tritt aber auch bereits bei 3 bis 10 % der Kinder auf [4,5]. Um die Ursachen für diese Zunahme besser zu verstehen, ist es wichtig, sich die Häufigkeit der NAFLD bei besonderen Subgruppen anzuschauen, in diesem Fall vor allem bei Menschen mit Adipositas. Hier findet man die NAFLD bei mehr als 50 % der Erwachsenen und bei etwa 34 % der Kinder. Liegt zusätzlich zur Adipositas ein Typ-2-Diabetes vor, beträgt die Prävalenz der NAFLD bei Erwachsenen etwa 70 % [6].

Weltweit haben im Mittel etwa 20 % der Erwachsenen eine nichtalkoholische Fettleber (NAFL). Eine nichtalkoholische Steatohepatitis (NASH) liegt bei etwa 5 % der erwachsenen Bevölkerung vor. Eine Zirrhose findet man bei etwa 1,5 % der Erwachsenen (Abb. 11.1) [4,5]. Lange Zeit dachte man, dass diese verschiedenen Sta-

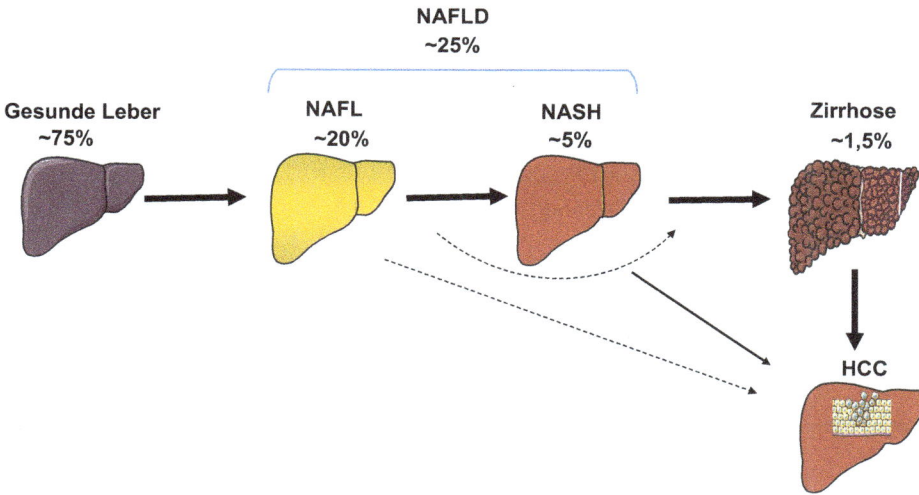

Abb. 11.1: Geschätzte Prävalenz der NAFLD, NAFL, NASH und Zirrhose bei Erwachsenen und deren Zusammenhang mit der Entstehung des hepatozellulären Karzinoms (HCC).

dien der Fettlebererkrankung sequenziell durchlaufen werden. Man beobachtet aber zunehmend, dass sich eine fortgeschrittene Fibrose/Zirrhose auch direkt aus einer NAFL, also ohne Durchlaufen des Stadiums der NASH, entwickeln kann [7,8] (Abb. 11.1). Vor allem bei der Entstehung der NASH scheinen die Adipositas und der Diabetes eine wichtige Rolle zu spielen. Diesbezüglich sind etwa 80 % der Patienten mit einer NASH übergewichtig oder adipös, 72 % haben eine Dyslipidämie und 44 % sind an einem Typ-2-Diabetes erkrankt [4,6].

11.3 Diagnose der NAFLD

Zur Diagnose der Fettleber ist die abdominelle Ultraschalluntersuchung geeignet. Die Transiente Elastografie mit der Softwaremethode Controlled Attenuation Parameter (CAP) ist im Vergleich dazu präziser. Diese Methode ist aber relativ teuer und man muss den Grad der Adipositas bei deren Anwendung mit in Betracht ziehen. Fettleberindizes sind wenig präzise und im Rahmen einer Zusatzinformation geeignet. Die Computertomografie sollte vor allem wegen der Strahlenbelastung nicht zur Diagnose der Steatose herangezogen werden. Die Protonen-Magnet-Resonanz(MR)-Spektroskopie (MRS) und die MR-Bildgebung (MR Imaging, MRI) sind dafür viel besser geeignet, da sie sehr präzise Ergebnisse liefern und keine Strahlenbelastung mit sich bringen. Beide MR-basierten Verfahren sind allerdings relativ teuer. Die Leberbiopsie sollte zur alleinigen Quantifizierung des Grades der Steatose nicht herangezogen werden. Zur Diagnose der NASH ist die Bestimmung der hepatischen In-flammation mittels Leberbiopsie immer noch das Goldstandardverfahren. Einzelne Biomarker oder Indizes aus Blutparametern, welche dafür vorgeschlagen wurden, haben sich bisher dafür noch nicht bewährt. Zur Diagnose der Leberfibrose stellt die Leberbiopsie ebenfalls weiterhin den Goldstandard dar. Ultraschall- oder MR-basier-te Techniken wie Transiente Elastografie und MR-Elastografie (MRE) sind genaue, aber auch teure, nicht-invasive Methoden zur Diagnose der Fibrose [6,9]. (Tab. 11.2).

Tab. 11.2: Diagnose der NAFLD (mod. nach [6] und [9]).

Methode	Charakteristika/Kommentar
Bestimmung der Steatose	
Sonografie	Leber- und Nierenechogenität, Abgrenzung zum Zwerchfell und der intrahepatischen Strukturen *Kommentar:* erst bei höherem Fettgehalt aussagekräftig
CAP-Transiente Elastografie	Ausbreitung des Impulses eines Niederfrequenzschallkopfs zur Schätzung des Fettgehalts – Controlled attenuation parameter (CAP) *Kommentar:* recht gute Aussagekraft, allerdings noch recht teuer und das Ergebnis wird teils durch die Adipositas des Patienten beeinflusst
Fettleberindex	BMI, Taillenumfang, Gamma-GT, Nüchtern-Triglyzeride *Kommentar:* als alleiniger Test nicht aussagekräftig genug
Computertomografie	Hounsfield-Einheiten. *Kommentar:* Strahlenbelastung und weniger präzise als MR -Verfahren
MR-Spektroskopie und MR-Bildgebung	– ^{1}H-MR-Spektroskopie – MR-PDFF – MR-basierte Messung des Dichtegrades der Protonen der Triglyzeride und des Wassers *Kommentar:* sehr präzise, allerdings noch teure Messverfahren
Leberbiopsie	Fetttröpfchen in > 5 % der Hepatozyten *Kommentar:* invasiv und zur alleinigen Bestimmung des Fettgehalts heutzutage nicht sinnvoll
Bestimmung der Inflammation	
Leberbiopsie	Non-alcoholic Fatty Liver Disease Scoring System (NAS), bestehend aus Grad der Steatose, der lobulären Inflammation und des hepatozellulärem Balloonings *Kommentar:* Goldstandard

Tab. 11.2: (fortgesetzt).

Methode	Charakteristika/Kommentar
Bestimmung der Fibrose	
Leberbiopsie	Fibrose Scoring (F0–F4) *Kommentar:* Goldstandard
Transiente Elastografie	Ausbreitung des Impulses eines Niederfrequenzschallkopfs zur Schätzung des Grades der Fibrose *Kommentar:* recht gute Aussagekraft, allerdings relativ teuer. Das Ergebnis wird teils durch die Adipositas des Patienten stark beeinflusst.
MR-Elastografie	MR-basierte Bildgebung der Anregung des Gewebes durch niederfrequente Schallwellen. *Kommentar:* sehr gute Aussagekraft, sehr teuer

PDFF: proton density fat fraction

11.4 Pathogenese

Eine vermehrte Fettansammlung in der Leber wird durch eine hyperkalorische Ernährung, v. a. eine vermehrte Zufuhr von Glukose, Fruktose und gesättigte Fettsäuren, induziert. Diese Fehlernährung führt auch zu einer Ansammlung von Lipiden in der Skelettmuskulatur, womit eine Insulinresistenz mit folgender Hyperglykämie hervorgerufen wird. Weiterhin führt diese Fehlernährung zur gestörten Funktion der pankreatischen Betazellen mit der Folge einer initialen Hyperinsulinämie, welche im weiteren Verlauf in einen relativen Insulinmangel übergehen kann. Schließlich kann diese Fehlernährung im Fettgewebe eine Inflammation triggern, was über eine Dysregulation von Zytokinen und Adipokinen und eine vermehrte Freisetzung von Fettsäuren die Leber zunehmend verfetten lässt. Trifft diese Fehlernährung auf eine genetisch bedingte Störung der Lipidspeicherung im Fettgewebe, so ist dieser Pathomechanismus verstärkt. Schließlich kann diese Über- und Fehlernährung über eine Dysbiose des Darmes zur Freisetzung von Entzündungsmediatoren führen, welche die Leber schädigen [6,10].

Weiterhin ist bislang noch nicht vollständig geklärt, ob die NAFLD hauptsächlich eine Ursache oder eine Folge des Diabetes darstellt. Für den Aspekt, dass die NAFLD vor allem eine Ursache des Diabetes ist, spricht, dass eine vermehrte Fettansammlung in den Hepatozyten in den meisten Fällen, nicht aber bei einer Fettleber, die durch genetische Veränderungen in den wichtigen „Fettlebergenen" PNPLA3 und TM6SF2 induziert wird, eine gestörte Insulinsignalübertragung zur Folge hat. Entsprechend ist die Glukoseproduktion der Leber erhöht, was einen Diabetes verschlimmern kann. Zusätzlich gibt die verfettete Leber in diesen Fällen auch vermehrt Hepatokine, wie Fetuin-A, Follistatin, Selenoprotein-P und andere Proteine, in das Blut ab, welche nach unseren Erkenntnissen und Ergebnissen vieler anderer Wissenschaftler die Insulinwirkung in der Leber und im Skelettmuskel hemmen und im Fettgewebe und in den Immunzellen eine subklinische Inflammation hervorrufen, welche wiederum die Insulinresistenz verstärkt. Weiterhin gibt es neue Erkenntnisse, dass Fetuin-A die insulinproduzierenden Betazellen schädigt (Abb. 11.2).

Für den Aspekt, dass die NAFLD vor allem eine Folge des Diabetes ist, spricht die Tatsache, dass in der Leber die Neubildung von Fett aus Glukose und Fruktose eine wichtige Rolle spielt. Über das Enzym ChREBP induzieren Glukose und Fruktose in der Leber ihre eigene Verstoffwechselung zu Fettsäuren. Daher geht beim Diabetes auch alleinig eine Normalisierung von hohen Blutzuckerwerten, unabhängig von der Reduktion der Gesamtfettmasse, mit einer starken Reduktion des erhöhten Fettgehalts in der Leber einher. Weiterhin induziert Glukose in der Leber den oxidativen Stress und die Fibrogenese. Somit ist eine gute Blutzuckereinstellung beim Diabetes auch eine wichtige Grundlage, um eine NASH vorzubeugen oder sie erfolgreich therapieren zu können. Weiterhin ist bekannt, dass die Hyperinsulinämie, die sehr häufig beim Typ-2-Diabetes vorliegt, die Neubildung von Fett aus Glukose über die Aktivierung von SREBP-1c induziert. Somit ist gut belegt, dass beim Vorliegen eines Diabetes die Hyperglykämie und die Hyperinsulinämie eine NAFLD induzieren und ihren Verlauf verschlimmern können [6] (Abb. 11.2).

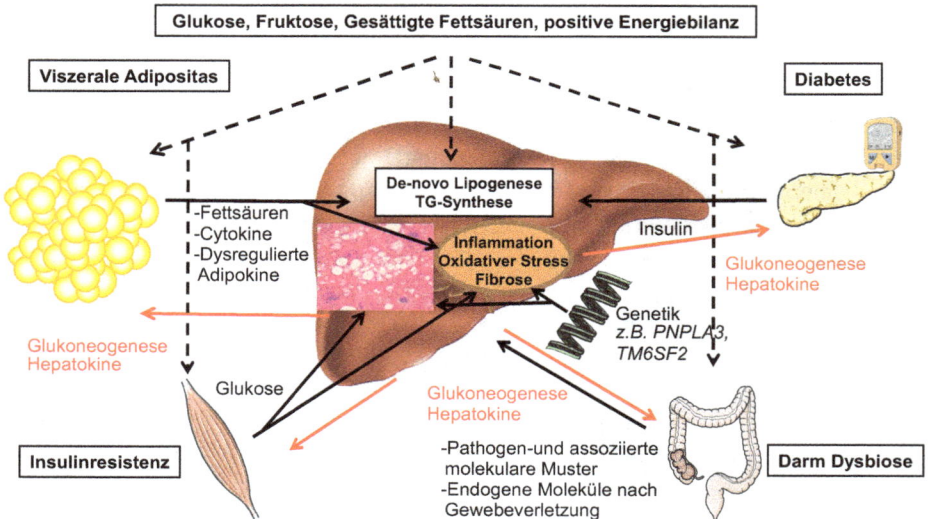

Abb. 11.2: Ursachen der NAFLD und deren Folgen für den Typ-2-Diabetes (mod. nach [6]).

11.5 Therapie der NAFLD

Eine Lebensstilmodifikation hin zu einer gesunden Ernährung, vor allem mit Reduktion des Anteils an schnell resorbierbaren Kohlenhydraten und gesättigten Fettsäuren, wie sie z. B. bei der mediterranen Kost vorliegt, sollte immer an der ersten Stelle in der Therapie der NAFLD stehen. Eine vermehrte körperliche Aktivität (> 150 Min/pro Woche) sollte zusätzlich erfolgen. Dabei ist der Erfolg der Lebensstilintervention allerdings stark vom Ausmaß der erzielten Reduktion des Körpergewichts abhängig. Diesbezüglich bewirkt eine Gewichtsabnahme von 5 % im Mittel eine Abnahme des Leberfettgehaltes um 30 %. Man benötigt aber in den meisten Fällen eine Gewichtsabnahme von mehr als 10 % um die hepatische Inflammation und die Fibrose positiv zu beeinflussen [6,10].

Die Bariatrische Chirurgie führt zu einer starken Verminderung des Leberfettgehalts. Die Auswirkungen auf die Entzündung und die Fibrose der Leber sind allerdings noch nicht hinreichend gut untersucht.

Bislang ist keine pharmakologische Therapie der NAFLD zugelassen. Falls neben der NAFLD auch ein Typ-2-Diabetes und/oder ein Übergewicht mit einem BMI > 27 kg/m^2 vorliegen, können Pioglitazon und das GLP-1-Analogon Liraglutid eingesetzt werden, die in kontrollierten Studien zur Therapie der NAFLD positive Ergebnisse gezeigt haben [6]. Neure Daten aus kleineren Studien belegen auch, dass beim Typ-2-Diabetes Sodium dependent Glucose Transporter (SGLT) 2 in der Zukunft zur Therapie der NAFLD vermehrt eingesetzt werden sollten. Liegt spezifisch eine NASH vor, dann können auch Pioglitazon und Liraglutid in Betracht gezogen werden. Weiterhin zeigte Vitamin E in klinischen Studien einen positiven Verlauf auf die NASH. Man muss bei dessen möglichen Einsatz sowie auch bei Pioglitazon vorher detailliert das kardiovaskuläre Risiko abwägen.

11.6 Schlussfolgerung

Die NAFLD und insbesondere die NASH stellen ein großes Problem für die Entstehung von fortgeschrittenen Lebererkrankungen, wie die Leberzirrhose und das hepatozelluläre Karzinom, dar. Weiterhin ist die NAFLD stark an der Entstehung von Typ-2-Diabetes und kardiovaskulären Erkrankungen beteiligt. Daten der vergangenen Jahre zeigen, dass metabolische Faktoren wie disproportionale Adipositas, Hyperglykämie, Insulinresistenz und die subklinische metabolische Inflammation eine wichtige Rolle in der Pathogenese der NAFLD und insbesondere der NASH haben. Entsprechend sind neben einer effektiv und auf dem neuesten Stand der Forschung basierenden Lebensstilveränderung metabolisch-ausgerichtete Therapien bislang am besten geeignet, die NAFLD/NASH zu therapieren.

Literatur

[1] Cohen JC, Horton JD, Hobbs HH. Human fatty liver disease: old questions and new insights. Science. 2011;332(6037):1519–23.

[2] Diehl AM, Day C. Cause, Pathogenesis, and Treatment of Nonalcoholic Steatohepatitis. N Engl J Med. 2017;377:2063–2072.

[3] Chalasani N, Younossi Z, Lavine JE, et al. The diagnosis and management of nonalcoholic fatty liver disease: Practice guidance from the American Association for the Study of Liver Diseases. Hepatology. 2018;67(1):328–357.

[4] Younossi ZM, Koenig AB, Abdelatif D, et al., Global epidemiology of nonalcoholic fatty liver disease-meta-analytic assessment of prevalence, incidence, and outcomes. Hepatology. 2016;64:73–84.

[5] Anderson EL, Howe LD, Jones HE, et al., The prevalence of non-alcoholic fatty liver disease in children and adolescents: a systematic review and meta-analysis. PLoS One 2015;10:e0140908.

[6] Stefan N, Häring HU, Cusi K. Non-alcoholic fatty liver disease: causes, diagnosis, cardiometabolic consequences, and treatment strategies. Lancet Diabetes Endocrinol. 2019;7(4):313–324.

[7] Singh S, Allen AM, Wang Z, et al., Fibrosis progression in nonalcoholic fatty liver vs nonalcoholic steatohepatitis: a systematic review and meta-analysis of paired-biopsy studies. Clin Gastroenterol Hepatol. 2015;13:643–54.

[8] McPherson S, Hardy T, Henderson E, et al. Evidence of NAFLD progression from steatosis to fibrosing-steatohepatitis using paired biopsies: implications for prognosis and clinical management. J Hepatol. 2015;62:1148–55.

[9] Stefan N, Roden M. Diabetes und Fettleber. Diabetologie und Stoffwechsel. 2018;13(2):205–209.

[10] Tilg H, Moschen AR, Roden M. NAFLD and diabetes mellitus. Nat Rev Gastroenterol Hepatol. 2017;14:32–42.

12 Diabetes und Psyche

12.1 Diabetes und Demenz

Nina Hanschke, Christine Thomas

12.1.1 Kognitive Störungen und Diabetes mellitus

Eine Demenz ist Folge einer chronischen oder fortschreitenden Krankheit des Gehirns mit Störungen höherer kortikaler Funktionen einschließlich Gedächtnis, Denken, Orientierung, Auffassung, Rechnen, Lernfähigkeit, Sprache, Sprechen und Urteilsvermögen [1]. Für die Diagnose einer Demenz müssen die kognitiven Störungen mindestens über sechs Monate bereits zu alltagsrelevanten Einschränkungen geführt haben. Ist dieses Zeitkriterium nicht erfüllt, spricht man zunächst von einer möglichen Demenz, schließt differentialdiagnostisch andere Ursachen, insbesondere Delirien aus und beobachtet den Verlauf der kognitiven Defizite. 50–70 % der Demenzen sind ätiologisch auf eine Alzheimer-Krankheit (AD) als häufigste neurodegenerative Demenzform zurückzuführen [2]. Am zweithäufigsten sind vaskuläre Demenzen (15–25 %), eine gemischte Ätiologie findet sich in 10–20 %. Hierbei zeigt sich bereits die Relevanz eines Diabetes mellitus (DM) als Risikofaktor für die Entwicklung kognitiver Störungen bzw. einer Demenz: Als Bestandteil des metabolischen Syndroms hat er einen wesentlichen Einfluss auf die Entstehung zerebraler Ischämien und einer vaskulären Leukenzephalopathie durch mikrovaskuläre Schädigungen (siehe hierfür Kap. 4.3.3). Die dem Typ II-DM zugrunde liegende Insulinresistenz gilt als Schlüsselprozess der Neurodegeneration, da sie neuronale Proteinfunktionen nachhaltig stört und letztlich zum Funktionsverlust beiträgt [3].

12.1.2 Diabetes mellitus als Risikofaktor für Demenzerkrankungen

Menschen mit einem Diabetes mellitus haben ein ca. 1,5-fach erhöhtes Risiko an einer Demenz zu erkranken [4]. Andere Daten gehen davon aus, dass 29 % der Typ-II-Diabetiker eine Alzheimerdemenz entwickeln werden. Bereits vor der Diagnose eines Diabetes mellitus gehen chronisch erhöhte Blutzuckerwerte mit einer Verschlechterung der kognitiven Funktionen einher [5]. Die Höhe des HbA1c-Wertes bzw. der Blutzuckerwerte korreliert dabei mit dem Demenzrisiko [6,7]. Auch die Wahrscheinlichkeit, dass ein MCI in eine Demenz übergeht, ist bei Menschen mit einem Diabetes mellitus im Vergleich zu Personen mit einer normoglykämen Stoffwechsellage zweifach erhöht [8].

Arterielle Hypertonie, körperliche Inaktivität, Adipositas und Insulinresistenz sind Störungen, die sowohl mit einem DM assoziiert sind als auch mit einem erhöhten Demenzrisiko einhergehen [9]. Der Zusammenhang zwischen Diabetes und De-

https://doi.org/10.1515/9783110590951-012

menz lässt sich daher nicht allein als Folge von erhöhten Blutzuckerwerten erklären. Ein Demenzrisiko-Score für Diabetiker berücksichtigt neben dem Alter, zerebro-, kardio- und mikrovaskuläre Ereignisse, Diabetisches Fußsyndrom, akute metabolische Ereignisse, Depression sowie Bildung als protektiven Faktor und ermittelt so Risikosteigerungen zwischen 5 und 73 % für die kommenden 10 Jahre [10]. Hinsichtlich der Entwicklung einer Demenz hat der DM im Vergleich zu den anderen kardiovaskulären Risikofaktoren den größten Einfluss [5]; ihm kann einer von 10–15 Demenzfällen zugeschrieben werden [11]. Vaskuläre Risikofaktoren wie Hypertonus und DM sind für die Progression von vaskulärer und von Alzheimer-Demenz verantwortlich und daher von großer präventiver Bedeutung, beta-Amyloid-abhängige Gefäßveränderungen belegen die Verbindung zwischen diese beiden Demenzformen [12].

12.1.3 Stoffwechselstörungen und Pathogenese der Demenzen

Glukose, deren Transport insulinunabhängig und nahezu gesättigt erfolgt, stellt die primäre Energiequelle des Gehirns dar. DM Typ II ist durch chronische Hyperglykämie und durch die Unfähigkeit der Zellen, Insulin aufnehmen zu können, charakterisiert. Im ZNS hat Insulin entscheidende Regulationsaufgaben. Hyperglykämie bewirkt eine autoimmun vermittelte Neuroinflammation und oxidativen Stress über eine Mitochondriendysfunktion [13] und stört neuronale Signalübertragung sowie Insulintransmission [3]. Bei der Alzheimer-Krankheit lagern sich typischerweise Stoffwechselabfallprodukte in Form von unlöslichen, extrazellulären Beta-Amyloidplaques und Neurofibrillenbündeln (NFT) aus hyperphosphoryliertem Tauprotein im Gehirn ab [2]. Sowohl die Entstehung dieser Ablagerungen als auch ihre Beseitigung ist insulinabhängig [14].

Eine Insulinresistenz resultiert letztlich in der Akkumulation von Beta-Amyloidplaques sowie der Bildung von NFTs. Diese NFTs wiederum verstärken die Insulinresistenz über Insulinrezeptorstörung und heizen so die Neurodegeneration weiter an. Im Hippocampus, der eine wichtige Funktion bei der Gedächtnisbildung hat, finden sich zahlreiche Insulinrezeptoren. Ein enger Zusammenhang zwischen kognitiven Störungen und Hyperglykämie, Insulinresistenz sowie Veränderungen des zerebralen Glukosestoffwechsels ist daher anzunehmen. Die AD wird daher auch als „Hirn-Diabetes" oder DM Typ III bezeichnet [15]. Die genauen Mechanismen des Zusammenspiels sind allerdings noch nicht bekannt. Entgegengesetzte Ergebnisse stellen vaskuläre Inflammationsmechanismen in den Vordergrund und weisen zudem auf die erhöhte Rate von Mikroinfarkten bei Diabetikern hin, die ebenfalls kognitive Einbußen zur Folge haben [16].

12.1.4 Zusammenhänge von Hypoglykämien und Demenz

Nicht nur erhöhte Blutzuckerwerte begünstigen die Entstehung einer Demenz. Auch durch Hypoglykämien erhöht sich das Risiko, an einer Demenz zu erkranken [17]. Typ-II-Diabetiker sind aufgrund ihrer Insulinresistenz möglicherweise empfindlich gegenüber Hypoglykämie bedingtem kognitivem Abbau [18], während Personen mit Insulinmangel wie bei DM Typ 1 keine Zunahme der kognitiven Einschränkungen durch Unterzuckerung zeigen [19]. Andererseits kann ein Gewichtsverlust unter antidiabetischer Medikation Hypoglykämien begünstigen. Dies spielt bei Demenzen insofern eine Rolle, dass es häufig schon vor dem Auftreten kognitiver Defizite zu einer Gewichtsabnahme in Folge eines Appetitverlusts kommt. Demnach wäre die Hypoglykämie bereits ein Symptom der Demenz und weniger ein Risikofaktor für diese [20].

12.1.5 Screening und Diagnostik kognitiver Störungen bei Diabetikern

Ein Screening hinsichtlich kognitiver Defizite sollte im Verlauf bei jedem Diabetiker erfolgen. Spätestens wenn eigen- oder fremdanamnestisch Hinweise auf kognitive Defizite berichtet werden oder es bei unveränderter Therapie vermehrt zu Hypoglykämien oder einem HbA1c-Abfall kommt, sollte eine Diagnostik in die Wege geleitet werden. Bei Diabetikern sind hauptsächlich kognitive Verarbeitungsgeschwindigkeit und exekutive Funktionen beeinträchtigt [21]. Zum Screening eignet sich bei einem zeitlich begrenzten Aufwand von ca. 20 Minuten und einer relativ breiten Abdeckung der getesteten kognitiven Funktionen das frei und in vielen Sprachen verfügbare Montreal Cognitive Assessment (MoCA) (www.mocatest.org). Der weitläufig bekannte Mini Mental State Examination (MMSE) ist hinsichtlich leichter kognitiver Einschränkungen weniger sensibel und daher insbesondere in frühen Stadien weniger geeignet. Der „Geldzähltest nach Nikolaus" berücksichtigt zusätzlich die Fingerfertigkeit und lässt so eine Einschätzung hinsichtlich des Handling von Blutzuckermessgeräten und Insulininjektion zu [22]. Ergeben sich im kognitiven Screening auffällige Werte (MoCA < 26 Pkt.), sollte sich eine weiterführende Diagnostik mit zerebraler Bildgebung und je nach therapeutischer Konsequenz ggf. einer ergänzenden Liquordiagnostik mit Bestimmung der Demenzparameter (Beta-Amyloid, Tau-Protein, Neurofilamente) anschließen. Zur weiteren differentialdiagnostischen Einordnung kann bei Bedarf auch eine neuropsychologische Untersuchung mittels CERAD- (Consortium to Establisch a Registry for Alzheimer's Disease)Plus-Testung erfolgen.

12.1.6 Therapie von Diabetes und Demenz

Prävention und Therapie der Demenz bei Diabetikern

Bisherige Studien kamen hinsichtlich eines protektiven Effekts für die Entwicklung einer Demenz durch eine Diabetesbehandlung zu unterschiedlichen Ergebnissen. Ein systematisches Review fand letztlich keine Abhängigkeit zwischen Demenz und Art der Behandlung [23]. Auch eine Studie an der ACCORD-Population zeigte keinen Vorteil einer medikamentösen antidiabetischen Medikation hinsichtlich einer Reduktion des Demenzrisikos [24]. Heneka et al. berichten aber eine Risikoreduktion von 47 % bei langfristiger Pioglitazone-Behandlung, die anti-inflammatorisch und Zytokine hemmend bei aktivierter Mikroglia einwirkt [25]. Als präventiv gelten aber sowohl bei der Demenz als auch beim Diabetes eine Ernährung mit mediterraner Kost und regelmäßige körperliche Aktivität.

Die Therapie der Demenz erfolgt bei Diabetikern nach den gleichen Leitlinien wie bei Nicht-Diabetikern. Die medikamentöse Behandlung mit Antidementiva ist allerdings für rein vaskuläre Demenzen nicht zugelassen. Bei der Alzheimerdemenz und der gemischten Demenz kommen Acetylcholinesterasehemmer sowie NMDA-Rezeptor-Antagonisten zum Einsatz, die den Erkrankungsprogress um etwa 1 Jahr verzögern können. Ein wesentliches Augenmerk sollte aber insbesondere auf nichtmedikamentöse Maßnahmen gelegt werden. Dazu gehören geistige und körperliche Aktivierung, soziale Kontakte (Tagespflege, Begegnungsstätte u. a.), ausreichende Nahrungs- und Flüssigkeitszufuhr, Tagesstrukturierung sowie die Optimierung unterstützender Maßnahmen im häuslichen Umfeld. Eine rechtliche Vorsorge ermöglichen Vollmachten und Patientenverfügung. Nicht unberücksichtigt bleiben sollten in der Behandlung auch nichtkognitive Symptome der Demenz wie z. B. Verhaltensstörungen, affektive und wahnhafte Störungen.

Therapie des Diabetes bei Menschen mit Demenzerkrankungen

Da sich die Lebenserwartung bei Diagnosestellung einer Demenz auf etwas unter zehn Jahre verkürzt, stehen bei der Behandlung des Diabetes bei komorbider Demenz kurzfristige Therapieziele unter Berücksichtigung der aktuellen Lebensqualität im Vordergrund. Eine Überbehandlung älterer, multimorbider Diabeteskranker mit einem HbA1c < 7 % sollte vermieden werden, da die Risiken hier überwiegen [26]. Die Behandlung des Diabetes ist bei Demenzkranken herausfordernd. Zum einen besteht ein erhöhtes Risiko für das Auftreten von Hypoglykämien aufgrund von Gewichtsabnahme und Appetitverlust, zum anderen kann es Schwierigkeiten bei der Umsetzung und Handhabung von Medikamentenplänen, Insulinschemata und Injektionen geben. Die Therapiesicherheit rückt daher noch mehr in den Vordergrund. Es geht nicht mehr primär darum Spätkomplikationen zu vermeiden, sondern akute Komplikationen wie Wundheilungsstörungen, Harnwegsinfekte und Exsikkose aufgrund einer Glukosurie aber auch Hypoglykämien zu vermeiden.

Ernährung: Die Reduktion des Gewichts ist aufgrund der oben genannten Risiken und einer Erhöhung der Mortalität durch Gewichtsverlust bei kognitiven Störungen nicht sinnvoll. Ziel sollte eine Stabilisierung des Gewichts sein. Neben Appetitverlust tritt bei Alzheimer-Krankheit und M. Parkinson schon früh eine Anosmie auf. Das dadurch veränderte Geschmacksempfinden könnte erklären, warum Demenzkranke häufig süße Speisen bevorzugen.

Insbesondere im fortgeschrittenen Stadium zeigen Patienten mit Demenz häufig einen ausgeprägten Bewegungsdrang, der einen erhöhten Kalorienbedarf bedingt. Letztlich sollte daher keine Beschränkung hinsichtlich der Kohlenhydrate mehr vorgenommen werden. Durch häufigere Zwischenmahlzeiten, hochkalorische Zusatznahrung und individualisierte Speisepläne kann der Kalorienbedarf abgedeckt werden. Letztlich sollte aber die Lebensqualität dem Therapieziel der Gewichtsstabilisierung nicht zum Opfer fallen.

Im Verlauf einer Demenzerkrankung kommt es außerdem häufig zu einer neurogenen Schluckstörung, die Aspirationen begünstigt. Eine Anpassung der Kostform (passiert, cremig, angedickte oder s. c. verabreichte Flüssigkeiten) und eine logopädische Behandlung können in solchen Fällen sinnvoll sein. Die Entscheidung hinsichtlich einer künstlichen enteralen Ernährung muss sehr kritisch unter Berücksichtigung des mutmaßlichen Patientenwillens und falls vorliegend einer Patientenverfügung getroffen werden, da eine Lebensverlängerung dadurch nicht erreicht wird.

Medikamentöse Therapie: Da der Insulinbedarf im Laufe einer Demenzerkrankung sinkt, muss die medikamentöse antidiabetische Therapie immer wieder aufs Neue reevaluiert werden. Bei den oralen Antidiabetika ist Metformin der Vorzug zu geben, bei Kontraindikationen hierfür bieten DPP4-Inhibitoren eine Alternative. Auf SLGT-2-Inhibitoren sollte aufgrund der Gefahr von Harnwegsinfekten und Exsikkose verzichtet werden. Glinide und Sulfonylharnstoffe bergen das Risiko von Hypoglykämien und sollten daher nicht zum Einsatz kommen.

Ist eine Insulintherapie unumgänglich, muss sichergestellt sein, dass das Insulinschema vom Patienten verstanden und umgesetzt wird oder aber, dass Dritte ihn dabei unterstützen. Eine intensivierte Insulintherapie mit mehreren Gaben täglich ist häufig nicht realisierbar. Die Kombination oraler Antidiabetika und lang wirksamer Insulinanaloga oder die Vereinfachung des Therapieschemas kann dann eine Alternative sein.

12.1.7 Diabetes und Delir

Diabetes mellitus im Alter und seine Behandlung mit allen Komplikationen wie Hypo- und Hyperglykämien, Exsikkose, Infekte, Ulcera etc. bergen auch immer die Gefahr der Entwicklung eines Delirs und damit einer zunächst akuten, in manchen Fällen aber auch dauerhaften kognitiven Verschlechterung. Delirien sind Indikatoren einer somatischen Akuterkrankung und als solche medizinische Notfälle. Aufgrund ihrer oft schlechten Prognose im Alter und der nachfolgend häufig rascheren Progredienz der Demenz sind Delirerkennung und -vermeidung essenziell. Bei der Behandlung von Demenzkranken mit Diabetes empfiehlt es sich, auf erste Anzeichen eines Delirs zu achten – wie akute Orientierungsstörung, Aufmerksamkeitsstörung, formale Denkstörung, veränderte Bewusstseinslage und ein fluktuierender Verlauf – und eine Ursachendiagnostik bei Verdacht auf ein Delir anzuschließen [27].

12.1.8 Fazit

Zum einen begünstigt ein Diabetes mellitus die Entwicklung einer Demenzerkrankung, zum anderen besteht bei einer Demenz immer ein therapeutisches Risiko insbesondere hinsichtlich Hypoglykämien. Hierdurch kann sich eine wechselseitige Verstärkung ergeben. Es empfiehlt sich daher, die Blutzuckerzielwerte bei Menschen mit einer Demenz sehr individualisiert und hinsichtlich einer Nutzen-Risiko-Abwägung eher höher anzusetzen, als dies von den internistischen Fachgesellschaften vorgegeben wird [28,29]. Körperliche Aktivierung ist neben geistiger Aktivierung weiterhin ein wichtiger und nicht zu vernachlässigender Bestandteil der nichtmedikamentösen Behandlungsoptionen. Das Screening der kognitiven Funktionen sollte bei Diabetikern frühzeitig Berücksichtigung finden, um kognitive Einschränkungen früh zu erfassen, die möglicherweise auch relevant für die weitere Therapie sein können. Zudem kann so ein Delirrisikoprofil früh erkannt werden und Delirpräventionsmaßnahmen z. B. vor Operationen oder bei Infektionen ergriffen werden.

Literatur

[1] S3-Leitlinie „Demenzen", AWMF-Registernummer 038–013, www.awmf.org
[2] Querfurth HW, LaFerla FM. Alzheimer's Disease. New England Journal of Medicine. 2010;362 (4):329–344. doi:10.1056/nejmra0909142.
[3] Shieh JCC, Huang PT, Lin YF. Alzheimer's Disease and Diabetes: Insulin Signaling as the Bridge Linking Two Pathologies. Mol Neurobiol. 2020 Apr;57(4):1966–1977.
[4] Cheng G, Huang C, Deng H, Wang H. Diabetes as a risk factor for dementia and mild cognitive impairment: a meta-analysis of longitudinal studies. Internal Medicine Journal. 2012;42(5):484–491.
[5] Fan YC, Hsu JL, Tung HY, Chou CC, Bai CH. Increased dementia risk predominantly in diabetes mellitus rather than in hypertension or hyperlipidemia: a population-based cohort study. Alzheimer's Research and Therapy. 2017;9(1):7.
[6] Tortelli R, Lozupone M, Guerra V, et al. Midlife Metabolic Profile and the Risk of Late-Life Cognitive Decline. Journal of Alzheimer's Disease. 2017;59(1):121–130.
[7] Ramirez A, Wolfsgruber S, Lange C. Elevated HbA1c is Associated with Increased Risk of Incident Dementia in Primary Care Patients. Journal of Alzheimer's Disease. 2015;44(4):1203–1212.
[8] Xue M, Xu W, Ou YN. Diabetes mellitus and risks of cognitive impairment and dementia: a systematic review and meta-analysis of 144 prospective studies. Ageing Research Reviews. 2019;55:100944.

[9]   Sharp SI, Aarsland D, Day S, Sønnesyn H, Ballard C. Hypertension is a potential risk factor for vascular dementia: systematic review. International Journal of Geriatric Psychiatry. 2010;26 (7):661–669.

[10] Exalto LG, Biessels GJ, Karter AJ. Risk score for prediction of 10 year dementia risk in individuals with type 2 diabetes: a cohort study. The Lancet Diabetes and Endocrinology. 2013;1(3):183–190.

[11] Biessels GJ, Strachan MWJ, Visseren FLJ, Kappelle LJ, Whitmer RA. Dementia and cognitive decline in type 2 diabetes and prediabetic stages: towards targeted interventions. The Lancet Diabetes and Endocrinology. 2014;2(3):246–255.

[12] Takeda S, Rakugi H, Morishita R. Roles of vascular risk factors in the pathogenesis of dementia. Hypertens Res. 2020 Mar;43(3):162–167.

[13] Kroner Z. The relationship between Alzheimer's disease and diabetes: type 3 diabetes? Altern. Med. Rev. 2009;14:373–379.

[14] Pandini G, Pace V, Copani A, et al. Insulin Has Multiple Antiamyloidogenic Effects on Human Neuronal Cells. Endocrinology. 2013;154(1):375–387.

[15] Steen E, Terry BM, Rivera EJ, et al. Impaired insulin and insulin-like growth factor expression and signaling mechanisms in Alzheimer's disease–is this type 3 diabetes? J. Alzheimers Dis. 2005;7:63–80.

[16] Kubis-Kubiak A, Rorbach-Dolata A, Piwowar A. Crucial players in Alzheimer's disease and Diabetes Mellitus: Friends or Foes? Mechanisms of Ageing and Development. 2019;181:7–21.

[17] Whitmer RA, Karter AJ, Yaffe K, Quesenberry CP Jr, Selby JV. Hypoglycemic Episodes and Risk of Dementia in Older Patients With Type 2 Diabetes Mellitus. JAMA. 2019;301(15):1565.

[18] Meneilly GS, Tessier DM. Diabetes, Dementia and Hypoglycemia. Canadian Journal of Diabetes. 2016;40(1):73–76.

[19] Jacobson AM, Ryan CM, Cleary PA, et al. Biomedical risk factors for decreased cognitive functioning in type 1 diabetes: an 18 year follow-up of the Diabetes Control and Complications Trial (DCCT) cohort. Diabetologia. 2010;54(2):245–255.

[20] Punthakee Z, Miller ME, Launer LJ. Poor Cognitive Function and Risk of Severe Hypoglycemia in Type 2 Diabetes: Post hoc epidemiologic analysis of the ACCORD trial. Diabetes Care. 2012;35 (4):787–79.

[21] Qiu C, Sigurdsson S, Zhang Q. Diabetes, markers of brain pathology and cognitive function. Annals of Neurology. 2014;75(1):138–146.

[22] Zeyfang A, Berndt S, Aurnhammer G, et al. A Short Easy Test Can Detect Ability for Autonomous Insulin Injection by the Elderly With Diabetes Mellitus. Journal of the American Medical Directors Association. 2012;13(1):81.e15–81.e18.

[23] Areosa Sastre A, Vernooij RW, González-Colaço Harmand M, Martínez G. Effect of the treatment of Type 2 diabetes mellitus on the development of cognitive impairment and dementia. Cochrane Database of Systematic Reviews, 2017.

[24] Launer LJ, Miller ME, Williamson JD. Effects of intensive glucose lowering on brain structure and function in people with type 2 diabetes (ACCORD MIND): a randomised open-label substudy. The Lancet Neurology. 2011;10(11):969–977.

[25] Heneka MT, Fink A, Doblhammer G. Effect of pioglitazone medication on the incidence of dementia. Annals of Neurology. 2015;78(2):284–294.

[26] Lipska KJ, Ross JS, Miao Y, et al. Potenzial Overtreatment of Diabetes Mellitus in Older Adults With Tight Glycemic Control. JAMA Internal Medicine. 2015;175(3):356.

[27] Thomas C, Driessen M, Arolt V. Diagnostik und Behandlung akuter psychoorganischer Syndrome. Der Nervenarzt. 2010;81(5):613–630.

[28] Bunn F, Goodman C, Reece Jones P. What works for whom in the management of diabetes in people living with dementia: a realist review. BMC Medicine. 2017 Jul 28;15(1):141.

[29] Chen Y, Wang J, Wang LJ, Lin H, Huang PJ. Effect of different blood glucose intervention plans on elderly people with type 2 diabetes mellitus combined with dementia. European Review for Medical and Pharmacological Sciences. 2017;21(11):2702–7.

12.2 Psychische Aspekte von Folgeerkrankungen

Bernhard Kulzer

12.2.1 Folgekomplikationen: Bedeutung von psychologischen, verhaltensbezogenen und sozialen Faktoren

Diabetes mellitus ist eine Erkrankung, für dessen Verlauf und auch das Risiko, Folgeerkrankungen des Diabetes zu entwickeln, neben somatischen Faktoren in einem hohen Ausmaß auch psychologische, verhaltensbezogene und soziale Faktoren eine wesentliche Rolle spielen. Dies ist vor allem der Tatsache geschuldet, dass dem Patienten bei der Diabetestherapie die entscheidende Rolle zu kommt, da dieser die wesentlichen Therapiemaßnahmen des Diabetes in seinem persönlichen Alltag dauerhaft und selbstverantwortlich umsetzen muss. Das Auftreten von Folgekomplikationen hängt zu einem hohen Ausmaß davon ab, wie gut dies dem Patienten langfristig gelingt.

Insgesamt können unterschiedliche kognitive, emotionale, verhaltensbezogene und soziale Variablen unterschieden werden, die auf verschiedenen Ebenen,
– prädisponierende, auslösende Faktoren für Folgeerkrankungen sind,
– die Entstehung von Folgeerkrankungen beeinflussen und
– für den Verlauf und die langfristige Prognose eine bedeutsame Rolle spielen.

Wie in Abb. 12.1 zu sehen, interagieren die somatischen, verhaltensbezogenen, psychologischen und soziale Faktoren auf allen Ebenen bezüglich der Entstehung, dem Verlauf und der Prognose von Folgeerkrankungen miteinander. Interventionen, die auf die primäre, sekundäre und tertiäre Prävention von Folgeerkrankungen abzielen, sollten daher all diese verschiedenen Einflussfaktoren mitberücksichtigen und nach Möglichkeit multidimensional und -disziplinär erfolgen.

Dieses Modell gilt mit unterschiedlicher Gewichtung für alle Folgeerkrankungen des Diabetes. Exemplarisch soll im Folgenden am Beispiel des diabetischen Fußsyndroms der Einfluss dieser verschiedenen Einflussfaktoren dargestellt werden.

12.2.1.1 Entstehung von Folgeerkrankungen: Beispiel diabetisches Fußsyndrom
Für die Entstehung des diabetischen Fußsyndroms kann zwischen prädisponierenden und auslösenden Variablen unterschiede werden. Aus Platzgründen werden diese im Folgenden gemeinsam dargestellt.

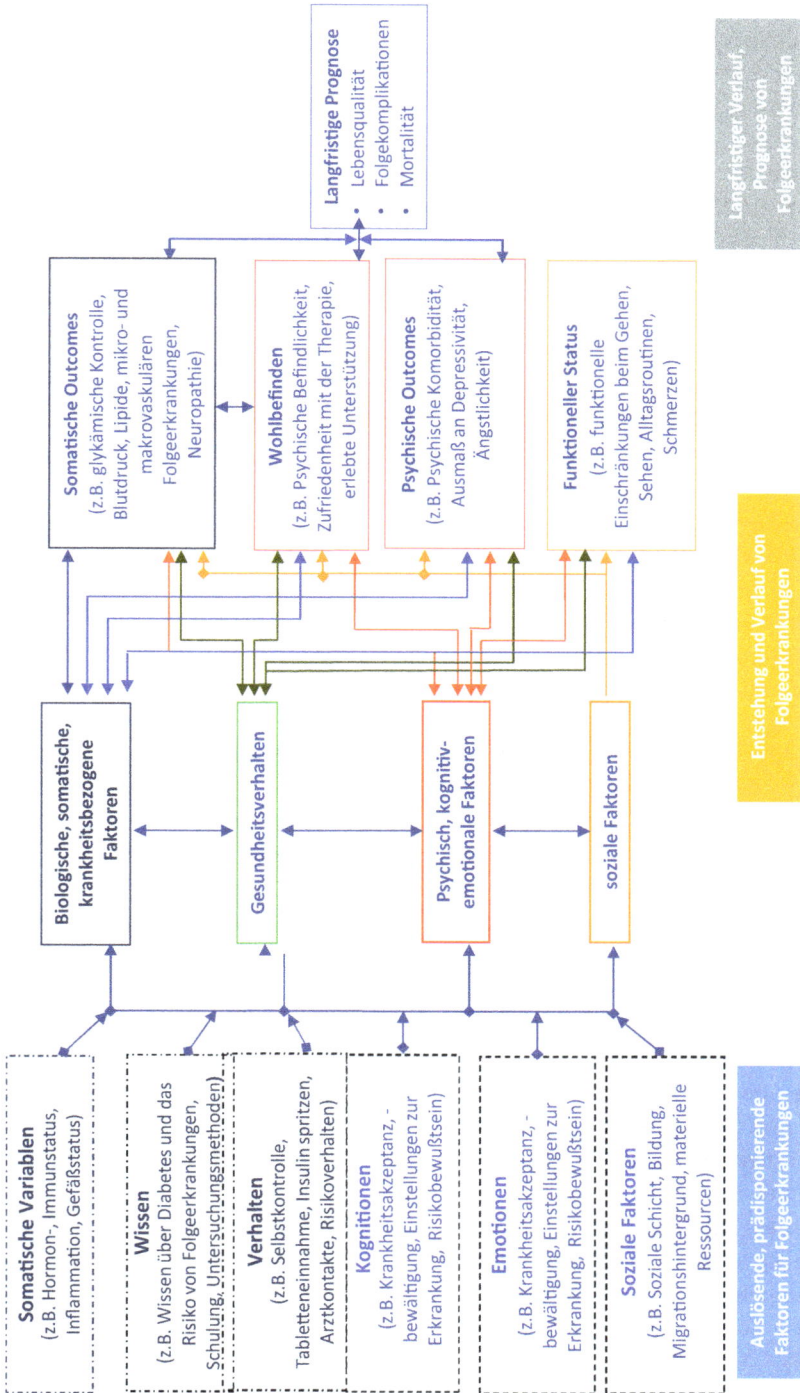

Abb. 12.1: Einflussfaktoren für die Entstehung, den Verlauf und die Prognose von Folgeerkrankungen des Diabetes.

Somatische Variablen

Die Entwicklung von Folgeerkrankungen hängt neben der glykämischen Kontrolle und den Blutdruck- und Lipidwerten von einer Vielzahl somatischer Faktoren (z. B. genetische, hormonelle, inflammatorische, immunologische) ab. Aufgrund der multifaktoriellen Genese des diabetischen Fußsyndroms [1] ist die Kontrolle von veränderbaren somatischen Faktoren, die das Risiko für die Entwicklung von Folgeerkrankungen erhöhen, ein Hauptziel der primären, sekundären und tertiären Prävention des diabetischen Fußsyndroms bei Menschen mit Diabetes [2].

Wissen über Diabetes

Bei den Bundesbürgern – wie auch bei Ärzten – ist das Wissen über das Risiko für die Entwicklung eines Typ-2-Diabetes wie auch über die Interventionsmöglichkeiten nicht ausreichend. Eine bundesweite repräsentative Befragung des Robert Koch-Instituts zeigte, dass, obwohl ca. 13 Mio. Bundesbürger (20,8 % der 18- bis 79-Jährigen) bereits einen Prädiabetes aufweisen, diese ein viel zu geringes Wissen über ihr Diabetesrisiko haben und das Risiko dramatisch unterschätzen [3]. Aber auch Ärzte haben ein deutlich zu geringes Wissen über die evidenzbasierten Empfehlungen und Möglichkeiten der Diabetesprävention [4]. Eine effektive und effiziente Prävention wäre die wirksamste Intervention zur Verhinderung des diabetischen Fußsyndroms (primäre Prävention), da die jährliche Anzahl von ca. 600.000 neu an Typ-2-Diabetes erkrankten Bundesbürgern [5] eine der Hauptursachen für die Zunahme des diabetischen Fußsyndroms ist.

Für die sekundäre Prävention ist der Besuch einer oder besser mehrfacher Diabetesschulungen eine wesentliche Maßnahme. Dort erfahren Menschen mit Diabetes die Grundlagen des Diabetes, das Risiko von Folgekomplikationen und die wichtigsten Therapiemaßnahmen, um diese bestmöglich zu verhindern. Neben der Vermittlung von Wissen und Fertigkeiten im Umgang mit dem Diabetes sollten moderne Schulungsprogramme Patienten auch bei der Lebensstilmodifikation, der Bewältigung der Erkrankung sowie der Integration des Diabetes in den Lebensalltag unterstützen. Angesichts des zentralen Stellenwertes des Patienten für die Therapie des Diabetes fühlen sich moderne Behandlungskonzepte dem Selbstmanagement- oder Empowermentansatz verpflichtet. In diesem wird angestrebt, die individuellen Ziele des Patienten bezüglich seines Lebens und seines Umgangs mit dem Diabetes ernst zu nehmen und ihn zu befähigen, möglichst eigenständig mit den krankheitsspezifischen Anforderungen und Problemen im Zusammenhang mit dem Diabetes zurechtzukommen [6].

So erfahren Patienten mit Typ-2-Diabetes beispielweise in dem Schulungskurs MEDIAS 2-Basis in einer Kursstunde von 90 Minuten die wichtigsten Informationen zum Zusammenhang Diabetes und möglichen Fußkomplikationen und setzen sich mit Hilfe von Folien, Arbeitsblättern, Diskussionen und praktischen Übungen mit dieser Thematik ausführlich auseinander [7]. Dies sind die wesentlichen Inhalte des Kurses in Bezug auf die Prävention des diabetischen Fußsyndroms:

– Warum gerade die Füße bei Diabetes so gefährdet sind?
– Wie gefährdet sind Ihre Füße?
– Geeignete Schuhe
– Kauf geeigneter Schuhe
– Risiken von Strümpfen kennen
– Füße kontrollieren: sehen und tasten
– richtige Pflege der Fußnägel
– Fußpflege
– Was tun bei Hornhaut?
– Was tun bei Verletzungen am Fuß?
– den Füßen Gutes tun

Verhalten

Bei der Diabetestherapie kommt dem Patienten die entscheidende Rolle zu, da dieser die wesentlichen Therapiemaßnahmen des Diabetes in seinem persönlichen Alltag dauerhaft und selbstverantwortlich umsetzen muss. Ob sich Folgeerkrankungen wie ein diabetisches Fußsyndrom entwickeln, hängt zu einem großen Teil davon ab, inwieweit dies dem Betroffenen vor dem Hintergrund seines sozialen, kulturellen, familiären und beruflichen Umfeldes gelingt. Die konsequente Umsetzung der Therapie ist angesichts der Komplexität der erforderlichen Behandlungsmaßnahmen und der möglicherweise sehr gravierenden Konsequenzen des Diabetes für jeden Menschen eine schwierige Aufgabe, die von Menschen ganz unterschiedlich bewältigt wird. Die Entstehung einer peripheren Neuropathie und von Gefäßerkrankungen an den Beinen sind auch das Resultat der Güte der Therapiebemühungen des Patienten hinsichtlich einer guten glykämischen Kontrolle, der Umsetzung einer antihypertensiven und/oder Lipidtherapie sowie der empfohlenen Kontrolluntersuchungen.

Neben den allgemeinen Therapiegrundsätzen des Diabetes sollten Menschen mit Diabetes eine Reihe von Verhaltensweisen umsetzen, um die Entstehung eines diabetischen Fußsyndroms zu verhindern. Eine der Hauptursachen für die Entwicklung des diabetischen Fußsyndroms sind u. a. Fehler bei der Fußpflege, dem Tragen bzw. Nichttragen von geeigneten Schuhen, einer problematischen und zu hohen mechanischen Belastung des Fußes und einer falschen bzw. zu späten Behandlung von Druckstellen und Verletzungen am Fuß [2,8]. Es wird geschätzt, dass durch die Umsetzung von Verhaltensweisen wie z. B. regelmäßige Fußuntersuchungen, dem Tragen geeigneten Schuhwerks, der Teilnahme an einer Patientenschulung und der sofortigen Behandlung kleinerer Verletzungen das Auftreten von Fußgeschwüren um mindestens 50 % verringert werden könnten, was auch positive Effekte in Hinblick auf die Anzahl von Fußamputation hätte [9].

In einem aktuellen systematischen Review mit 72 Arbeiten zu modifizierbaren Risikofaktoren fand die Arbeitsgruppe von van Netten et al. [9], dass auf Seiten der Patienten vor allem der Besuch einer strukturierten Schulung, das Fußselbstpflege-verhalten der Patienten und die jährliche Fußuntersuchung die wichtigen Maßnah-men zur Verhinderung des diabetischen Fußsyndroms sind.

Kognitionen

Neben dem Verhalten spielen auch Einstellungen zu der Erkrankung wie z. B. das Erleben des Diabetes als einer ernsthaften bzw. nicht ernsthaften Krankheit, Strate-gien zur Krankheitsbewältigung, das Ausmaß der eigenen Betroffenheit und die per-sönliche Einschätzung, wie wahrscheinlich Fußprobleme auftreten können, eine be-deutsame Rolle [10]. Im Zusammenhang mit Krankheiten sind Krankheitsüberzeu-gungen (illness perception) hinsichtlich der emotionalen Reaktion des Patienten und seines Krankheitsverhaltens wichtig.

Diese Überzeugungen beziehen sich vor allem auf folgende Aspekte:
- *kausale Repräsentationen:* Überlegungen bezüglich der Ursache des Diabetes und von Fußkomplikationen
- *Kohärenz:* Grad der Übereinstimmung zwischen dem eigenen Verständnis des Diabetes, der Entwicklung und Behandlung des diabetischen Fußsyndroms und den Behandlungsempfehlungen des Diabetesteams
- *emotionale Repräsentationen:* Überzeugungen, inwieweit der Diabetes emotiona-le Auswirkungen (z. B. Angst, Sorge vor Folgeerkrankungen) hat
- *negative Konsequenzen:* persönliche Überzeugungen, inwieweit der Diabetes ne-gative Konsequenzen – z. B. Auftreten von Fußkomplikationen, Amputati-on – haben könnte
- *Zeitrahmen:* geschätzter Zeitrahmen, in dem mögliche Folgekomplikationen auf-treten könnten (aktuelle Bedrohung oder erst in ferner Zukunft)
- *Risikowahrnehmung:* Ausmaß, in dem Patienten das Risiko von Folgekomplika-tionen – wie dem diabetischen Fußsyndrom – wahrnehmen und einschätzen
- *Behandlungskontrolle:* Überzeugungen, inwieweit durch eine konsequente Um-setzung der empfohlenen Therapie das Auftreten von Folgekomplikationen wie z. B. des diabetischen Fußsyndroms vermieden werden kann
- *persönliche Kontrolle:* Einschätzung der eigenen Fähigkeit, den Krankheitsver-lauf positiv beeinflussen und damit Folgekomplikationen vermeiden zu können
- *Identität:* Erleben von Krankheitssymptomen und Folgen der Erkrankung als Teil des eigenen Körpers, der eigenen Identität. Es ist bekannt, dass Patienten mit einem diabetischen Fußsyndrom den Fuß aufgrund z. B. der Neuropathie nur noch bedingt wahrnehmen und eine verminderte Interozeption („Wahrnehmung innerorganismischer Prozesse") von Symptomen des diabetischen Fußes stattfin-det („Leibesinselschwund").

Es ist erstaunlich, dass trotz der hohen Morbidität und Mortalität, die mit dem diabetischen Fußsyndrom verbunden sind, und auch angesichts der hohen Kosten, die sowohl für die Patienten und ihre Familien wie auch für Leistungserbringer im Gesundheitswesen anfallen, der diabetischer Fuß sowohl bei Patienten, als auch bei Angehörigen der Gesundheitsberufe deutlich weniger Interesse, eine geringere Risikowahrnehmung und in einem geringeren Ausmaß Maßnahmen zur Vermeidung des diabetischen Fußsyndroms aufweist, als andere Diabeteskomplikationen [11]. Untersuchungen, die den Zusammenhang zwischen den verschiedenen Variablen des „Health belief Modells" und dem diabetischen Fuß erforschen, kamen zu dem Schluss, dass einzelne Faktoren in einem deutlichen Zusammenhang zu der Entwicklung des diabetischen Fußsyndroms stehen [10], das Modell in der Gesamtheit jedoch bislang noch nicht bestätigt werden konnte. Auf der anderen Seite konnte mehrfach gezeigt werden, dass Schulungs- und Behandlungsmaßnahmen auf der Basis der Theorie des „Health belief Modells" einen positiven Einfluss auf fördernde Kognitionen in Bezug auf das diabetische Fußsyndrom haben [12]. Vedara et al. [13] kamen zu dem Ergebnis, dass bei Patienten mit diabetischen Fußulzera zwischen 42–68 % der Varianz des Fußpflegverhaltens von Krankheitsüberzeugungen der Patienten abhängt. Dieselbe Arbeitsgruppe konnte auch nachweisen, dass dysfunktionale Krankheitsüberzeugung neben der Ischämie die wesentlichen signifikanten Mortalitätsprädiktoren sind [14].

Emotionen

Das Risiko von Folgeerkrankungen – wie z. B. dem diabetischen Fußsyndrom – stellt sowohl für Menschen mit Typ-1-Diabetes [16], als auch Typ-2-Diabetes [17] in allen Untersuchungen zu krankheitsspezifischen Belastungen das gravierendste Problem dar. Sorgen und Ängste vor Folgeerkrankungen können verschiedene Funktionen haben. Ein zu geringes Ausmaß an Sorgen vor Folgekomplikationen wie z. B. diabetischen Fußkomplikationen kann zu sorglosem Verhalten und dem Nichtbeachten wichtiger Verhaltensweisen zur Prävention des diabetischen Fußes führen. Denn die Sorge oder Furcht vor Folgeerkrankungen ist auf der einen Seite eine der wichtigsten Motivationsquellen, sich um eine gute Umsetzung der Therapie zu bemühen. Auf der anderen Seite kann ein Übermaß an Sorgen und Ängsten Zukunftsängste, depressive Verstimmungen bis hin zu psychischen Störungen auslösen. Patienten mit übermäßigen Ängsten vor Folgekomplikationen sind häufig darum bemüht, durch ein ausgeprägtes Sicherheitsverhalten diese Ängste zu kompensieren. Diese kann zu sehr ehrgeizigen Glukosezielwerten führen, welche wiederum die Ursache für eine Hypoglykämiewahrnehmungsstörung oder sehr häufige, manchmal sogar zwanghafte Glukosekontrollen sein kann [18].

Neben der kognitiven Einschätzung von Menschen mit Diabetes bezüglich ihres Risikos für die Entwicklung eines diabetischen Fußsyndroms spielen auch emotionale Faktoren nicht nur hinsichtlich des Risikos, sondern auch hinsichtlich der Fußselbstversorgung eine wichtige Rolle [19,20]. Auch können psychische Erkrankungen wie Depressionen ein wichtiger Risikofaktor für das Auftreten des diabetischen Fußsyndroms darstellen [10,20]. In einer Längsschnittstudie über 11 Jahre konnten Iversen et al. [21] zeigen, dass die Wahrscheinlichkeit, ein diabetisches Fußsyndrom zu entwickeln, für Studienteilnehmer, die in einem Depressionsfragebogen eine mittelschwere Depressivität (HADS-D-Score von 8–10) angaben, fast doppelt so hoch (OR = 1,95 95 % CI, 1,02–3,74), bei einer schweren Depressivität (HADS-D-Scores ≥ 11) sogar dreifach erhöht (OR = 3,06 95 % CI, 1,24–7,54) im Vergleich zu den Teilnehmern ohne depressive Symptome war. Sie schlussfolgern, dass Depressionssymptome in einer Art „Dosis-Wirkungs-Beziehung" mit einem erhöhten Risiko für die Entwicklung eines diabetisches Fußulkus assoziiert sind.

Geschlecht

Auch das Geschlecht spielt als prädisponierende Variable bei der Entwicklung von Folgekomplikationen eine Rolle [22]. Es ist bekannt, dass Männer das diabetische Fußsyndrom in einem früheren Alter entwickeln und häufiger Amputationen der unteren Extremitäten aufweisen [22,23]. In einem systematischen Review zu Prognosefaktoren für Fußulzera zeigte sich ebenfalls, dass Männer ein erhöhtes Risiko aufweisen [24]. Daten aus einer bevölkerungsbasierten kanadischen Kohorte lassen den Schluss zu, dass es bei Männern im Unterschied zu Frauen eine bedeutsame Interaktion mit dem sozioökonomischen Status gibt: Das größte Risiko für die Entwicklung des diabetischen Fußsyndroms wiesen Männer auf, die einen niedrigen sozioökonomischen Status hatten [25].

Soziale Faktoren

Aus der Literatur lassen sich verschiedene soziale Faktoren ableiten, die ebenfalls für die Entwicklung eines diabetischen Fußsyndroms relevant sind. In einer Untersuchung einer Arbeitsgruppe aus Dresden hatten Patienten der Ulkusgruppe ein signifikant niedrigeres Bildungsniveau, geringeres Einkommen und in der Vorgeschichte einen erhöhten Alkoholkonsum [25]. Auch Fejfarová et al. [26] beobachteten bei Patienten mit einem diabetischen Fußsyndrom im Vergleich zur Kontrollgruppe ein signifikant niedrigeres Bildungsniveau, einen geringeren Beschäftigungsstatus, mehr Patienten mit Erwerbsunfähigkeitsrente und einem geringeren Ausmaß an Selbstversorgung [28]. In einer aktuellen retrospektiven Analyse von 176.359 Patienten (56 % Männer; Durchschnittsalter 62,9) zeigte sich, dass Patienten mit einem geringen sozioökonomischen Status ein erhöhtes Risiko sowohl für die Entwicklung eines diabetischen Fußsyndroms als auch für eine Polyneuropathie haben [29]. Dieser Effekt blieb auch nach Adjustierung auf mögliche andere Einflussfaktoren wie z. B. Geschlecht, Alter bei Typ-2-Diabetes-Diagnose, ethnische Zugehörigkeit, Rauchen, BMI, HbA_{1c} etc. erhalten. Die Autoren schlussfolgern daher, dass soziale Deprivation ein unabhängiger Risikofaktor für die Entwicklung eines diabetischen Fußsyndroms ist.

Sie fordern daher die Entwicklung von Behandlungsstrategien, die auf die auf Patienten in sozial benachteiligten Gebieten abzielen, um diese gesundheitliche Ungleichheit zu reduzieren.

12.2.1.2 Verlauf und Prognose: Beispiel diabetisches Fußsyndrom

Bei dem Verlauf des diabetischen Fußsyndroms kann zwischen kurz- und langfristigen Faktoren des diabetischen Fußsyndroms unterschieden werden. Auch diese werden im Folgenden aus Platzgründen gemeinsam dargestellt. Das Auftreten eines diabetischen Fußsyndroms ist mit einem relativ hohen Risiko eines Verlusts von Gliedmaßen durch Amputation assoziiert. Insgesamt ist die Prognose des diabetischen Fußsyndroms eher schlecht, da die Fünf-Jahres-Überlebensrate nach Auftreten eines neuen Ulkus in der Größenordnung von nur 50–60 % liegt und zu den schlechtesten Prognosen aller Folgeerkrankungen des Diabetes zählt [11].

Somatische Faktoren

Während die Neuropathie und pAVK zu den wichtigsten prädisponierenden Faktoren gehören, sind Trauma und Infektionen die Hauptauslöser für das diabetische Fußsyndrom. Das Nichtheilen eines Ulkus und auch eine Amputation hängt von einer Vielzahl unterschiedlicher somatischer Faktoren ab, deren Wechselwirkung jedoch noch nicht gänzlich verstanden ist [2,11]. In einem HTA-Bericht, der 16 Kohortenstudien mit mehr als 16.000 Menschen mit Diabetes einschloss, wurden die wichtigsten Prognosefaktoren für Fußulzerationen bei Menschen mit Diabetes ermittelt. Nach univariaten Metaanalysen wurden die klinisch wichtigsten Prädiktoren von einem internationalen Steuerungskomitee identifiziert und in die primäre, multivariable Metaanalyse aufgenommen. Hierbei ergab sich, dass die Unfähigkeit, ein 10-g-Monofilament zu fühlen (OR 3,2, 95 % CI, 2,65 bis 3,82), mindestens ein fehlender Fußpuls (OR 1,97, 95 % CI 1,62 bis 2,38), eine längere Diabetesdauer (OR 1,02, 95 % CI 1,01 bis 1,04) und eine Vorgeschichte von Ulzerationen (OR 6,59, 95 % CI 2,49 bis 17,45) die wichtigsten Risikoprädiktoren sind, weibliches Geschlecht hingegen protektiv (OR 0,74, 95 % CI 0,59 bis 0,92) ist. Die Autoren kommen zu der Schlussfolgerung, dass die Verwendung eines 10-g-Monofilaments oder eines fehlenden Fußpulses Personen mit Diabetes mit einem moderaten oder mittleren Risiko für Fußulzerationen identifiziert, während eine Vorgeschichte von Fußulzerationen oder Amputation der unteren Extremitäten Menschen mit Diabetes mit einem hohen Risiko klassifiziert [30].

Wohlbefinden

Das diabetische Fußsyndrom führt zu einem deutlich eingeschränkten Wohlbefinden und einer reduzierten Lebensqualität. Dieser schon sehr häufig replizierte Befund wurde kürzlich auch von einer Metaanalyse zu diesem Thema bestätigt. Die Arbeitsgruppe von Khunkaew [31] konnte zeigen, dass Personen mit einem diabetischen

Fußsyndrom eine reduzierte körperliche Funktionsfähigkeit, einen schlechteren allgemeinen Gesundheitszustand, eine verminderte Vitalität und eine reduzierte Alltagsfunktionen aufweisen. Darüber hinaus waren das Vorhandensein von Schmerzen, hohe Werte des C-reaktiven Proteins (> 10 mg/l), eine Ulkusgröße > 5 cm², ein Ankle Brachial Index < 0,9, erhöhte Hba1c-Werte und ein Body-Mass-Index > 25 kg/m² mit einer schlechteren Lebensqualität assoziiert. Neben dem reduzierten Wohlbefinden wurden auch häufig Probleme am Arbeitsplatz, der Mobilität und der Selbstversorgung genannt. Eine niedrige Lebensqualität ist prognostisch sowohl mit einer höheren Amputationsrate als auch einer erhöhten Mortalität assoziiert, was unter anderem in einer Studie von Eurodiale [31] an 14 Zentren in 10 verschiedenen Ländern mit 1.015 Patienten gezeigt werden konnte. Hierbei war die physische Komponente der Lebensqualität, die signifikant mit einer größeren Amputation assoziiert war, mit einer verminderten Mobilität, Problem der Alltagsbewältigung und der Selbstversorgung verbunden. Die psychischen Aspekte der Lebensqualität, die mit einer erhöhten Mortalität einher gingen, waren Schmerzen und Unbehagen. Andere Studien berichten, dass Patienten, bei denen das Fußulkus abgeheilt ist, eine deutlich bessere Lebensqualität aufweisen als Patienten, bei denen dies nicht der Fall ist [32].

Psychische Komorbidität

Bei Menschen mit Diabetes und Folgeerkrankungen – so auch bei Personen mit einem diabetischen Fußsyndrom – treten deutlich häufiger psychische Störungen wie z. B. Depressionen oder Angststörungen auf [33]. Dies hat sowohl negative Auswirkungen auf die Stimmung, erschwert aber auch das Diabetesselbstmanagement und die Versorgung des diabetischen Fußes. Darüber hinaus konnten zahlreiche Studien nachweisen, dass vor allem Depression ein unabhängiger Risikofaktor für eine erhöhte Mortalität ist. In der Untersuchung von Ismail et al. [34] wiesen 32,2 % der Teilnehmer mit einem diabetischen Fußsyndrom eine Depression auf: Insgesamt hatten diese Personen ein deutlich erhöhtes Mortalitätsrisiko im Vergleich zu Personen mit keiner Depression (leichte Depression: 3,23 95 % CI 1,39–7,51) bzw. 2,73 (schwere Depression: 1,38–5,40). Auch in der Studie von Winkley et al. [35] wies fast jeder dritte Patient mit einem diabetischen Fußsyndrom eine Depression (32,2 %) auf, hier war das Mortalitätsrisiko verdoppelt (leichte Depression: 1,93, CI 1,00, 3,74; schwere Depression: 2,18, 1,31, 3,65). In einem systematischen Review kamen van Dooren et al. zu dem Schluss, dass die Mortalität bei Vorliegen einer Depression bei Fußpatienten ca. 1,5-fach erhöht ist [36].

12.2.2 Psychische Folgekomplikationen

Während die diabetische Retinopathie, Nephropathie, koronare Herzerkrankungen oder das diabetische Fußsyndrom als „klassische" Folgekomplikationen des Diabetes gelten, werden Depressionen, Angststörungen oder Essstörungen zumeist als Begleiterkrankungen bezeichnet. Dies ist nur bedingt richtig, da bekannt ist, dass ein gewisser Anteil der psychischen Störungen eine Reaktion auf die Erkrankung Diabetes und dessen Folgen darstellt. In einer Vielzahl von Studien konnte gezeigt werden, dass psychische Störungen bei Diabetes gehäuft auftreten und es eine ungünstige Wechselwirkung mit dem Diabetes gibt. Dies betrifft beispielsweise depressive Störungen, Angststörungen, Essstörungen, substanzinduzierte Störungen, somatoforme Störungen, Zwangsstörungen und posttraumatische Belastungsstörungen [37,38]. Auch ist bekannt, dass diabetesbezogene Stressoren („diabetes related stress") das Auftreten von psychischen Störungen fördern. Ähnlich wie bei anderen Folgeerkrankungen des Diabetes gibt es natürlich auch andere Gründe für das Auftreten von psychischen Störungen. Das erhöhte das erhöhte Auftreten von psychischen Erkrankungen und dessen negative Auswirkungen auf den weiteren Verlauf des Diabetes legen allerdings nahe, diese als Folgeerkrankungen des Diabetes zu bezeichnen.

Depressionen

Exemplarisch kann der Zusammenhang zwischen Diabetes und Folgekomplikationen am Beispiel von Depressionen und Diabetes dargestellt werde. Menschen mit Diabetes haben im Vergleich zur Allgemeinbevölkerung ein etwa zwei- bis dreifach höheres Risiko, an einer Depression zu erkranken. Die Zahl von Patienten, die neben dem Diabetes auch eine Depression aufweisen, wird in Deutschland auf mindestens ca. 800.000–900.000 geschätzt.

Zwischen Diabetes und Depression besteht ein bidirektionaler Zusammenhang: Menschen, die an einer depressiven Symptomatik leiden, weisen eine erhöhte Inzidenz des Typ-2-Diabetes, Menschen mit einer Diabeteserkrankung (Typ-1- wie Typ-2-Diabetes) ein erhöhtes Risiko für die Entstehung einer Depression auf. Auch bezüglich von Folgeerkrankungen des Diabetes besteht ein bidirektionaler Zusammenhang: Depressionen stellen für Diabetespatienten einen bedeutsamen Risikofaktor für das Auftreten von Folgekomplikationen des Diabetes dar, andererseits weisen Diabetespatienten mit bestehenden Folgekomplikationen ein erhöhtes Risiko für Depressionen auf. In Metaanalysen ergibt sich ein signifikanter Zusammenhang zwischen Depression und diabetesassoziierten Folgeerkrankungen. Das Depressionsrisiko steigt mit der Anzahl und der Schwere der Folgekomplikationen an. Akut auftretende Komplikationen gehen mit höheren Depressionsraten einher [40].

Wiederkehrend wurde berichtet, dass das Depressionsrisiko erst im Verlauf des Diabetes ansteigt. So konnten z. B. Sun et al. [41] in einer groß angelegten Studie zeigen, dass sowohl subklinische als auch klinische Depressionen bei Menschen mit Prädiabetes und neu diagnostizierten Diabetes im Vergleich zur Allgemeinbevölkerung nicht erhöht sind. Im Verlauf der Erkrankung steigt das Risiko für klinische Depressionen bei Diabetespatienten jedoch dann um 61 %, das der subklinischen Depressionen um 11 %. Anscheinend führt weniger der Status des beeinträchtigten Glukosemetabolismus per se als vielmehr das Wissen um die Diagnose und die Erfahrung von konkreten Belastungen im Zusammenhang mit der Erkrankung zu dem erhöhten Depressionsrisiko.

Zudem spielen bei der Entstehung von Depressionen Stressfaktoren – vor allem Belastungen im Zusammenhang mit der Erkrankung („diabetesbezogener Disstress") – aber auch langandauernder oder sehr intensiver Stress im Leben von Menschen mit Diabetes sowie dysfunktionale Stressbewältigungsfähigkeiten, die das Diabetes-Selbstmanagement erschweren, eine bedeutsame Rolle. Bei depressiven Menschen besteht ein erhöhtes Ausmaß an diabetesbezogenen Belastungen, was gleichermaßen für subklinische wie auch klinische Depressionen gilt. Zudem spielen krankheitsbedingte Belastungen bei der Entstehung und Aufrechterhaltung von Depressionen bei Diabetes eine wichtige Rolle. Wie Ehrmann et al. [42] zeigen konnten, sind diabetesbezogene Belastungen sowohl für die Inzidenz als auch die Persistenz von depressiven Störungen sowohl bei Patienten mit Typ-1- wie auch Typ-2-Diabetes ein entscheidender Faktor.

Diese Ergebnisse weisen auch auf mögliche Interventionen zur Vermeidung bei Depressionen bei Diabetes hin. Hermanns et al. [43] konnten in einer randomisierten kontrollierten Studie nachweisen, dass mit einem diabetesspezifischen Interventionsprogramm, welches auf der Basis der kognitiven Verhaltenstherapie auf die Reduktion des diabetesbezogenen Stresses abzielt, depressive Symptome signifikant gesenkt werden können, womit auch die Inzidenz der klinischen Depressionsdiagnose um 37 % reduziert werden kann. Mit anderen Worten: Therapieformen, die Patienten mit Diabetes entlasten, wiederholte Schulungen zur Steigerung der Kompetenz und Selbstwirksamkeit von Patienten im Umgang mit dem Diabetes und gezielte Interventionen für Patienten mit einem hohen Ausmaß an diabetesbezogenen Belastungen könnten einen erfolgsversprechenden Weg darstellen, um die Inzidenz von Depressionen bei Diabetes zu reduzieren.

Zudem gibt es Hinweise, dass Depressionen durch ein überaktives Immunsystem, eine Dysregulation der Hypothalamus-Hypophysen-Nebennierenrinden-Achse (HPA-Achse), Inflammationsprozesse, eine zirkadiane Dysregulation und eventuell auch Veränderungen des Darmmikrobioms hierbei eine zentrale Rolle spielen [39]. Diese Prozesse sind nicht nur für die Entstehung von Depressionen bei Diabetes relevant, sondern bieten auch einen wichtigen Erklärungsansatz, warum es bei dieser Komorbidität in einem deutlich ausgeprägteren Ausmaß zu Folgeerkrankungen und einer erhöhten Mortalität kommt. Je länger diese homöostatische Dysregulation anhält und je öfter es zu rezidivierenden Verläufen der Depression kommt, desto höher ist im weiteren Verlauf das Risiko von Komplikationen und vorzeitiger Mortalität.

Vor allem die Zunahme inflammatorischer Prozesse wirkt anscheinend wie eine Art „Brandbeschleuniger" auf die kleinen und großen Gefäße, die aufgrund des Diabetes und seiner Begleiterkrankungen (z. B. Hypertonie, Dyslipidämie) sowieso schon die „Achillesferse" von Menschen mit Diabetes darstellen [44]. Interventionen zur Reduktion von Depressionen und diabetesbezogenem Stress können somit auch sowohl die Entstehung als auch den Verlauf von Folgekomplikationen des Diabetes verringern.

12.2.3 Fazit

Neben somatischen Faktoren spielen auch verhaltensbezogene, psychologische und soziale Variablen für die Entstehung, den Verlauf und die Prognose von Folgeerkrankungen eine wichtige Rolle und sollten daher auch in der Therapie des Diabetes verstärkt Beachtung finden. Multidimensionale und interdisziplinäre Therapieangebote werden Menschen mit Diabetes am ehesten gerecht, wenn es um das Ziel geht, Folgeerkrankungen des Diabetes bzw. dessen Fortschreiten zu vermeiden. In der klinischen Praxis sollten auch komorbide psychische Störungen vermehrt Beachtung finden, da diese das Risiko für das Auftreten und die Verschlimmerung von Folgekomplikationen erhöhen und die Prognose von Menschen mit Diabetes verschlechtern.

Literatur

[1] Volmer-Thole M, Lobmann R. Neuropathy and Diabetic Foot Syndrome. Int J Mol Sci. 2016;17 (6):917. doi: 10.3390/ijms17060917. PMID: 27294922; PMCID: PMC4926450.

[2] Schaper NC, van Netten JJ, Apelqvist J, et al. Practical Guidelines on the prevention and management of diabetic foot disease. 2020; Diabetes Metabolism Research and Reviews, 36, e3266.

[3] Heidemann C, Paprott R, Stühmann LM, et al. Perceived diabetes risk and related determinants in individuals with high actual diabetes risk: results from a nationwide population-based survey. BMJ Open Diabetes Res Care. 2019;7:e000680.

[4] Tseng E, Greer RC, O'Rourke P, et al. National survey of primary care physicians' knowledge, practices, and perceptions of prediabetes. J Gen Intern Med. 2019;34:2475–2481.

[5] Tönnies T, Rathmann W. Epidemiologie des Diabetes in Deutschland. In: Deutsche Diabetes Gesellschaft (DDG), diabetesDE – Deutsche Diabetes-Hilfe: Deutscher Gesundheitsbericht Diabetes 2021. Kirchheim, Mainz, 2020: 10–17.

[6] Kulzer B. Psychodiabetologie. In: diabetesDE (Hrsg.), Deutscher Gesundheitsbericht Diabetes 2019; 2018; 158–163. Mainz: Kirchheim Verlag.

[7] Kulzer B, Hermanns N, Maier B, Haak T. Typ-2-Diabetes selbst behandeln Ein Leitfaden für den Alltag Für Menschen mit Typ-2-Diabetes, die nicht Insulin spritzen. 2020; Kirchheim, Mainz.

[8] Vibha SP, Kulkarni MM, Kirthinath Ballala AB, Kamath A, Maiya GA. Community based study to assess the prevalence of diabetic foot syndrome and associated risk factors among people with diabetes mellitus. BMC Endocr Disord. 2018;26;8(1):43.

[9] van Netten JJ, Sacco IC, Lavery LA, et al. Treatment of modifiable risk factors for foot ulceration in persons with diabetes: a systematic review. Diabetes Metabolism Research and Reviews. 2020;36:e3271.

[10] Vileikyte L, Crews RT. Psychological and Behavioural Aspects of Diabetic Foot Ulceration. The Foot in Diabetes, 2020, S. 139–151.

[11] Jeffcoate WJ, Vileikyte L, Boyko EJ, Armstrong DG, Boulton AJM. Current Challenges and Opportunities in the Prevention and Management of Diabetic Foot Ulcers. Diabetes Care. 2018;41 (4):645–652.

[12] Jalilian F, Motlagh FZ, Solhi M, Gharibnavaz H. Effectiveness of self-management promotion educational program among diabetic patients based on health belief model. J Educ Health Promot. 2014;3:1.

[13] Vedhara K, Dawe K, Wetherell M, et. al. Illness beliefs predict self-care behaviours in patients with diabetic foot ulcers: A prospective study. Diabetes Research and Clinical Practice. 2014;106(1):67–72.

[14] Vedhara K, Dawe K, Miles JNV, et al. Illness Beliefs Predict Mortality in Patients with Diabetic Foot Ulcers. PLoS ONE. 2016;11(4):e0153315.

[15] Anjali C, Olickal JJ, Arikrishnan K, et al. Development and testing of Diabetes Complications Risk Educational Tool (DiREcT) for improving risk perception among patients with diabetes mellitus: a mixed method study. Int J Diabetes Dev Ctries. 2021; https://doi.org/10.1007/s13410-020-00891-8 (abgerufen 02.02.2021).

[16] Fisher L, Polonsky WH, Hessler DM, et al. Understanding the sources of diabetes distress in adults with type 1 diabetes. J Diabetes Complications. 2015;29(4):572–7.

[17] Perrin N, Bodicoat DH, Davies MJ, et al. Effectiveness of psychoeducational interventions for the treatment of diabetes-specific emotional distress and glycaemic control in people with type 2 diabetes: A systematic review and meta-analysis. Prim Care Diabetes. 2019;13(6):556–67.

[18] Ehrmann D. Krankheitsbezogene Belastungen bei Diabetes. Diabetes aktuell. 2020;18:270–275.

[19] Vileikyte L, Gonzalez JS, Leventhal H, et al. Patient Interpretation of Neuropathy (PIN) questionnaire: an instrument for assessment of cognitive and emotional factors associated with foot self-care. Diabetes care. 2006;29(12):2617–2624.

[20] Perrin BM, Swerissen H, Payne CB, Skinner TC. Cognitive representations of peripheral neuropathy and self-reported foot-care behaviour of people at high risk of diabetes-related foot complications. Diabetic medicine. 2014;31(1):102–106.

[21] Iversen MM, Tell GS, Espehaug B, et al. Is depression a risk factor for diabetic foot ulcers? 11-years follow-up of the Nord-Trøndelag Health Study (HUNT). J Diabetes Complications. 2015;29:20–25.

[22] Kautzky-Willer A, Harreiter J, Pacini G. Sex and Gender Differences in Risk, Pathophysiology and Complications of Type 2 Diabetes Mellitus. Endocr Rev. 2016;37(3):278–316.

[23] Peek ME. Gender differences in diabetes-related lower extremity amputations. Clin Orthop Relat Res. 2011;469:1951–1955.

[24] Bruun C, Siersma V, Guassora AD, Holstein P, de Fine Olivarius N. Amputations and foot ulcers in patients newly diagnosed with type 2 diabetes mellitus and observed for 19 years. The role of age, gender and co-morbidity. Diabet Med. 2013;30:964 –972.

[25] Amin L, Shah BR, Bierman AS, et al. Gender differences in the impact of poverty on health: disparities in risk of diabetes-related amputation. Diabet Med. 2014;31:1410–1417. Journal of Diabetes, 2014; ID 371938. https://doi.org/10.1155/2014/371938 (abgerufen 02.02.2021)

[26] Fejfarová V, Jirkovská A, Dragomirecká E, et al. Does the diabetic foot have a significant impact on selected psychological or social characteristics of patients with diabetes mellitus? Journal of diabetes research, 2014. www.hindawi.com/journals/jdr/2014/371938 (abgerufen 02.02.2021)

[27] Riley J, Antza C, Kempegowda P, et al. Social Deprivation and Incident Diabetes-Related Foot Disease in Patients With Type 2 Diabetes: A Population-Based Cohort Study. Diabetes Care. 2021 Jan; dc201027.https://doi.org/10.2337/dc20-1027 (abgerufen 02.02.2021)

[28] Crawford F, Cezard G, Chappell FM, et al. A systematic review andindividual patient data meta-analysis of prognostic factors for foot ulceration in people withdiabetes: the international research collaboration for the prediction of diabetic foot ulcerations (PODUS). Health Technol Assess. 2015;19(57).

[29] Khunkaew S, Fernandez R, Sim J. Health-related quality of life among adults living with diabetic foot ulcers: a meta-analysis. Qual Life Res. 2019;28:1413–1427.

[30] Navarro-Flores E, Cauli O. Quality of life in individuals with diabetic foot syndrome. Endocrine, Metabolic & Immune Disorders-Drug Targets. 2020;20(9):1365–1372.

[31] Siersma V, Thorsen H, Holstein P, et al. Diabetic complications do not hamper improvement of health-related quality of life over the course of treatment of diabetic foot ulcers–the Eurodiale study. Journal of Diabetes and its Complications. 2017;31(7):1145–1151.

[32] Wukich DK, Raspovic KM. Assessing health-related quality of life in patients with diabetic foot disease: why is it important and how can we improve? The 2017 Roger E. Pecoraro award lecture. Diabetes Care. 2018;41(3):391–397.

[33] Kulzer B, Albus C, Herpertz S, et al. Psychosoziales und Diabetes. Diabetologie. 2020;15(Suppl 1): 232–248.

[34] Ismail K, Winkley K, Stahl D, et al. A cohort study of people with diabetes and their first foot ulcer: the role of depression on mortality. Diabetes Care. 2007;30(6):1473–1479.

[35] Winkley K, Sallis H. Kariyawasam D, et al. Five-year follow-up of a cohort of people with their first diabetic foot ulcer: the persistent effect of depression on mortality. Diabetologia. 2012;55:303–310.

[36] van Dooren FE, Nefs G, Schram M, et al. Depression and risk of mortality in people with diabetes mellitus: a systematic review and meta-analysis. PloS one, 2014;(3):e57058.

[37] Kulzer B, Albus C, Herpertz, et al. Psychosoziales und Diabetes. S2-Leitlinie.- Teil 1. Diabetologie und Stoffwechsel. 2013;8(3):198–242.

[38] Kulzer B, Albus C, Herpertz, et al. Psychosoziales und Diabetes. S2-Leitlinie.- Teil 2. Diabetologie und Stoffwechsel. 2013;8(3):292–324.

[39] Kulzer B, Priesterroth L. Depressive disorders: An often underestimated comorbidity in diabetes. Deutsche Medizinische Wochenschrift (1946). 2020;145(22):1614–1623.

[40] Yu M, Zhang X, Lu F, Fang L. Depression and Risk for Diabetes: A Meta-Analysis. Can J Diabetes. 2015;39(4):266–272. doi: 10.1016/j.jcjd.2014.11.006.

[41] Sun JC, Xu M, Lu JL, et al. Associations of depression with impaired glucose regulation, newly diagnosed diabetes and previously diagnosed diabetes in Chinese adults. Diabet Med. 2015;32 (7):935–943.

[42] Ehrmann D, Kulzer B, Haak T, et al. Longitudinal relationship of diabetes-related distress and depressive symptoms: analysing incidence and persistence. Diabet Med. 2015;32:1264–1271.

[43] Hermanns N, Schmitt A, Gahr A, et al. The effect of a Diabetes–Specific Cognitive Behavioral Treatment Program (DIAMOS) for patients with diabetes and subclinical depression: results of a randomized controlled trial. Diabetes Care. 2015;38(4):551–560.

[44] Herder C, Schmitt A, Budden F, et al. Longitudinal associations between biomarkers of inflammation and changes in depressive symptoms in patients with type 1 and type 2 diabetes. Psychoneuroendocrinology. 2018;91:216–225. doi:10.1016/j.psyneuen.2018.02.032.

Stichwortverzeichnis

9 783110 588996